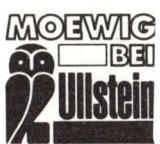

MOEWIG BEI Ullstein

W0187558

ÜBER DAS BUCH:

Industrie und Chemie vergiften und vernichten heute unsere Umwelt,
was zu schwersten gesundheitlichen Schäden des Menschen führt. Es ist
deshalb um so dringender geworden, jene Heilmittel und -methoden
einzusetzen, die durch ihre natürliche Wirkungsweise die Selbsthei-
lungskräfte des Menschen stärken und unterstützen. Dies ist der sichere
Weg – gegen den zerstörerischen Trend zum übermäßigen Tabletten-
konsum –, die Gesundheit zu erhalten und dort, wo sie schon geschädigt
ist, wiederherzustellen. Dieses unentbehrliche Kompendium präsentiert
eine umfassende Übersicht all dessen, was die Natur uns an Heilungsmöglichkeiten bietet.

DER AUTOR:

Helmut Löffler, geboren 1937, zählt als Naturheiler zu den bekanntesten
Kapazitäten in Deutschland und ganz Europa. Er leitet eine Naturheil-
praxis in Köln.
Mitautor Hademar Bankhofer, geboren 1941, arbeitet seit Jahren als
international anerkannter Medizinjournalist und ist Verfasser zahlrei-
cher Bücher.

Helmut Löffler

Naturheilkunde von A–Z

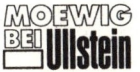

MOEWIG
BEI Ullstein

Moewig bei Ullstein

Ungekürzte Ausgabe
Mit Zeichnungen von
Peter Pleyel

Umschlagentwurf:
Friedemann Porscha
Alle Rechte vorbehalten
© 1977 by Verlag Fritz Molden,
Wien-München-Zürich-Innsbruck
© der Taschenbuchausgabe by
Verlag Arthur Moewig GmbH,
Rastatt
Printed in Germany 1993
Druck und Verarbeitung:
Elsnerdruck, Berlin
ISBN 3 8118 3113 5

September 1993
Gedruckt auf alterungsbeständigem
Papier mit chlorfrei
gebleichtem Zellstoff

Die Deutsche Bibliothek – CIP-Einheitsaufnahme

Löffler, Helmut:
Naturheilkunde von A – Z / Helmut Löffler.
Ungekürzte Ausg. – Rastatt: Moewig bei Ullstein, 1993
ISBN 3-8118-3113-5
NE: HST

Die Gesundheit ist das höchste Gut des Menschen.

Darum muß es unser aller Bestreben sein, diese Gesundheit zu erhalten und weder die eigene, noch die der anderen leichtfertig und verantwortungslos aufs Spiel zu setzen.

Verständlich, daß daher in Fragen unserer so wertvollen Gesundheit der Fachmann – nämlich der Arzt – zuerst zu Rate gezogen wird. Seinem medizinischen Wissen und Können steht jedoch das uralte Erbgut der Naturheilkunde zur Seite. Und darin liegt ihre besondere Bedeutung: Wer die Kräfte der Natur zu nützen weiß, kann den Arzt entlasten und ihm die Möglichkeit bieten, sich schwereren Krankheiten intensiver zu widmen. Natürliche Heilmethoden haben sich außerdem als ideale Unterstützung der schulmedizinischen Therapie erwiesen und sind die einzige Alternative zu den Gefahren des erschreckenden Medikamentenkonsums. Ehe Sie bedenkenlos und uninformiert zu einer Tablette greifen, nützen Sie die segensreichen Kräfte der Natur.

Dieses Buch zeigt Ihnen den Weg…

Inhalt

Vorwort

Jeder von uns kann jeden Augenblick seines Lebens mit einer Krankheit konfrontiert werden. Und mancher wird eines Tages die Erfahrung machen, daß keineswegs immer ein Arzt zur Stelle ist, und daß ein Arzt nicht der absolute Garant für sofortige Heilung sein muß. Wie schrieb Hippokrates, der größte Heilkundige der Antike?

„Der Arzt hilft, aber die Natur heilt!"

☐ Heinz Hafner, 36, wälzt sich unruhig im Bett. Er ist schweißgebadet und glüht am ganzen Körper. Er hat hohes Fieber und entsetzliche Schmerzen in den Augenhöhlen sowie hinter der Stirn und in den Armen und Beinen. Als er zu husten anfängt, wird seine Frau Magda Hafner, 35, jäh wach und knipst die Nachttischlampe an. Beunruhigt erkundigt sie sich: „Bist du krank?"

Heinz Hafner nickt und flüstert: „Ich glaube, das wird eine Grippe. Ich spüre deutlich das Kratzen im Hals, das wunde Gefühl in der Brust. Ich muß den Pyjama wechseln. Ich bin ganz naß vor Schweiß, und ich fühle bereits die ersten Anzeichen eines Schüttelfrostes."

Magda Hafner murmelt: „Du mußt ein paar Tage im Bett bleiben. Morgen werde ich Dr. Weitz anrufen...!"

Heinz Hafner unterbricht seine Frau: „Nein, ich muß das rasch auskurieren. Sofort! Ich kann mir keine Geduld leisten. Übermorgen entscheidet sich, ob ich Filialleiter werde. Wenn ich nicht zum festgesetzten Termin in der Generaldirektion vorspreche, ist der Posten dahin. Ich muß gesund sein. Nicht auszudenken, daß ich mich mit rinnender Nase und Fieber vorstellen komme."

Die Ehefrau sieht es ein. Sie sitzt bereits vor dem Telefon im Wohnzimmer und wählt die Nummer des Hausarztes. Ein Tonband läuft, auf dem eine Stimme verkündet, daß der Doktor am Morgen wieder zu erreichen ist. Magda Hafner wählt die Nummer eines anderen Arztes. Dort hebt niemand ab. Der dritte Mediziner ist auf Urlaub.

Da entscheidet die Gattin des Patienten resolut: „Die Naturheilkunde wird uns helfen, dich schnellstens zu kurieren."

Heinz Hafner zieht einen frischen Pyjama an, schlüpft in seinen Frotteebademantel und steckt die Beine in einen Plastikkübel, der bis zum Rand mit heißem Wasser gefüllt ist.

Im Nu durchzieht ein heißer Strom seinen Körper. Das Fieber wird angeheizt: Der natürliche Kampf gegen die Viren beginnt. Inzwischen hat Magda Hafner Lindenblütentee gebraut. Schluckweise nimmt ihn der Patient ein.

„Und jetzt rasch ins Bett und bis zum Kinn zudecken!", ordnet die Ehefrau an. Vorher aber verabreicht sie ihrem Mann noch einen Einlauf, damit der Darm entleert wird. Mit einer Wollhaube über dem Kopf schläft Heinz Hafner ein. Zweimal muß er in der Nacht den Pyjama wechseln, weil er so stark schwitzt. Am nächsten Morgen erwacht er etwas schwach, aber fieberfrei. Und auch zu seiner Ernennung zum Bankfilialleiter kommt er zurecht.

Die Naturheilkunde hat ihm geholfen.

□ Brigitte Zellmann, 47, holt gerade einen Eimer mit Wasser aus dem Brunnen in ihrem abgelegenen Wochenendgarten am Waldrand. Einige Meter vom Haus entfernt muß sie ihn abstellen. Sie kämpft mit schwerer Atemnot. Ihr Gesicht schwillt an, ihre Atemzüge werden kurz und schnell. Sie setzt sich hin und wischt sich mit der Schürze den Schweiß aus dem Gesicht. Entsetzliche Angst überfällt sie. Hier gibt es weit und breit keinen Menschen. Keine Nachbarn, keine Spaziergänger.

Mühsam rafft sich Brigitte Zellmann auf und wankt ohne Eimer ins Haus. Sie stellt sich vor den Spiegel im Badezimmer: Ihre Haut ist blau verfärbt und aufgedunsen. Kein Zweifel: Brigitte Zellmann hat wieder einen ihrer Asthmaanfälle. Sie fühlt sich in der Brust beengt und muß heftig husten. Es ekelt ihr vor dem schleimigen, zähen Auswurf.

Die kranke Frau weiß, daß sie sofort etwas gegen ihren lebensgefährlichen Anfall unternehmen muß. Sie weiß aber genauso, daß sie sich selbst helfen muß, weil es im Umkreis von vielen Kilometern keinen Arzt gibt.

Brigitte Zellmann rafft ihr gesamtes naturheilkundliches Wissen zusammen. Sie füllt einen Plastikeimer und einen Trog mit heißem Wasser. Dann steckt sie die Füße in den Eimer, die Hände in den Trog. So verharrt sie eine halbe Stunde. Sie spürt sofort Erleichterung. Anschließend läßt sie heißes Wasser in die Waschmuschel, taucht ein Flanelleintuch ein, windet es aus und legt es sich auf die Brust. Jetzt fühlt sie sich besser und kann konzentrierter gegen ihren Anfall vorgehen. Sie holt aus ihrem Küchenschrank getrocknete Maiglöckchen, Mistel, Gänsefingerkraut und Bibernelle und kocht daraus einen Tee. Sie taucht ein Tuch in diese heiße Brühe, legt es sich auf die Brust und bleibt so eine Viertelstunde liegen.

Nun muß die Behandlung geändert werden, damit der Organismus nicht überfordert wird. Wie schon Kneipp riet, reibt sich Brigitte Zellmann Brust, Arme und Beine mit kaltem Wasser ab.

Die geplante Mahlzeit wird gestrichen. Von nun an darf die Patientin sich nur Rohkost gönnen und muß auf sehr salzarme, schonende Ernährung achten. Wieder kommt ihr ihre Kräuterküche zugute. Die asthmakranke Frau setzt Teewasser auf und braut sich nun ein Getränk aus einer speziellen Mischung: Eibisch, Huflattich, Lungenkraut, Thymian, Brennessel, Lindenblüten, Taubnessel und Fenchel. Jedesmal, wenn sie diese Kräuter in der Drogerie kauft, erntet sie ein mitleidiges Lächeln von der Verkäuferin und anderen Kunden. Brigitte Zellmann weiß, daß alle ihre Meinung gründlich revidieren würden, wenn sie nun sehen könnten, wie die kranke Frau ihren Asthmaanfall kuriert und damit nach und nach die Heilung des Bronchialasthmas einleitet.

Eine Stunde nach dem ersten Anfall im Garten atmet Brigitte Zellmann wieder normal. Ihr Angstgefühl ist verflogen. Sie holt den Wassereimer aus dem Garten und freut sich über die herrliche Natur ringsum, die sie nun wieder ungetrübt genießen kann. Es ist dieselbe Natur, die ihr geholfen hat, den Asthmaanfall zu besiegen.

☐ Rudi Mürwald, 14, schreit gellend auf und taumelt zurück. Er ist an den siedendheißen Kupfertopf über dem Lagerfeuer gestoßen und hat sich das kochende Wasser über die Beine geschüttet. Jetzt windet er sich vor Schmerzen im Gras.

Der Jugendbetreuer der Gruppe drängt sich nach vorn und kniet neben Rudi Mürwald nieder. Er murmelt entsetzt: „Das sind Verbrennungen zweiten Grades!"

Der Puls des Buben geht schnell. Er fiebert sofort. Seine Arme und Beine verrenken sich krampfartig. Das sind typische Symptome.

Zwei Schulkameraden beginnen zu weinen. Einer wimmert: „Ich laufe durch den Wald ins Dorf hinunter. Dort muß es doch einen Arzt geben. Rudi braucht sofort Hilfe. Wir haben nicht einmal ein Auto hier!"

„Das ist nun einmal so in einem Ferienlager", murmelt der Betreuer und entscheidet: „Vier von euch marschieren ins Dorf und holen einen Arzt oder einen Rettungswagen. Onkel Kurt, euer zweiter Betreuer, wird euch begleiten." Eines der Kinder schluchzt: „Was wird inzwischen aus Rudi? Was wird nur aus ihm?"

Das meint der Jugendbetreuer: „Macht euch um ihn keine Sorgen. Wir können natürlich nicht warten, bis der Arzt kommt. In einem Ferienlager müssen wir auch ein gutes Stück auf die Natur vertrauen."

Die Abordnung von vier Jungen marschiert mit Kurt Neumann durch den Wald davon. Betreuer Max Horn, 29, eilt in sein Zelt. Er holt aus seinem Erste-Hilfe-Koffer keimfreies Verbandzeug und deckt die Beine des Verletzten ab. Eines der Kinder rät: „Meine Oma sagt immer, bei Verbrennungen muß man Wasser und Mehl auf die Wunde auftragen."

Max Horn schüttelt den Kopf: „Das nützt nichts. Ich habe da ein besseres, uraltes Rezept. Ich nehme Tee!"

Auf einem Spirituskocher braut er russischen Tee, tränkt einen Wickel und legt ihn auf die wieder freigelegten Wunden. Dann greift er zum Johanniskrautöl, das er immer mit hat. Er hat es selbst hergestellt: Einem Fläschchen Leinöl werden frische Johanniskrautblüten zugefügt. Das Gemisch muß in der Sonne stehen, wird täglich geschüttelt und nach 14 Tagen gefiltert. Mit diesem Öl tränkt Max Horn ein Tuch und legt es auf die Wunde. Rudi Mürwald verspürt sofort Erleichterung. Er lächelt zum erstenmal wieder. Er trinkt eine Schale Tee und kann sogar einschlafen.

Nach Mitternacht trifft der Dorfarzt mit seinem Jeep und den Kindern, die ihn geholt haben, beim Zeltlager ein. Als er das Zelt des Lagerleiters betritt und Rudi friedlich schlummernd sieht, murmelt er schmunzelnd: „Es scheint, ich bin da ganz überflüssig."

Dann beugt er sich herab und kontrolliert die Wunde. Er nickt dabei und konstatiert: „Vorbildlich behandelt. In dem Ferienlager gibt es einen begabten Naturheiler. Ich hätte mich nicht besser um das Kind kümmern können...!"

Ein Mann. Eine Frau. Ein Kind.

Drei Erkrankungsfälle.

Zugleich drei Fälle, die aufzeigen, wie wertvoll die Naturheilkunde mit ihren Methoden in unserer modernen Zeit ist. Heinz Hafner, Brigitte Zellmann und Rudi Mürwald konnte rasch und erfolgreich geholfen werden. Den Patienten und ihren Mitmenschen in diesen drei Krankengeschichten standen vier Helfer zur Seite, die tagtäglich auch uns allen zur Verfügung stehen.

Es sind die vier großen, kostenlosen Gaben der Natur.

Sonne, Luft, Erde und Wasser.

Dies sind die Grundbestandteile der Naturheilkunde.

Viele von uns haben keine Ahnung, mit welch einfachen, nahezu lächerlichen Mitteln oft drohende Erkrankungen besiegt werden können. Es ist nur wichtig, daß wir diese Methoden kennen, um sie zielführend einzusetzen.

Darum habe ich in jahrelanger Arbeit dieses umfassende Buch geschrieben, damit es in jedem Haushalt in der Bekämpfung von Krankheiten Hilfe leistet. Damit die Naturheilkunde in jeder Familie den Platz einnimmt, den sie verdient.

☐ Die Naturheilkunde vermag die Gesundheit des Menschen zu erhalten.

☐ Die Naturheilkunde kann das Leben verlängern.

☐ Die Naturheilkunde kann im akuten Fall bis zum Eintreffen eines Arztes sehr oft Lebensgefahr und Komplikationen abwenden.

☐ Die Naturheilkunde hilft, Schmerzen zu lindern oder vollkommen aus der Welt zu schaffen.

☐ Die Naturheilkunde beruhigt den Leidenden und gibt ihm die Gewißheit, daß er nur mit unschädlichen Mitteln behandelt wird.

☐ Die Naturheilkunde schafft die

Möglichkeit, bestimmte Leiden in den eigenen vier Wänden auszukurieren, was für viele von uns – aus psychologischer Sicht – sehr wertvoll ist. Nachweislich ist der Hort der Familie, die menschliche Wärme und die vertraute Umgebung der Genesung eines Kranken weitaus förderlicher als die Krankenhausatmosphäre.

Mein Buch soll Ihr Freund und Ratgeber werden, jederzeit griffbereit, um Auskunft zu geben, wenn ein Mensch Hilfe braucht. Es soll immer daran erinnern, daß wir Menschen aus der Natur kommen und daher die Gaben der Natur nicht mit Füßen treten, sondern sie uns zunutze machen sollten.

Wer die Naturheilkunde schätzt und ihr vertraut, der muß auch lernen, mit ihr umzugehen. Im vorliegenden Werk finden Sie die Geschichte der Naturheilkunde, wie sie sich von ihren Anfängen an bis in unsere Gegenwart entwickelt hat. Sie lernen die Namen der hervorragendsten Persönlichkeiten kennen, die für die Naturheilkunde gekämpft und mit ihrer Hilfe Millionen geheilt und gerettet haben.

Ich führe Ihnen aber auch die vielen segensreichen Naturmethoden vor, die heute wie damals Bestand haben und in allen modernen Kuranstalten praktiziert werden. Die Wirkung aber bleibt dieselbe, wenn Sie diese Methoden selbst beherrschen und zu Hause anwenden. Gemeinsam wollen wir unseren Körper kennenlernen. Denn wer sich mit Naturheilmethoden behandeln und heilen will, der muß über Körperbau, Organe und ihre Funktionen Bescheid wissen. Ebenso wichtig ist es, die typischen Symptome wesentlicher Krankheiten zu erkennen. Nur der kann sich selbst erfolgreich helfen, der sein Leiden genau erkennt. Ein wesentlicher Bestandteil der Naturheilwissenschaft ist die Kräuterkunde. Lernen Sie mit mir die vielen segensreichen Kräuter und ihre vielfältigen Anwendungsmöglichkeiten kennen! Und lassen Sie sich von den phantastischen Möglichkeiten der Naturkosmetik berichten, die unserer Gesundheit nicht schaden und dieselbe Wirkung erzielen wie sündteure Kosmetika.

Damit habe ich Ihnen das vorliegende Werk in großen Zügen bereits vorgestellt. Es ist einfacher als Sie denken, damit gesund zu bleiben und den Krankheiten den Kampf anzusagen.

Was ist zu tun?

Wenn Sie sich krank fühlen, dann beobachten Sie sich ganz genau. Betrachten Sie Ihr Gesicht, die Haut am ganzen Körper, die Augen, die Hände. Dann überlegen Sie genau, welche Beschwerden Sie haben und an welchen Stellen diese Beschwerden auftauchen. Schreiben Sie es vielleicht am besten präzise auf. Und dann greifen Sie zu Ihrem Naturheilkundebuch und suchen Ihr Leiden. Sie werden es schnell finden. Wenn Sie Schmerzen im Kopf haben, gehen Sie die Krankheiten des Kapitels „Kopf" gründlich durch. Verspüren Sie die Schmerzen an mehreren Stellen, so müssen Sie weitersuchen, bis Sie auf

Ihre spezielle Erkrankung stoßen. Jetzt studieren Sie, vergleichen Sie die Symptome, und Sie werden erfahren, was Sie zu tun haben, um sich zu kurieren.

Ein Vorschlag: Warten Sie nicht, bis Sie wirklich krank sind. Üben Sie mit dem Buch schon vorher. Nehmen Sie an, Sie hätten Kopfschmerzen, blättern Sie nach, studieren Sie die Heilmethode, lernen Sie die notwendigen Kräuter kennen. Lesen Sie in dem Buch,wenn Sie Zeit haben, um schon Bescheid zu wissen, bevor die Krankheit wirklich auftritt.

Zweifelsohne wird das Buch vom Augenblick seines Erscheinens an sehr umstritten sein. Wann immer in unserer modernen Zeit Naturheilmethoden zur Diskussion gestellt werden, erheben sich Schulmediziner dagegen und wollten zwischen Naturheilkunde und Schulmedizin eine tiefe Kluft erkennen.

Das ist falsch.

Weder die Naturheilkunde an sich noch dieses Buch sind gegen die moderne ärztliche Wissenschaft gerichtet. Beide haben ihre Existenzberechtigung:

☐ Die wissenschaftliche Medizin von heute hat nachweislich ihre naturheilkundlichen Vorläufer. Ein Arzt, der die Naturheilkunde belächelt, bezeugt somit grobe Unkenntnis.

☐ Andererseits aber muß auch die Naturheilkunde die Bestrebungen mutiger und gewissenhafter Ärzte anerkennen, die oft ihr eigenes Leben wagten, um neue Wege zur Bekämpfung schwerer Krankheiten zu finden.

Vielfach betrachten Naturheilkundige und Ärzte einander als Gegner. Das ist falsch. Sie müßten vielmehr zusammenarbeiten. In schwereren Fällen ist nach wie vor der Mediziner unentbehrlich. Deshalb habe ich in diesem Buch immer, wo es angebracht war, auf die Notwendigkeit des Arztbesuches hingewiesen. Es gibt genug Mediziner, die der Naturheilkunde aufgeschlossen gegenüberstehen und sie zum Wohle ihrer Patienten anwenden; im Jahr 1950 forderte sogar der deutsche Ärztetag die Schaffung von Lehrstühlen für Naturheilkunde.

Es ist heute mehr denn je notwendig, daß jeder von uns Methoden beherrscht, mit denen er sich im Notfall selbst erfolgreich helfen kann. Die moderne Zeit fordert das direkt heraus:

☐ Die Wartezimmer unserer praktischen Ärzte und Spezialisten sind überfüllt. Stundenlang warten die Patienten und finden dann oft immer noch keine Linderung ihrer Schmerzen. Der Arzt hat wenig Zeit, sich eingehend mit jedem einzelnen zu befassen.

☐ Jedes Leiden, welches mit Naturheilmethoden behandelt werden kann, entlastet den Arzt und gibt ihm Zeit und Möglichkeit, sich mit schweren Fällen zu befassen, in denen nur er als Fachmediziner rettend eingreifen kann.

☐ Der Medikamentenkonsum steigt von Jahr zu Jahr gefährlich an.

Männer und Frauen betäuben aufkommende Schmerzen mit Tabletten, oft ohne einen Arzt zu befragen. Gleichzeitig steigt die Zahl der Erkrankungen und der gesundheitlichen Schädigungen. Manche pharmazeutische Heilmittel richten im Körper an irgendeiner Stelle Schaden an. Der Grund liegt auf der Hand: Chemische Präparate wirken eben durch Chemie. Der Heilungsvorgang durch die Natur ist besser.

☐ Der Körper des modernen Menschen – ob gesund oder krank – ist durch Chemikalien und andere Fremdstoffe verseucht. Ihm fehlen Naturprodukte. Das ist auch ein Grund, warum Körperorgane auf Tees, Kräuter, Wasser und sauerstoffreiche Luft mitunter so rasch und spontan ansprechen. Daher kommt der Naturheilkunde heutzutage auch als vorbeugendes Mittel zur Erhaltung der Volksgesundheit enorme Bedeutung zu.

Daher ist es meiner Meinung nach auch so wichtig, mit den Vorurteilen gegen natürliche Behandlungsmethoden aufzuräumen.

Diese Vorurteile sind nämlich bei vielen Menschen in starkem Maß vorhanden:

☐ Es heißt immer wieder, die Naturheilkunde sei umständlich anzuwenden.
☐ Sie koste angeblich viel mehr Zeit als die Behandlung mit Tabletten.
☐ Sie ist nach Ansicht vieler Menschen daheim nur unter Schwierigkeiten und unterwegs überhaupt nicht durchzuführen.

Das stimmt nicht.

Wir dürfen nur nicht zu bequem sein, uns mit Naturheilkunde zu befassen. Meinungsumfragen haben ergeben, daß 60 Prozent der Bevölkerung, bedingt durch Arbeitsstreß und falsch genützte Freizeit, ihre Körperkräfte vergeuden und in ihrer Gesundheit gefährdet sind. Die meisten fühlen unbewußt, daß sie gefährlich leben und sündigen. Doch sie tun nichts dagegen, raffen sich nicht auf. Sie sitzen bequem bei üppigem Essen, Bier, Wein oder Schnaps vor dem Fernsehschirm, sehen eine Sendung über gesundes Leben und nehmen sich vor: „Wir müssen turnen, weniger essen, vernünftiger leben!"

Am nächsten Tag, oft schon nach Stunden, sind die guten Vorsätze wieder vergessen. Zeit wäre vorhanden, doch die Bequemlichkeit siegt, solange der Betroffene gesund ist und keine Beschwerden hat.

Haben Sie schon nachgedacht, wieviel Zeit viele Menschen täglich für ihr Auto aufbringen, um es zu putzen und zu kontrollieren? Für den eigenen Körper dagegen opfern sie kaum eine Minute.

Mein Buch soll Ihnen zeigen, wie einfach und segensreich die Naturheilkunde zu erlernen und anzuwenden ist. Es kommt nur darauf an, daß man die Grundbegriffe beherrscht.

Zugegeben: Es klingt recht abschreckend und umständlich, wenn im Kampf gegen eine Krankheit etwa ein „Heublumensack" eingesetzt werden muß. Wie einfach und wirksam aber ist diese Methode!

Ein entsprechend großer Sack wird zu Dreiviertel mit trockenen Heublumen gefüllt. Dann übergießt man ihn mit kochendem Wasser und läßt ihn in einem zugedeckten Gefäß zwischen fünf und zehn Minuten ziehen. Dann wird der Sack herausgezogen und zwischen zwei Brettern kräftig ausgedrückt. Schlagen Sie ihn in ein Wolltuch ein. Die Temperatur muß jetzt zwischen 38 und 40°C sein. Der Sack wird an die erkrankte Körperstelle gelegt, mit Tüchern lose bedeckt und dann straff an den Körper angewickelt, damit keine Dunstwärme entweichen kann. Der Heublumensack soll ein bis zweieinhalb Stunden, bei schwächlichen Personen nur eine halbe Stunde, einwirken.

Ebenso problemlos und einfach sind die „Mantelabreibung", das „Bürstenbad", der „nasse Socken", der „Kreuzwickel", der „Spanische Mantel", das „Lehmbad" und der „Augenguß" zu erlernen.

Unterwegs sind Naturheilmethoden manchmal die einzige Rettung. Oft ist auf Reisen weit und breit kein Arzt und keine Apotheke zu finden.

Aber eine Drogerie mit Kräutern, Pflanzen in freier Natur, Wasser in heißem oder kaltem Zustand sind fast immer vorhanden.

Ich habe dieses Buch geschrieben, weil ich mir wünsche, daß viele Menschen daraus Nutzen ziehen und aus eigener Kraft ein gesundes und glückliches Leben führen können. Ich bemühe mich darum, keine hochgeschraubten medizinischen Erklärungen zu verwenden und in leicht verständlicher Weise meine Anleitungen zu geben. Die Naturheilkunde muß jedem von uns zur Verfügung stehen können.

Vertrauen Sie der Kraft der Natur. Sie werden nicht enttäuscht sein. Und halten Sie sich immer vor Augen:

☐ Die Gaben der Natur, die Sie gegen eine Krankheit einsetzen, sind ungefährlich und richten im Körper keinen Schaden an.

Vor den Methoden der Natur brauchen Sie sich nicht zu fürchten. Im Gegenteil: Wenn Sie sie kennen und beherrschen, werden viele Krankheiten Ihnen keinen panischen Schrecken mehr einjagen. Sie werden nicht verzagen, sondern einfach handeln. Sie werden sich nicht mehr hilflos Ihrem Schicksal ergeben. Sie wissen ja jetzt, was in Ihrem Körper vorgeht und was zu tun ist, um die gestörte Harmonie wiederherzustellen. Und wenn es notwendig ist, einen Arzt zuzuziehen, so wird er erfreut sein, einen aktiven und informierten Patienten vor sich zu haben, der sehr wohl über sein Leiden Bescheid weiß und die Heilung entscheidend mitbeeinflussen kann.

Jetzt wissen Sie, warum ich Ihnen dieses Buch so ans Herz lege. Stellen Sie es jederzeit griffbereit in Ihren Bücherschrank und benützen Sie es recht oft im Interesse Ihrer Gesundheit.

Bedenken Sie: Die Kräfte der Natur sind die wertvollsten Begleiter durch das Leben eines Menschen...

Der Verfasser

I.

Die Geschichte
der Naturheilkunde

Ein scharfer Wind fegt über die bayrische Stadt Dillingen an der Donau. Dichtes Schneetreiben behindert die Sicht in den winkeligen Gassen. Türklinken und Stiegengeländer sind von einer dicken Eisschicht überzogen. Es ist ein später Dezemberabend des Jahres 1848.

In der kleinen Dachkammer des uralten Bürgerhauses am Hauptplatz brennt noch schwaches Licht. Mit einem Lehrbuch in der Hand geht der 24jährige Sebastian Kneipp im Raum auf und ab. Er paukt für sein Abschlußexamen. Wenn er es geschafft hat, kann er die Akademie in Dillingen besuchen und darf später nach München gehen, Priester werden, wie er es sich immer gewünscht hat.

Sebastian Kneipp blättert in seinem Buch. Mit einem Mal dreht sich alles um ihn. Ein jäher Schmerz durchfährt seinen Kopf. Das Stechen in der Brust wird immer hartnäckiger. Unter den Rippen scheint es im Körper zu brennen und zu glühen. Der Gymnasiast sucht Halt an einer Sessellehne. Der Stuhl gibt nach und fällt um. Kneipp taumelt und stürzt kraftlos zu Boden. Auch das Buch ist ihm aus der Hand geglitten. Verzweifelt greift er sich mit beiden Händen an die Brust. An seinem Rücken rinnen dicke, eiskalte Schweißtropfen herab.

Die Tür zur Dachkammer wird aufgerissen. Im Schein der Öllampe taucht das entsetzte Gesicht der 67jährigen Hauswirtin Genoveva Bauer auf: „Um Gottes willen, Herr Studiosus! Ist etwas passiert? Geht's Ihnen schon wieder schlecht?"

Sebastian Kneipp nickt. Stöhnend entringt sich die Antwort seinen Lippen: „Bitte... Frau... Bauer,... den Arzt! Es ist wieder... die... Lunge!"

Kaum hat er es gesagt, muß er erbrechen. Hellrotes Blut ergießt sich über sein Hemd und über seinen zerschlissenen Morgenmantel.

Genoveva Bauer schreit auf und hastet polternd die Holztreppe nach unten. Sie wirft sich schnell einen Mantel über und läutet den Doktor im Haus auf der anderen Straßenseite aus dem Schlaf.

Doktor Stephan Wirlinger packt seine Arzttasche und eilt in einem Schlafrock zu dem jungen Patienten. Minuten später steht er vor ihm. Sebastian Kneipp liegt immer noch auf der Erde. Er hat nicht die Kraft, sich aufzurichten. Sein Körper ist durch die regelmäßigen Lungenanfälle stark geschwächt. Das Gesicht des Studenten trieft vor Schweiß.

Gemeinsam mit Genoveva Bauer hilft der Arzt dem jungen Mann ins Bett. Erschöpft sinkt der Kranke in die Kissen zurück. Er flüstert: „Bitte helfen Sie mir, Doktor. Ich halte das nicht aus. Ich muß für mein Absolutorium gesund sein!"

Doktor Wirlinger streicht dem Patienten beruhigend über die Stirn. „Nur keine Panik, lieber Kneipp. Sie dürfen von einem Arzt keine Wunder erwarten...!"

„Was hab' ich denn eigentlich?"

Der Arzt horcht Sebastian Kneipp ab und schaut ihm in den Mund: „Nach meinen vier Besuchen bei Ihnen und nach den Anfällen gibt es für mich keinen Zweifel. Es sind Lungenblutungen. Sie arbeiten neben Ihrem Studium zu hart. Sie sind nicht zum Taglöhner geboren."

Kneipp wehrt schwach mit der Hand ab: „Das ist es nicht. Ich hab' mir das Leiden in meiner Kindheit geholt. Ich bin im Allgäu als Sohn armer Webersleute geboren. Schon als Kind mußte ich am Webstuhl mithelfen. Er stand im Keller unserer Wohnung. Dort bekam ich immer Hustenanfälle. Ich war froh, wenn mich der Vater Schafe hüten schickte oder für andere Gelegenheitsarbeiten einteilte."

Doktor Wirlinger hat sich ans Bett gesetzt: „Ihre Eltern haben recht getan, Sie studieren zu lassen. Sie sind der harten Arbeit nicht gewachsen!"

Kneipp schüttelt den Kopf: „Vater und Mutter wollten nichts davon wissen, wenn ich vom Priesteramt träumte. Aber dann setzte sich Kaplan Matthias Merkle, ein ferner Verwandter, für mich ein. Er lernte mit mir, damit ich in das Gymnasium von Dillingen aufgenommen werden konnte. Und jetzt... gerade jetzt, wo ich vor dem Abschluß stehe, muß das Leiden so hartnäckig werden...!"

Der Arzt meint leise: „Bleiben Sie im Bett. Frau Bauer soll Ihnen kalte Aufschläge auf die Brust machen. Ich lasse Ihnen Gänseblütentee da. Den trinken Sie."

Sebastian Kneipp richtet sich auf: „Doktor, das hilft doch alles nichts. Diese Maßnahmen haben bisher auch keine Besserung gebracht. Tun Sie doch etwas, daß ich schnell gesund werde. Ich werde alles bezahlen können!"

Der Arzt sieht den Patienten mitleidig und ernst an: „Das Geld ist doch unwichtig!"

Er nimmt aus seiner Doktortasche ein Portemonnaie, holt einige große Geldstücke heraus und legt sie auf Kneipps Nachttisch.

Der Student sieht den Arzt fragend und überrascht an.

Doktor Wirlinger flüstert heiser: „Kneipp, hören Sie auf zu studieren. Lassen Sie es sich noch ein bißchen gutgehen. Das hier spendiere ich dazu."

„Was soll das heißen, Doktor Wirlinger?" Der junge Mann schreit es fast.

Der Arzt wendet sich ihm zu. Er sieht an ihm vorbei: „Sie sind unheilbar krank. Ich kann Ihnen nicht helfen."

Kneipps Augen drohen aus den Höhlen zu treten: „Bedeutet das, daß die Medizin mich aufgegeben hat?"

Doktor Wirlinger nickt betreten und geht schweigend aus dem Zimmer. Als er die Treppe hinuntersteigt, kriecht Übelkeit in ihm hoch. Der Student tut ihm verdammt leid...

Bleiche Sonnenstrahlen bahnen sich einen Weg durch die schmutzigen Fensterscheiben der Königlichen Hof- und Staatsbibliothek zu München. Sebastian Kneipp lehnt blaß, hohlwangig und zitternd an einem Bücherregal. Er ist vom Gymnasium in Dillingen hergeschickt worden, um einschlägige Bücher über Naturgeschichte zu studieren. Aber er hat keinen Sinn dafür. Die offenen Worte des Arztes einige Tage zuvor sind ihm in die Knochen gefahren. Er weiß: Sein Leben hängt nur noch an einem Faden.

Er will nicht lernen. Er will irgend etwas lesen, das ihn von seinen trüben Gedanken ablenkt. Kneipp sieht zu den Büchern hoch und greift nach einem dicken Band, auf dessen Rücken der Name seines Naturgeschichtsprofessors zu lesen ist. Der Student zieht das Buch heraus, läßt es aber sofort wieder sinken. Ein dünnes Bändchen ist herausgerutscht und zu Boden gefallen.

Unter Beschwerden bückt sich Sebastian Kneipp und hebt es auf. Sein Blick fällt auf den Titel: „Unterricht von Kraft und Würckung des frischen Wassers in die Leiber der Menschen." Als Verfasser wird ein gewisser Dr. Johann Siegmund Hahn genannt. Schon will der Student den Band wieder einordnen, da fällt der Blick des Gymnasiasten auf ein paar Worte aus dem zufällig geöffneten Buch: „Wunderbare, schier unglaubliche Genesungserfolge bei schwersten Krankheiten...!"

Sebastian Kneipp nimmt das Buch an sich, schleppt sich zu einem der Lesetische und beginnt den Text zu verschlingen. Er kann nicht mehr aufhören. Die Fibel gibt ihm plötzlich wieder Hoffnung. Es heißt darin, daß man mit Wasser einen Körper von der Schwelle des Todes wieder zurückholen könne. Fiebrig blättert Kneipp immer weiter.

„He, junger Studiosus", hört er plötzlich sagen. Der Bibliothekar steht hinter ihm und rüttelt ihn an der Schulter: „Wir sperren. Die anderen sind längst fort."

Wie in Trance verläßt Kneipp die Bibliothek. Wenige Häuser weiter schlägt er gegen die verschlossenen Läden einer Buchhandlung. Brummig öffnet der Geschäftsmann. Aufgeregt sprudelt Kneipp hervor: „Sie müssen mir ein Büchlein verkaufen. Es ist das Unterrichtsbuch über das Wasser von einem Dr. Hahn!"

Kneipp bekommt die Fibel. Er fährt damit am späten Abend nach Dillingen, schließt sich in seine Dachkammer ein und liest und liest und liest, bis der Morgen graut. Dann wirft er sich einen Mantel über, holt drei Handtücher aus dem Schrank, steckt das Büchlein ein und eilt davon. Und als er seiner Zimmerwirtin Genoveva Bauer zuruft, daß er zur Donau geht, da glaubt die Frau, daß er sich dort das Leben nehmen möchte...

Sebastian Kneipp muß eine Dreiviertelstunde in flottem Tempo marschieren, bis er an der Donau ist. Am Ufer liegt Schnee. Im Wasser treiben Eisschollen vorbei. An diesem unwirtlichen Wintertag ist weit und breit kein Mensch zu sehen.

Sofort zieht der Student – wie es im Buch des Dr. Hahn steht – all seine Kleider aus und legt sie auf einen vereisten Stein. Dann läuft er so lange im Schnee hin und her, bis er erschöpft ist. Blitzschnell steigt er in den Fluß. Immer weiter, bis ihm das kalte Wasser an den Hals reicht. Der Kopf muß trocken bleiben. Kneipp glaubt, sein Körper friere ihm ab. Er hält das Bad nur vier, fünf Sekunden aus und springt sofort ans Ufer. Er weiß, daß das eine Roßkur ist, die ein Herzkranker nicht überstehen würde. Im Nu fährt Kneipp wieder in seine Kleider und eilt im Laufschritt nach Hause. Er heizt in der Dachkammer fest ein und legt sich ins Bett.

Der ganze Körper beginnt zu glühen. Schweiß bricht aus allen Poren. Als Kneipp zur Donau lief, fühlte er sich schwach, müde und abgespannt. Jetzt merkt er, wie seine Kräfte zurückkehren. Frische Spannkraft erfüllt ihn. Er steht auf und kritzelt in sein „Wasserbuch": „Schon das erste Bad in der Donau überzeugte mich, daß ich auf dem richtigen Weg bin. Die Kraft des Wassers ist sensationell. Ich weiß, daß ich wieder gesund werde."

Von diesem Tag an eilt Kneipp dreimal pro Woche zur Donau. Er spricht zu niemandem von seiner Gewaltkur. Er hat Angst, die anderen könnten ihn auslachen. Als er aber 1850 vom Anstaltsarzt des Gregorianums in München untersucht wird, da hört er zu seiner Freude die Worte des Mediziners: „Junger Mann, Sie sind für mich ein Rätsel. Sie weisen mir da mit Ihren Personalpapieren ein Attest Ihres Arztes in Dillingen vor, in dem ausdrücklich steht, daß Sie unheilbar krank sind. Aber Sie sind doch kerngesund!"

Da weiß Sebastian Kneipp, daß er nicht länger mit seiner Wasserkur hinter dem Berg halten darf. Er muß auch anderen Menschen, die krank sind, vom Wunder der Wasserbehandlung, von der Kraft der Naturheilkunde erzählen.

So wird aus Sebastian Kneipp der weltberühmte „Wasserdoktor von Wörishofen", der wohl populärste Naturheiler. Er hat der Naturheilkunde auch in Kreisen der Schulmedizin zu hohem Ansehen verholfen.

Mit Sebastian Kneipp tritt die Naturheilkunde einen Siegeszug um die Welt an. Doch auch schon lange vor ihm gab es bedeutende Männer, die den Segen der natürlichen Heilmethode erkannten...

Hippokrates, der Vater der Naturheilkunde

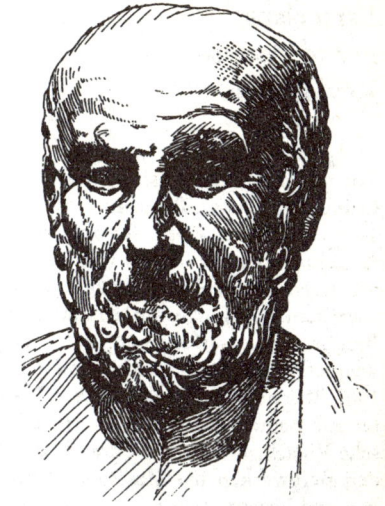

HIPPOKRATES

Hippokrates wurde auf Kos, einer Insel in der Nähe der kleinasiatischen Küste, geboren und lebte von 460 bis 377 vor Christus. Er gehörte dem griechischen Geschlecht der Asklepiaden an, das seine Herkunft auf Asklepios, den Gott der Heilkunde, zurückführte. Hippokrates war der Sohn eines Arztes, studierte ebenfalls Medizin und übte seine Kunst auf der Wanderschaft durch ganz Griechenland aus. In seiner Heimat Kos gründete er eine medizinische Akademie und schrieb viele Bücher über Heilmethoden. Er trug althergebrachtes Wissensgut der Ägypter, Babylonier und Inder zusammen und ergänzte es durch eigene Erfahrung.

Bei Hippokrates finden sich bereits interessante Grundsätze naturheilkundlicher Behandlung und Krankheitsauffassung. Allen voran steht seine Forderung, daß die Menschen als Vorbeugungsmaßnahme gesünder leben sollen. Hippokrates sah seine Hauptaufgabe darin, die Kräfte des Körpers durch richtige Ordnung der Lebens- und Ernährungsweise zu erhalten und zu stärken. Er ging also von derselben Ansicht aus wie die modernen Naturheiler.

Hippokrates bekämpfte Krankheiten durch Fasten oder Mästen, durch gesteigerte oder verminderte Flüssigkeitsaufnahme, durch Baden oder Nichtbaden, durch Ruhe oder Arbeit, durch Schlafen oder Wachen. Je nachdem, welche Lebensweise sein Patient führte, verordnete ihm Hippokrates eine gründliche Umstellung.

Interessant ist, daß bereits Hippokrates gern seine Patienten durch heiße Getränke und äußere Wärme zum Schwitzen brachte, um den Körper zu entgiften, daß er ein Verfechter von Salben, Umschlägen, Auflagen, Wickeln, von Bädern, Massagen, Abreibungen, Luftbädern und Gymnastik war. All diese Methoden lehrte er eine Schar von Schülern, die seinen Namen in ganz Griechenland bekanntmachten, so daß er schon zu seinen Lebzeiten als berühmtester Arzt und Heiler seines Landes galt.

Paracelsus, der medizinische Revolutionär

Theophrastus Bombastus von Hohenheim, genannt Paracelsus, wurde 1493 als Sohn eines schwäbischen Arztes im schweizerischen Wallfahrtsort Einsiedeln geboren. Schon sehr früh kam der Junge mit Kranken in Berührung und erfuhr vom Vater die wunderbare Heilkraft vieler Kräuter. 1502 übersiedelte der verwitwete Vater mit seinem Sohn ins österreichische Villach. Hier lernte Paracelsus in den Bergwerken die Mineralien kennen und begann, sich mit den verborgenen Heilkräften der Erde zu beschäftigen.

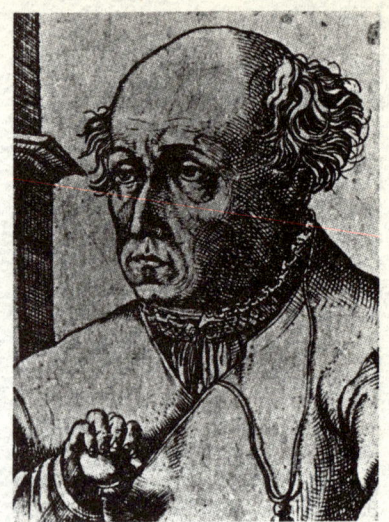

PARACELSUS

Im Alter von 22 Jahren war der junge Mann Doktor der Medizin und nahm, dem Zeitgeist entsprechend, den lateinischen Namen Paracelsus an. Zwei Einflüsse sind für das Lebenswerk des jungen Arztes von Bedeutung: vertrauter Umgang mit der Natur, den Heilpflanzen und Mineralien, und die Erkenntnis, daß die Naturheilkraft die Grundlage für das Handeln des Arztes sein muß.

Paracelsus war zu seiner Zeit ein medizinischer Revolutionär. Er stellte sich gegen die medizinische Theorie in den verstaubten Hörsälen und propagierte: „In der grünenden Natur und am Krankenbett können allein die echten Grundlagen für den Heilberuf geschaffen werden!"

Nach langen Wanderjahren ließ er sich in Salzburg nieder, mußte aber wegen seiner Sympathie für die aufständischen Bauern im Jahr 1525 flüchten. Er zog wieder kreuz und quer durch Mitteleuropa, war zu Gast bei Fürsten und Gelehrten. Überall erregte er mit seinen Wunderkuren Aufsehen. Schließlich wurde er Stadtarzt in Basel und hielt Vorlesungen an der Universität. Er befaßte sich mit der naturheilkundlichen Behandlung und Heilung des Rheumatismus, der Gicht, der Knochenentzündung und der Steinbildung in den Harn- und Gallenwegen. Auf weiteren Reisen nach Nürnberg und durch die Schweiz schrieb er 200 Gesundheitsbücher.

Paracelsus zeigte neue Wege der Krankheitsbehandlung auf. Er verhalf den Pflanzen, den Heilquellen, den mineralischen Arzneien und dem Magnetismus zu Ansehen. Er schämte sich nicht, bei ungelehrten Leuten nach uralten Naturheilmethoden zu fragen und Vernünftiges zur Doktrin zu erheben. Paracelsus war erst 48 Jahre alt, als er 1541 – teils vergöttert, teils angefeindet – in Salzburg starb.

Dr. Siegmund und Dr. Johann Siegmund Hahn, die Wasserpioniere

Siegmund Hahn lebte von 1664 bis 1742 und war praktischer Arzt und Stadtphysikus im schlesischen Schweidnitz. Er gilt als Pionier der Wasserheilkunde. Seinem Sohn Gottfried rettete er mit einer Kaltwasserkur das Leben, als dieser an Nervenfieber und schwerem Unterleibstyphus erkrankt war. Dieser Erfolg machte dem Arzt Mut, sich weiter mit der Wasserheilmethode zu befassen. Aus seinen Aufzeichnungen geht hervor, daß er von der wunderbaren Wirkung des kalten Wassers überzeugt war. Er war einer der ersten Ärzte, die fiebernden Patienten weder einen erfrischenden Wassertrunk versagten, noch sie von einer kalten Waschung abzuhalten suchten.

In seinem Sohn Johann Siegmund Hahn, der von 1696 bis 1773 lebte, fand der Mediziner einen würdigen Nachfolger. Auch er wurde praktischer Arzt und Stadtphysikus. Sein

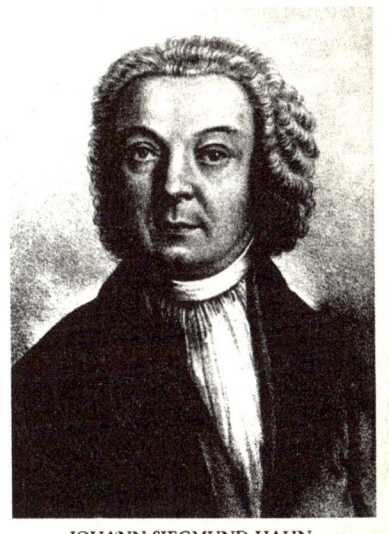

JOHANN SIEGMUND HAHN

Buch „Unterricht von Krafft und Würckung des frischen Wassers in die Leiber der Menschen" erreichte zu seinen Lebzeiten vier Auflagen. Es fand große Verbreitung, da der Arzt es verstand, die Menschen in volkstümlicher Weise aufzurufen, selbst etwas gegen ihre Leiden zu unternehmen. Er schrieb in seinem Werk: „Die ersten Medikamente der Welt waren insgesamt bloße Werke der Natur: Etliche gemeine Kräuter, wenige unansehnliche Wurzeln und Früchte füllten die ersten Apotheken, und man wußte von keinem anderen destillierten Wasser, Essenzen, Tinkturen und Spiritus, als welche vom Himmel träufelten oder in den Bächen flossen!"

Die Wasserküren von Vater und Sohn Hahn fanden Anerkennung bis in höchste Kreise. Die Bevölkerung

27

erhielt ausführliche Schriften über die Anwendung des kalten Wassers gegen verschiedenste Krankheiten. Die Hahns waren Vorkämpfer für kalte Fußbäder, Handbäder, Unterarmbäder, Tauchbäder, Vollbäder, Dauerbäder, Teilbäder, kalte Aufschläge, Eisbeutel, feuchte Packungen, Klistiere, Abreibungen. Vater und Sohn Hahn führten an Gesunden Wasserkuren zur Abhärtung und Körperkräftigung durch. Johann Siegmund Hahn sagte einmal: „Die Wasserbehandlung öffnet der Natur allemal den von ihr selbst für richtig erkannten Weg zur Heilung. Der Arzt kann diese Heilung nur einleiten. Was den Gesunden erhält, macht auch den Kranken wieder gesund...!"

Dr. Samuel Hahnemann und seine „Zaubertränke"

Samuel Hahnemann wurde 1755 in Meißen als drittes Kind eines Kunstmalers geboren. Er besuchte die Meißner Fürstenschule und studierte an der Universität Leipzig. Sein Studiengeld verdiente er sich selbst durch Sprachunterricht und durch Übersetzungen. Er fiel seinen Professoren auf, weil er in seiner Freizeit mit einigen Kommilitonen Freiübungen machte, um gesund zu bleiben. Bei einer Prüfung stieß er seine Lehrer vor den Kopf, als er sagte: „Ich habe gelernt, daß die Schulmedizin jegliche Krankheitsanzeichen durch gegenwirkende

Mittel unterdrückt. Fieber wird herabgesetzt, Entzündungen werden eingedämmt. Der Menschenverstand sagt mir, daß das nicht immer richtig sein kann. Warum lassen wir dem Körper keine Chance, sich selbst zu heilen, die Krankheitsherde zu besiegen? Wir sollten besser Mittel verabreichen, welche die heilenden Vorgänge im Körper unterstützen. Und ich hoffe, daß ich derartige Mittel finden kann!"

Diese Sätze enthalten bereits den Keim von Hahnemanns späterer Leh-

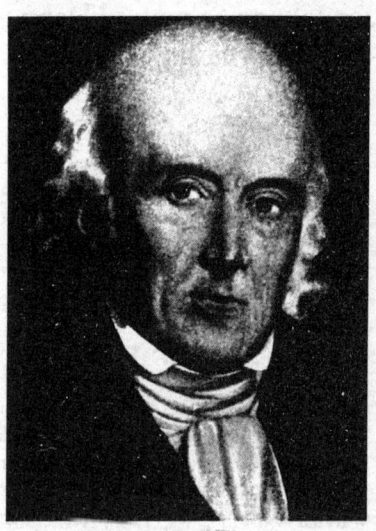

SAMUEL HAHNEMANN

re, der Homöopathie. Ein Student, der die Schulmedizin belehren wollte, war aber nicht gern gesehen. Hahnemann ging nach Wien, wo er Unterstützung durch einen ihm wohlgesinnten Arzt fand, so daß er bald darauf in Erlangen promovieren konnte. Nun begann er sich ernsthaft mit Naturheilkunde zu beschäftigen. Aus Heilpflanzen bereitete er selbst Tränke und Tinkturen. Das Ziel seiner Arbeit war es, durch seine Arzneimittel im Körper Symptome hervorzurufen, die denen der Krankheit ähnlich waren. Er sagte einmal: „Ich heile Gleiches mit Gleichem!" Die Homöopathie ist also eine Reizbehandlung, die durch künstliche Verstärkung von Krankheitssymptomen Heilung herbeiführt, indem sie die natürlichen Abwehrkräfte des Körpers aktiviert.

Auf einem Planwagen zog Hahnemann als „Zigeunerdoktor" durch das Land. Viele glaubten, er biete Teufelstränke und Zaubermedizinen an; dabei waren es Kräuterextrakte, die auf natürlicher Basis hergestellt wurden.

Nach ruhelosen Wanderjahren eröffnete Hahnemann, der inzwischen eine Apothekerstochter geheiratet hatte und Vater von elf Kindern geworden war, in Leipzig ein „Institut für promovierte Ärzte". Er wollte hier die Drogenherstellung aus Kräutern zur natürlichen Bekämpfung von Krankheiten lehren, womit er die Homöopathie in ihrer heutigen Form begründete. Doch die Ärzte hielten sich von ihm fern; der Naturheiler mußte sein Institut wieder schließen. Daher klärte er die Bevölkerung in seiner eigenen Ordination über seine Heilmethoden auf. Noch mit 80 Jahren zog er nach Paris und schuf sich dort einen neuen Patientenkreis, womit er viel Geld verdiente. Seine Rezepte gegen viele Krankheiten wurden von späteren Homöopathen übernommen. Er starb 1843 im 88. Lebensjahr.

Dr. Franz Anton Mesmer, der Vorkämpfer des Magnetismus und der Hypnose

Franz Anton Mesmer wurde 1734 in Iznang am Bodensee als Sohn eines bischöflichen Jägers geboren. Er stu-

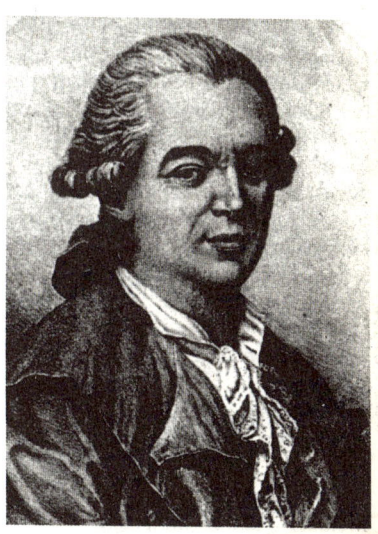

FRANZ ANTON MESMER

dierte Theologie und Philosophie, dann in Wien Jura und Medizin. 1766 wurde er in Wien zum Doktor der Medizin promoviert. Der Jesuitenpater Hell machte ihn mit den Geheimnissen des Magnetismus vertraut, mit dem sich schon Paracelsus befaßt hatte. Dr. Mesmer begann nun seine Patienten mit Hilfe magnetischer Handauflegungen und hypnotischer Sitzungen zu behandeln und hatte damit große Erfolge. So soll er die blinde Pianistin Maria Theresia von Paradis, ein Patenkind der Kaiserin Maria Theresia, mit seinen Naturheilmethoden wieder sehend gemacht haben.

Trotz der guten Beziehungen Mesmers zum Wiener Kaiserhof gelang es anderen Ärzten, dem Kollegen das Leben schwer zu machen. Dr. Mesmer reiste nach Paris und wurde hier an der Universität gefeiert. Er hatte viele Schüler und betonte immer wieder, daß jeder einigermaßen begabte Mensch imstande sei, gewisse Krankheiten eines Mitmenschen durch magnetische Ströme in den Händen zu bekämpfen und durch hypnotische Gespräche zu beseitigen. Speziell die Hypnose spielt heute in gewissen Bereichen der Medizin eine große Rolle. Und auch dem Magnetismus müssen viele Experten bescheinigen, daß er rätselhafte Erfolge erzielt. Mesmer starb 1815 im Alter von 80 Jahren in Meersburg am Bodensee.

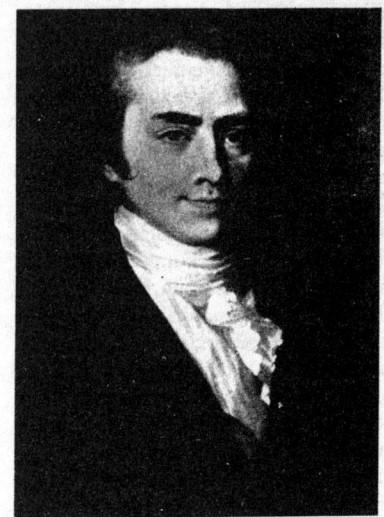

CHRISTIAN WILHELM HUFELAND

Christian Wilhelm Hufeland und seine Makrobiotik

Christian Wilhelm Hufeland wurde 1762 in Langensalza in Thüringen geboren und entstammte einer namhaften Ärztefamilie. Er interessierte sich sehr früh für die öffentliche Gesundheitspflege im Interesse der Lebensverlängerung. Dem Einfluß Goethes hatte er es zu verdanken, daß er sehr früh durch den Herzog von Weimar zum Professor der Medizin an der Universität Jena mit dem Titel eines herzoglich-weimarischen Hofrates und Leibarztes ernannt wurde. Seine Vorlesungen waren begehrt und hatten starken Zulauf.

Kein Wunder, Hufeland wartete mit etwas Neuem auf. Er nannte die neue Lehre Makrobiotik, die Lehre von der Lebensverlängerung. Hufeland, der selbst schwer magenkrank war, ein Auge verloren hatte und seelisch unter der Scheidung von seiner ersten Frau, die ihm sieben Kinder geschenkt hatte, litt, kämpfte für die allgemeine Anerkennung seiner Makrobiotik. Seine Lehre ging vom Begriff der Lebenskraft aus. Er schrieb immer wieder: „Die natürlichen Reize des Lichtes und der Luft, der Wärme und des Wassers haben einen wohltuenden Einfluß auf die Lebenskraft!"

Die Hauptpunkte seiner naturgemäßen Lebens- und Heilweise waren richtige Ernährung, fleischlose Kost, langsames Essen und gutes Kauen der Nahrung, Abhärtung, frische Luft, Hautpflege durch Waschen und Baden. Hufeland schrieb einmal: „Der Körper muß seine Krankheit selbst überwinden. Klistiere und Kräutertees sind dabei wichtige Unterstützungen." Hufeland sprach sich gegen alle Arzneimittel aus. Sie wären schädlich und riefen im Körper des Patienten nur eine künstliche Erkrankung oder Schwächung hervor. Er sah mit Schrecken, daß sich die Schulmedizin mehr und mehr von der Naturheilkunde entfernte, daß diese beiden Wissenschaften sich manchmal sogar bekämpften. Der Arzt und Naturheiler starb 1836 an einem schweren Blasenleiden.

Per Henrik Ling, der Dichter mit der schwedischen Gymnastik

Per Henrik Ling wurde 1776 im schwedischen Ljunga als Sohn eines Predigers geboren. Er trat in die Schule von Wexiö ein und kam durch seine außerordentliche Intelligenz rasch weiter. Als seine Eltern früh starben, mußte er sich sein Brot als Hauslehrer verdienen. Mit 17 Jahren trat er als Student in die Universität von Uppsala ein. Er legte sein theologisches Examen ab und reiste durch Schweden, Dänemark, Deutschland, Frankreich und England. Auf diesen Fahrten lernte er die Armut und das Elend der kranken Menschen kennen. Er kam dahinter, daß sich mit körperlicher Bewegung körperliche Kraft, Gesundheit und Schönheit erhalten und wiederherstellen ließen. In die Heimat zurückgekehrt, lehrte er seine Mitmenschen regelmäßig Gymnastikübungen. Er ging auch Kranken und Gebrechlichen mit wertvollen Ratschlägen an die Hand, und er schrieb darüber mehrere Bücher. Das fiel ihm nicht schwer, weil er nebenher dichterische und philosophische Werke verfaßte. Er leitete bis zu seinem Tod in Stockholm zwei angesehene Gymnastikanstalten, in denen er auch die Massage als Mittel zur Wiederherstellung Kranker förderte.

Per Henrik Ling erklärte seinen Mitmenschen immer wieder, daß jede Muskelbewegung sich auf Gehirn, Rückenmark, Lunge, Herz und Blutgefäße auswirke. Und er schrieb: „Wer seinen Körper und die inneren Organe gesund und in Schwung erhalten möchte, muß springen, schweben, balancieren, klettern, schlenkern, laufen, gehen, schwimmen!"

Heute sind Gymnastik und Massage in viele Heiltherapien eingebaut.

Per Henrik Ling starb 1839. Sein Sohn führte sein Lebenswerk fort und arbeitete als pädagogischer Gymnastiker.

Johann Schroth,
der Fuhrmann mit den
Hunger- und Schwitzkuren

Johann Schroth wurde 1798 in Lindewiese am Fuße des Gräfenberges geboren und besuchte gemeinsam mit Prießnitz die Dorfschule in Freiwaldau. Als Schroth sieben Jahre alt war, starb sein Vater; seine Mutter heiratete

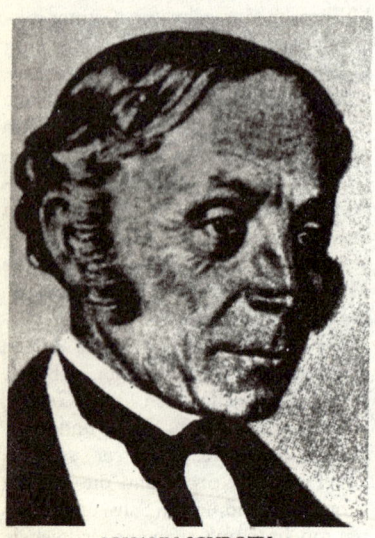

JOHANN SCHROTH

in zweiter Ehe den Landmann Ignaz Kröger. Schroth erbte die väterliche Landwirtschaft und betrieb ein Fuhrgeschäft. Er erarbeitete sich seine eigene Naturheilmethode aus der Überlegung, daß die Saat auf dem Acker zum Gedeihen feuchte Wärme braucht. Daraus schloß er: Feuchte Wärme ist eine Grundbedingung für die Entwicklung gesunden Lebens.

So begann Schroth, Krankheiten mit feuchter Wärme zu bekämpfen. Gleichzeitig beobachtete er, daß kranke Tiere hungern und dadurch schneller gesunden, weil sie den Organismus nicht überlasten.

Schroth lehrte seine Mitmenschen: „Bekämpft euer Leiden mit feuchter Wärme und mit Hungern und Dürsten!"

Er heilte Prinz Wilhelm von Württemberg und Fürst Alexander von Bariatinsky. Die hohen Herren verhinderten, daß Schroth weiterhin wegen Kurpfuscherei verfolgt wurde. Sein Kurhaus war stark frequentiert. Doch Schroth arbeitete zuviel. 1856 starb er an Herzversagen und einem Leberleiden.

Vinzenz Prießnitz,
der Bauer
mit dem „Zauberschwamm"

Vinzenz Prießnitz kam 1799 als jüngstes von sechs Bauernkindern in Freiwaldau am Gräfenberg in der heutigen Tschechoslowakei zur Welt. Im Alter von 14 Jahren wurde er erstmals bei einem Spaziergang durch den Wald mit der Naturheilkunde konfrontiert. Er sah ein Reh, das an einem Hinterlauf wundgeschossen war und täglich zur selben Quelle kam, um dort das lahmende Bein im kalten Wasser zu baden. Vinzenz Prießnitz beobachtete das Tier etliche Zeit und sah, daß es schließlich ganz gesund wurde. Daraus schloß der Bub, daß das frische Quellwasser Heilwirkung besitzen müsse, und er durchschaute mit einem Mal die Viehdoktoren, die den Bauern viel Geld abnahmen und ihre Tiere gesund machten. Prießnitz erkannte: Nicht die ausgesprochenen Zauberformeln, sondern die feuchten Tücher, die sie aufzulegen pflegten, heilten.

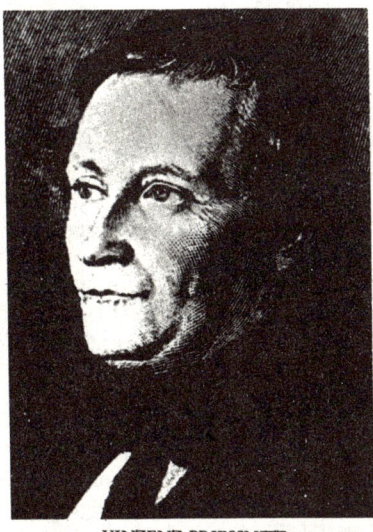

VINZENZ PRIESSNITZ

Schon als Junge heilte sich Prießnitz kleine Verletzungen selbst mit Wasser: einmal handelte es sich um eine Fingerquetschung, das zweite Mal um einen Rippenbruch. Und später begann er auch anderen zu helfen. Das brachte ihm den Ruf ein, mit dem Teufel im Bund zu sein. Mit 19 Jahren

galt er als Wunderdoktor, mit 28 beteten ihn die Bauern an, weil er von den Armen für seine Kuren kein Geld nahm. Er riß das hölzerne Haus seines Vaters nieder und baute ein großes gemauertes Haus mit Badstuben, wo sich mitunter 50 Kranke behandeln ließen.

Kurz nach seiner Heirat in Böhmischdorf wurde er wegen Hexerei verhaftet. Ein Arzt hatte ihn angezeigt. Vor Gericht forderte man ihn auf, er möge seinen Zauberschwamm herzeigen, mit dem er die Kranken abrieb. Eine Untersuchung ergab, daß es ein alltäglicher Badeschwamm war. Das Gericht verbot die weitere Verwendung des Schwammes. Da erklärte Prießnitz: „Um so besser. Nun kommt Leben auf Leben. Jetzt wasche ich die Krankheiten mit der Hand weg!"

Pro Jahr kamen an die 800 Menschen zu Vinzenz Prießnitz. Der habsburgische Erzherzog Anton unterstützte ihn. Der Bauer erhielt einen kaiserlichen Orden und Auszeichnungen der Wiener Universität. Die Kuranstalt, in der unter anderen auch Chopin und Gogol behandelt wurden, konnte vergrößert werden. 1839 kamen 1700 Kurgäste zu Prießnitz, darunter 120 Ärzte, die seine Wassermethode studierten. Er war der Ansicht, daß jeder Kranke mit kaltem Wasser Blut, Kraft und Wärme des Organismus in einen bestimmten Körperteil leiten und mit kalten Umschlägen Gifte und Krankheiten aus dem Körper ziehen könne.

1851 riß der Tod Vinzenz Prießnitz aus seiner naturheilkundlichen Arbeit.

33

Dr. Daniel Gottlob Moritz Schreber, der Gartenprophet

Daniel Gottlob Moritz Schreber wurde 1808 als zweites Kind eines Rechtsanwaltes in Leipzig geboren. Er wurde von seiner Mutter sehr umsorgt, besuchte die angesehene Thomasschule und studierte an der Universität Leipzig Medizin. Sein Wissensdurst war jedoch so groß, daß er sich nebenbei auch mit Philosophie, Psychologie und Pädagogik beschäftigte. Sein geistiges Streben glich er durch körperliche Tätigkeit aus. Er turnte, ging schwimmen und reiten, und er machte folgenden Leitsatz zu seiner Lebensmaxime: „Es ist für den Menschen lohnender und würdiger, durch Selbsttätigkeit die Gesundheit zu entwickeln und zu erwerben, als sie aus der Apotheke zu erwarten!"

In seinen Jugendjahren hatte Dr. Schreber einen zarten Körperbau. Im Laufe der Zeit jedoch entwickelte er eine athletische Gestalt. Und er erklärte immer wieder auf Versammlungen: „Es müßte heutzutage keine Frau, kein Mann und kein Kind dürr und muskellos sein, wenn alle turnen würden."

Mit 25 Jahren promovierte Schreber zum Doktor der Medizin. Er praktizierte als Reisearzt bei einem russischen Aristokraten. 1836 ließ er sich nach Aufenthalten in Wien, Berlin und Prag als praktischer Arzt in Leipzig nieder. Nebenbei hielt er Vorle-

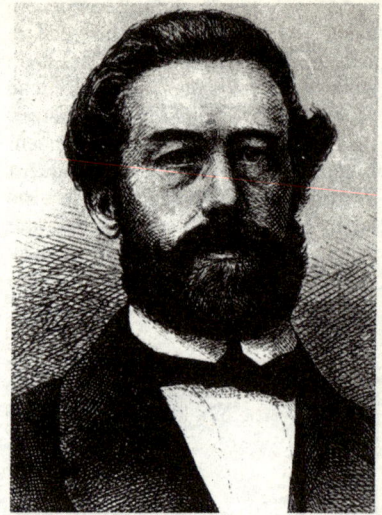

DANIEL GOTTLOB MORITZ SCHREBER

sungen an der Universität. 1838 heiratete er.

Dr. Schreber war ein strenger Vater. Eines Tages teilte er jedem seiner Kinder im Garten ein Beet zu und erklärte: „Ihr müßt es bebauen. Gemüse ist gesund!"

Als der Arzt erkannte, wie vorteilhaft sich diese Arbeit auf die Kinder auswirkte, entstand ein großer Plan: „Man müßte es zuwege bringen, daß jede Familie in der Stadt die Chance bekommt, für wenig Geld ein Stückchen Erde zu bebauen und zu benützen. Dann gäbe es sicher bald keine kranken und rachitischen Kinder mehr!"

Damals entstand der Gedanke des Kleingartens, der nach seinem Erfinder heute noch vielfach „Schrebergarten" heißt. Dr. Schreber entwickelte die Idee des Kleingartens im Rahmen seiner naturheilkundlichen Bestrebungen und propagierte sie auf allen seinen Reisen. 1861, kurz bevor er an einem Darmdurchbruch starb, schrieb er: „Der Grundgedanke bei jeder richtigen Kleingartenanlage ist, daß außer dem Gärtchen für die Eltern vor allem ein Tummelplatz mit Turn- und Spielgeräten vorhanden sein muß. Das Kind soll sich stundenlang dort tummeln können, ohne von Vater und Mutter gestört zu werden. So wird den Mädchen und Buben ein herrliches Jugendland geschaffen und den Erwachsenen ein kleines Arbeitsfeld in guter, frischer Luft!"

Allerdings: Dr. Daniel Gottlob Moritz Schreber erlebte die erste geplante Schrebergartensiedlung in Leipzig nicht mehr. Er starb vor der Fertigstellung des Projektes. Freunde führten seine Pläne durch.

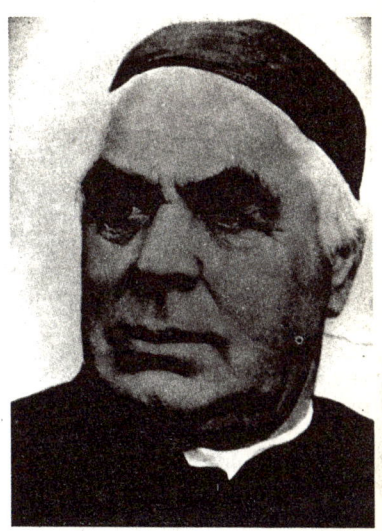

SEBASTIAN KNEIPP

Sebastian Kneipp, der Wasserdoktor von Wörishofen

Sebastian Kneipp wurde 1821 als Sohn armer Webersleute geboren und begann sich mit Wasserheilkunde zu beschäftigen, als er sich selbst dadurch das Leben rettete. Heimlich wandten sich auch andere Menschen an ihn. Er behandelte sie mit Wassergüssen und kurierte sie. Als dies publik wurde, bekam er Kurierverbot. 1854 half er während einer Choleraepidemie vielen Menschen in dem Dörfchen Boos, in dem er Kaplan war.

Jetzt wurden seine Wasserkuren berühmt. Das rief viele Feinde auf den Plan, doch er ließ sich durch Anzeigen und Gerichtsverhandlungen nicht einschüchtern. Kneipp ging nach Wörishofen und wurde dort nicht Beichtvater, sondern Naturheiler, der kranke und leidende Menschen barfuß durch taufrisches Gras laufen ließ, ihnen Wickel und Bäder verordnete und sie lehrte, sich daheim mit Hilfe des Wassers zu kurieren. Viele Ärzte fanden den Weg zu ihm, etliche blieben und arbeiteten mit ihm in der großen Kuranstalt zusammen. Als Kneipp 1897 im Alter von 77 Jahren starb, hinterließ er ein großes, verpflichtendes

35

Werk. Tausende Ärzte haben seine Erkenntnisse in ihre Lehren eingebaut. Niemandem ist es wie Kneipp gelungen, die Wasserkur bei alt und jung, arm und reich so populär zu machen. Alle Maßnahmen Kneipps gegen Krankheit und Elend haben eine Grundidee: Persönliche Hygiene des Einzelnen und eine einfache und gesunde Lebensweise sind die besten Helfer für Gesundung und Heilung.

Theodor Hahn, der Apotheker mit der vegetarischen Wunderkur

Theodor Hahn wurde 1828 in Ludwigslust im Großherzogtum Mecklenburg geboren. Als Kind litt er unter Bronchialasthma und einem geheimnisvollen, gefährlichen Hautausschlag. Und da ihm bis in seine späte Jugend niemand helfen konnte, beschloß er, Apotheker zu werden, um sich eines Tages selbst zu kurieren. Er brachte es tatsächlich soweit, wurde aber von den Arzneimitteln bitter enttäuscht. Er begann nun, sich auch für die Wasserheilkunde zu interessieren und suchte des öfteren seinen Vetter Johann Heinrich Rausse auf, der eine eigene Wasserheilanstalt unterhielt. Mit Rumpfumschlägen, Dampfbädern und Turnübungen gelang es Hahn, seine Hautkrankheit zu heilen, und er kam dabei auf eine neue Entdeckung:

Wenn er kein Fleisch aß und nur vegetarische Kost zu sich nahm, bekam er keinen Asthmaanfall mehr.

Hahn begann seine Mitmenschen zu überzeugen, daß Wasser und fleischlose Kost Heilungen herbeiführen können. In Oberwald bei St. Gallen in der Schweiz ließ er sich schließlich mit seiner Frau und den sieben Kindern nieder und eröffnete 1864 eine Naturheilanstalt „Auf der Waid", wo er seine Methoden zur Anwendung brachte und Aufklärungsarbeit leistete. Hahn arbeitete mit russischen Dampfbädern, mit Kräutersäftekuren und vegetarischen Ernährungskuren gegen Krankheiten wie Rheuma, Gicht, Asthma und Blasensteine. Immer wieder versuchten die Gegner des Vegetarismus, Hahn unmöglich zu machen. Er starb 1883, von vielen Seiten angefeindet.

Leopold Emanuel Felke, der Lehmpastor

Leopold Emanuel Felke wurde 1856 in Kläden bei Stendal/Altmark als Sohn eines Rektors geboren. Er hatte acht Geschwister und interessierte sich frühzeitig für Heilpflanzen. Als er sich als Bub einmal sein rechtes Bein verletzte, heilte er sich selbst mit einem Lehmpflaster, wie man es damals verwundeten Haustieren anzulegen pflegte. Als junger Pastor in Kronenberg wurde er mit einem Schlag berühmt, als er während einer Diphtherie-Epidemie der Bevölkerung mit Rat und Tat zur Seite stand. 1912 hatte Felke schon soviel mit Krankenberatung zu tun, daß er sein Pfarramt zurücklegen mußte. Er übersiedelte 1915 nach Sobernheim, wo er die Naturheilanstalt „Jungborn" gründete. Von hier aus verbreitete sich sein Ruf als Naturheiler und Augendiagnostiker bis nach Amerika.

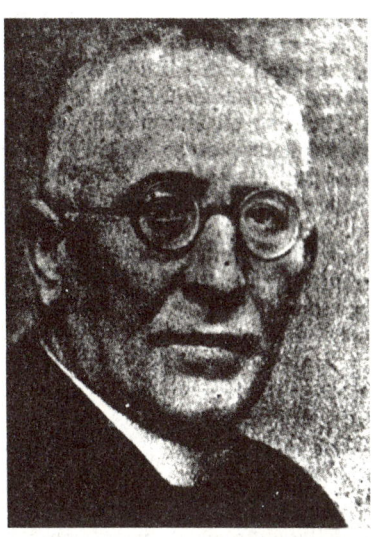

LEOPOLD EMANUEL FELKE

Ein reicher Amerikaner namens Henry Clay ließ ihn zu sich kommen. Als er geheilt wurde, erklärte er: „Felke, bleiben Sie bei mir. Ich baue Ihnen eine Kirche und ein Krankenhaus. Sie müssen Ihre Methoden an einer Universität lehren!"

Doch Felke kehrte in die Heimat zurück, wurde als Kurpfuscher verleumdet und bekämpft. Erst nach Jahren erfuhr er gerechte Anerkennung: Papst Pius X. lud ihn zu einer Audienz ein und dankte ihm, weil er schon vielen Hunderten Katholiken in allen Teilen der Welt Rat und Hilfe gegeben hatte. Allmählich wurden auch Ärzte zu seinen Freunden.

Felke verwendete vor allem Lehmumschläge und Lehmwickel bei äußeren Verletzungen der Haut, Anschwellungen, Verrenkungen, Knochenbrüchen und schmerzhaften inneren Leiden. Der Pastor lehrte seine Mitmenschen: „Ihr müßt den Lehm direkt auf die Haut aufbringen!" Als Felke 1926 im Alter von 70 Jahren starb, trauerten zahlreiche Anhänger um ihn.

Johann Künzle, der Pfarrer mit den Heilkräutern

Johann Künzle wurde 1857 als Sohn eines Landwirts in Heiligenkreuz bei St. Gallen in der Schweiz geboren. Der Vater erweckte in dem Knaben die Liebe zur Natur und vermittelte ihm die Kenntnis der Kräuter und ihrer Heilwirkung. Als der Vater starb, versteigerte die Mutter das Bauernhaus und zog nach Schönenwegen. Johann Künzle wollte Priester werden. Mit 18 Jahren erkrankte er als

37

Schüler des Kollegiums Einsiedeln an Lungenentzündung und Schwindsucht, doch heilte er sich mit Hilfe seines Bruders mit Tannenzapfensirup, den er sich selbst braute. 1880 kehrte er als Medizinstudent überstürzt aus Brüssel nach Hause zurück und kurierte seine Mutter mit selbstgesuchten Kräutern von einem Herzleiden. Die Ärzte hatten die Frau längst aufgegeben. Von da ab wußte Künzle: er wollte Priester und Natur-

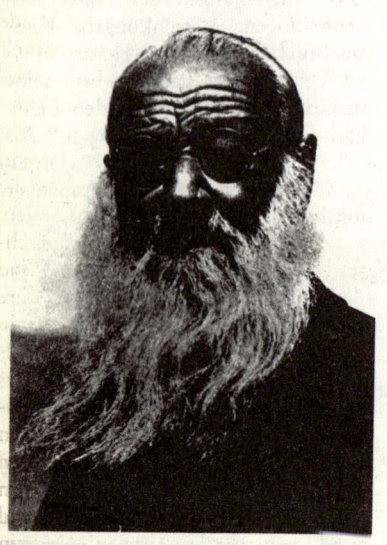

JOHANN KÜNZLE

heiler werden. Als Priester verschiedener Gemeinden bildete er sich zum Kräuterfachmann aus. In Herisau schließlich wurde er berühmt, als er die Bevölkerung durch seine Kräuterkuren vor einer heimtückischen Grippewelle rettete. Allerdings wurde er von mehreren Ärzten wegen Kurpfuscherei angezeigt. Der Bischof zitierte ihn zu sich und verbot ihm das Kurieren. Da sammelten die Bauern 4000 Unterschriften. Der Pfarrer wurde vor eine Kommission zitiert, mußte sich einer Prüfung unterziehen und bekam ein Dekret als Kräuterheiler. Jetzt konnte er in Zizers ein Kurheim mit dem Namen „Sonnenheim" eröffnen und einen großen Kräutergarten anlegen. Er heilte viele berühmte Leute und wurde mit Reichtum überschüttet, doch verschenkte er alles an die Armen. Als er 1945 im Alter von 87 Jahren starb, hatte er die druckfrische Ausgabe seines Lebenswerkes über die Kräuterheilkunde neben sich auf dem Nachttisch liegen. Er flüsterte: „Jetzt kann ich ruhig sterben...!"

Dr. Max Bircher-Benner und seine Heilkost

Dr. Max Bircher-Benner wurde 1867 im schweizerischen Städtchen Aarau geboren. Als Student litt er unter Schlaflosigkeit, der er vergeblich mit Alkohol beizukommen versuchte. Sein Arzt verschrieb ihm starke Tabletten; Medikamente aber waren dem jungen Mann unheimlich, weil er in ihnen nur ein Betäubungs-, aber kein Heilmittel sah.

1891 eröffnete Dr. Bircher-Benner in Zürich eine ärztliche Praxis, die sich großen Zulaufs erfreute. Er bekämpfte und heilte Krankheiten mit unverfälschten Naturprodukten, Rohkost, Früchten, Nüssen, Salat und Vollkornbrot. Sein Ruf wurde bald legendär. 1897 eröffnete der Wissenschaftler am Zürichberg ein physikalisch-diätetisches Privatsanatorium, das internationales Ansehen erlangte. Vor Ärztekollegien hielt er Vorträge über seine moderne Ernährungsmethode. Im Zuge seiner Vitaminforschungen erfand er ein Rohkostfrühstück, das

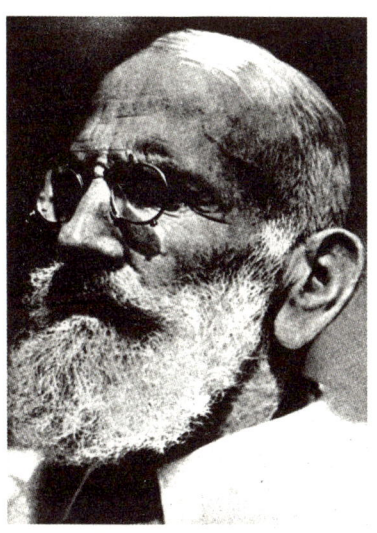

MAX BIRCHER-BENNER

heute als „Bircher-Müsli" weltberühmt ist und vielen Magenleidenden hilft.

Im Winter 1939 starb Dr. Bircher-Benner. Seine Söhne und seine Schwester führten mit hervorragenden Ärzten die Klinik weiter.

Die Namen dieser Männer sind Meilensteine in der Naturheilkunde. Sie haben dafür gesorgt, daß die Menschen im Kampf gegen Krankheiten niemals die Kraft und Macht der Natur vergessen haben. Natürlich waren sie nicht die einzigen. Wir wissen, daß es schon im frühesten Altertum verschiedenste Bestrebungen auf dem Gebiet der Naturheilkunde gab. Da gibt es Schriften von Melampus, Pindar, Pythagoras, Tarquinius Priscus, Asklepiades, Galen und Celsus. Im Mittelalter wurde die Naturheilkunde speziell vom Klerus weiterentwickelt und gegen die Schulmedizin verteidigt. Viele Mönche verbuchten wertvolle Erfolge als Naturheiler. Wir kennen heute ihre Namen nicht mehr, dafür aber jene der Vorkämpfer der Naturheilkunde aus späteren Zeiten.

Die Männer, von denen ich berichtet habe, sind für den heutigen Stand der Naturheilkunde maßgebend. Ihre Erfahrungen und Theorien müssen in unserem Jahrhundert immer noch als hochaktuell bezeichnet werden. Was sie alle seinerzeit zum Segen vieler Patienten im harten Kampf gegen manchmal engstirnige Arztmethoden erprobten, hilft heute noch Millionen Frauen, Männern und Kindern und wird von der modernen Medizin großteils anerkannt und empfohlen.

Die Geschichte der Naturheilkunde ist die Geschichte von Männern, die den Mut besaßen, den Patienten klarzumachen: „Wenn ihr krank seid, so müßt ihr selbst mithelfen, um wieder gesund und glücklich zu werden!"

Die Natur macht uns dies leichter, als wir denken...

II.

Die Methoden der Naturheilkunde

Die Wasserheilkunde

Die Anwendung von Wasser – egal, ob heiß, warm oder kalt – zur Heilung von Krankheiten ist das älteste und populärste Naturheilverfahren. Es ist heute auch aus der modernen Krankenbehandlung nicht mehr wegzudenken. Die vielfältigen Formen der Wasseranwendung sind bei sehr vielen Krankheiten möglich. Es ist erwiesen, welch feindosierten Einfluß alle hydrotherapeutischen Verfahren auf das vegetative Nervensystem und auf den ganzen Organismus haben. Im Mittelpunkt der Wasserheilkunde steht die Reaktion. Sie zeigt, wie stark die Anwendung des Wassers auf Kreislauf, Stoffwechsel, Nervensystem und seelische Verfassung einwirkt. Jeder reagiert verschieden auf wasserheilkundliche Anwendungen. Wichtig ist vor allem, daß der Körper vor jeder Anwendung gut durchwärmt ist.

Abreibungen und Abwaschungen

Abwaschungen dienen demselben Zweck wie Abreibungen, wirken aber etwas stärker. Nehmen Sie einen Badeschwamm oder einen Waschlappen und waschen Sie mit kaltem Wasser Gesicht, Kopf, Brust, Achselhöhlen, dann erst die Arme und den ganzen übrigen Körper. Die Behandlung darf nicht länger als zwei Minuten dauern. Danach sofort eine Trockenabreibung mit einem Frottiertuch. Auch das muß sehr schnell gehen, damit sich der Patient nicht erkältet. Ideal ist, wenn Sie nachher noch ein wenig im Bett ruhen und sich fest zudecken. In diesem Fall sollten Sie sich nicht ganz trockenreiben. Die Haut sollte noch ein wenig feucht sein. Die Wirkung verstärkt sich, wenn Sie dem Wasser etwas Weinessig oder Arnikatinktur beifügen, und zwar jedem Liter Wasser ein Weinglas voll Essig oder einen Eßlöffel Arnikatinktur. Im Badezimmer und Schlafzimmer muß eine Temperatur von 20 oder über 20 Grad Celsius herrschen.

Bei kälteempfindlichen Personen müssen Abreibungen und Abwaschungen mit heißem Wasser durchgeführt werden. Dieses Wasserheilverfahren ist gut gegen Organleiden, Nervenleiden, Nervenschmerzen, Durchfall und Katarrhe.

Ganzwaschung

Der Patient muß außerhalb des Bettes stehen. Außer Gesicht und Kopf wird der gesamte Körper gewaschen. Nach dem Frottieren im Bett ausruhen.

Oberkörperwaschung

Streichen Sie, am rechten Handrücken beginnend, an der Außenseite des Armes aufwärts zur Schulter, an der Innenseite zurück zur Hand und dann wieder von der Innenseite zur Achselhöhle. Dann wird der Hals behandelt. Ihm folgen in Längsstrichen Brust, Leib und Seiten bis zu den Hüften. Zum Schluß kommt die Rückenpartie. Das Tuch muß immer wieder neu befeuchtet werden. Dann – ohne abzutrocknen – ins Bett! Ideal bei Angina, Bronchitis, Verkühlungen, Rachenkatarrh, Schnupfen und Neurasthenie. Bei schwereren Erkrankungen muß aber der Arzt befragt werden.

Unterkörperwaschung

Beginnen Sie die Waschung am rechten Fußrücken, streichen Sie dann mit dem nassen Tuch außen am Bein bis zu den Hüften hoch und kehren über die Leistengegend an der Innenseite des Beines zum Fuß zurück. Auch die Fußsohle waschen! In Auf- und Abwärtsstrichen wird die Rückseite des Beines vorgenommen. Dann wird der Patient fest im Bett verpackt. Das Verfahren hilft gegen Stauungen, Krampfadern, Beingeschwüre, Venenentzündungen, Stoffwechsel- und Blutzirkulationsstörungen.

Teilabreibung

Bei der Teilabreibung wird nur ein ganz bestimmter abgegrenzter Bereich der Körperoberfläche mit Wasser behandelt.

Schottische Teilabreibung

Bei fortgeschrittener Genesung eines Kreislauferkrankten werden schlecht durchblutete Körperteile zuerst mit heißem Wasser (40° C) und danach mit leitungskaltem Wasser behandelt.

Mantelabreibung

Diese Ganzabreibung kann nur bei kräftigen Menschen angewendet werden. Ein großes Laken, das vom Hals bis zu den Füßen reichen muß, wird in kaltes Wasser getaucht. Der Patient steht mit erhobenen Armen neben dem Wasserbehälter. Klitschnaß wird das Tuch einmal um ihn geschlungen.

Dann senkt er die Arme und legt sie an den Körper. Jetzt wird das Tuch ein zweites Mal um ihn geschlagen und mit dem freien Ende so am Hals befestigt, daß es fest anliegt. Mit kräftigen, langen Strichen reibt jetzt eine Hilfsperson von oben nach unten, möglichst auf beiden Seiten des Körpers zugleich; und zwar über Rumpf und Arme, bis das Tuch warm wird. Der Patient verspürt dann eine wohltuende Erwärmung der Haut. Anschließend klatscht die Hilfsperson mit den flachen Händen auf Brust und Rücken. Danach sofort ins Bett!

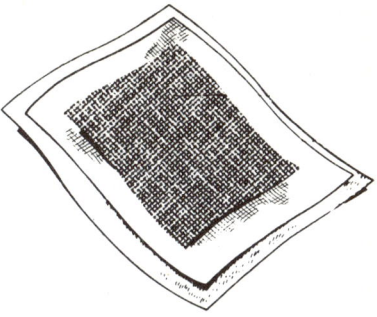

KALTER WICKEL

Kalter Wickel

Das Wort Wickel wird bei naturheilkundlichen Anleitungen oft auch durch die Worte Packungen, Umschläge und Aufschläge ersetzt. Es handelt sich dabei um ein inneres feuchtes Leinentuch, das mehrfach zusammengelegt ist, und ein größeres äußeres Tuch, das verständlicherweise das innere an den Rändern überragen muß. Wenn Sie keine fertigen Wickel zur Hand haben, verwenden Sie Betttücher oder sonstige Tücher.

Der innere Teil der Wickels muß gut ausgewrungen sein, darf also nicht vor Nässe triefen. Er wird fest aufgelegt und mit dem äußeren Tuch abgedeckt. Dabei darf aber niemals die Blutzirkulation behindert werden. Je nach der Aufgabe, die der Wickel erfüllen soll, wird das äußere Tuch aus Leinen, Wolle, Flanell oder Barchent gewählt. Zwischen das Innen- und Außentuch sollte ein Stück wasserdichter Stoff gelegt werden. Das Zimmer muß gut erwärmt sein, die Fenster dürfen nicht offenstehen.

Der Wickel wird nach eineinhalb Stunden entfernt. Ideal ist, das äußere Wickeltuch mit einer Sicherheitsnadel so zu befestigen, daß sich der Patient bewegen kann, ohne daß der Wickel verrutscht oder abfällt.

Beim wärmeentziehenden kalten Wickel wird das Innentuch nur leicht ausgedrückt und kurz aufgelegt.

Beim wärmestauenden kalten Wickel wird der Innenteil stark ausgewrungen und zwischen 45 und 75 Minuten anbehalten. Er wird nur bei Schweißbildung entfernt.

Beim schweißtreibenden kalten Wickel wird das Tuch ebenfalls stark ausgedrückt und wirkt dann bis zu zwei Stunden unter der Bettdecke auf den Patienten ein.

Kalte Wickel wirken wunderbar gegen Schlaflosigkeit, Blutdruckerkrankungen, Blutergüsse, Ekzeme, Arteriosklerose, bei Entzündungen, Erkältungen und Stoffwechselstörungen.

Nach dem Wickel muß der Patient eine halbe Stunde im Bett ruhen. Bei besonders starkem Schwitzen eine ganze Stunde ruhen. Bringt der Wickel dem Patienten nach 30 Minuten zuwenig Erwärmung, so ist mit einem heißen Getränk nachzuhelfen.

Warmer Wickel

Warme Wickel werden auch Auflagen, Aufschläge oder Kompressen genannt. Die Auflage besteht aus einem mehrfach gefalteten Leinentuch als Inneneinlage. Bei Aufschlägen wird dem Wasser Essig zugesetzt. Die Dampfkompresse besteht aus einem mehrfach zusammengelegten Leinentuch, das eingerollt für einige Minuten in kochendes Wasser gelegt und dann – mit einem trockenen Handtuch umwickelt und kräftig ausgepreßt – vorsichtig an die kranke Körperstelle aufgebracht und mit einem Flanelltuch umwickelt wird. Die meisten Patienten vertragen nur warmes Wasser beim Wickel. Der warme Wickel wird gegen Rheumatismus, Angina, Magen-, Darm-, Leber-, Galle-, Nieren-, Blasen- und Bauchspeicheldrüsenerkrankungen eingesetzt. Wunderbare Wirkung erzielen Sie mitunter durch sogenannte Wickelzusätze, die nur bei warmen und heißen Wickeln möglich sind: ein Teil Haushaltsessig auf drei Teile Wasser, ein Eßlöffel Meersalz auf ein Liter Wasser, zwei bis drei Handvoll Heublumen in vier bis fünf Liter Wasser aufkochen. Ebenso eignet sich Haferstroh. Bei schlecht heilenden Wunden werden drei Handvoll Zinnkraut in drei Liter Wasser gekocht. Eine Handvoll Eichenrinde, in zwei Liter Wasser gekocht, wirkt zusammenziehend. Entzündungshemmende und schmerzlindernde Effekte erzielen Sie, wenn Sie mit zwei bis drei Liter Wasser zwei Handvoll Kamille aufbrühen und damit einen Wickel anlegen.

Durch Wickel aller Art wird Erkrankten merkliche Erleichterung und Schmerzlinderung verschafft.

Halswickel

Ein handbreites, nasses und kaltes Tuch wird zweimal um den Hals geschlungen und zweimal mit einem trockenen Wolltuch überdeckt. Ideal gegen Entzündungen des Halses, Kehlkopfes, der Nase und Augen.

Kopfwickel

Dreieckig gefaltete Tücher werden mit der langen Seite vom unteren Stirnrand nach hinten angelegt. Die feuchten inneren Tücher können wegbleiben, wenn der Patient dichte Haare hat. Da genügt es, die Frisur anzufeuchten. Nachher muß das Haar gut getrocknet werden. Empfindliche Menschen werden den Kopfwickel als unangenehm empfinden und ablehnen. Nicht zu lange anwenden, darf nicht zu heiß werden, öfter wechseln. Gegen Rheuma, Schuppen, Ausschläge.

Brustwickel

Beim Brustwickel – die Temperatur kann je nach Verträglichkeit von kalt bis warm abgestimmt werden – geben Sie die Tücher so auf das Bett, daß der Kranke sich beim Zurücklegen genau darauflegen kann. Der Brustwickel

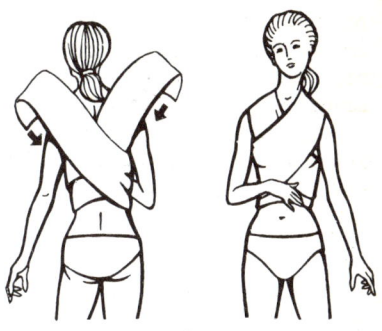

KREUZWICKEL

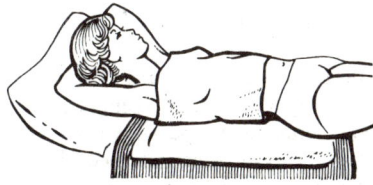

BRUSTWICKEL

beginnt am unteren Rippenbogen und endet in der Achselhöhle. Der Wickel darf, wenn er umgelegt ist, weder rutschen noch die Atmung behindern. Dieser kalte Wickel wird auch Prießnitzumschlag genannt und wirkt gegen Luftröhrenentzündung und Erkältungen, sollte aber bei Herzerkrankungen gemieden werden.

Kreuzwickel

Der Kreuzwickel besteht aus sechs Handtüchern und Plastikstreifen. Zwei Handtücher werden zu je einem

Streifen zusammengelegt, so daß sie die Schultern bedecken. Sie werden in warmem oder heißem Wasser angefeuchtet und ausgewrungen. Die Tücher werden kreuzweise über die Schultern gelegt. Sie müssen die Lungenspitzen bedecken. Ein Handtuchende liegt am Rücken nahe der Wirbelsäule und gelangt über die Schultern nach vorn, wo das andere Handtuch auf den unteren Teil des Brustbeines zu liegen kommt. Befestigt werden die Tücher mit Plastikstreifen. Ein drittes Handtuch wird angefeuchtet und wie ein Brustwickel um die Brust gelegt. Nun folgen die nächsten drei Handtücher wie die ersten drei, nur trocken. Über alles legen Sie ein großes Frottiertuch, das den Oberkörper einschließt, aber die Arme freiläßt. Der Kreuzwickel soll zweimal am Tag durchgeführt werden. Der Patient darf nachher nicht abkühlen. Am besten abfrottieren, warm waschen und warm anziehen. Der Kreuzwickel hilft gegen Bronchialkatarrh, Lungenentzündung, Entzündungen der oberen Luftwege, Asthma, Keuchhusten und Herzasthma. (Bei all diesen Krankheiten sollte aber ein Arzt zu Rate gezogen werden.) Ähnlich wird auch der sogenannte Kneippsche Schal angelegt. Dabei verwendet man allerdings ein großes, zum Dreieck eingeschlagenes Tuch, das vom Rücken her nach vorn über den Oberkörper geschlagen wird.

Handwickel und Fußwickel

In beiden Fällen werden Hände und Füße mit dreieckigen Tüchern umwickelt. Das heißt: die Handfläche oder die Fußsohle wird auf das Tuch aufgesetzt. Die Enden werden zum Hand- oder Fußrücken heraufgeschlagen. Diese Wickel helfen gegen Kopfschmerzen, Unterleibsleiden und Angina.

Nasse Socken

In kaltem Wasser ausgewrungene Socken werden angezogen, darüber trockene Strümpfe. Diese Anwendung soll ein bis zwei Stunden dauern. Der Patient soll dabei im Bett liegen.

Wadenwickel

Der Patient taucht baumwollene oder seidene Strümpfe in kaltes Wasser mit Essigzusatz, drückt sie kräftig aus und zieht sie über die Füße bis zu den Knien hoch. Darüber kommen dicke Wadenstrümpfe. Jetzt rasch ins Bett, fest zudecken und eine Wärmflasche an die Fußsohlen sowie eine Wärmflasche zwischen die Unterschenkel. Das bekämpft Durchblutungsstörungen, Katarrhe und Venenentzündungen, Rheuma, Ekzeme und Schlaflosigkeit. Vielfach besteht der Wadenwickel aber auch nur aus um die Waden gewickelten Tüchern.

Lenden- und Leibwickel

Die Tücher werden so angebracht, daß der Körper von der Magengrube und vom unteren Rippenbogen bis zur Mitte des Oberschenkels bedeckt ist. Der Wickel soll niemals länger als 90 Minuten einwirken. Bewährtes Mittel gegen Blasen- und Gallenblasenerkrankungen, gegen Verstopfungen und Darmkatarrhe, aber auch bei Nierenleiden und Schlafstörungen.

Dreiviertelpackung

Die Dreiviertelpackung – auch Unterwickel genannt – reicht von der Achselhöhle bis zu den Fußspitzen, Arme, Schultern und Kopf bleiben frei, werden aber mit einem trockenen Tuch bedeckt. Anwendungsdauer: ein bis zwei Stunden. Ideal gegen Gicht, Rheuma, Fettsucht, Erkältungen, Ekzeme und Katarrhe sowie bei Verdauungs- und Wechselbeschwerden. Die Packung wird kalt und heiß verabreicht.

Ganzwickel

Der Ganzwickel reicht – egal, ob heiß oder kalt – vom Hals bis zu den Füßen. Sie benötigen dazu zwei Wolldecken, von denen eine der Länge und eine der Breite nach genommen wird. Darauf legen Sie ein großes, trockenes Tuch. Und darüber geben Sie das nasse Tuch, am besten ein Leintuch. Bevor Sie den Patienten einschlagen, legen Sie ihm noch ein nasses Handtuch auf die Brust, damit für genug Feuchtigkeit gesorgt ist. Zuerst werden mit dem großen, nassen Tuch Hals und Nacken, dann erst Rumpf und Beine eingewickelt. Der heiße Ganzwickel wirkt besonders gegen Fieber.

Spanischer Mantel

Anstelle des großen Wickeltuches zieht der Patient ein nasses, großes, mantelförmiges Leinentuch über, bei dem die Ärmelenden und das Kleidende über Finger- und Fußspitzen reichen. Dann legt sich der Kranke in die vorbereiteten trockenen Tücher. Der Mantel wird von einem Helfer glattgestrichen und an alle Körperteile fest angedrückt. Der spanische Mantel sollte nur einmal pro Woche angewendet werden. Gut gegen Stoffwechselerkrankungen, Fettsucht und Hauterkrankungen.

Nasses Hemd

Das nasse Hemd ist ein verkürzter Spanischer Mantel und wird vor allem in der Kinderheilkunde verwendet, meist mit Zusätzen. Ein nasses Leinenhemd dient als Innentuch. Außen befindet sich ein Zwischentuch und darüber eine Wolldecke. Das Salzhemd (300 Gramm Salz auf fünf Liter Wasser) und das Lehmhemd (eine dickflüssige Lehmbrühe statt Wasser) werden kalt, das Heublumenhemd (sechs Handvoll Heublumen auf fünf Liter Wasser) wird heiß verabreicht. Salz und Heublumen fördern die Ableitung von den inneren Organen, der Lehm bekämpft Hautkrankheiten. Das nasse Hemd wird bis zu einer Stunde angelegt. Lehm und Heublumen können Sie in der Apotheke kaufen.

Leibauflage

Die Leibauflage wird wie der heiße Lendenwickel, aber mit einem Essigzusatz angewandt. Heiß wirkt die Auflage gegen Magengeschwüre, Gallenbeschwerden, Blähungen, Blasenkatarrh, Darmkrämpfe und nervöse Magenstörungen sowie gegen Menstruationsbeschwerden. In den meisten anderen Fällen wird die Auflage kalt gegeben. Die Leibauflage wirkt nur auf eine Seite des Körpers ein, während die trockene Umhüllung den ganzen Körper rundum umfängt. Die Prozedur wird mit einem mehrfach zusammengelegten nassen Leinentuch vorgenommen.

Kompressen

Kompressen – heiß oder kalt – bestehen aus Auflagen von feuchten, zusammengefalteten Leinen- oder Handtüchern, die zur Abdichtung mit einem trockenen Wolltuch umwickelt werden. Dampfkompressen haben eine schmerzlindernde und krampflösende Wirkung. Je intensiver sie ausgepreßt werden, desto länger bleiben sie warm. Für die Dampfkompresse wird das mehrfach zusammengelegte Leinentuch einige Minuten in kochendes Wasser gelegt. Dann wird es mit einem trockenen Handtuch ausgewrungen und vorsichtig aufgelegt. Nach dem Erkalten muß die Dampfkompresse sofort entfernt werden.

Breiauflagen

Breiauflagen werden immer warm verabreicht und wirken wie Dampf-

kompressen. Die Wärme hält länger an. Als Brei können Sie zerdrückte gekochte Kartoffeln, Leinsamen oder Bockshornkleesamen verwenden. Die heiße Masse wird in ein Leinensäckchen gefüllt, in ein Tuch eingeschlagen und auf den betreffenden Körperteil gelegt. Das Einschlagen mit einem Trockentuch und einem Wolltuch geschieht wie bei jedem anderen Wickel. Heißer Kartoffelbrei wirkt gegen Ergüsse, Entzündungen, Hexenschuß, Gicht, Arthritis, Furunkel und Fettsucht. Leinsamen und Bockshornklee lindern ebenfalls Entzündungen und steigern die Durchblutung.

Heublumensack

Füllen Sie einen großen Sack zu zwei Dritteln mit Heublumen, die Sie in der Apotheke kaufen. Verschließen Sie diesen Sack und erhitzen Sie ihn über Dampf auf eine Temperatur von 39 bis 40 Grad Celsius. Der Handrücken muß bei Berührung des Sackes eine angenehme Wärme verspüren. Der Sack wird aufgelegt, darüber kommen Tücher. Schließlich wird die komplette Auflage an den Körper gewickelt. Es darf keine Dunstwärme entweichen. Der Heublumensack kann bis eineinhalb Stunden am Körper bleiben. Ältere Personen sollen ihn nur 45 Minuten einwirken lassen. Nachher muß der Patient eine Stunde gut zugedeckt im Bett liegenbleiben. Eine abschließende Ganzwaschung ist zu

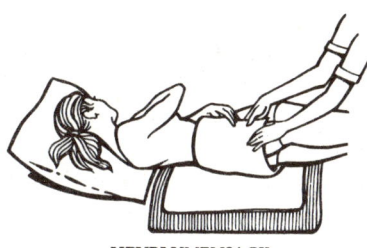

HEUBLUMENSACK

empfehlen. Der Heublumensack bekämpft Rheuma, Hexenschuß, Ischias, Entzündungen der weiblichen Unterleibsorgane, Katarrhe in Magen und Darm, Verdauungsstörungen, Bronchitis.

Güsse

Güsse dürfen nicht mit Duschen oder Bespritzen verwechselt werden. Das Begießen bestimmter Körperzonen mit Wasser führt mitunter zu erstaunlichen Heilerfolgen. Allerdings: Nur gut durchwärmte Körper dürfen begossen werden. Der Patient darf keinen vollen Magen haben. Der Guß erfolgt in einem warmen Raum ohne Zugluft. Gegossen wird langsam und ruhig und immer zum Herzen hin. Der Guß wird erst beendet, wenn sich die Hautstelle leicht rötet. Der Behandelte muß sich sofort ohne Abtrocknen anziehen und zur Wiedererwärmung Bewegung machen. Niemals soll ein Guß länger als 50 Sekunden dauern. Der Wasserstrahl muß etwa die Länge des Mittelfingers haben. Die Schlauchmündung soll also etwa zehn Zentimeter vom Körper entfernt sein, wobei sie stets nach unten zu richten

ist. Beim Guß muß das Wasser einen flüssigen Mantel um den betreffenden Körperteil bilden. Der kalte Guß ist der wirksamste. Güsse regen den Stoffwechsel an, unterstützen die Blutzirkulation, härten ab und lassen Müdigkeit verfliegen. Bei nervösen Störungen und Empfindlichkeit beginnt der Guß warm und wird dann langsam kälter.

Der Kni“guß

Beim Kniguß wird der Unterschenkel mitsamt dem Knie behandelt. Der Patient steht am besten in einer Wanne. Der Wasserstrahl setzt zuerst an der Ferse an, geht bis zur Kniekehle hoch und senkt sich an der Beinvorderseite wieder bis zu den Zehen.

Der Schenkelguß

Der Schenkelguß ähnelt dem Kniguß, beginnt ebenfalls an der Ferse des rechten Beines, wird entlang der Rückseite des Beines hinaufgeführt und steigt dann vorn wieder herab.

Der Unterguß

Der Unterguß behandelt nicht nur Füße und Beine, sondern auch das Gesäß und den Unterleib bis zu den Hüften. Auch hier beginnt der Wasserstrahl wieder an der Ferse und steigt langsam an der Rückseite der Beine hoch.

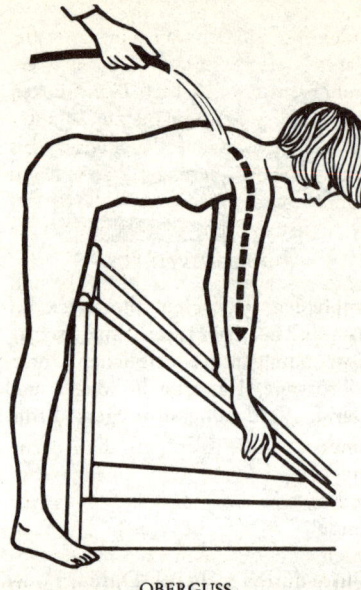

OBERGUSS

Der Armguß

Der Armguß wird stehend vorgenommen. Der Patient stützt sich mit beiden Armen auf ein über die Wanne gelegtes Brett. Der Wasserstrahl führt von der rechten Hand an der äußeren Armseite bis zur Schulter hinauf. Dort weilt er zehn Sekunden, damit das abfließende Wasser den ganzen Arm umspült, und geht dann an der Arminnenseite abwärts. Immer zuerst den rechten, dann den linken Arm begießen.

Der Rückenguß

Der Rückenguß kann stehend oder sitzend vorgenommen werden. Der

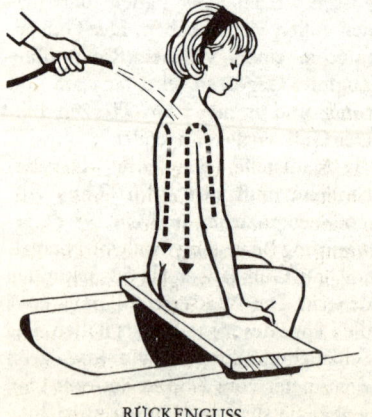

RÜCKENGUSS

Der Oberguß

Der Oberguß wird in der gleichen Stellung wie der Armguß durchgeführt. Er beginnt wieder bei den Händen, geht aber hinauf bis zu den Schultern und erstreckt sich dann über den Rücken bis zur Gürtellinie. Allerdings darf das Rückgrat niemals direkt vom Strahl erfaßt werden. Der Patient muß dabei gut durchatmen. Haare und Kopf dürfen nicht naß werden. Obergüsse heilen Katarrhe, Lungen- und Asthmaerkrankungen.

52

Kranke setzt sich auf ein über die Wanne gelegtes Brett. Der Wasserstrahl wird vom rechten Handrücken an der Armaußenseite bis zur Schulter und von dort an einer Rückenseite bis zum Gesäß herabgeführt. Dann kommt die andere Seite an die Reihe. Der Patient wäscht zwischendurch die Herz- und Brustgegend ab. Der Rückenguß steigert die Durchblutung und fördert die Atmung. Nervöse und Herzkranke müssen Rückengüsse meiden!

Weiterhin kennt die Wasserheilkunde noch den Kopfguß, die Augen- und Ohrengüsse, die unangenehm sind und im Grunde genommen nur von Fachleuten in einem Kurheim durchgeführt werden sollten. Der Gesichtsguß, ein wirksames Mittel gegen schlaffe Haut, beginnt an der rechten Schläfe, umkreist das Gesicht, führt den Wasserstrahl quer an die Stirn und begießt dann das Gesicht in Längsstrichen von der Stirn bis zum Kinn.

Kaltbad

Das Kaltbad muß eine Temperatur von etwa 18 Grad Celsius haben und in einem Raum mit etwa 20 Grad durchgeführt werden. Die ideale Tageszeit ist morgens gleich nach dem Aufstehen. Das Kaltbad darf höchstens 20 Sekunden dauern. Der Patient muß sich vorher warm fühlen und muß nachher sofort entweder trocken frottiert werden und Bewegung machen oder naß noch einmal ins Bett. Hilft gegen Rheuma, Kreislaufstörungen, Gicht und niedrigen Blutdruck.

Warme Bäder

Warme Bäder müssen eine Temperatur von 32 bis 37 Grad Celsius aufweisen und sollten 15 bis 20 Minuten dauern. Heiße Bäder werden meist bei etwa 38 bis 40 Grad Celsius genommen. Manche Menschen vertragen sie bis zu 45 Grad. Heiße Bäder sollen 20 Minuten nicht überschreiten. Wer nicht sicher ist, ob er derartige Temperaturen verträgt, sollte vorher seinen Arzt fragen. Warme Bäder entspannen, regen das Herz und die Ausscheidung an, fördern den Schlaf und beruhigen die Nerven. Heiße Bäder hingegen regen an.

Wechselbäder

Nehmen Sie ein warmes oder heißes Bad für fünf bis zehn Minuten und setzen Sie sich dann für acht bis zehn Sekunden in ein Kaltbad. Wiederholen Sie den Wechsel. Enden Sie immer mit Kaltwasser. Wechselbäder sind ein gutes Mittel zur Kreislaufanregung.

Ansteigende Bäder

Ansteigende Bäder beginnen bei einer Anfangstemperatur von 34 bis 36

Grad Celsius und werden binnen einer halben Stunde oder 20 Minuten auf 40 bis 45 Grad erhöht. Solche Bäder werden meist als Teilbäder genommen, sie dienen der Anregung des Kreislaufes und lösen Stauungen in den Beinen. Wenn Sie ein Vollbad – Überwärmungsbad – nehmen, müssen Sie dieses bei starkem Schweißausbruch sofort abbrechen und eine Stunde ruhen. Überwärmungsbäder dieser Art werden auch Schlenzbäder genannt.

Badezusätze

Die Wasserheilkunde befürwortet zur Verstärkung der Hautreaktionen die Beigabe von Badezusätzen. Für ein *Heublumenbad* wird ein halbes Kilo Heublumen in drei bis fünf Liter Wasser kurz aufgekocht. Nach dem Ziehenlassen und Abseihen wird die Flüssigkeit dem Badewasser zugegeben. Das Bad sollte mindestens zehn Minuten auf den Körper einwirken. Wichtig für Menschen mit Steinleiden und rheumatischen Leiden sowie Gelenksentzündungen. Das *Bad mit Fichtennadelextrakt* beruhigt die Nerven und belebt den Stoffwechsel. Beim *Eichenrindenbad* muß ein Sud zugesetzt werden, der aus etwa zwei Kilo Eichenrinde gewonnen wird. Die gemahlene Eichenrinde kocht man in zwei Liter Wasser auf. Eichenrindenextrakt gibt es aber auch zu kaufen. Eichenrindenbäder werden angewendet gegen Entzündungen der äußeren weiblichen Organe. *Zinnkrautbäder* helfen bei Nieren- und Blasenleiden. Für ein Vollbad muß ein dreiviertel Kilo Zinnkraut eine halbe Stunde abgekocht werden. Für das beruhigende und heilende *Kamillenbad* müssen ein Kilo Kamille und fünf Liter Wasser gekocht werden. Achtung: eine halbe Stunde ziehen lassen! *Kleiebäder* können mit gekauften Fertigpräparaten vorbereitet werden. Sie helfen bei Hautleiden. *Salzbäder* fördern die Durchblutung. Nehmen Sie etwa zwei Kilo Meersalz für ein Vollbad. Für ein Fußbad genügen 15 Deka. *Senfbäder* regen die Herztätigkeit an und helfen der Atmung sowie dem Nervensystem. Für ein Vollbad setzen Sie 20 Deka frisch gemahlenes Senfmehl in lauwarmem Wasser an und bereiten einen dünnen Brei. Nach einer halben Stunde schütten sie diesen ins Badewasser. Niemals zu viel Senfmehl nehmen und nicht zu lange baden, sonst kommt es zu Blasenbildung auf der Haut. Nach dem Baden Abwaschungen mit warmem Wasser.

Das Armbad

Beim Armbad müssen beide Arme bis zum Ende des Oberarmes eingetaucht werden. Ein kaltes Armbad soll nie 30 Sekunden überschreiten. Anschließend die Arme trockenbürsten. Das warme Armbad muß eine Temperatur von 36 bis 38 Grad Celsius haben. Es sollte bis 20 Minuten dauern. Anschließend Kaltarmguß und Trockenbürsten. Das heiße und das ansteigende Armbad kann bis zu 41 Grad Celsius erreichen. Es wird bei Schweißausbruch beendet. Bei Wechselarmbädern beginnt das Warmbad mit fünf Minuten. Darauf folgt das Kaltbad mit zehn Sekunden. Gegen Gicht, Rheuma, Insektenstiche.

Das Fußbad

Fußbäder werden leider meist in viel zu flachen Gefäßen durchgeführt. Stellen Sie die Füße nicht in ein niedriges Becken, sondern in einen Plastikkübel. Das Mißverständnis entstand schon bei Kneipp, weil in Süddeutschland das Wort Fuß das ganze Bein bedeuten kann. Eigentlich sollte es „Unterschenkelbad" heißen, d. h., das Wasser sollte bis zur Mitte der Waden reichen. Das kalte Fußbad darf nur zwei Minuten dauern. Es hilft gegen Nasenbluten, Kopfschmerzen, Ohrensausen und Darmträgheit. Die einfachste Form des kalten Fußbades ist das berühmte Wassertreten des Pfarrers Kneipp. Schreiten Sie in Storchschritten in ihrer mit kaltem Wasser gefüllten Badewanne auf und ab. Nachher abtrocknen, trockene Strümpfe anziehen und Bewegung machen. Das warme Fußbad soll 39 Grad Celsius haben und nicht länger als eine Viertelstunde dauern. Es wirkt sehr nervenstärkend. Das heiße Fußbad soll zwölf Minuten dauern und kann bis zu 45 Grad Celsius aufweisen. Es ist ein Lagsal gegen Senk-

fuß- und Spreizfußbeschwerden, gegen Fußschwäche, Rachenentzündung, Verkühlungen aller Art und Schlaflosigkeit.

Sehr beliebt sind ansteigende Fußbäder, die mit 34 Grad Celsius beginnen und innerhalb von 20 Minuten auf 45 Grad Celsius erhitzt werden. Hier ist es besonders wichtig, daß das Wasser bis mindestens zur Mitte der Wade reicht. Anschließend empfiehlt sich eine kalte Abwaschung, dann das Wasser mit der Hand von der Haut streifen. Ansteigende Fußbäder helfen gegen Erkältungskrankheiten, gegen Halsentzündungen, Bronchialkatarrh, gegen zu hohen Blutdruck, Rheuma, Gicht, Ischias, Gehstörungen und Gefäßkrämpfe.

Das Wechselfußbad besteht aus fünf Minuten Warmbad und zehn Sekunden Kaltbad. Wechseln Sie die Temperatur zwei- bis dreimal. Hören Sie immer mit kaltem Wasser auf. Ideal gegen Kopfschmerzen, nervöse Erregbarkeit und Wechselbeschwerden.

Das Sitzbad

Sitzbäder bekämpfen Unterleibsleiden und fördern die Durchblutung der Bauch- und Unterleibsorgane. Es ist gut, wenn Sie für diesen Zweck eine eigene Sitzbadewanne besitzen. Das Sitzbad unterscheidet sich nämlich vom Halbbad dadurch, daß der Patient seinen Unterkörper leicht schräg ins Wasser eintaucht, um den Unterleib bis zur Nierengegend und die

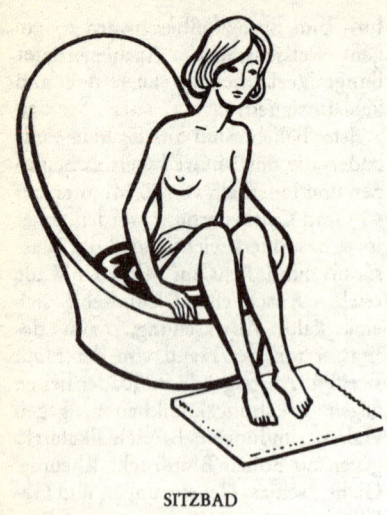

SITZBAD

dadurch beeinflussen. Das Wechsel-sitzbad wird in Kuranstalten bei Unterleibsstauungen verordnet. Darmerschlaffungen und Hämorrhoiden können unter ärztlicher Aufsicht auf diese Weise geheilt werden.

Dampfbäder

Dampfbäder werden örtlich angewendet. Der Dampf soll ganz bestimmte Körperteile erwärmen, die Gefäße erweitern und die Durchblutung fördern, damit das Herz entlastet wird. Wir kennen das Kopfdampfbad gegen Bronchialkatarrh, Schnupfen, Mittelohr- und Nebenhöhlenentzündungen, das Fußdampfbad gegen Fußschweiß, Rheuma und Gicht, das Gesäß- oder Unterleibsdampfbad gegen Blasenkatarrh, Prostata, Nierenkoliken und Stoffwechselstörungen, das Volldampfbad – das nur in einer Badeanstalt durchzuführen ist – zur allgemeinen Entschlackung. Das Dampfbad wird folgendermaßen angewendet: Wasser wird zum Kochen gebracht und nachher, mit einem Naturheilzusatz (Heublumen, Zinnkraut, Fichtennadeln, Kamillen) versehen, in ein Gefäß geschüttet, sodaß der Dampf auf den zu behandelnden Körperteil einwirkt. Dieser Körperteil wird mit Hilfe eines Tuches oder einer Decke gemeinsam mit dem Wassergefäß abgedeckt, damit der Dampf sich nicht verflüchtigt. Für Volldampfbäder zu Hause gibt es eigene Schwitz-

oberen Oberschenkel mit Wasser zu bedecken. Füße, Unterschenkel und Knie sind nicht im Wasser. Beim Halbbad dagegen befindet sich der gesamte untere Körper bis zum Nabel in der gefüllten Wanne.

Kalte Sitzbäder dürfen nicht länger als sechs Sekunden dauern. Anschließend Bettruhe. Magen- und Darmgeschwüre sprechen gut auf diese kalten Sitzbäder an. Sprechen Sie mit Ihrem Arzt darüber. Warme Sitzbäder dürfen 37 Grad Celsius aufweisen und bis zu 15 Minuten dauern. Zusätze von Heublumen, Zinnkraut und Haferstroh sind anzuraten. Anschließend Bettruhe. Ebenso gibt es heiße Sitzbäder, ansteigende Sitzbäder und Wechselsitzbäder. Vielfach lassen sich Organleiden der Nieren, Steinleiden, Blasenleiden, Krampfbeschwerden gut kästen zu kaufen, die aber sehr kostspielig und platzraubend sind. Es ist ratsamer, hin und wieder ein Dampfbad in einer Badeanstalt zu nehmen. Nach dem Dampfbad sind Kaltwaschungen empfehlenswert. Am beliebtesten ist wohl das Kamillendampfbad. Für eine Wanne brauchen Sie ein Kilo Kamillen aus der Apotheke oder Drogerie. Kochen Sie die Kamillen in fünf Liter Wasser auf, lassen Sie den Sud ziehen, pressen Sie die Masse aus und setzen Sie den Extrakt dem Badewasser zu.

Ernährungsbehandlung

Die Ernährung ist für den gesunden und kranken Menschen gleich wichtig. Gemäß dieser Erkenntnis ist die Ernährungsbehandlung heute als naturheilkundlicher Faktor aus der Krankenbehandlung nicht mehr wegzudenken. Sie stellt das sinnvolle Fundament jeglicher Therapie dar. Mit der Ernährungsbehandlung können dem Organismus wertvolle Ergänzungsstoffe wie Vitamine, Mineralien und Spurenelemente zugeführt werden.

Die Ernährung nimmt Einfluß auf den Aufbau und auf die Funktionen der verschiedenen Organe. Sie wirkt zwar nicht so rasch wie eine medikamentöse Behandlung, dafür aber wirkt sie sich auf den gesamten Organismus positiv aus. Grundsätzlich sollen zwischen der Kost des Gesunden und der des Kranken keine Unterschiede bestehen. Auch die Krankenkost muß vollwertig sein. Bei manchen Erkrankungen kann allerdings auf eine besondere Diät nicht verzichtet werden.

Wer sich mit Ernährung gesund erhalten will, muß immer bedenken: Die wichtigsten Grundstoffe der Nahrung sind Kohlehydrate, Eiweißstoffe und Fette. Dazu kommen als lebenswichtige Bestandteile der Nahrung: Wasser, Mineralstoffe, Vitamine. Der Brennwert oder Energiegehalt der Nahrungsmittel wird in Kalorien (seit 1. Jänner 1977 in Joule) gemessen. Der Mensch sollte eine gewisse Kalorienmenge– je nach seiner körperlichen Betätigung – nicht überschreiten. Ein ideales Ziel: die gemischte und vernünftig zubereitete Kost: Vollkornbrot, Milch, Eier, Kartoffeln, Gemüse, Frischobst, Nüsse, Hülsenfrüchte, kurz Aufgekochtes und Gedämpftes, viel Salat, Pflanzenkost, nicht zuviel Fleisch, Rohkost. Einseitige Ernährung ist schädlich. Wichtig ist langsames Essen, gründliches Kauen, die maßvolle Aufnahme von Lebensmitteln und das Vermeiden von Alkohol, Tabak und anderen starken, schädigenden Genußmitteln. Kaffee und russischer Tee stellen – in mäßiger Form konsumiert – keine gesundheitliche Gefährdung dar, obwohl dies vielfach behauptet wird.

Dies alles sind Ernährungsgrundsätze für den gesunden Menschen, damit er Erkrankungen vorbeugen kann und seinen Körper kraftvoll und schlank erhält. Tatsächlich aber kann mit Hilfe der Ernährungsbehandlung auch so manche Krankheit bekämpft und geheilt werden. So ist es eine längst bekannte Tatsache, daß folgende Leiden mit Hilfe von Ernährungsregelung aus der Welt geschafft oder gelindert werden können: Ermüdungszustände, Stoffwechselstörungen, Fettsucht, Heuschnupfen, Migräne, Nesselsucht sowie Hautkrankheiten anderer Art.

Bei vielen Krankheiten gibt es heute eine ganz spezielle Diätvorschrift, die jeweils mit dem Arzt besprochen werden muß. Bestimmte Nahrungsmittel sind verboten, andere wieder gestattet oder vorgeschrieben.

Die vegetarische Vollkost

Die bekannteste diätetische Form der naturheilkundlichen Körperbeeinflussung ist die vegetarische Vollkost in verschiedenen Formen. Dabei wird auf alle tierischen Produkte verzichtet. Die streng vegetarische Kost ist mineralreich, enthält jedoch kaum Kochsalz. Da pflanzliches Eiweiß nicht so hochwertig ist wie tierisches und der hohe Anteil an Gerüstsubstanzen schwer verdaulich ist, wird häufig die lakto-vegetabilische Ernährung gewählt. In diesem Fall werden neben der pflanzlichen Kost auch Milch, Sahne, Butter und Eier gestattet.

Die Rohkost

Für viele Krankheiten bringt die ausschließlich aus rohen, ungekochten Vegetabilien (Gemüse und Obst) bestehende Rohkost eine gute Behandlungsmöglichkeit. Die strenge Rohkostkur ist die natürlichste Form einer kochsalzfreien Kost. Die Eiweißzufuhr muß eingeschränkt werden. Der Patient ißt morgens Fruchtsalat, mittags eine Rohkostplatte und zum Abendessen wieder ein Obstgericht. Bei großem Hunger kann der Kranke zwischen den Mahlzeiten am Vormittag und am Nachmittag einen Apfel oder eine Möhre essen. Die Durchführung der Rohkostkur darf nur unter der strengen Aufsicht eines Arztes vorgenommen werden, da während der Ernährungsbehandlung erhebliche Heilkrisen und Störungen auftreten können. Rohkost muß besonders gründlich gekaut werden, sonst treten Blähungen auf. Zur Durchführung langer Rohkostkuren gehört Selbstüberwindung und Ausdauer. Die reine Obstdiät ist eine Sonderform der Rohkost.

Die milde Rohkost gestattet Brot und wird durch Zulage von Kartoffeln erweitert, aber nur zu Mittag. Bei weiterer Erleichterung dürfen auch Butter und Käse gereicht werden. Auf lange Sicht ist eine milde Rohkostkur bei manchen Erkrankungen von großem Nutzen. Das muß aber der medizinische Fachmann entscheiden.

Die Joghurtkur

Zur Ernährungsbehandlung zählt auch die Joghurtkur: Der Patient ißt mehrere Wochen vor dem Abendbrot und vor jedem Frühstück ein Glas Joghurt. Dadurch wird die Darmflora angeregt bzw. erneuert. Etwaige Stoffwechselstörungen lassen sich aus der Welt schaffen.

Die Schonkost

Ein ganz besonderes Kapitel der Ernährungsbehandlung ist die reizlose Schonkost bei Magen- und Darmerkrankungen, Leber- und Gallenleiden, Herz- und Kreislaufkrankheiten, Nierenbeschwerden, Zuckerkrankheit, Fettsucht, Magersucht, Gicht, bei Allergien und Hautkrankheiten.

Die Schrothkur

Die Schrothkur ist eine jener Diätheilkuren, die sich seit mehr als einem Jahrhundert größter Beliebtheit erfreuen. Allerdings sollte sie niemals ohne ständige Aufsicht eines Heilkundigen durchgeführt werden. Die strenge Diät bedarf einer genauen Beobachtung des Patienten. Nur so gelangt der Kranke zum Erfolg, ohne Schaden davonzutragen. Es ist nachgewiesen, daß die Schrothkur in vielen aussichtslosen Fällen Rettung bringen konnte. Erstes Gebot für diese Ernährungsbehandlung ist eiserne Disziplin. Die Fastenkur des Fuhrmannes Johann Schroth verbindet nämlich eine einfache, knappe, völlig reizlose, eiweiß- und kochsalzarme Kost, die vitaminreich und vegetarisch ist, mit zeitweise strengem Flüssigkeitsentzug sowie der Anwendung von Schwitzpackungen und Massagen.

Diese Stoffwechselkur bringt eine radikale Entschlackung und Entgiftung des Organismus. Vor der eigentlichen Behandlung erfolgt eine dreiwöchige Vorkur, bei der über Nacht kalte Rumpf- und Leibwickel angelegt werden. Am Morgen gibt es altbackene Brötchen (Semmeln), Gerstenschleim oder Hafergrütze mit etwas Zucker oder Zitronensaft. Mittags sind Grieß, Reis, Hafer oder Gerste gestattet, die mit Wasser und Butter zubereitet werden. Dazu altbackene Brötchen. Das Abendessen gleicht dem Frühstück. Nach einer Woche Kur beginnt der Flüssigkeitsentzug. Ein Glas leichten Weins muß für den ganzen Tag ausreichen. In der dritten Woche muß er sogar mit Wasser verdünnt werden. Nachts werden regelmäßig Ganz- oder Dreiviertelpackungen angelegt.

In der vierten Woche beginnt die Hauptkur. Ein Tag muß ohne jede Flüssigkeitszufuhr durchgehalten werden. Am nächsten Tag sind zwei Gläser Wein erlaubt. Dann folgt wieder ein Tag ohne Flüssigkeitszufuhr. Dies geht bis zu acht Wochen so, wobei bei den Hauptmahlzeiten hin und wieder auch ein Stück Fleisch gestattet ist. Allerdings darf es nicht gewürzt sein. Nach einer Kurpause von zwei Wochen wird die Hauptkur von acht Wochen noch einmal gestartet. Dann erst darf der Patient langsam auf Normalkost übergehen.

Einen genauen Diätplan für diese Kur muß der Patient gemeinsam mit einem Arzt oder einem Naturheilkundigen erstellen.

Die Mayrkur

Der österreichische Arzt Dr. Mayr hat eine besonders wirksame Ernährungsbehandlung gegen Darm- und Magenleiden entwickelt. Unter strenger fachmännischer Kontrolle darf der Patient nur Tee, Milch und altbackene Brötchen zu sich nehmen. Altbackene Brötchen werden in Scheiben geschnitten, im Mund langsam mit Speichel vermischt und dann mit einem Löffel voll Milch hinuntergeschluckt. Auf diese Weise lernt der Patient wieder richtig kauen, einspeicheln und essen. Tee darf nur löffelweise eingenommen werden.

Die Hay'sche Trennkost

Der amerikanische Arzt Hay schuf eine neue Ernährungsbehandlung: Der Patient wird entsäuert, indem er drei Wochen nur Nahrung aus Milch, Gemüse und Obst einnimmt. Der Arzt trennt bei den einzelnen Mahlzeiten scharf die Eiweißkost von der Kohlehydratekost.

Die Eversdiät

Der amerikanische Landarzt Dr. Joseph Evers hat mit seiner Diät in 35 Jahren rund 15.000 Multiple-Sklerose-Patienten behandelt. Seine naturkundliche Behandlung basiert auf einer strengen, natürlichen Rohkost. Die Milch darf nicht über 37 Grad erwärmt, die Butter nicht pasteurisiert werden. Gekeimte Körnerfrüchte sind ein wichtiger Bestandteil der Nahrung. Verboten sind Salate, Rhabarber, Spargel, Blumenkohl, Kartoffeln, Alkohol, Nikotin, Bohnenkaffee, Tee und Kakao. Ebenso sind Zucker, Essig, Senf, Salz und Pfeffer gestrichen.

Heilfasten

Unter Heilfasten versteht die Naturheilkunde die freiwillige Enthaltung von jeglicher Nahrung zu Heilzwecken, wobei der Organismus aus den eigenen Reserven lebt. Es werden dabei in erster Linie Stoffwechselschlakken, kranke Zellen, Krankheitskeime und deren Gifte aus dem Körper entfernt. Es kommt zu einer Steigerung des Verbrennungsprozesses und des Blutumlaufes. Körpereigene Eiweißzerfallstoffe werden frei und regen als Reize die Abwehr an und somit die Heilfähigkeit des Körpers. Während des Heilfastens stellt sich die Darmschleimhaut von der Nahrungsaufnahme zur Ausscheidung um. Ein typisches Zeichen: Die Zunge wird dick belegt. Es entsteht Mundgeruch. Der Patient darf beliebige Mengen von Mineralwasser und Kräutertee trinken. Wichtig ist, daß zur Reinigung des Darmes täglich ein körperwarmer Einlauf von einem halben Liter bis einem Liter Wasser vorgenommen wird.

Heilfastenkuren von zwei bis drei Wochen werden in eigenen Kuranstalten unter ärztlicher Aufsicht durchgeführt. Mit Heilfasten können erfolgreich Verdauungs-, Stoffwechselstörungen, Rheuma, Gicht, manchmal Zuckerkrankheit, Migräne, Darmträgheit, Drüsenschwellungen, Arterienverkalkung, Hautkrankheiten, hoher Blutdruck, Asthma, Nieren- und Gallensteine bekämpft werden. Heilfastenkuren sind verboten bei Tuberkulose, bei der Basedowschen Krankheit, bei Hysterie, Kräfteverfall und Geschwülsten.

Jeder kann daheim vorbeugend eine sogenannte „kleine Fastenkur" machen. Das bedeutet: ein- oder zweimal im Monat einen Fasttag einschalten, an dem nur Flüssigkeit, wie ungesüßte Obstsäfte oder Kräutertees, eingenommen wird. Allerdings sollte jeder vorher einen Arzt oder Naturheilfachmann fragen, ob eine solche kleine Heilfastenkur seinem Organismus zuträglich ist.

Sehr beliebt ist das Heilsaftfasten. Die Rohsäftekur gilt als „milde Fastenkur". Die Kurdauer sollte zwei bis drei Wochen betragen.

Gegen Herz- und Kreislaufstörungen ist Saftfasten sehr wirksam. Es werden durchschnittlich dreiviertel Liter Obst- und Gemüsesäfte je nach Jahreszeit auf drei Portionen pro Tag verteilt. Das entspricht ungefähr 300 Kalorien. Es darf nur frisches, tadelloses Obst und Gemüse verwendet werden, womöglich aus biologischem Anbau. Die Rohsäfte werden jeweils frisch mit Zitronenpressen, Glasreiben, Metallreiben oder Mix- und Preßapparaten hergestellt. Am besten eignen sich für Saftfasten Säfte aus Möhren, Tomaten, Sellerie, roten Rüben. Die günstigste Zeit für Saftkuren sind die Monate Juli, August, September und Oktober, weil da das meiste Obst und Gemüse zur Verfügung steht. Während der Saftheilfastenkuren wird der Arzt oder Naturheilfachmann zusätzlich Gymnastik, Atemübungen, Bäder und Massagen verordnen. Ohne Aufsicht soll die Saftkur nicht durchgeführt werden. Nach Beendigung der Kur muß langsamer zur Normalkost übergegangen werden.

Milch- und Quarktherapie

Milch und Quark sind nicht nur hochwertige, geschätzte Nahrungsmittel. Seit alters her werden sie auch innerlich und äußerlich in der Naturheilkunde im Kampf gegen Krankheiten erfolgreich eingesetzt. Schon 50 vor Christus beschrieb der antike Dichter Dioskurides die Milchbehandlung. Im Mittelalter waren vor allem die Bauern Bayerns und Oberösterreichs bekannt für ihre Milch- und Quarkrezepte.

Laktotherapie

Die Laktotherapie ist eine Quark- und Molkebehandlung gegen viele Krankheiten und Schmerzen. Außerdem kann jeder mit einer solchen Kur schlank werden. Im Rahmen der Laktotherapie wird der Patient – zumeist in speziellen Kuranstalten – mit Quarkwickeln, Molketrinkkuren, Molkepackungen und Molkebädern behandelt. Molke wird bei der Herstellung von Käse gewonnen, nachdem das Kasein und die Fette ausgefällt worden sind. Sie ist kalorienarm und weist einen hohen Gehalt von Vitaminen auf. Sie enthält außerdem Milchzucker, der die Darm- und Nierentätigkeit anregt, das Gleichgewicht des Organsystems regelt und die Verdauung positiv beeinflußt. Die in der Molke – wie auch im Quark – enthaltene Orotsäure ist ein wichtiges Therapeutikum für die angegriffene Leber eines Patienten. Zusätzlich ist in der Molke der Leberschutzstoff Methionin enthalten. Ein Liter Molke enthält nur 18 Kalorien. Daher darf bei einer Kur beliebig viel Molke getrunken werden.

Für das Molkebad werden etwa 50 Liter warme Molke in die Wanne geleert. Darin müssen die Kurpatienten 20 Minuten liegen. Dieses Bad hilft gegen Nervenleiden verschiedener Art sowie gegen Hautkrankheiten.

Gegen Akne und andere Hautkrankheiten verordnen Naturheilexperten mindestens dreimal täglich ein großes Glas Molke. Die darin enthaltenen Mineralstoffe Magnesium, Phosphor, Kalium und Kalzium sowie die Eiweißstoffe Albumin und Globulin stellen rasch Harmonie im Organismus her.

Gegen Allergien helfen Molkewickel: Ein großes Leinentuch wird in angewärmte und gut durchgerührte Molke getaucht. Dann wird es um den Körper des Patienten gelegt und mit angewärmten Frotteetüchern sowie einer Decke umwickelt. So muß der Patient eine Stunde ruhen.

Der Laktotherapie kann sich jeder in einem Kurhaus unterziehen; man kann sie aber auch daheim praktizieren. Molke und Quark sind über landwirtschaftliche Betriebe oder Molkereien zu beziehen. Mitunter kann man Molke auch in Drogerien kaufen.

Quarkauflage

Sehr beliebt als Hausmittel ist die Quarkauflage gegen Entzündungen und Schmerzen verschiedener Art. Speisequark wird mit etwas Molke oder Milchwasser zu einem zähen Brei angerührt. Dieser wird fingerdick auf ein Leinentuch gestrichen und dann auf die betreffende Körperstelle gelegt und mit einem trockenen Zwischentuch und einer Decke umwickelt. Der Quark soll etwa 45–60 Minuten auf die Haut einwirken. Dann werden die Decken und Tücher entfernt. Auf der Haut liegt eine übelriechende, gelbliche und bröckelige Masse, die am besten abgeschabt und entfernt wird. Der Quark hat die Giftstoffe des Körpers herausgezogen und aufgenommen. Sehr zu empfehlen ist ein Quarkwickel bei Halsschmerzen und Halsentzündungen. Im ersten Augenblick fühlt sich der Hals kalt an, beginnt aber dann, sich zu erhitzen. Auch hier zieht der Quark die Giftstoffe aus dem Gewebe und sollte daher nach 45–60 Minuten entfernt und bei starker Entzündung erneuert werden.

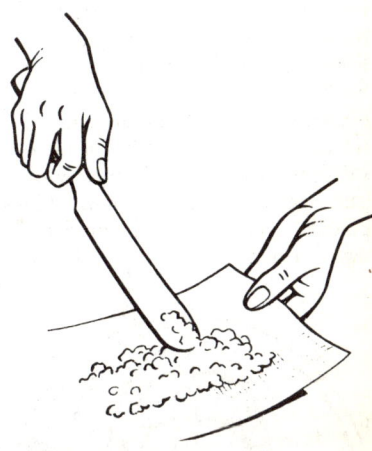

QUARKAUFLAGE

Der Vorteil der Milch- und Quarktherapie: Sie ist vollkommen ungefährlich und kann dem Körper keinen Schaden zufügen. Naturheilanhänger sollten daher dem Quark und der Molke viel mehr Augenmerk schenken.

Kaffeekohlebehandlung

Die Grundlage für die beliebte, aber nicht überall bekannte Kaffeekohlebehandlung bilden speziell präparierte Kaffeebohnen. Diese werden geröstet, bis sie fast verkohlt sind. Allerdings dürfen zu diesem Zeitpunkt die Geschmack- und Wirkstoffe nicht zerstört sein. Aus diesen Bohnen wird in ganz speziellen Mühlen ein Mehl hergestellt. Der Patient nimmt dreimal täglich einen Kaffeelöffel des Pulvers,

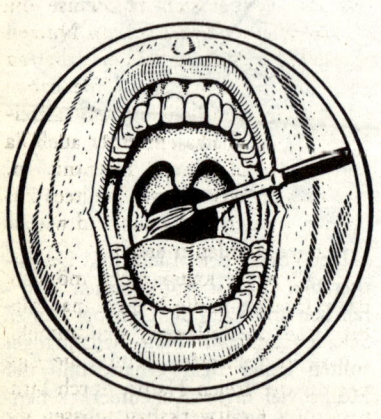

KAFFEEKOHLEBEHANDLUNG

der mit einem Glas Wasser hinuntergespült wird. Bei schweren Erkrankungen nimmt man bis zu einem Kaffeelöffel jede Stunde. Wenn Sie Schnupfen haben, können Sie das Pulver in Prisen aufschnupfen. Bei Hals- und Mandelerkrankungen bestäubt mancher Naturheilanhänger die entzündeten Stellen mit Kaffeekohle. Dazu nimmt man einen sauberen, sterilisierten weichen Pinsel, mit dem man die Kohle an die entzündeten Stellen heranbringt. Bei Zahnfleischerkrankungen reiben sich die Patienten die Kaffeekohle fest ans Zahnfleisch. Einläufe mit in Wasser aufgelöster Kaffeekohle helfen gegen Herzschwäche.

Allgemein ist erwiesen, daß die Kaffeekohle wirksam ist gegen Schnupfen, Magen- und Darmerkrankungen, Durchfall, Ruhr, Hautkrankheiten, Migräne, Lebensmittelallergien, Übermüdung der Stimmbänder und Erkrankungen der oberen Luftwege. Kaffeekohle – auch Carbo Königsfeld genannt – erhalten Sie in Apotheken oder Drogerien.

Die Pflanzenheilkunde

Millionen Menschen haben am eigenen Leib bereits erlebt, wie wunderbar die Wirkung von Heilpflanzen und Heilkräutern ist. Die Pflanzenheilkunde – auch Phytotherapie genannt – ist das große ergänzende Gegenstück zur Wasserbehandlung. Diese beiden Naturheilmethoden sind die Hauptstützen jeglicher natürlichen Krankheitsbekämpfung.

Die Pflanzenheilkunde beruht auf jahrtausendealter Erfahrung. Auch heute kann die Schulmedizin ohne sie einfach nicht auskommen, da viele Medikamente aus Heilpflanzen hergestellt werden. Bei den Indern waren im Jahr 1000 vor Christus die Heilkräuter die Hauptheilmittel. Bei den Ägyptern, Juden, Griechen und Römern waren die Heilpflanzen hochgeschätzt. In diesen Zeiten finden wir bereits schriftliche Abhandlungen darüber. Dann ging das Wissen um die Heilkräuter verloren. Im Mittelalter war es vor allem der Klerus in den Klöstern, der die Kräuterkunde pflegte. Und es kommt nicht von ungefähr, daß schließlich Pfarrer Kneipp und vor allem Pfarrer Künzle den Kräutern wieder zu vollem Ansehen verhalfen.

Auf die heilenden Faktoren der Pflanzen, auf die einzelnen Heilkräuter und ihre spezielle Anwendung zur erfolgreichen Bekämpfung von Krankheiten soll hier nicht eingegangen werden. Dafür gibt es in diesem Buch ein eigenes ausführliches Kapitel.

Jeden von uns aber wird interessieren, wie er bei sich zu Hause die Pflanzenheilkunde zu seinem Nutzen anwenden kann und was er dabei zu bedenken hat. In erster Linie haben wir uns im Haushalt mit den hilfreichen Tees zu befassen. Aber auch da kommt es auf genaue Kenntnis an. Wir müssen wissen, wie Heiltees zubereitet werden und wann und wie sie getrunken werden müssen.

Es ist heute kaum mehr möglich, daß wir selbst in die Natur hinausziehen und Heilpflanzen einsammeln, um sie zu verwerten. Durch die Einengung der freien Natur, durch Straßen- und Kraftwerksbau müssen die

Heilpflanzen zum Teil im Tal auf eigenen Plantagen angebaut werden. Wir gelangen also meist nur via Drogerie, Reformhaus oder Apotheke an getrocknete Pflanzen heran. Das macht nichts. Im Gegenteil: viele Heilpflanzen entwickeln ihre starke Wirksamkeit sogar erst nach einiger Lagerzeit. Allerdings darf diese Lagerzeit auch wiederum nicht überschritten werden, sonst ist das Kraut nutzlos. Also: Heilkräuter streng nach der angegebenen Anwendungsart verarbeiten!

Nähere Angaben finden Sie im Heilkräuterteil.

Wir können die Heilpflanzen einzeln gegen Krankheiten einsetzen, aber auch im Gemisch verschiedener Kräuter. Mit der Mischung wird der Laie rascher zum Ziel kommen, weil er nicht immer sein spezifisches Leiden erkennt, für das er ein ganz spezielles Kraut einsetzen müßte. Am besten läßt sich der Patient beim Einzelkraut sowie bei der Mischung von einem Fachmann beraten.

Wie können wir uns der Heilpflanzen bedienen?

Wir können die frischen Heilpflanzen reinigen, zerkauen und einspeicheln. Dies ist in vielen Gegenden bei älteren Menschen üblich und bringt Erfolg bei Magen- und Darmstörungen. Verwendet wird dazu ein Salbeiblatt, ein Blatt vom Wermut oder ein Zweig vom Tausendguldenkraut. Beim Kauen allein schon können mitunter Schmerzen verschwinden.

Wir haben aber auch die Möglichkeit, die Heilpflanze auszupressen und kleine Mengen des Saftes einzuspei-

cheln und zu schlucken. Vorsicht: Vom Saft darf nur die angegebene Menge konsumiert werden!

Wer selbst Heilpflanzen erntet, muß genaue Pflanzenkenntnisse haben. Die Pflanzen müssen im Schatten, in Zugluft, höchstens in der Morgensonne trocknen, damit nicht zu viele wertvolle Stoffe verlorengehen. Die zerriebenen Trockenheilpflanzen können Sie nun als Pulver mit Wasser einnehmen, oder Sie kochen daraus Tees. Diese Tees werden nun entweder getrunken oder für Bäder und Kompressen verwendet. Das kommt auf die Krankheit an.

Heilkräutertees müssen verschieden zubereitet werden. Es gibt Heilpflanzen mit leicht flüchtigen und andere mit schwer löslichen Inhaltsstoffen. Pflanzen mit ätherischen Ölen dürfen nicht mit kochendem Wasser übergossen werden. Sie verlieren sonst dabei ihre wichtigen Substanzen. Rinden und harte Stengel dagegen müssen heiß abgebrüht oder sogar gekocht werden.

Wenn ein Tee aus verschiedenen Kräutern also aus Wurzeln, Stengeln, Blättern, Blüten und Samen besteht, so übergießt man die Mischung mit kochendem Wasser und läßt sie 15 Minuten ziehen. Der sogenannte Rohkost-Tee wird folgendermaßen zubereitet: Die Kräutermischung wird zwölf Stunden in kaltem Wasser bei Zimmertemperatur eingeweicht. Danach wird der Tee nicht mehr gekocht, sondern nur trinkwarm gemacht.

Es gibt verschiedene Möglichkeiten, Heilpflanzen auf den erkrankten Organismus einwirken zu lassen. Besonders bewährt haben sich: die wochen- und monatelange Einnahme des gleichen Tees, die Verabreichung des Tees mit größeren oder kleineren Zwischenpausen, die Einnahme verschiedener Tees in bestimmten Zeitabständen und schließlich die Anwendung besonders starker, großer Dosierungen von Heilpflanzen, wenn eine drastische Wirkung erzielt werden soll.

Eine Heilpflanzenkur dauert auf alle Fälle einige Wochen, wenn auch mitunter schon am ersten Tag der Einnahme eine Erleichterung festzustellen ist. Mitunter muß die Kur auch Monate durchgehalten werden. Niemals dürfen Sie, wenn sich Linderung oder Schmerzlosigkeit einstellt, sofort die Kur abbrechen! Geduld ist in der Pflanzenheilkunde wichtig.

Kräuterpfarrer Künzle sagte seinen Patienten immer wieder: „Vertrauen haben in die Heilkraft der Pflanze und Ausharren in der Kur, das ist das große Gebot! Wer sich danach richtet, wird nicht enttäuscht werden...!"

Frischlufttherapie

Licht und Luft gehören zu den wichtigsten Lebensbedingungen des Menschen. Mangel an Licht und Luft lassen den Körper verkümmern und erkranken. Daher können Licht und Luft zur Vorbeugung, aber auch zur Heilung beitragen. Die Frischluft-Therapie stellt eine schonende Maßnahme dar. Direkte Sonneneinwirkung ist dabei zu vermeiden. Am besten sollte der ganze Körper bei erträglicher Außentemperatur unbekleidet der Frischluft ausgesetzt sein. Unter Frischluft versteht der Naturheilfachmann heutzutage saubere, sauerstoffreiche Luft in freier Natur ohne Benzinabgase oder Smogbestände.

Wer seinen Körper der frischen Luft aussetzt, sollte dabei im Interesse seiner Gesundheit Bewegungen verschiedener Art machen: Gartenarbeit, Spiele, Sport. Wenn Ihnen kalt wird, reiben Sie die Haut ab. Der Patient sollte mit Frei- und Luftbädern im Sommer starten. Beginnen Sie mit einer Frischluft-Therapie von 15 Minuten. Später darf ein Frischluftbad bis zu zwei Stunden dauern. Die Frischluftbehandlung hilft gegen Nervenschwäche, Schlaflosigkeit, Hautleiden, Blutarmut, Stoffwechselerkrankungen, Herz- und Kreislaufererkrankungen. In manchen Kurhäusern wird die Frischluft-Therapie so konsequent durchgeführt, daß die Patienten in ihren Betten auf gedeckten Balkons liegen und dort auch die Nacht verbringen, um möglichst viel Frischluft zu konsumieren.

Heilatmung

Die Hast und Unruhe unseres Alltagslebens sind schuld daran, daß die meisten Menschen verlernt haben, natürlich, gesund, rhythmisch und richtig zu atmen. Dabei ist die seelische und körperliche Gesundheit sehr eng mit der richtigen Atemtechnik verbunden. Viele Störungen und Erkrankungen können durch Heilatmung behoben oder gebessert werden.

Die Brustatmung bringt lebenswichtigen Sauerstoff in unsere Lungenspitzen. Die Bauchatmung bewirkt eine besondere Lungenerweiterung und ist für die Bauchorgane sehr bedeutsam. So preßt die Bauchatmung ein Zuviel an Blut aus der Leber und fördert die Verdauungsbewegung unseres Darmes.

Wie führen Sie nun die Heilatmung am besten durch? Keinesfalls im Stehen, denn das führt zu Verkrampfungen. Legen Sie sich flach auf den Boden. Lassen Sie die Brust und den Bauch beim Ausatmen einfallen. Dann atmen Sie langsam unter Dehnung des Bauches und des Brustkorbes ein. Dabei ist es besser, anfangs nur die Bauchatmung zu üben, indem man mit dem Zwerchfell atmet. Erst später gehen Sie zur Dehnung des Brustkorbes über. Dafür genügen zehn tiefe Atemzüge morgens und abends im Liegen bei völliger Entspannung. Regelmäßige Heilatmung tut dem Körper sehr wohl. Später können Sie die Therapie auch im Gehen, Stehen und Sitzen ausüben. Wichtig ist, daß Sie Ihre Atemtechnik umstellen: Atmen Sie nur durch die Nase ein, und atmen Sie nur durch die leicht geschlossenen Lippen aus. Lungenkranke sollten dies sogar mit einem leichten Summton tun, um der ausströmenden Luft genügend Widerstand entgegenzusetzen.

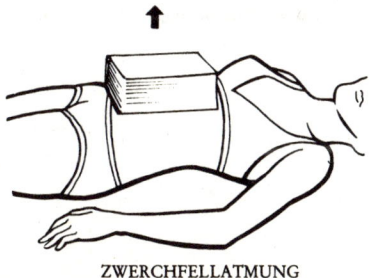

ZWERCHFELLATMUNG

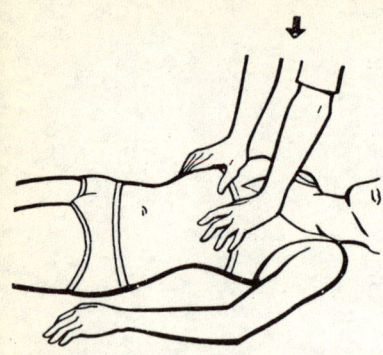

HEILATMUNG FÜR DIE HERZTÄTIGKEIT

Achten Sie darauf: Vor Beginn jeder Heilatmung sollte der Darm entleert sein!

Und so mobilisieren Sie Ihr

Zwerchfell: Legen Sie sich auf den Boden und beschweren Sie Ihren Bauch mit einem Telefonbuch oder einem anderen dicken Buch. Jetzt atmen Sie gegen den Widerstand dieses Buches.

Die Heilatmung für die Herztätigkeit führt man folgendermaßen durch: Legen Sie sich entspannt auf den Boden. Eine Hilfsperson umfaßt jene Stellen des Brustkorbes, die am meisten gedehnt werden sollen. Nun muß der Patient mit dem Einatmen den Widerstand dieser Hände überwinden. Das Hauptmerkmal liegt also auf dem Einatmen; das Ausatmen erfolgt lediglich durch Senken des Brustkorbes.

Ozontherapie

Rund 700 Ärzte in der Bundesrepublik Deutschland bekennen sich zu der naturheilkundlichen Ozon-Therapie, die sich bei allen Sauerstoffmangelerscheinungen anbietet. Ozon hat eine stark bakterientötende Wirkung, die oftmals sogar den Penicillinen überlegen ist. Es wurde 1840 entdeckt, und ist ein farbloses Gas, das durch elektrische Entladungen in der Luft entsteht. Bei Höhensonnenbestrahlung tritt der typische Ozongeruch auf. Die Ärzte verwenden für die Erzeugung allerdings nicht Luft als Ausgangsbasis, sondern medizinischen Sauerstoff. Luft würde durch ihren Stickstoffanteil Gefahren in der Behandlung mit sich bringen.

Bei äußerer Anwendung werden Ozonverdünnungen direkt an den erkrankten Körperteil geleitet, und zwar unter einem Kunststoffbeutel. Sehr oft wird Ozon aber auch als Injektion oder als Darmeinlauf angewendet. Auch das Trinken von Ozonwasser hat sich bewährt.

Ozon wirkt vor allem gegen das Raucherbein, gegen Leberentzündungen, gegen Durchblutungsstörungen, gegen Geschwürbildungen und Abszesse. Auch in der Zahnheilkunde wird es als keimtötend und wundheilend eingesetzt.

Wie wirkt Ozon? Das Gas geht augenblicklich mit dem Blut eine chemische Verbindung ein. Es wirkt also als Reaktionsprodukt heilend. Es entstehen Peroxyde, die Sauerstoff vom Blut auf das Gewebe übertragen.

Es gibt in der Bundesrepublik eine eigene „Ärztliche Gesellschaft für Ozon-Therapie"

Sonnentherapie

Die Ultraviolettstrahlung der Sonne übt auf den menschlichen Körper eine starke Reizwirkung aus. Die Stärke der Sonne ist von der geographischen Lage, Tages- und Jahreszeit abhängig. Die Sonnenbestrahlung sollte in staubfreien Gegenden mit langem Sonnenschein durchgeführt werden. Die günstigsten Gebiete sind Meeresküsten und Hochgebirgslandschaften. Aber auch in anderen Gegenden kann die Therapie angewandt werden. Die Sonnen-Therapie muß vorsichtig begonnen und durchgeführt werden. Sie hängt natürlich von der Konstitution und der Empfindsamkeit des einzelnen Patienten ab, aber auch von der Krankheit, die zu bekämpfen ist.

In Mitteleuropa sollte die Sonnen-Therapie im Mai 50 Minuten, im Juni 20 Minuten und im September 40 Minuten betragen. Wer sich im Gebirge einer Sonnenbehandlung unterziehen will, sollte vorsichtig mit einer Teilbestrahlung der Füße, der Beine, des Unterkörpers, des Oberkörpers anfangen und erst zuletzt das Gesicht und den Kopf mit einbeziehen. Kopf und Nacken sollten niemals direkt der Sonne ausgesetzt werden. Das beste Kennzeichen: Solange Sie sich in der Sonne wohl fühlen, keine Kopfschmerzen oder Übelkeit empfinden, heilt die Sonne.

Sonnenbehandlung hilft gegen allgemeine Schwächezustände, Blutarmut, Rachitis, Rheuma, Frauenleiden, Furunkulose, Schuppenflechte, Ekzeme, Knochenmarkeiterung, Knochen- und Gelenkstuberkulose, Gicht und Ischias. Verboten ist die Sonnentherapie bei Schilddrüsenüberfunktion, Schlaflosigkeit, nervöser Überregbarkeit, Fieber und Lungentuberkulose.

Massage- und Gymnastikbehandlung

Der im vorigen Jahrhundert lebende schwedische Major Thure-Brandt war der erste, der die positive Heilwirkung der Massage und der Gymnastik bei Kranken erkannte. Er entwickelte unter anderem eine spezielle gymnastische Behandlung und Massage zur Festigung und Straffung der Bänder und Organe im weiblichen Unterleib. Diese gymnastische Behandlung besteht aus zuleitenden und ableitenden Übungen, wobei dem Becken durch die Gymnastik entweder Blut zugeführt oder entzogen wird. Nach bestimmten muskelstärkenden Übungen erfolgt die Kreuzbeinbeklopfung in Knie-Ellenbogen-Lage. Thure-Brandt konnte mit seiner Massage und Gymnastik sogar bis dahin unfruchtbaren Frauen zu Kindern verhelfen. Eine derart spezielle Massage und Gymnastik muß vom Fachmann durchgeführt werden. Doch in vielen anderen Fällen, in denen es sich um leichtere Beschwerden handelt, können sich Menschen mit Selbstmassage und Gymnastik Erleichterung verschaffen oder vorbeugend ihren Körper stärken.

Selbstmassage

Die Selbstmassage des Leibes hilft gegen Blähsucht, Darmträgheit und Stauungen im Bauchraum. Bei Entzündungen und Darmkrämpfen ist die Massage verboten. In Rückenlage stellen Sie die Füße bei gebeugten Knien auf. Die rechte Hand wird flach auf die rechte Unterbauchgegend aufgesetzt und die linke Hand auf den rechten Handrücken gelegt. Dann fahren Sie mit der ganzen Handfläche aufwärts bis zum Rippenbogen, über die Magengrube und an der linken Bauchseite wieder abwärts. Die Blasengegend bleibt unbedingt frei. Die Streichung wird wiederholt. Sie können auch mit den Fingern der rechten

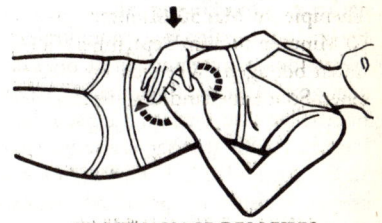

SELBSTMASSAGE DES LEIBES

Hand die Leibgegend beklopfen. Dies muß ganz locker und aus dem Handgelenk erfolgen. Verfahren Sie dabei immer in genau derselben Richtung. Ideal ist: fünf Streichungen, fünf Klopfmassagen, und alles wiederholen.

Selbstmassage der Beine

Legen Sie sich bequem auf den Rükken. Beugen Sie das rechte Bein so, daß Sie den Fuß mit beiden Händen umfassen können. Streichen Sie mit beiden Händen von den Zehen her über den Unterschenkel bis zum Knie empor. Die Streichungen müssen immer in Richtung nach dem Herzen erfolgen. Zwischendurch schütteln Sie die Wade locker aus. Dann beklopfen Sie die Waden mit den Handkanten. Immer zuerst das rechte, dann das linke Bein massieren.

Auf diese Weise können Krampfadern, Beinbeschwerden bei Schwangerschaft und Fußermüdungserscheinungen bekämpft werden.

Sehr gesundheitsfördernd ist die Bürstenmassage: Stellen Sie sich mit nacktem Oberkörper zum offenen Fenster oder in den Garten und reiben Sie die Beine mit einer Bürste oder einem groben Tuch. Beginnen Sie beim Fußrücken und bürsten Sie nach dem Herzen zu. In gleicher Weise bürsten Sie die Arme. Danach wird der Oberkörper kreisförmig gebürstet, wobei die Brust ausgelassen wird.

Gymnastik

Gymnastische Übungen: Die Gesamtdauer von täglichen gymnastischen Übungen sollte niemals 10 bis 15 Minuten überschreiten. Zwischen den einzelnen Übungen müssen die Muskeln und Gelenke ausgeschüttelt werden. Jede Übung sollten Sie etwa fünf-, sechsmal hintereinander durchexerzieren.

Und hier die geläufigsten und gesündesten Gymnastikübungen:

Lassen Sie den Kopf am Hals kreisen. Bringen Sie die Arme in Schulterhöhe und schwingen Sie diese dann

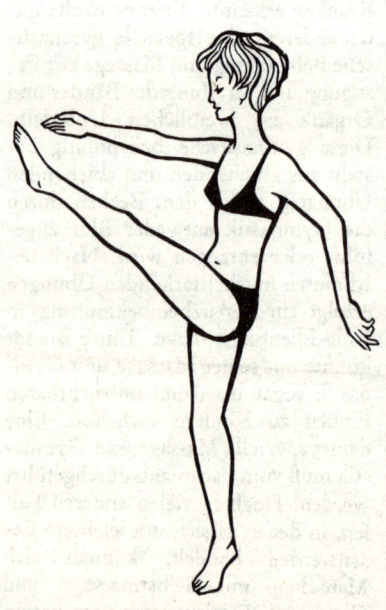

GYMNASTIKÜBUNG

kräftig nach hinten. Schwingen Sie im Stehen die gestreckten Beine bis zu den Händen nach oben. Lassen Sie die ausgestreckten Arme seitlich vom Körper kreisen. Führen Sie eine Rumpfbeuge durch, daß die Fingerspitzen an die Zehenspitzen anstoßen, üben Sie das „Radfahren" im Liegen. Legen Sie sich flach auf den Boden und heben Sie entweder beide Beine gestreckt oder einmal das linke und einmal das rechte Bein. Oder heben Sie Ihren Oberkörper aus der gestreckten Lage zum Sitzen empor, ohne daß die gestreckten Beine den Boden verlassen.

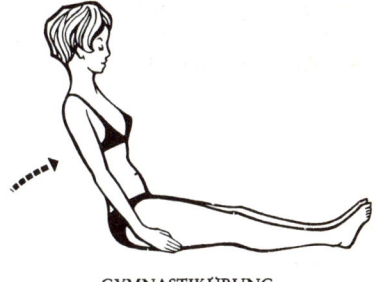

GYMNASTIKÜBUNG

Heilerdebehandlung

Heilerde ist in Apotheken und Drogerien in Pulverform erhältlich. Sie wird wegen ihrer Saug- und Bindefähigkeit schon seit Jahrhunderten in der Naturheilkunde angewendet. Heilerde wirkt bei innerlicher und äußerlicher Anwendung. Kaufen Sie am besten die sogenannte Luvosheilerde, ein bräunliches Pulver mit neutralem Geschmack. Die Wirkung der Heilerde ist auf den Gehalt an Eisen, Aluminium, Kalk, Magnesium und Natrium zurückzuführen. Rühren Sie ein bis zwei Teelöffel der Heilerde in ein Glas Wasser und trinken Sie die Aufschwemmung. Die günstigste Wirkung der Heilerde wird erzielt, wenn sie, mit Wasser verrührt, Körpertemperatur hat.

Heilerde wirkt gegen Mund-, Rachen-, Hals-, Magen- und Darmerkrankungen, gegen Vergiftungen, Durchfall und Blähsucht, weiters gegen Stuhlträgheit, Ausschläge, Migräne und Furunkulose, sowie bei Magen- und Darmgeschwüren.

Bei Mundschleimhautentzündungen, Zahnfleischbluten, Angina empfehlen sich Mundspülungen sowie Gurgelprozeduren mit Heilerdeaufschwemmungen: ein Teelöffel in einem Glas Wasser gut verrührt.

Äußerlich wird Heilerde bei Wundsein, Schwitzen, Hautjucken, bei Ekzemen angewendet. Gegen Eiterungen und Entzündungen nimmt der Patient am besten ein kaltes Heilerdepflaster, das er in Breiform auf die Haut aufträgt. Der Heilerdeumschlag ist be-

HEILERDEUMSCHLAG

sonders beliebt: Ein dicker Heilerdebrei wird auf ein Tuch aufgestrichen und dann auf die entsprechende Körperstelle gelegt. Der Umschlag muß bis zum Eintrocknen der Masse auf der Haut belassen werden. Außerdem muß er fest anliegen. Also: eine an sich recht problemlose Anwendung, die im Haus eine große naturheilkundliche Hilfe darstellt.

Lehmbehandlung

Der evangelische Pastor Leopold Emmanuel Felke bewies, wie heilkräftig Lehm sein kann. Er machte die Anwendung von Mineralschlamm in Kombination mit Kaltwasserkuren und naturgemäßer Diät zu einer erfolgreichen Heilmethode. In Kurhäusern liegen die Patienten im Freien in sogenannten Lehmgruben, bis zum

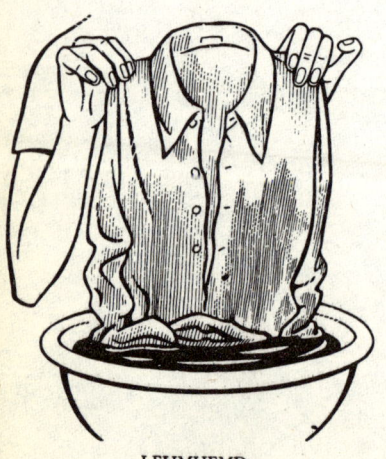

LEHMHEMD

Bauch mit kaltem, frisch angerührtem Lehm bedeckt. Die Badedauer beträgt je nach Verordnung des Arztes bis zu einer halben Stunde bei warmem, einer Viertelstunde bei kaltem Wetter. Zum Therapie-Programm gehört das Lehmtreten, ein ideales Training für die Fußmuskeln, wobei der Patient im Lehmbrei umhergeht.

Das Lehmpflaster besteht aus einer Mischung von Lehm und Essigwasser oder einem kalten Kräutertee. Der geschmeidige Brei wird fingerdick auf ein Leinentuch gestrichen und auf die Körperstelle aufgetragen. Darüber kommt ein trockenes Zwischentuch und ein Wollflanell als Wickel. Nach Entfernung des Pflasters muß der Lehm mit warmem Wasser abgewaschen werden.

Da heute jedermann sterilisierten Lehm in der Apotheke kaufen kann und nicht selbst auf dem Land danach graben muß, ist es möglich, daß wir uns daheim ein Lehmwasserhemd anfertigen. Zwei bis drei Kilo pulverisierter Lehm wird in drei bis fünf Liter kaltem Wasser zu einer dickflüssigen

Lehmbrühe angerührt. In diese wird nun auch das Hemd – am besten aus saugfähigem Tuch, mit langen Ärmeln und einer Länge bis zu den Waden oder Knöcheln – eingetaucht. Beim Anlegen muß das Hemd am ganzen Körper, auch auf der Innenseite der Beine, gut anliegen. Anschließend wickelt sich der Patient noch in ein Trockentuch oder in eine Wolldecke und legt sich ins Bett. Das Lehmwasserhemd sollte eine Stunde auf den Körper einwirken.

Der hohe Gehalt an Kieselsäure bewirkt staunenswerte Heilerfolge bei Kreislaufstörungen, Erschöpfungszuständen, Blutniederdruck, Bluthochdruck, Stoffwechselerkrankungen, chronischen Ekzemen, Lähmungen nach Schlaganfällen, Gelenksentzündungen, Venen- und Lymphstrangentzündungen.

Die Felke-Kur wird in Kurhäusern und daheim angewendet.

Herzkranke sollten vorher den Arzt befragen.

Moorbehandlung

Schon Paracelsus wußte von der enormen Heilwirkung des Moores. Die moderne Naturheilkunde nennt diese Substanzen, die durch geologische Vorgänge entstanden sind, Peloide. Wir können sie in Apotheken, Drogerien und Reformhäusern kaufen und daheim selbst anwenden oder sie im Kurhaus auf uns einwirken lassen. Die Peloide müssen, zuvor in Wasser aufgelöst, zu Bädern oder breiig zu Packungen angerichtet werden. Wer sich daheim einer Moorbehandlung unterzieht, muß sich genau an die Anleitungen auf den Packungen halten.

Zu den Peloiden zählen Torf, Faulschlamm, Schlick, Quellenschlamm, Kreide, Kalk, Sedimentton und Sand. Torf ist ein dunkles, kohlenstoffreiches Gemenge von mehr oder weniger zersetzlichen Pflanzenteilen, die unter Ausschluß von Sauerstoff im Verlauf von Jahrtausenden „verlandet" sind. Wasser, ständige Feuchtigkeit und geeignetes Klima haben zur Moorbildung geführt. Der frisch gestochene Torf wird gelagert, gereinigt, zu Pulver vermahlen und dann in Badeanstalten mit heißem Quell-, Mineral- oder Meerwasser vermengt. Diese Masse wird gut verrührt und durch Dampf auf 40 Grad Celsius erhitzt. Jetzt ist der Moorbrei für Packungen und Bäder gebrauchsfertig. Die gekauften Moorextrakte werden daheim in der Badewanne aufgelöst und verrührt.

Moorbehandlungen eignen sich zur Bekämpfung von rheumatischen Erkrankungen der Muskeln, Nerven und Gelenke, von Verletzungsfolgen und

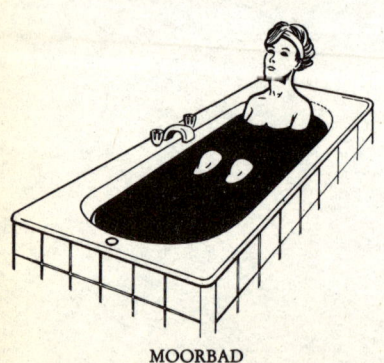

MOORBAD

82

bei Einschränkung der Bewegungsorgane, weiter wirkt Moor gegen Frauenkrankheiten aller Art sowie gegen Entzündungen.

Meiden sollten das Moor Herzkranke und Kreislaufgeschädigte.

Bekannte Moorbäder, die Kuren durchführen, gibt es in der Bundesrepublik Deutschland in Pyrmont, Steben, Aibling, Bramstedt, Brückenau und Bocklet, in Österreich in Salzburg, Mattsee, Kitzbühel, Neydharting und Bad Tatzmannsdorf, in der Schweiz in St. Moritz.

Moorwasser – auch Schwarzwasser genannt – eignet sich ebenso zur Naturheilbehandlung, sowohl äußerlich als auch innerlich. Moorwasser kann jeder in Apotheken kaufen. Genaue Anleitungen zur Behandlung sind in den Packungen beigelegt.

Am populärsten ist die Heim-Moorpackung gegen Gelenks- und Muskelentzündungen. Kaufen Sie sich Moorschlamm und erhitzen Sie ihn auf 40 Grad Celsius. Dann streichen Sie die Masse auf ein Tuch und legen sie auf die schmerzende Körperstelle auf. Versehen Sie das Ganze mit einem Wollwickel. Die Auflage sollte eine halbe Stunde einwirken: Sobald sich eine leichte Rötung auf der Haut zeigt, ist sie abzunehmen. Nach Entfernung des Moorschlammes soll der Patient eine Stunde im Bett nachschwitzen. Die Wirkung des Moores beruht auf pflanzlichen Verwesungsstoffen und auf der guten Verträglichkeit des heißen Moores durch die menschliche Haut. Die Haut wird stark erhitzt, ohne daß Verbrennungen entstehen können.

Blutziehende Heilverfahren

Blutziehende Heilverfahren sind naturheilkundliche Ableitungsbehandlungen und sollen die Ausscheidungsorgane des Körpers – Haut, Darm und Niere – dazu anregen, gesundheitsschädliche oder krankheitserregende Stoffe aus dem Organismus zu entfernen.

Der Aderlaß

Viele Naturheilexperten sind auch heute noch der Ansicht, daß die einfachste Methode des Blutentziehens der Aderlaß ist. Im Mittelalter wurde die Methode extrem betrieben. Die Naturheilkunde von heute kennt den kleinen, den mittleren und den großen Aderlaß.

Der kleine Aderlaß – es werden bis zu 200 ccm Blut entzogen – bekämpft Stoffwechselstörungen, Hautkrankheiten, Regelstörungen und Gelenksentzündungen.

Der mittlere Aderlaß – es werden bis zu 500 ccm Blut entzogen – hilft bei fieberhaften Erkrankungen.

Der große Aderlaß – in diesem Fall werden bis zu 1000 ccm Blut entzogen – wird gegen Schlaganfall, Erregungszustände, Nierensteinleiden, Asthma, Migräne, Harnvergiftung und Wechselbeschwerden eingesetzt.

Und so wird der Aderlaß durchgeführt: Aus einer Vene in der Armbeuge wird mit einer Spritze oder mit Hilfe einer Aderlaßkanüle Blut entnommen, wie dies sonst zur Untersuchung oder für Blutspenden geschieht.

Blutegel-Behandlung

Die Behandlung mit Blutegeln ist nicht sehr kompliziert und wird auch heute noch angewendet, soll aber vom Arzt durchgeführt werden. Blutegel werden seit mehr als 2000 Jahren als lebendiges „Zugpflaster" verwendet. Sie können Blutegel in jeder Apotheke bestellen. Und so wird die Behandlung vorgenommen: Die Haut wird gründlich mit Seife und warmem Wasser gereinigt. Keinen Alkohol und keinen Äther verwenden. Dann wird der Blutegel mit der Hand an die gewünschte Körperstelle angesetzt oder mit einem kleinen Glas darübergestülpt. Der Egel beißt meist binnen

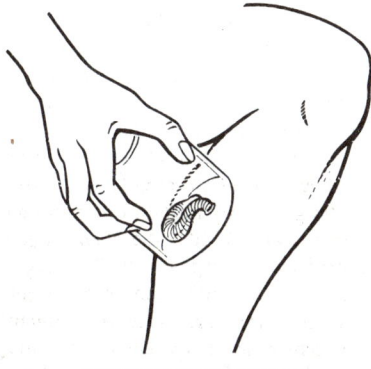

BLUTEGELBEHANDLUNG

weniger Sekunden an. Manche lassen sich Minuten Zeit. Er saugt sich voll und läßt sich nach 15 bis 45 Minuten von selbst fallen. Das Blut sickert dann noch stundenlang nach. Die Bißstelle wird mit keimfreiem Mull verbunden. Bei stärkerem Nachbluten einen Druckverband anlegen. Je nach Zweck werden bis zu 10 Tiere angesetzt.

Heute werden Blutegelbehandlungen bei Venenentzündungen, bei hohem Blutdruck, bei Karbunkeln, Zellgewebsentzündungen, Gallenblasenentzündungen, Mittelohrentzündungen, Stoffwechselstörungen, Arteriosklerose, Krampfadern und Unterschenkelgeschwüren eingesetzt.

Baunscheidtismus

Der Baunscheidtismus ist eine jahrhundertealte Methode, Krämpfe, chronische Entzündungen und Schmerzzustände zu beheben. Aber auch Trigeminusneuralgien, Hals-, Nasen- und Ohrenerkrankungen sowie rheumatische Leiden konnten damit geheilt werden. Der Bonner Mechaniker Karl Baunscheidt (1809–1872) konstruierte den Apparat, der auch heute noch verwendet wird. Es handelt sich um eine Scheibe von etwa zwei Zentimeter Durchmesser, auf der 30 feine Nadeln angebracht sind. Durch eine spezielle Abschnellvorrichtung werden diese Nadeln gleichzeitig wenige Millimeter tief in die Haut – meist am Rücken – gebohrt. In diese unsichtbaren Stiche wird ein spezielles Hautöl eingerieben. Sehr gut eignet sich Pfarrer Kneipps Malefizöl. Eine nun entstehende Entzündung begünstigt die Heilung. Meist bildet sich an der Einstichstelle ein furunkulöser Ausschlag. Er trocknet jedoch meist bald ab.

Schröpfen

Das Schröpfen ist eine alte Behandlungsmethode, wird aber auch heute noch angewendet; es sollte wegen Verbrennungsgefahr aber von einem Arzt durchgeführt werden. Wichtigstes Behandlungsinstrument ist das sogenannte Schröpfglas. Es handelt sich dabei um ein Töpfchen aus Por-

85

zellan, Glas oder Ton, mit einer kleinen runden Öffnung. Die Ränder werden mit Vaseline bestrichen. Sodann erhitzen Sie das Töpfchen, damit sich die Luft darin erwärmt, Sie tun dies am besten über einer Flamme. Das Gefäß wird jetzt auf die Haut aufgesetzt und leicht angedrückt. Infolge der Abkühlung der erhitzten Luft und des dadurch entstehenden Unterdruckes saugt sich das Glas fest und kann nun vorsichtig auf der Haut verschoben werden. Während dieser Massage ist ein starker Reiz durch Blutrückfluß zu den behandelten Hautstellen festzustellen.

Schröpfen hilft bei Krämpfen, Verspannungen und Schlaflosigkeit. Neben dieser trockenen Schröpfmassage kennt die Naturheilkunde noch die blutige Schröpfbehandlung. Dabei wird die Haut mit Hilfe eines „Schneppers" leicht verletzt, dann erst wird der Schröpfkopf aufgesetzt.

Quaddeln

Quaddeln nennt der Mediziner linsen- bis münzengroße rote Erhebungen auf der Haut, typische Anzeichen akuter Reizung. Dabei kommt es meist zum Austritt von Gewebsflüssigkeit in die Stachelzellschichten. Diesen natürlichen Effekt machen sich manche Naturheilexperten zunutze. Sie nehmen ein spezielles Gerät, das sie Dermojet nennen, und rufen auf der Haut des Patienten die Reizung künstlich hervor. Dadurch kann ein

entsprechendes Heilmittel rascher in das Gewebe eindringen und die Heilreaktion wird beschleunigt.

Roeder-Behandlung

Nach dem Arzt Dr. Heinrich Roeder (1866–1918) wird eine mitunter recht wirksame Methode praktiziert. Es handelt sich um eine Mandelabsaugung mit Hilfe eines gläsernen oder metallenen Saugkopfes. Das Absaugverfahren soll den Entgiftungsprozeß in den Gaumenmandeln unterstützen, da nach Dr. Roeder die Mandeln ein Ausscheidungsorgan des Lymphsystems sind. Zusätzlich werden die Mandeln und die Nasenschleimhaut bei entzündlichen Prozessen mit einer sogenannten Roeder-Tinktur auf homöopathischer Basis massiert. Es werden dazu spezielle, mit Watte umwickelte Instrumente verwendet. Das Roedern macht mitunter die operative Entfernung der Mandeln überflüssig.

Spanisch-Fliegen-Pflaster

Die Naturheilkunde kennt das Spanisch-Fliegen-Pflaster – auch Cantharidenpflaster genannt – und eine Spanisch-Fliegen-Salbe. Das Pflaster wird auf die Haut nächst dem erkrankten Organ angebracht. Nach 24 Stunden entsteht eine Blase, eine Entzündung.

Darin bildet sich eine wasserklare Flüssigkeit. Diese wird nun mit einer sterilen Spritze abgesaugt und dem Patienten injiziert. Dadurch soll das Entweichen von Krankheitsstoffen gefördert werden. Man nennt diese Methode auch einen „Aderlaß am Lymphsystem". Von Eigenbehandlungen muß entschieden abgeraten werden. Vor allem Nierenkranke könnten sich damit schaden.

auch Infektionskrankheiten mit hohem Fieber und Lungenentzündung bekämpft.

Erfahrungsberichte sprechen von Heilungen bei Depressionen, Furunkulose, Ischias, Migräne, Schlaganfällen und Nervenreizungen. Je nach der Art des Leidens werden 0,1 ccm bis zu 10 ccm injiziert.

Schlangengiftbehandlung

Die moderne Naturheilkunde bedient sich auch heute noch des Schlangengiftes zur Bekämpfung von Kreislauf- und Atmungsstörungen. Schlangen-Reintoxine gehören daher zu den gängigen Heilmitteln. Natürlich wird das Gift verdünnt und nur in ganz bestimmten Zusammensetzungen vom Arzt injiziert. Die Anwendung des Schlangengiftes ist aufgrund der starken Wirkung auf die Organe nur beschränkt möglich.

Eigenblut-Behandlung

Aus der Vene wird vom Arzt Blut entnommen und in die Gesäßmuskulatur injiziert. Mitunter aber ist es besser, das Blut in kleinen Mengen unter die Haut zu injizieren. Wichtig ist, daß der Vorgang sofort nach der Blutentnahme geschieht. Durch diese Behandlung werden die Abwehrfunktionen im Organismus gestärkt, aber

Homöopathie

Die Homöopathie – sie sollte richtig eigentlich Homöotherapie heißen – kann als einer der Grundpfeiler der modernen Naturheilkunde bezeichnet werden. Ihr Begründer ist der Arzt Dr. Samuel Hahnemann, der 1796 diese Behandlungsmethode entwickelte. Sein Prinzip lautete: „Ähnliches soll durch Ähnliches geheilt werden!" Die Behandlung mit kleinsten Mengen der Arzneimittel kann zur Heilung der Krankheit führen, während durch große Dosen desselben Arzneimittels beim Gesunden ähnliche Erscheinungen ausgelöst wurden, wie sie die zu behandelnden Krankheiten hervorriefen. Hahnemann hatte diese Erkenntnis im Selbstversuch erworben, als er sich selbst mit kleinsten Dosen Chinarinde von der Malaria heilte. Er hatte aber beobachtet, daß große Dosen von Chinarinde bei Gesunden malariaähnliche Erscheinungen hervorrufen.

In der Homöopathie ist es wichtig, daß der Behandelnde den Ursprung der Krankheit erkennt. Die Arznei wird natürlich nur aus naturbelassenen Substanzen hergestellt.

Heute gibt es ungefähr 2500 Arzneien dieser Art, die in der Homöopathie Verwendung finden. Es handelt sich dabei um Tinkturen, die aus Arzneipflanzen, aber auch aus Metallen und anderen organischen und anorganischen Stoffen gewonnen werden. Weiß also der Arzt über das Leiden seines Patienten Bescheid, verabreicht er ihm homöopathische Mittel in Form von Tabletten, Tropfen oder Säften, die in großer Dosis im Körper dieselben Reaktionen wie die Krankheit selbst auslösen würden. So kann es vorkommen, daß nach der ersten Verabreichung zunächst die Symptome des Leidens schlimmer werden.

Der „potenzierte" Stoff (d. h. die durch eine besondere Behandlung in ihrer Wirkung gesteigerte Heilsubstanz) wird stets in einer sehr hohen, manchmal kaum vorstellbaren Verdünnung gegeben. Es gibt hier bestimmte Bezeichnungen, nämlich D 1 bis D 23, wobei die Zahl jeweils aussagt, in welchem Vielfachen von 10 die Verdünnung erfolgt: Also 1 : 10, 1 : 100 usw. Die Zahl nach dem „D" ist gleichbedeutend mit der Anzahl der Nullen, so bedeutet etwa D 12 eine Verdünnung von 1:1,000.000,000.000 (eins zu einer Billion).

Diese Behandlungsmethode erfordert von Patienten und Betreuer viel Geduld. Nur ein erfahrener Fachmann kann die Homöopathie praktizieren. Falsche Verdünnung der Mittel oder falsche Diagnose könnten dem Patienten schwer schaden.

In der Bundesrepublik Deutschland gibt es einen „Deutschen Zentralverein homöopathischer Ärzte". Außerdem wird Homöopathie auch in einigen Krankenhäusern durchgeführt: Offenbach, Stuttgart, Lemgo, Kassel, Gerdecke, Heidenheim, Freudenstadt, Bochum, Berleburg. Das beweist, daß viele Vertreter der Schulmedizin mit den Erfolgen der Homöopathie durchaus zufrieden sind.

Biochemie

Die Biochemie ist eine vereinfachte, abgekürzte Homöopathie. Der Oldenburger Arzt Wilhelm Heinrich Schüßler sah alle Krankheiten als Ausdruck einer Erkrankung der Zelle, und zwar im Sinne einer Mangelstörung ihres Mineralstoffwechsels, an. Danach sind zwölf Mineralsalze für den menschlichen Organismus lebenswichtig: Calcium fluoratum, Calcium phosphoricum, Ferrum phosphoricum, Kalium chloratum, Kalium phosphoricum, Kalium sulfuricum, Magnesium phosphoricum, Natrium muriaticum, Natrium phosphoricum, Natrium sulfuricum, Silicea und Calcium sulfuricum. Diese Salze werden bei den entsprechenden Mangelerkrankungen in homöopathischer Verdünnung oder in Verreibung gegeben. Meistens wird eine Verdünnung von D 6, nur selten eine von D 12 verabreicht. Die Krankheit entscheidet die Wahl der Salze und die Verdünnung. Die Arzneimittel dürfen niemals vermischt, sondern müssen getrennt in verschiedenen Zeitabständen eingenommen werden.

Neuraltherapie

Die Neuraltherapie verdient in der Naturheilkunde ganz besondere Beachtung. Wie wertvoll sie für die Gesundheit der Menschen ist, hat man auch schon in der Bundesrepublik Deutschland erkannt, wo bereits über 300 Ärzte diese Methode mit Erfolg anwenden und anerkennen. Faszinierend ist das sogenannte „Sekundenphänomen": Mit der Neuraltherapie können unerträgliche Schmerzen binnen weniger Sekunden beseitigt werden. Das Handwerkszeug des Neuraltherapeuten ist die Injektionsspritze, seine wichtigsten Medikamente heißen Procain und Coffein, die in ihrer Mischung als Impletol bezeichnet werden. Zwei Ärzte – die Brüder Huneke – entdeckten durch einen Zufall als erste, daß durch eine solche Injektion rasche Besserung von Schmerzzuständen auftritt. Voraussetzung für diese Methode ist eine fundierte Kenntnis der Nervenbahnen und Nervenpunkte am Körper eines Menschen. Der Ort des Injektionseinstiches ist für die Heilung entscheidend, da die Beeinflussung des Krankheitsprozesses bei der Neuraltherapie über die vegetativen Nervenbahnen erfolgt.

Der Neuraltherapeut sieht das Krankheitsgeschehen anders als die Schulmedizin. Er erkennt in jedem Leiden eine Fehlsteuerung im Gesamtorganismus und im seelischen Bereich. Er sucht die Quelle des Schmerzgeschehens, die anderswo als der Schmerz selbst sitzt. Dann überflutet er die sogenannten Störfelder mit seinen Injektionen, schaltet augenblicklich den Schmerz aus und beginnt, nach und nach das Leiden zu heilen. Nach jahrelangen Tests geben Neuraltherapeuten 314 Krankheiten an, die mit dieser Behandlungsmethode bekämpft werden können.

Interessierten Patienten steht die „Internationale medizinische Gesellschaft für Neuraltherapie nach Huneke" zur Verfügung.

Sauna

Die aus Finnland stammende Sauna hat sich auch bei uns in den vergangenen Jahren eingebürgert. Gesunde und Kranke können sich immer wieder von der wohltuenden Wirkung überzeugen. Allerdings: Jeder sollte vor dem regelmäßigen Besuch einer Sauna seinen Arzt befragen, ob er dabei keinen Schaden nehmen kann. Herzkranken ist die Sauna ausdrücklich untersagt. Immer wieder erhebt sich die Frage, wofür die Sauna besonders empfehlenswert ist. Wir wissen heute, daß sie gegen Erkältungskrankheiten vorbeugend hilft, Erleichterung bei Ischias, Rheuma, Narbenschmerzen und Regelstörungen bringt. In der Hauptsache aber ist die Sauna nachweislich ein ideales Kosmetikum für eine schöne Haut und für eine vorbildliche Durchblutung. Und so wird es gemacht: Nehmen Sie pro Woche ein Saunabad, niemals aber mehr als zwei Bäder. Nach einer Reinigungsdusche trocknen Sie sich ab, tauchen beide Füße kurz in heißes Wasser und betreten den Saunaraum. Nehmen Sie ein trockenes Handtuch mit und legen Sie es unter sich, wenn Sie auf den in verschiedenen Höhen angeordneten Holzbänken Platz nehmen. Sie können – je nach Geschmack – liegen oder sitzen. Je nach Gewöhnung begibt man sich höher hinauf. 10 Minuten nach Betreten des Saunaraumes soll eine wohltuende und starke Schweißabgabe einsetzen. Bei geringstem Unbehagen sofort die Sauna verlassen! Draußen genießen Sie eine kühle oder warme Dusche, nehmen ein kurzes Tauchbad oder einen Überguß. Nach dem Abtrocknen betreten Sie den Saunaraum zum zweitenmal. Jetzt bricht der Schweiß noch schneller aus. Bleiben Sie nur 10 Minuten, und nehmen Sie nachher nochmals eine kühle Anwendung vor. Die Blutüberfüllung der Haut ist jetzt so stark, daß sogar das Wälzen im Schnee als wohltuend empfunden wird. Daher kann es durch diese Prozedur zu keiner Erkältung kommen. Nach der Sauna sollen Sie mindestens eine halbe Stunde ruhen. Schwitzen Sie in Decken nach. Sehr ratsam ist eine anschließende Massage.

Chiropraktik

Die Chiropraktik – auch Chirotherapie oder manuelle Therapie genannt – hat sich aus der amerikanischen Osteopathie, einer Handgrifftherapie von Laien, entwickelt. In den vergangenen Jahren hat diese Behandlungsmethode auch in ärztlichen Kreisen Anerkennung gefunden. Viele Mediziner behandeln ihre Patienten mit dieser Heilkunst, die schon den Ägyptern bekannt war. Chiropraktik ist ein Verfahren zum Einrichten gegeneinander verschobener oder verrenkter Wirbelkörper. Viele Naturheilexperten sind der Ansicht, daß verschiedene Organstörungen durch Nervenreize entstehen, die wiederum durch Wirbelverschiebungen geschädigt oder angegriffen wurden. Ein klassisches Beispiel: Im Jahre 1895 heilte der amerikanische Arzt Dr. Palmer einen Neger durch Einrenken der Wirbelsäule von seiner Schwerhörigkeit.

Erwiesen ist, daß durch Lageveränderung der Wirbelsäule – ausgelöst durch kleine Verrenkungen – das Zwischenwirbelloch beengt wird. Es werden dadurch Druckkräfte auf jene Nerven frei, die durch diese Öffnung verlaufen. Die Folgen sind heftige Schmerzen im Gewebe sowie Organ- und Drüsenkomplikationen. In den meisten Fällen sind Wirbelverschiebungen auf Haltungsschäden zurückzuführen. Das heutige Behandlungsverfahren ist längst wissenschaftlich vervollkommnet. Der Chiropraktiker kann mit geübtem Griff rasch helfen. Der Patient legt sich entspannt auf den Untersuchungstisch des Fachmannes. Dieser bringt mit Spezialgriffen den Wirbel wieder in seine normale Lage. Dadurch ist die Grundlage für eine rasche Heilung der Folgeleiden geschaffen. Der Chiropraktiker trägt freilich dem Patienten gegenüber eine große Verantwortung, weil er durch einen einzigen falschen Griff schwere Schädigungen an der Wirbelsäule hervorrufen kann.

Bioklimatische Behandlung

Wir Menschen sind alle in gesundheitlicher Beziehung sehr vom Klima abhängig. Ein Beweis ist die starke Wetterfühligkeit bei Asthma, Rheuma und Herzleiden. Das Klima kann schuld sein, daß Herzinfarkte, Embolien und Thrombosen ausgelöst werden. Wenn aber durch das Wetter Krankheiten entstehen, so können wir auch durch ein ganz bestimmtes Klima Krankheiten bekämpfen oder verhindern. Auf diese Weise wird das Klima in der Naturheilkunde zu einer speziellen Therapie. Viele Ärzte tragen dem Rechnung und verordnen ihren Patienten Urlaubsaufenthalte in bestimmten Gebieten auf unserer Erde. Das Wüstenklima etwa mit seinen starken Temperaturunterschieden zwischen Tag und Nacht, mit der geringen Luftfeuchtigkeit und der starken Sonnenbestrahlung eignet sich besonders zur Ausheilung von Tuberkulose, chronischen Katarrhen, Bronchialasthma, von Rheumatismus und Allergien. Das Hochgebirgsklima in 1000 bis 2000 Meter Höhe mit niedrigem Luftdruck, mit trockener und reiner Luft, mit niedrigen Temperaturen und starker Gesamtstrahlung fördert die Zunahme der roten Blutkörperchen und der Atemtiefe sowie die Verbesserung des Stoffwechsels. Dieses Klima wirkt äußerst günstig auf Schilddrüsenüberfunktion, auf leichte Herzmuskelschwächen, leichte Katarrhe, Rheumatismus sowie Knochen-, Gelenks-, Wirbelsäulen- und Lungentuberkulose. Das Mittelgebirge mit Höhen von 500 bis 1000 Meter mit starker Luftfeuchtigkeit und mit beachtlichen Strahlungseinflüssen heilt Erschöpfungszustände, Herzmuskelerkrankungen, zu hohen Blutdruck, Migräne und Lungenblähungen. Das Klima der Meeresküsten mit ausgeglichenen Jahrestemperaturen, schnellen Veränderungen der Wetterlage und hohem Jodgehalt der Luft ist ein Labsal gegen Heufieber, Allergien, chronische Erkältungen und verschiedene Hautkrankheiten. Die heutige Schulmedizin bedient sich der bioklimatischen Heilbehandlung meist nach Operationen oder als Nachbehandlung in Form von Erholungskuren.

Frischzellentherapie

Mit Hilfe der Frischzellentherapie – auch Zellulartherapie genannt – können bei älteren Menschen nicht nur faszinierende Verjüngungseffekte erzielt werden. Mehr noch: Viele Krankheiten lassen sich auch ausheilen. Die Behandlung kann nur von einem Naturheilexperten durchgeführt werden, der sich auf die Frischzellentherapie spezialisiert hat. Als erster erkannte der Schweizer Arzt Dr. Niehans die Wirksamkeit tierischer Organzellen, die in den menschlichen Körper injiziert werden. Bei auftretenden Organschwächen werden dem Patienten entsprechende Organzellen eines Kalbes oder eines noch ungeborenen Schafes eingespritzt. Sehr ratsam ist auch eine Mischung verschiedener Zellsubstanzen. Damit werden die Organfunktionen im allgemeinen gefördert. In den Anfängen war die Behandlung vielleicht mitunter mit Gefahren verbunden. Heute ist dies nicht mehr der Fall. Es werden nur noch selten Frischzellen verwendet. Die Zellulartherapeuten bedienen sich gefriergetrockneter tierischer Zellteile von Tieren, die länger haltbar und keimfrei sind. Sie werden in steriler 0,9prozentiger Kochsalzlösung aufgeschwemmt. Der Zellbrei wird dem Patienten dann injiziert. Er gelangt über die Blutbahn in die entsprechenden menschlichen Organe und beginnt dort spontan den Aufbau frischer Zellen hervorzurufen.

Viele Ärzte bekennen sich heute ebenfalls schon zur Wirksamkeit der Zellulartherapie und arbeiten damit. Jeder Patient, der sich zu einer „Frischzellenkur" entschließt, muß wissen, daß er nach den Einspritzungen drei, vier Tage lang das Bett hüten muß, weil der Körper Ruhe braucht. Die oft unglaublichen Heilerfolge treten etwa sechs Wochen später auf. Während der Zellularbehandlung dürfen kein Alkohol und kein Nikotin konsumiert werden. Konrad Adenauer, Papst Pius XII. und viele andere haben sich dieser Kur unterzogen. Vor allem Altersbeschwerden können durch die Zellularbehandlung wesentlich erleichtert oder ganz beseitigt werden.

Aslan-Kur

Die rumänische Ärztin und Wissenschaftlerin Dr. Ana Aslan aus Bukarest entwickelte vor mehreren Jahrzehnten ein Präparat namens Gero-H-3, das bei älteren Menschen zu einem erstaunlichen Regenerationsprozeß führt. Alle H-3-Präparate, die in aller Welt derzeit angeboten werden, haben ihren Ursprung in der Entdeckung von Prof. Ana Aslan. Das Präparat, das entweder in Drageeform oder in Form von Injektionen dem Körper zugeführt wird, arbeitet gemeinsam mit Vitaminen auf eine starke Zellerneuerung hin.

Jeder Organismus baut sich aus Zellen auf. Verbrauchte Zellen sterben ab und werden durch neue ersetzt. Mit zunehmendem Alter läßt der Zellaufbau nach. Es entstehen daher allmählich Zellverluste. Dieser Vorgang macht das eigentliche Altern aus. Da dieser Zellabbau unvermeidlich ist, kann der Körper nur auf dem Weg der Zellerneuerung erhalten werden. Je länger die Zellverluste in Grenzen gehalten werden, desto länger lebt ein Organismus. Und das strebt Prof. Aslan mit ihrem Präparat an. Sie ist der Ansicht, daß Menschen ab dem 50. Lebensjahr bereits Zellverluste vermeiden können, wenn sie Dragee- oder Injektionskuren von je sechs Wochen in regelmäßigen Abständen durchführen. Die Dragees müssen in einem bestimmten Rhythmus eingenommen werden. Die Injektionskur kann nur in einem entsprechenden Sanatorium unter ärztlicher Kontrolle vorgenommen werden. Prof. Aslan kann mit ihrem Präparat, das in Drageeform in Apotheken erhältlich ist, nicht nur rheumatische Beschwerden, sondern auch allgemeine Alterserscheinungen verlangsamen oder heilen. Konzentration, Gedächtnis und Gehirnleistung werden verbessert, die Muskelkraft bekommt neuen Antrieb, steife Gelenke werden wieder beweglicher, manchmal schmerzfrei.

Elektrische Heilverfahren

Die uralte Naturheilkunde ist niemals stehengeblieben. Immer hat sie sich mit ihren vernünftigen Grundsätzen auch dem Fortschritt der Zeit angepaßt. Das ist vermutlich sogar das Geheimnis, warum sich die natürliche Behandlung von Krankheiten auch bei jüngeren Patienten großer Beliebtheit erfreut. Einige erfolgreiche und beachtenswerte Behandlungsmethoden bedienen sich der Elektrizität.

len verordnet bekommt. Trockene Wärme ist für viele Leiden gesund, etwa bei Magen- und Darmstörungen. Außerdem eignet sich das Heizkissen ideal zum Warmhalten von feuchten Umschlägen. Allerdings müssen dann zwischen den Umschlag und das Heizkissen warme Tücher gelegt werden. Auch bei Zahnschmerzen empfiehlt es sich, die betreffende Gesichtshälfte auf das eingeschaltete Heizkissen zu legen.

Elektrische-Heizkissen-Behandlung

Beim elektrischen Heizkissen handelt es sich um ein durch Strom erwärmtes Kissen, das außen mit Stoff überzogen ist. Zum Schutz gegen zu hohe Erwärmung und Feuergefahr ist ein Temperaturregler eingebaut. Ein Thermostat bringt das Heizkissen auf die gewünschte Temperatur. Diese Heizkissen sind sehr praktisch, wenn der Patient Wärme im besonderen oder an ganz bestimmten Körperstel-

Sollux-Behandlung

Die Solluxlampe ist eine sehr starke Metallfadenglühlampe. Sie strahlt Wärme und sichtbares Licht aus. Ein eingebauter Spiegel sammelt die Strahlen und gibt sie auf bestimmte Körperstellen ab, die etwa 20 bis 30 Minuten in einem Abstand von 20 Zentimeter angestrahlt. werden. Niemals sollte der Patient eine Solluxbestrahlung vornehmen, ohne sich vorher mit einem medizinischen Fachmann beraten zu haben. Nur er kann die Dauer und die Anzahl der Bestrahlungen dem Leiden entsprechend verordnen. Mit Hilfe eines Rotfilters kann der Kranke mit der Solluxlampe auch einer Rotlicht-Behandlung unterzogen werden. Rotlicht ist weniger warm, dringt aber tiefer ins Gewebe. In diesem Fall muß die eingefettete Haut zwischen 10 und 15 Minuten bestrahlt werden. Eine anschließende Massage ist von Vorteil.

Die Sollux-Behandlung hilft gegen Neuralgien, Neuritis, Ohrenentzündung, Nasennebenhöhlenentzündung und Muskelbeschwerden verschiedener Art.

Blaulicht-Behandlung

Bei der Blaulicht-Behandlung wird der kurzwellige Teil des sichtbaren Lichtes unter gleichzeitiger Ausschaltung des ultravioletten Wärmelichtes zur Behandlung verschiedener Krankheiten benützt. Es gibt heute eigene Blaulicht-Gesundheitslampen zu kaufen. Viele UV-Bestrahlungssonnen haben eine Blaulichtlampe eingebaut. Das ziemlich kuhle Licht beruhigt die Nerven, lindert Nervenschmerzen und beseitigt Juckreiz.

Höhensonnen-Behandlung

Viele von uns besitzen daheim eine Höhensonne. Es handelt sich dabei um eine Quecksilberdampflampe, die

ein Licht, das reich an Ultraviolettstrahlen ist, abgibt. Die meisten benützen die Höhensonne einfach zur Gesichtsbräunung. Nur wenige wissen, daß dieses Gerät auch gesundheitsförderlich sein kann. Die Strahlen der künstlichen Höhensonne wandeln – wie die natürliche Sonne – die Vorstufe zum Vitamin D in der Haut in Vitamin D um.

Die Höhensonne ist ein ideales Vorbeugungsmittel gegen Rachitis. Ebenso aber befürwortet die Naturheilkunde die Bestrahlung durch Höhensonne gegen Blutarmut, Appetitlosigkeit, allgemeine Körperschwäche, Hautgeschwüre, Haut- und Knochentuberkulose und Ekzeme.

Da die Bestrahlung hohe Reizwirkung ausüben, ist die genau vorgeschriebene Dosierung einzuhalten. Die Bestrahlung ist erst fünf Minuten nach Einschalten des Gerätes sinnvoll, weil erst dann der Brenner zur vollen Wirkung gelangt ist. Die Augen des Patienten müssen durch eine dunkle Brille geschützt werden. Die Bestrahlungen beginnen am besten bei einem Meter Abstand vom Gerät. Vor dem Abschalten kann der Patient auf 50 Zentimeter Nähe kommen. Diese Distanz sollte aber nicht unterschritten werden. Die Bestrahlungsdauer sollte in einer Woche bei täglicher Benützung der Lampe von 3 auf 15 Minuten angehoben werden. Nach längerer Pause muß wieder vorsichtig, wie beim ersten Mal, begonnen werden.

Eine medizinische Bestrahlungskur mit der Höhensonne dauert vier bis sechs Wochen. Treten in dieser Zeit zu starke Rötungen, nervöse Erregungszustände oder Fieber auf, muß die Behandlung sofort abgebrochen werden. Kindern sollten Sie während der Höhensonnenkur ein Kalkpräparat verabreichen. Seien Sie aber bei den Kleinen mit den UV-Strahlen besonders vorsichtig und zurückhaltend.

Elektro-Therapie

Die moderne Heilkunde kennt verschiedene Apparate, die mit Gleichstrom oder mit Wechselstrom arbeiten. Die Elektro-Therapie wird bei Lähmungen aller Art, bei Muskelschwund, bei Schwächezuständen, bei Blasenstörungen und bei Nervenschmerzen angewendet. Die Behandlung mit Elektrisierapparaten, die an den Körper angeschlossen werden – sehr oft wird damit auch vibrierende Elektromassage betrieben – erfordert viel Geduld und muß unbedingt unter Kontrolle eines Fachmannes durchgeführt werden.

Elektro-Akupunktur

Die Elektro-Akupunktur ist eine Weiterentwicklung der aus China stammenden Methode der Akupunktur. An die Stelle der Nadeln tritt bei der Elektro-Akupunktur ein kleiner Stab, der kurze elektrische Impulse an die Hautoberfläche weitergibt. Der elektrische Impuls ersetzt also den Nadelstich. Der Vorteil dabei ist, daß auch Patienten, die Nadelstiche nicht vertragen, nunmehr das Wunder der Akupunktur nützen können, um sich von lästigen Leiden zu befreien. Bei der Elektro-Akupunktur werden die Organe des Menschen durch elektrische Reize über das vegetative Nervensystem angesprochen und aktiviert.

Elektro-Diatherakupunktur

Die Elektro-Diatherakupunktur ist mit der Elektro-Akupunktur und der Nadelakupunktur sehr eng verwandt. Dabei werden jedoch keine Nadeln gestochen und keine Nervenpunkte und Meridianpunkte elektrisch beeinflußt, sondern nur bestimmte Punkte

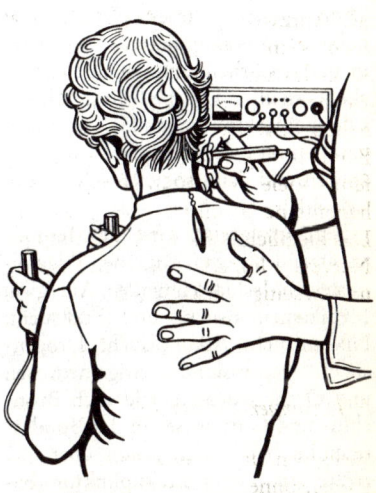

ELEKTRODIATHERAKUPUNKTUR

99

in der Ohrmuschel behandelt. Daher nennen wir diese Methode auch die Elektro-Ohrakupunktur.

Wissenschaftliche Untersuchungen haben ergeben, daß sich im Bereich der Ohrmuschel eine Vielzahl von Nervenendpunkten befindet. Jeder dieser Punkte ist über das Gehirn einem bestimmten Körperorgan zugeordnet. Dieses Wissen macht sich die Elektro-Ohrakupunktur zunutze. Durch schwache Stromstöße werden erkrankte Organe über das Ohr positiv beeinflußt. Die Heilung tritt überaus rasch ein, da die Reflexe über das Gehirn laufen. Außerdem bietet diese Methode eine wesentliche Erleichterung in der Diagnostik. Die Meridianpunkte am übrigen Körper sind jederzeit auffindbar. Dagegen lassen sich die Ohrpunkte mit einem speziellen Ortungsgerät nur dann erkennen, wenn das zuständige Organ nicht in Ordnung ist. Dieses Ortungsgerät heißt Diatherakupunkteur und wird in der Naturheilkunde auch Punktoskop genannt. Das bedeutet: Mit der Ohrakupunktur kann der Fachmann eine Krankheit in einem Zug aufspüren und dann sogleich schmerzlos behandeln.

Sehr erfolgreich wird die Methode angewendet gegen Migräne, Trigeminusleiden, Ischiasschmerzen, Allergien, Medikamentensucht und Freßsucht, Nikotinsucht, Alkoholsucht, Drogensucht, Depressionen, Angstneurosen und Organneurosen, wie auch Bronchitis und Gürtelrose. In der Bundesrepublik haben sich schon über 500 Ärzte zu der Ohrakupunktur bekannt, was wieder einen Beweis dar-

stellt, wie die Naturheilkunde mit ihren vernünftigen und fortschrittlichen Methoden mehr und mehr die Schulmedizin überzeugt.

Elektro-Neuraltherapie

Die Elektro-Neuraltherapie basiert auf folgender Erkenntnis: Am menschlichen Körper gibt es 214 kleine Sonderflächen, die bei allen Patienten gleich sind. Diese Reaktionsstellen weisen einen anderen Elektromeßwert auf als die rundum befindlichen Hautstellen. Die meisten dieser Reaktionsstellen stimmen mit den Nervenpunkten und Meridianpunkten der Akupunktur überein. Die Neuralpunkte befinden sich auf der Schädelhaut, im Gesicht, links und rechts der Wirbelsäule, am vorderen Hals und an den Extremitäten. Werden diese Stellen nun mit speziellen Geräten gemessen, so weisen sie beim gesunden Menschen ganz bestimmte Werte auf. Stimmen diese Werte nicht, dann besteht eine vegetative Störung. Das Ziel des Fachmannes ist es nun, diese Abweichungen zu normalisieren. Dadurch wird die Elektro-Neuraltherapie zu einer interessanten Methode gegen die vielfach verbreitete vegetative Dystonie. Die Untersuchungen mit den Elektrogeräten werden an der trockenen Haut vorgenommen. Ergibt sich aus den Messungen, daß vegetative Dystonie vorliegt, so beginnt der Fachmann mit weiteren Neural-

Elektrogeräten die Behandlung der spezifischen Hautpunkte. Der Patient verspürt den Strom kaum, höchstens empfindet er ein Kribbelgefühl. Spricht der Kranke auf die Behandlung an, folgen meist zehn Sitzungen. Wenn das elektrische Gleichgewicht beim Patienten erreicht ist, werden die notwendigen Eigenheilungsvorgänge im Körper freiwerden, die vorher blockiert waren und die Erkrankung verursachten. Der volle Erfolg der Elektro-Neuraltherapie ist meist nach etwa sechs Wochen zu erwarten. Die Schulmedizin steht dieser Methode sehr kritisch gegenüber.

Irisdiagnose

Die Irisdiagnose ist eine Methode der Naturheilkunde zur schnellen und einfachen Erkennung von Krankheiten. Sie ist keine Heil-, sondern eine Diagnosemethode, gehört aber in den Rahmen der Naturheilkunde und soll deshalb hier behandelt werden. In der Schulmedizin ist die Irisdiagnose umstritten, doch weisen Anzeichen darauf hin, daß sie sich durchsetzen wird. Naturwissenschaftler haben erkannt, daß das Auge nicht nur mit den Sehnerven, sondern auch mit dem sympathischen und parasympathischen Nervensystem verbunden ist. Das Auge ist somit ein Spiegel des ganzen Körpers. Wir teilen die Iris in verschiedene Organfelder ein. Jedes Feld entspricht einem anatomisch genau festgelegten Körperorgan. Anhand winziger Veränderungen in diesen Irisfeldern erkennt der Fachmann bestimmte Krankheitsherde im menschlichen Körper oder beginnende Störungen. Die Irisfelder weisen helle, dunkle oder farbige Flecken auf. Der Erlernung der Irisdiagnose muß ein eingehendes Studium des menschlichen Auges vorausgehen. Nur die Erfahrung macht den perfekten Augendiagnostiker. Der Laie kann nur feststellen, ob ein Auge trüb und krank oder glänzend und gesund aussieht.

Der Experte vermag bereits aus der Farbe der Iris zu lesen:

Eine blaue Iris deutet auf dünnflüssiges Blut. Eine graue Iris verrät eine ähnliche Konstitution. Die braune Iris zeigt eine starke Konzentrierung des Blutes an. Eine große Pupille deutet auf Nervenschwäche.

Weiße Flecken in der Iris weisen auf Entzündungen im Körper oder auf überreizte Organe hin. Dunkle Flecken melden eine verminderte Tätigkeit eines Organs. Die dunkle Färbung kann auch ein chronischer Krankheitszustand sein. Schwarze Flecken verraten einen Substanzverlust, farbige Flecken Vergiftungen im Körper.

Kleine lagunenartige Flecken innerhalb der Iriskrause lassen auf eine durch erschlaffte Magen- und Darmmuskulatur bedingte Darmsekretion schließen. Darmentzündung dokumentiert sich in einer weißen Iriskrause. Aufhellungszeichen deuten eine Entzündung der Gallenblase an. Ist das Magenfeld grau bis schwarz, leidet der Patient an Gastritis. Helle, streifenförmige Fasern sind Anzeichen von Magenschwäche. Wie gesagt: Der erfahrene Irisdiagnostiker kann allein durch einen Blick in die Augen seines Patienten verblüffende Angaben über dessen Gesundheitszustand machen.

Akupunktur

Die Akupunktur wurde bereits vor 5000 Jahren von Heilkundigen in China praktiziert. 2500 vor Christus wurde die Therapie von Kaiser Huang-ti zur offiziellen Medizin erhoben. Im dritten Jahrhundert nach Christus erschien das erste umfassende Werk über Akupunktur. Die Methode aus China hat in den letzten Jahren in unseren Breiten einen wahren Siegeszug angetreten. Mehr und mehr Ärzte praktizieren sie in ihren Ordinationen und auch in Krankenhäusern.

Die Nadelstichmethode basiert auf der Erkenntnis, daß einzelne Linien der Körperoberfläche – die Meridiane – mit Punkten versehen sind, die durch Direktleitung mit den inneren Organen in Verbindung stehen. Durch den Einstich von verschieden großen Nadeln aus Gold, Silber und Stahl an bestimmten Meridianpunkten kann der Experte hemmende oder fördernde Wirkung auf ein bestimmtes Organ ausüben. Nach der chinesischen Lehre wird der Körper von zwei Kräfteeinheiten, der positiven und der negativen, beherrscht. Gewinnt eine der beiden Kräfte die Oberhand, so ist der Mensch krank. Es ist daher die Aufgabe des Akupunkteurs, das Gleichgewicht im Körper wiederher-

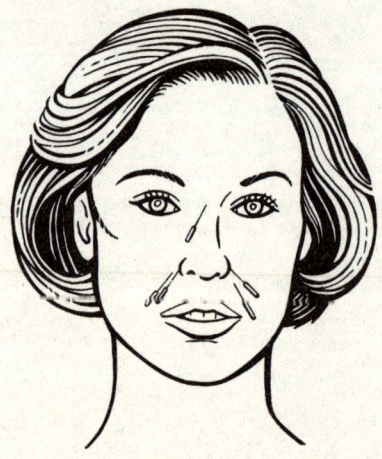

AKUPUNKTUR

zustellen. Zu diesem Zweck stehen ihm auf der Hautoberfläche mehr als 700 genau programmierte Einstichstellen zur Verfügung. Von hier aus führt eine direkte Linie zum Organ. Als optimale Einstichtiefe bei der Akupunktur gelten 2 Millimeter. Die Dauer der Nadelung beläuft sich auf eine Zeit von zwei Sekunden bis zu zwei Minuten. Das Hauptanwendungsgebiet der Akupunktur ist die Schmerzstillung. Weiters können Funktionsstörungen behoben und seelische Krankheiten geheilt werden. Wer sich mit Akupunktur behandeln lassen will, muß einen erfahrenen Experten aufsuchen.

Akupressur

Die Akupressur wird – wie die Akupunktur – in China seit über 5000 Jahren praktiziert. Bei uns allerdings hat diese Methode erst in jüngster Zeit an Popularität zugenommen. Die Akupunktur wird vom Fachmann vorgenommen. Die Akupressur führt der Patient an sich selbst durch. Er braucht keine Nadeln, sondern bloß die Finger seiner Hände, in Ausnahmefällen die Finger eines Helfers. Auch in der Akupressur gilt die Regel: Der menschliche Körper ist von Meridianlinien überzogen. Auf diesen Linien liegen Punkte, über die der Patient seine inneren Organe beeinflussen und aktivieren kann. Hier ist nicht der Nadelstich das Entscheidende, sondern der Druck mit dem Finger. Dieser Fingerdruck elektrisiert den Meridian und bringt dem Organ einen hemmenden oder fördernden Impuls, je nachdem, was benötigt wird. Voraussetzung für die Akupressur ist für den Patienten die Kenntnis der einzelnen Meridianpunkte, die für bestimmte Leiden und Organe zuständig sind. Dafür aber gibt es ausführliche Tabellen und Bücher, in denen anschaulich die notwendigen Druckpunkte angegeben sind.

Zusätzlich muß der Patient die Gebote der Akupressur kennen: Kein

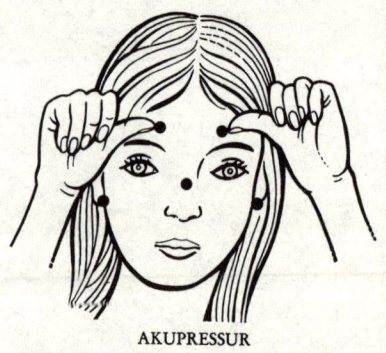

AKUPRESSUR

Druckpunkt darf länger als sieben Sekunden belastet werden. Diese Zeit genügt zur Abregung des autonomen Nervensystems und zur Erreichung einer bestimmten Organreaktion. Ein krankes, geschwächtes Organ braucht nur einen kurzen Impuls, um seine normale Tätigkeit wieder aufnehmen zu können. Zu starker Druck kann konträr wirken. Der Patient muß sich konzentriert und langsam behandeln. Die Fingernägel müssen kurz und sauber sein. Die Akupressur muß sofort abgebrochen werden, wenn die Schmerzen an der Druckstelle über einen längeren Zeitraum stärker werden. Der einzelne Druckpunkt darf nicht öfter als viermal am Tag behandelt werden. Am besten morgens, mittags, nachmittags und abends. Meist genügt eine zweimalige Behandlung am Tag. Nach der Akupressur-Behandlung sollte sich der Patient entspannen.

Die Akupressur ist in erster Linie für die vielen Gelegenheiten gedacht, bei denen man den Arzt entlasten oder Schmerz bis zum Eintreffen des Arztes lindern will. Wichtig ist: Schwere innere Leiden und infektiöse Erkrankungen können niemals mit Akupressur behandelt und geheilt werden. Dafür ist der Arzt zuständig.

Am gesunden Körper ausgeübt, beschleunigt die Akupressur die Blutbewegung, regt die Drüsenfunktion an, fördert die geistige Entspannung und hilft Abfallstoffe aus Muskeln und Organen abbauen.

Bestens bewährt haben sich die Akupressurgriffe bei Migräne, Kopfschmerzen, Sodbrennen, Schluckauf, Blutdruckstörungen, Zahnschmerzen und Husten.

Seelenbehandlung

In der Seelenheilkunde werden seelische Faktoren planmäßig zur Heilung und Bekämpfung von Krisen im menschlichen Dasein eingesetzt. Es gibt verschiedene Methoden, die sich seit Jahrhunderten aus der Naturheilkunde entwickelt haben.

Mit Selbstbeeinflussung lassen sich nachweislich viele seelische Probleme lösen und beseitigen. Wird nichts dagegen unternommen, können nämlich daraus Krankheiten werden. Der Patient muß sich mit der Vorstellung erfüllen, das seelische Gleichgewicht in sich wiederherzustellen und jeder daraus resultierenden körperlichen Krankheit vorzubeugen. In den meisten Fällen braucht man dazu den Ansporn und die Anleitung eines Fachmannes. Auf diese Weise lassen sich Depressionszustände, seelische Verkrampfungen, innere Verspannungen, organische Fehlsteuerungen sowie Schlaflosigkeit aus der Welt schaffen.

Die Autosuggestion

Die Autosuggestion kennt ganz bestimmte Übungen, die auf positive Beeinflussung bestimmter Körperfunktionen abgestimmt sind. Suggerieren Sie sich eine gute Durchblutung, wenn Sie damit Probleme haben. Sprechen Sie Ihrem Herzen Kraft zu, wenn die Tätigkeit Ihrer Pumpe zu wünschen übrigläßt. Befehlen Sie sich eine ruhige Atemfunktion, wenn Sie unter Atemnot leiden. Natürlich stellt die Autosuggestion kein Allheilmittel dar, aber sie ist eine ideale Ergänzung zu anderen Behandlungen.

Der Patient muß sich gelockert auf einen Sessel setzen, ohne sich dabei anzulehnen. Der Rumpf muß in sich zusammensinken. Der Rücken soll gekrümmt sein. Die Schultern bleiben über dem Becken. Die Oberschenkel müssen stark gespreizt auseinandergezogen werden. Die Unterarme läßt man locker herabhängen. Jetzt schließt der Patient die Augen, konzentriert sich auf sein Leiden und befiehlt sich selbst: „Ich bin ganz ruhig. Meine Gedanken stehen still. Mein Herz schlägt ruhig und kräftig. Der Atem geht ruhig. Die Stirn ist angenehm kühl. Tief atmen...!" In erster Linie muß der Patient in seinen Befehlen auf seine speziellen Beschwerden eingehen. Wichtig ist, daß bei der Prozedur die Augen geschlossen bleiben. Nachher öffnen Sie sie, absolvieren eine Atempause und wiederholen die Übung einige Male. Viele Menschen werden sich, wenn sie konzentriert genug waren, wohler und ausgeglichener fühlen.

Das autogene Training

Beim autogenen Training braucht sich der Patient nichts einzureden. Wichtig ist das Entspannen und Entlasten von Seele und Körper, um neue Kräfte zur Abwehr zu sammeln. Sie entspannen Ihren Körper durch Lockerungsübungen und Konzentrationsexperimente. Dadurch werden Geist, Muskeln und Gefäße automatisch entspannt. Körper und Seele erfahren eine Regenerierung. Die einfachste Übung des autogenen Trainings: Sie verdunkeln die Fenster eines Raumes, der nach Möglichkeit auch vor Lärm geschützt ist. Sie legen sich mit leicht weggestreckten Armen und Beinen flach auf den Fußboden, schließen die Augen und atmen ruhig und gleichmäßig. Versuchen Sie, an nichts zu denken, alle Gedanken auszuschalten, vor allem die negativen. Horchen Sie in Ihren Körper hinein. Und denken Sie sich nach und nach vor: „Ich bin sehr müde, schrecklich müde. Ich liege hier und entspanne mich. Meine Fingerspitzen sind ganz leicht. Meine Hände sind ganz leicht. Meine Arme sind ganz leicht. Meine Füße sind ganz leicht. Meine Beine werden immer leichter... Ich schwebe ...!"

Wer autogenes Training übt, sollte dabei nicht durch Außenstehende abrupt gestört werden. Der Patient muß langsam wieder in den Alltag zurückfinden. Dann erst wird er sich nachher frisch und gestärkt fühlen.

Hypnose

Die Hypnose ist im Laufe der Zeit zu einer wichtigen und wertvollen Methode zur Heilung von Krankheiten geworden. Längst ist die Zeit vorbei, in der sie als Jahrmarktsensation galt. Vor allem bei der Behandlung von Neurosen und Psychosen ist die Hypnose kaum mehr wegzudenken. Dieser Ansicht ist auch die moderne Schulmedizin. Hypnose ist eine Sonderform der Suggestion. Sie dient der Beeinflussung von erkrankten Organen durch das Unterbewußtsein. Der Patient muß von einem Fachmann hypnotisiert werden und muß natürlich damit einverstanden sein. Lehnt sich der Kranke gegen eine derartige Behandlung auf, dann wird sich kein Erfolg einstellen.

Der Patient legt sich nach einem beruhigenden Gespräch mit dem Hypnotiseur entspannt auf ein Sofa und konzentriert seine Sinne ganz auf einen bestimmten Gegenstand im Raum, etwa eine Bleistiftspitze, eine Münze in der Hand des Hypnotiseurs. Mit monotonen Worten wird der Patient in einen hypnotischen Schlaf versetzt. Damit ist das oberflächliche Bewußtsein ausgeschaltet. Nun hat der Hypnotiseur etwa eine Stunde Zeit, dem Kranken den intensiven Wunsch nach Selbstheilung, nach Genesung und Besserung des gegenwärtigen Zustandes einzugeben. Er kann Befehle an das kranke Körperorgan richten und setzt damit den Grundstein zu einer positiven Beeinflussung und späteren leichteren Heilung. Anzahl und Länge der Sitzungen richten sich nach Schwere und Art der Krankheit. Eines muß der Patient wissen: Auf diese Weise können nur Krankheiten bekämpft werden, die durch seelische Störungen ausgelöst wurden.

Magnetismus

Der Magnetismus als medizinisches Heilmittel findet sich bereits in den ägyptischen Mysterien. In eigenen Tempeln wurden die Kranken geheilt.

Auch heute sind führende Naturheilkundige der Ansicht, daß Magnetismus unsere Gesundheit erhalten kann. Er verschafft Frauen und Männern Lebensfreude und Energien. Paracelsus führte den Magnetismus in Europa ein. Große Verdienste um diese Heilmethode hat sich der Arzt Dr. Franz Anton Mesmer erworben.

Auf der 91. Tagung der Deutschen Gesellschaft für Chirurgen erklärte Dr. W. D. Mühlbauer, Oberarzt der Abteilung für Plastische und Wiederherstellungschirurgie der Technischen Universität München: „In zahlreichen Tierexperimenten und klinischen Untersuchungen an mehr als 100 Patienten ließ sich der Einfluß statischer Dauermagnetfelder sowie schwacher elektromagnetischer Wechselfelder auf den Wundheilungsvorgang nachweisen...!"

Der Patient nimmt beim Magnetisieren auf einem Sofa Platz. Der Magnetiseur reinigt sich die Hände, nimmt an seiner Seite Platz, spricht ein wenig mit ihm und bittet den Patienten dann, in absolutem Schweigen zu verharren. Der Raum sollte abgedunkelt sein. Der Magnetiseur konzentriert sich auf die fluidale Kraft in seinen Händen, bis er sie in den Fingerspitzen förmlich spürt. Dann tritt er an den Patienten heran und führt 10 Zentimeter über der betreffenden Körperstelle Striche aus, die immer vom Kopf nach unten führen müssen. Anschließend legt der Magnetiseur seine erwärmten Hände auf die nackte Haut des Patienten und streicht direkt über die betreffende Stelle. Bei Hautberührung sprechen wir von positiven Magnetstrichen, im anderen Fall von negativen Magnetstrichen. Die Striche müssen bedächtig immer vom Kopf zu den Füßen durchgeführt werden, niemals hin und her. Vor jedem magnetischen Strich muß der Magnetiseur tief einatmen, während des Striches atmet er aus. Nach jedem magnetischen Strich schnellt er die Hände seitlich weg, ballt eine Faust und spreizt die Finger, um krankhafte und unharmonische Kraftströme abzuschleudern. Das Magnetisieren darf nie länger als 15 Minuten dauern. Eine Streichung ist mitunter an der betreffenden Körperstelle bis zu 28mal zu empfehlen. Magnetisieren wird vielfach auch zusätzlich zur ärztlichen Behandlung durchgeführt. Naturheilexperten, die den Magnetismus praktizieren, geben an, daß sie schon viele Leiden mit ihren Händen bekämpfen konnten.

Die Vielfalt an aufgezeigten Methoden der Naturheilkunde von der Wasserheilkunde bis zur Seelenbehandlung zeigt, daß kein Kranker den Mut verlieren darf, wenn eine Therapie nicht gleich zum Ziel führt. Vermutlich hilft ihm sehr bald schon eine andere Methode. Darum ist es so beruhigend, daß die Natur mit ihren vernünftigen Gesetzmäßigkeiten mit einem so reichen Angebot an Heilungsmöglichkeiten dem Menschen zur Seite steht...

Die Naturheilkunde bietet ein breites Spektrum an Behandlungs- und Heilverfahren im Kampf gegen Krankheit und Tod. Diese Naturheilverfahren stellen wirksame Abwehrmaßnahmen gegen bestimmte Leiden dar und dienen – am gesunden Menschen angewendet – der Vorbeugung.

Die Tatsache, daß so viele verschiedene Naturheilmethoden zur Auswahl und Verfügung stehen, darf nicht verwirren. Alle diesbezüglichen Therapien sind segensreich und bekömmlich. Doch für verschiedene Krankheiten und für verschiedene Menschen ist eben das eine oder andere Verfahren besser und erfolgreicher. Das müssen Patient, Arzt und Naturheilexperte von Fall zu Fall entscheiden.

Ebenso muß einem verantwortungsvollen Anhänger der Naturheilkunde in unserer Zeit immerzu bewußt sein, wo die Stärken, die Vorteile, aber auch die Grenzen der naturgemäßen Behandlung liegen. In schwerwiegenden Krankheitsfällen, in gesundheitlich entscheidenden Krisen ist unbedingt und ohne Zögern der Arzt zu Rate zu ziehen. Er allein wird dann entscheiden, ob die Naturheilbehandlung allein angewendet werden darf, ob sie vielleicht eine ideale und begrüßenswerte Ergänzung zur Arzttherapie darstellt oder ob sie vorübergehend im Interesse des Kranken zu unterbleiben hat.

Wenn Sie die vielfältigen Naturheilverfahren im vorliegenden Werk studiert haben, werden Sie feststellen, daß sie alle ein großes Ziel anstreben: Sie treten den Kampf gegen eine bestimmte Krankheit an, indem sie den gesamten Organismus in ein gesundes Gleichgewicht bringen. Es verwundert daher nicht, daß etliche der Naturheilverfahren längst Eingang in die Schulmedizin gefunden haben.

III.

So heilt die Natur

*Der menschliche Körper,
seine Krankheiten mit ihren typischen Symptomen
sowie deren naturheilkundliche Behandlung.*

1. Der Kopf

Die Haare

Schon bei der Geburt ist der Körper des Menschen mit Flaumhärchen bedeckt, aus denen sich zuerst an der Kopfhaut, später in der Schamgegend, in den Achselhöhlen, am übrigen Körper sowie beim Mann im Gesicht ein verschieden starker Haarwuchs entwickelt. Das hängt jeweils vom Geschlecht und von der Veranlagung ab. Sehr häufig sind beim Mann auch Brust, Arme und Beine behaart.

Das Haar steckt mit einem knollig verdickten Ende in der Haut, im sogenannten Haarbalg. Der Boden dieses Haarbalges ist etwas vorgewölbt und als kleine Warze entwickelt, die mit feinsten Blutgefäßen und Nerven versehen ist. Der Haarschaft verfügt über ein knolliges Ende, die sogenannte Haarzwiebel, die wiederum der Haarpapille aufgestülpt ist. Von dieser Papille aus, auch Haarkeim genannt, wird das Haar ernährt. Wenn das Haar wächst, wird es von hier nach vorne geschoben. Dabei muß es in einer vorgefügten engen Röhre gleiten können. Für diese Funktion sorgt der Haartalg aus den Hauttalgdrüsen des

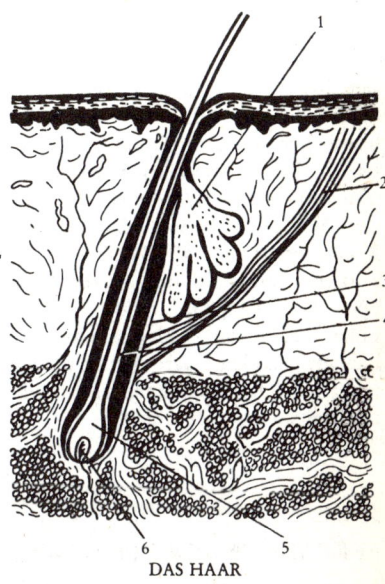

DAS HAAR

1: Talgdrüse, 2: glatter Muskel, 3: äußere Wurzelscheide, 4: innere Wurzelscheide, 5: Haarzwiebel, 6: Haarpapille.

Haarbalges. In der Wand des Haarbalges verlaufen winzige Muskelstränge, die das Haar aufrichten können. Das Haar selbst besteht aus verhorn-

117

ten Zellen, die zu einem Hornfaden zusammengefügt sind. In der gelblichen bis rötlichen Rindenschicht des Haarschafts befinden sich Farbstoffkörnchen, die das Haar mehr oder weniger dunkel färben. Wird von der Papille aus nur wenig oder gar kein Farbstoff gebildet und dringen zugleich kleine Luftbläschen in das Haar ein, so entsteht graues Haar. Der Farbstoffgehalt des Haares nimmt in den ersten Lebensjahren eines Menschen ständig zu. Daher kommt es oft bei Jugendlichen zum Nachdunkeln der hellen Kinderhaare.

Die Lebensdauer eines Haares ist sehr begrenzt. Kopfhaare werden ein halbes bis vier Jahre alt, Wimpernhaare sterben nach drei bis fünf Monaten ab. Jedem Menschen fallen somit ununterbrochen Haare aus. Bei jungen Menschen beträgt der tägliche Kopfhaarverlust etwa 30 bis 50, in mittleren Jahren 90, im höheren Alter etwa 100. Solange jedoch die Haarpapillen gesund sind, bilden sich die täglich ausfallenden Haare immer wieder neu nach. Das Haupthaar wächst alle fünf Tage einen Millimeter.

ERKRANKUNGEN DER HAARE

Bartflechte

Die Bartflechte oder Bartfinne ist eine Entzündung der Haarbälge und Hauttalgdrüsen durch in die Haut eingedrungene Erreger. Meist sind es Pilze.

ERKENNEN: Die Haut schwillt an der betroffenen Stelle an. Es tritt starke Rötung auf. Anschließend bilden sich Eiterknötchen, die sich langsam auf das gesamte Gesicht ausbreiten.

BEHANDLUNG: Regelmäßige Gesichtswaschungen mit Zinnkrautabkochungen, Auflagen von Zinnkrautkompressen, am besten während der Nachtstunden. Dazu Kopfdämpfe, Heublumenhemd und Heublumenvollbad zur Allgemeinbehandlung. Die Homöopathie bekämpft die Bartflechte mit Hepar sulfuris D 3, Hydrocotyle asiatica D 2 sowie äußerlich mit Schwefelsalben. Biochemiker schwören auf Calcium sulfuricum D 6 und Natrium muriaticum D 6.

Haarausfall

Tritt vor dem 50. Lebensjahr vermehrter Haarausfall auf, wobei die Haare nicht mehr nachwachsen, so liegt in jedem Fall eine Erkrankung vor. Ursachen hierfür können Infektionskrankheiten, Vergiftungen, Nervenleiden, Störungen der Hormonversorgung, Verdauungsstörungen, Kopfschwartenrheumatismus und Hauterkrankungen sein, wobei auch die erbliche Veranlagung einen bedeutenden Faktor für Haarausfall, eine typische Zivilisationskrankheit des Mannes, darstellt.

ERKENNEN: Typisch für den krankhaften Haarausfall ist ein Abnehmen des Haarwuchses, von der Stirn und den Schläfen ausgehend. In kürzester Zeit kommt es dann zur Bildung einer Glatze. Bedingt durch Allgemeinerkrankungen können auch Nervosität, Schlaflosigkeit und Kopfschmerzen auftreten.

BEHANDLUNG: Zur örtlichen Behandlung ist eine täglich am Morgen und am Abend durchgeführte Kopfmassage mit kaltem Wasser und dann festes Frottieren erforderlich. Dazu jeden zweiten Tag den Kopf mit einer Brennesselabkochung – eine Handvoll Brennessel in 1 Liter Essig und gleichem Teil Wasser 5 Minuten kochen – waschen, danach frottieren und einige Tropfen Klettenwurzelöl in den Haarboden einreiben. Neben den wichtigen Kopfmassagen sollte auf jeden Fall auf das Tragen einer Kopfbedeckung verzichtet werden. Für eine Verbesserung des allgemeinen Gesundheitszustandes sind tägliche Essigwasserganzwaschungen, täglich wechselndes Halbbad, Schenkel- und Oberguß (nachmittags) sowie Armgüsse zu empfehlen. Mit Zinnkrautsaft, Zinnkrauttee und Heilerde wird dem Haarausfall innerlich entgegengewirkt.

Grundsätzlich sei noch hinzugefügt, daß gegen Haarausfall oft schon richtige Haarpflege als Vorbeugung hilft. Je nach Fettgehalt des Haarbodens sollte eine Haarwäsche einmal wöchentlich oder monatlich erfolgen. Dazu Brennessel, Kamille – römische Kamille bei blonden Haaren – in kurzer Aufkochung oder im Aufguß verwenden. Zum Waschen nur alkalifreie Seifen benützen und mit einem Teelöffel Borax auf eine Schüssel Wasser nachspülen. Bei alkalihältigen Seifen Essigwasser als Spülung anwenden. Auch das regelmäßige Bürsten der Haare gehört zur Pflege. So wird der Glanz verstärkt, doch sollte beim Bürsten oft die Richtung gewechselt werden, um keinen einseitigen Zug auf die Haare auszuüben. Eventuelle Kopfmassagen sollen nicht die Haare, sondern die Kopfhaut lockern, so daß die Durchblutung gefördert wird.

Haarspaltung

Das Haar des Patienten bricht an den Spitzen ab. Dies geschieht entweder nach einer Krankheit oder wenn sich langgewachsene Haare an den Schultern abstoßen. Mitunter kommt es auch nach langjährigem Haarefärben sowie durch Dauerwelle und Kaltwelle zu Haarspaltung.

ERKENNEN: Parallel mit den gespaltenen Haarspitzen bilden sich oft auf der Kopfhaut Schuppen, Flechten und Ekzeme. Das Haar verliert an Glanz.

BEHANDLUNG: Ein guter Friseur muß die Haarspitzen absengen, damit die Hornsubstanz des Haares zusammenschmilzt und dem Spalten Einhalt geboten wird. Das Haar erholt sich binnen weniger Wochen. Wer gegen Haarspaltung vorbeugen will, muß sich den Kopf mit alkalifreier Seife waschen, sollte mit Boraxwasser nach-spülen und den trockenen Haarboden mit Klettenwurzelöl einreiben. Ideal sind regelmäßige Kopfmassagen und 50 Bürstenstriche pro Tag.

Übermäßige Behaarung bei Frauen

Sehr häufig zeigt sich bei Frauen star-ker Haarwuchs an der Oberlippe, an den Unterschenkeln und Unterarmen. Zumeist sind das die Folgen von nicht einwandfrei funktionierenden Eier-stöcken.

ERKENNEN: Plötzlich zeigt sich am Frauenkörper ein vermehrter „männ-licher" Haarwuchs, der dem frauli-chen Aussehen schadet.

BEHANDLUNG: Unbedingt den Arzt aufsuchen, damit er die Ursache für die Behaarung findet. Der Mediziner wird dann das Leiden behandeln. Eine gute Kosmetikerin oder ein Naturheil-fachmann wird sich dann der radika-len Entfernung der Haare annehmen. Dies geschieht mit Hilfe von Harzauf-lagen, mit Enthaarungscremen oder mit speziellen elektrischen Geräten. Niemals darf die Patientin selbst sich die Haare wegrasieren. Dies hat einen noch stärkeren Haarwuchs zur Folge!

Das Gehirn

Das Gehirn ist ein Teil des Nervensystems, befindet sich in der knöchernen Schädelkapsel und wiegt 1300 bis 1800 Gramm. Es besteht aus sehr empfindlichem Gewebe – nämlich Nerven-

und wo das Rückenmark in den Wirbelkanal eintritt. Das Gehirn besteht aus dem verlängerten Mark, welches den Übergang in das Rückenmark bildet, aus dem Mittelhirn, dem Zwischenhirn, dem Großhirn und dem Kleinhirn. Die gesamte Gehirnoberfläche ist stark gefaltet und läßt verschiedene Windungen erkennen. Im Querschnitt erscheint das aus Nervenfasern bestehende Hirnmark weiß, die aus Nervenzellen bestehende Gehirnrinde grau.

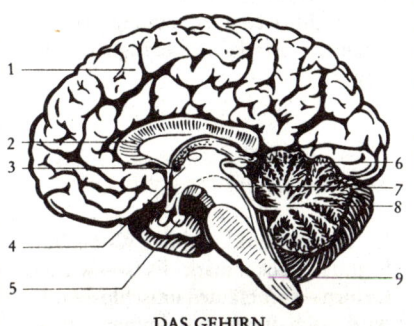

DAS GEHIRN

1: Großhirn, 2: Balken, 3: Monroesches Loch, 4: Hirnkammer, 5: Hirnanhang, 6: Zirbeldrüse, 7: Großhirnschenkel, 8: Kleinhirn (Lebensbaum), 9: verlängertes Mark.

und Stützgewebe – und ist von der Gehirnflüssigkeit umgeben. Die Schädelkapsel weist nur dort Öffnungen auf, wo die Gehirnnerven austreten

Das Großhirn

Das Großhirn ist beim Menschen am weitesten entwickelt und sonst nur bei hochentwickelten Tieren vorhanden. Es ist durch eine Mittelfurche in zwei Großhirnhälften geteilt. Jede Hälfte ist wiederum in Längs- und Querfurchen unterteilt, wodurch eine größere Oberfläche gebildet wird. Die graue Rindensubstanz des Großhirns ist 5

121

Millimeter dick und besteht aus rund 70 Milliarden Nervenzellen. Durch lange Nervenfasern stehen die Zellen untereinander und über das Rückenmark mit den Körper- und Sinnesorganen in Verbindung. Das Großhirn ist der Sitz des Denkens, Wollens, Handelns und Empfindens. Hierher gelangen alle Reize von außen und Empfindungen, und von hier gehen Impulse aus. Von einzelnen Segmenten der Großhirnrinde werden viele Körperfunktionen gesteuert: Hören, Sprechen, Riechen, Sehen, das Bewegen von Armen und Beinen.

Das Zwischenhirn und das Mittelhirn

Zwischenhirn und Mittelhirn sind der Sitz der Triebe und des unwillkürlichen Nervensystems. Hier befinden sich lebenswichtige Zentren für gewisse Körperfunktionen. Von hier aus werden unbewußte Tätigkeiten wie Atmung, Kreislauf, Wärmehaushalt und Stoffwechsel gesteuert. Großhirn und Zwischenhirn arbeiten nicht unabhängig voneinander. Das Großhirn gibt Befehle. Aber niemals kann das Bewußtsein das Unterbewußtsein vollkommen beherrschen.

Durch eine Nervenbahn ist das Zwischenhirn mit dem Hirnanhang verbunden. Dadurch wird die Tätigkeit der Hormondrüsen und des vegetativen Nervensystems aufeinander abgestimmt.

Das Kleinhirn

Das Kleinhirn liegt im unteren Teil der hinteren Schädelgrube und ist durch eine Hirnhautfalte vom Großhirn getrennt. Dennoch bestehen viele Verbindungen. Das Kleinhirn ist für den geordneten Ablauf der Körperbewegungen und für das Gleichgewicht verantwortlich.

Das verlängerte Mark

Das verlängerte Mark ist der oberste Abschnitt des Rückenmarkes, der noch innerhalb der Schädelhöhle liegt. Hier befinden sich Regelzentren für Wärmehaushalt und Stoffwechsel. Daher führt eine Verletzung des verlängerten Marks unverzüglich zum Tod.

Das Rückenmark

Im Rückenmarkkanal der Wirbelsäule liegt das Rückenmark. Es ist – wie das Gehirn – von Häuten umschlossen. Es wird nach unten hin immer dünner und endet beim zweiten oder dritten Lendenwirbel. Im Rückenmark verlaufen die Nervenbahnen, die das Gehirn mit dem übrigen Körper verbinden. Da sämtliche Nervenfasern sich im Rückenmark kreuzen, steuert eine Gehirnhälfte immer die entgegengesetzte Körperhälfte an. Die Nervenzellen befinden sich als graue Masse im Rückenmark um den Zentralkanal, die Nervenfasern verlaufen als weiße Masse außen.

Das Nervensystem

Das Nervensystem steuert mit den Hormonen im strömenden Blut die Tätigkeit aller Organe. Hormone und Nervensystem stimmen die Tätigkeit der Organe aufeinander ab. Das Nervensystem nimmt innere und äußere Reize auf und muß sie weiterleiten. Die Sinnesorgane nehmen die Reize auf, die Nervenfasern leiten sie weiter, und die Nervenzentren werten sie aus. Das Nervensystem setzt sich aus dem Zentralnervensystem und dem peripheren Nervensystem zusammen.

Das Zentralnervensystem

Das Zentralnervensystem besteht aus dem oben erwähnten Gehirn und dem Rückenmark. Die beiden bilden eine funktionelle Einheit. Ein Reiz, der von den Gliedmaßen kommt, durchläuft das Rückenmark, wird dort umgeleitet oder umgeschaltet und schließlich im Gehirn verarbeitet.

Das periphere Nervensystem

Das periphere Nervensystem setzt sich aus den Gehirnnerven, den Rückenmarksnerven und dem vegetativen Nervensystem zusammen. All diese Nerven teilen sich in zwei Gruppen: in die Empfindungsnerven, die auf Berührung, Schmerz, Wärme und Kälte reagieren, und die Bewegungsnerven, die für die Muskelbewegungen verantwortlich sind.

Die Gehirnnerven – auch Kopfnerven genannt – befinden sich fast nur im Gebiet des Kopfes und des Halses. Nur der zehnte Gehirnnerv – Nervus vagus genannt – zieht vom Kopf bis zu den unteren Darmabschnitten. Er beschleunigt die Tätigkeit des Magens und Darmes. Allgemein bestehen die Hirnnerven aus 12 Nervenpaaren.

Die Rückenmarksnerven verlassen paarweise das Rückenmark und bahnen sich zwischen den Wirbelknochen einen Weg aus dem Wirbelkanal. Sie verfügen über Empfindungs- und Bewegungsfasern.

Das vegetative Nervensystem – auch unwillkürliches Nervensystem genannt – beeinflußt die Tätigkeit der Eingeweide, der Blutgefäße und der Drüsen. Es arbeitet selbsttätig und hat seinen Hauptsitz im Zwischenhirn, im Mittelhirn, im verlängerten Mark und im Rückenmark. Das vegetative Nervensystem besteht aus dem Sympathikus und dem Parasympathikus. Der Sympathikus beschleunigt die Herztätigkeit, verengt die Blutgefäße, reguliert den Verdauungsapparat, vermindert die Durchblutung der Haut und der Schleimhäute. Er besteht aus einer Kette von Nervenknoten beiderseits der Wirbelsäule von der Schädelbasis bis zum Steißbein und ist auf Leistung im Körper ausgerichtet. Der Parasympathikus erweitert die Blutgefäße, steigert die Durchblutung der Haut und der Schleimhäute und drosselt die Herztätigkeit, ist also für die Ruhe und Erholung im Körper zuständig. Seine Nerven kommen aus dem Mittelhirn, aus dem verlängerten Mark und aus dem Rückenmark. In einem gesunden Körper wirken Sympathikus und Parasympathikus harmonisch zusammen. Bei jungen Menschen hat der Sympathikus, bei älteren Menschen der Parasympathikus die Oberhand.

ERKRANKUNGEN DES GEHIRNS

Gehirnentzündung

Gehirnentzündung ist eine schwere Gehirnerkrankung, die auch epidemisch auftreten kann. Die Anstekkungsgefahr ist gering. Die Übertragung erfolgt durch Tröpfcheninfektion. Betroffen sind vor allem Männer zwischen dem 30. und dem 40. Lebensjahr. Die Inkubationszeit beträgt 2 bis 10 Tage.

ERKENNEN: Ansteigendes Fieber, Schmerzen im Kopf, im Nacken und in den Gliedmaßen. Erbrechen, Schwindel und Krämpfe gesellen sich dazu. Auch Schlafsucht kann auftreten. Die Patienten klagen über rastlose Unruhe, Sehstörungen und Doppeltsehen (in vielen Fällen). Das akute Stadium dauert zwei bis drei Wochen. Jederzeit kann der Tod durch Kreislaufversagen, Erschöpfung oder Lähmung eintreten. In 70 Prozent geht das Leiden in Siechtum über. Siehe Parkinsonismus.

BEHANDLUNG: Sofort zum Arzt. Der Patient muß in eine Klinik.

Gehirnerschütterung

Gehirnerschütterung entsteht durch stumpfe Gewalteinwirkung auf das Gehirn. Die Folgebeschwerden können bis zu einem halben Jahr anhalten.

ERKENNEN: Zunächst tritt Bewußtlosigkeit auf. Der Patient atmet tief, die Pupillen sind verengt. Auf der blassen Haut bildet sich Schweiß, und die Muskeln sind erschlafft. Nach dem Erwachen treten Kopfschmerzen und Erinnerungslücken auf, die Konzentrationsfähigkeit ist reduziert. Es machen sich leichte Ermüdungserscheinungen bemerkbar.

BEHANDLUNG: Wenn möglich, sechs Wochen lang flach und bei völliger körperlicher und geistiger Ruhe im Bett liegen. Dazu kalte Stirnkompressen und Wärmeflaschen an den Füßen. Nach Erwärmung des Körpers kalte Leibaufschläge. Als Nahrung Säfte und vegetarische Rohkost.

Kopfschmerzen

Entgegen einer weitverbreiteten Meinung stellt der Kopfschmerz keine eigenständige Krankheit dar, sondern ist – gleich Schwindel, Erbrechen oder Atemnot – ein Krankheitszeichen, welches im Zuge anderer Erkrankungen auftritt. So kann der Kopfschmerz sowohl durch seelische Belastungen und Spannungen als auch durch innere Krankheiten, wie hohen Blutdruck, Herzschwäche, Alkohol- und Nikotinvergiftung, fieberhafte Infektionskrankheiten und Leber- bzw. Nierenerkrankungen, ausgelöst werden. Bei Erkrankungen im Bereich des Kopfes, wie Augenfehlern, Durchblutungsstörungen, Nasen-Ohren-Zahn-Erkrankungen und Verletzungen, tritt Kopfschmerz immer als Begleiterscheinung auf.

ERKENNEN: Je nach Ursache wird der Kopfschmerz stärker oder schwächer in unterschiedlichen Zonen des Kopfes empfunden. Zumeist tritt der Schmerz periodisch auf und wird als dumpf, ausgedehnt, lästig und quälend, in keinem Fall aber als lebensbedrohend empfunden.

BEHANDLUNG: Kann der Arzt kein erkennbares Grundleiden für den auftretenden Kopfschmerz feststellen, so ist die Behandlung mit Ableitung vom Kopf durch ein warmes Fußbad mit kaltem Knie- oder Schenkelguß einzuleiten. Auch häufige Wechselfußbäder, Halbbäder, Sitzbäder, Schenkelgüsse und Barfußlaufen im nassen Gras sind bei immer wiederkehrendem Kopfschmerz zu empfehlen. Da auch Fehler in der Ernährung zu solchen Beschwerden führen können, ist eventuell eine Koständerung mit anfänglichem Fasten von drei bis vier Tagen Dauer und anschließender Umstellung auf Roh- oder vegetarische Vollkost günstig. In jedem Fall sollten Alkohol, Nikotin und Kaffee gemieden werden.

Lähmung

Bei Lähmungen werden drei Gruppen unterschieden.

ERKENNEN: Einmal äußert sich die Lähmung in Bewegungslosigkeit, schlaffe Lähmung genannt, dann in übermäßiger Erregbarkeit oder spastischer Lähmung, aber auch als Empfindungslähmung. Bei Bewegungslosigkeit kommt es zusätzlich noch zu einer Rückbildung des gelähmten Muskels. Die beiden anderen Formen von Lähmung werden in der Hauptsache durch Schäden an Nerven, am Rückenmark oder im Gehirn ausgelöst. Aufgabe der natürlichen Behandlung ist es in solchen Fällen, den Blutumlauf in den gelähmten Teilen sowie im gesamten Körper zu fördern.

BEHANDLUNG: Für diese Art der Behandlung ist besonders die Anwendung von Wasser geeignet. Ganz- und Teilwaschungen, Teil-, Halb- und Vollbäder, Handbäder, Heublumenwickel, Essigwasserwickel und Fußbäder in Holzasche erzielen dabei die beste Wirkung. Zusätzlich ist bei Lähmungserscheinungen viel Bewegung, Massage der betreffenden Muskulatur und die Anwendung von Güssen anzuraten. Örtlich sind auch Einreibungen mit Kneippschem Malefizöl günstig. Unter ärztlicher Aufsicht bringen auch Behandlungen mit galvanischem oder Faraday'schem Strom gute Genesungsresultate.

Meningitis

Meningitis – auch Gehirnhautentzündung genannt – wird durch verschiedene Ursachen hervorgerufen. Wir unterscheiden im menschlichen Organismus eine weiche Hirnhaut, die das ganze Gehirn außen umzieht und unmittelbar auf der grauen Hirnrinde aufliegt, und wir kennen die harte Hirnhaut, die die Schädelkapsel auskleidet. Zwischen beiden Hirnhäuten befindet sich die Rückenmarkflüssigkeit. Die Gehirnhautentzündung entsteht entweder durch das unmittelbare Übergreifen von Eiterungen der Stirn- und Kieferhöhlen oder des Ohres oder im Rahmen einer Tuberkulose, Syphilis, Bakterien- und Viruserkrankungen sowie bei Tumoren. Das Übergreifen erfolgt über den Blutweg oder über den Lymphweg. Gehirnhautentzündung ist somit oft auch Begleiterscheinung bei Influenza, Lungenentzündung, Herzklappenentzündung, Kinderlähmung, Masern usw. Bei direkter starker Sonnenbestrahlung des Kopfes

kann es zu einer sterilen, entzündlichen Hirnhautreizung kommen.

ERKENNEN: Kopfschmerzen, Benommenheit, Nackensteifheit zeigen sich an. Schüttelfrost, hohes Fieber, abnorme Schmerzempfindlichkeit, Erbrechen, Pupillenstörungen usw.

BEHANDLUNG: Der Patient muß unverzüglich in ein Krankenhaus überstellt werden. Er erhält über längere Zeit eine antibiotische Therapie. Daneben ist eine sorgfältige Pflege sehr wichtig. Während des Fiebers verabreicht man nur Tee, Säfte oder Obst. Kalte Fußwickel mit Essig, die bei Erwärmung gewechselt werden, Oberschenkel- und Lendenwickel sowie kalte Kompressen wurden schon von Pfarrer Kneipp erfolgreich angewendet. Viele Ärzte raten zum täglichen Genuß von Olivenöl.

Meningitis cerebrospinalis epidemica

Diese Meningitis wird zu deutsch epidemische Gehirnhautentzündung genannt. Der Erreger dieser akuten Infektionskrankheit, die man auch als übertragbare Genickstarre bezeichnet, ist ein Kugelbakterium, von den Medizinern Meningococcus genannt. Da Tiere durch ihn nicht infiziert werden können, kommt nur der Mensch als Wirt in Betracht. Die Erreger leben sehr oft als Schleimhautbewohner im Nasen- und Rachenraum von Gesunden. Von etwa tausend Kontaktpersonen erkrankt nur einer. Die Seuche wird durch Tröpfcheninfektion verbreitet. Erkältungen erhöhen die Anfälligkeit. Daher erreicht die epidemische Gehirnhautentzündung ihren Höhepunkt meist im Frühjahr.

25 Prozent der daran Erkrankten sind Kinder unter fünf Jahren. Die Erkrankung hängt somit auch vom Alter ab. Vielfach werden auch Rekruten bei der Bundeswehr von der epidemischen Gehirnhautentzündung heimgesucht, weil sie sich oft erkälten, weil sie körperlich stark beansprucht werden und weil sie viel Kontakt mit anderen Personen haben. Die Erreger wandern vom Nasen- und Rachenraum auf dem Blutweg in die Gehirnhäute, wo sie haftenbleiben und eitrige Entzündungen auslösen. Die Inkubationszeit beträgt zwei bis fünf Tage.

ERKENNEN: Die epidemische Gehirnhautentzündung setzt in den meisten Fällen mit einem schweren Krankheitsbild ein. Der Patient leidet unter Schüttelfrost und Erbrechen. Er klagt über außergewöhnlich heftige Kopfschmerzen und Nackenstarre. Die Kranken können den Kopf nicht nach vorn beugen. Sie bringen das Kinn nicht an die Brust. Die Genickstarre setzt sich in einer allgemeinen Rückensteifheit fort. Die Patienten liegen in Seitenlage mit angewinkelten Beinen im Bett – man nennt diese Stellung „Jagdhundstellung" – und „bohren" den Kopf nach hinten in die Kissen. Die Bauchdecke ist fest angespannt und eingezogen. Die Ärzte bezeichnen das als „Kahnbauch". Die Kranken sind übermäßig empfindlich gegen Geräusche und gegen Licht. Sie vertragen es nicht, wenn man ihre Haut berührt. Das Gesicht zeigt eine auffallende Rötung. Mitunter zeigen sich auch Fieberbläschen. Das Bewußtsein wird deutlich getrübt. Manche Patienten zeigen große Unruhe, Muskelzuckungen, Zähneknirschen und plötzliches Weinen oder Aufschreien. Das Fieber steigt oft bis zu 42 Grad an. Mediziner erkennen die epidemische Gehirnhautentzündung rasch durch Punktion der Rückenmarksflüssigkeit.

Bei Säuglingen muß es nicht immer zu Genickstarre kommen. Dafür stehen Erbrechen und Durchfall im Vordergrund. Gefürchtet sind die Spätfolgen der epidemischen Gehirnhautentzündung: Taubheit, mitunter auch Taubstummheit, Sehstörungen bis zur Erblindung, Wasserkopfbildung, Schwachsinn. Bis zur Einführung der Sulfonamide betrug die Sterblichkeit 70 bis 80 Prozent. Heute liegt sie durchschnittlich bei 10 Prozent.

BEHANDLUNG: Für den Ausgang dieser gefährlichen Krankheit ist eine frühzeitige Erkennung ungemein wichtig. Schon beim leisesten Verdacht muß der Arzt sofort gerufen werden. Dieser wird dann entscheiden, ob zur Sicherstellung der Diagnose eine Punktion der Rückenmarkflüssigkeit im Krankenhaus notwendig ist. Die Behandlung besteht bei positivem Erregernachweis in der Verabreichung von Sulfonamiden und Antibiotika. Außerdem werden Infusionen verordnet. Die Kranken sollen isoliert werden. Alle von ihnen berührten

Gegenstände müssen desinfiziert werden. Nach Abschluß der Krankheit ist auch eine Desinfektion des Raumes vorgeschrieben. Epidemische Gehirnhautentzündungen sind amtlich zu melden. Gefährdete Personen – etwa Verwandte oder Bekannte, die mit dem Erkrankten Kontakt hatten – werden während der Epidemiezeit durch vorbeugende Einnahme von Sulfonamiden geschützt. Anhänger der Kneipplehre raten zu kalten Fußwickeln sowie zu kalten Kompressen auf dem Kopf. Auch Ganz- und Teilwaschungen sind zu empfehlen.

Meningitis tuberculosa

Meningitis tuberculosa – tuberkulöse Gehirnhautentzündung – wird in 60 Prozent aller Fälle durch einen „Familiendefekt" ausgelöst. Der Hauptgipfel der Erkrankungshäufigkeit sind die Monate Jänner, Februar und März. Im Winter dürfte aufgrund des engen Beisammenseins aller Familienangehörigen die Infektionsgefährdung durch einen Tuberkulosekranken erhöht sein. Tuberkulöse Gehirnhautentzündung tritt am häufigsten im Rahmen einer Miliartuberkulose auf und ist eine typische Erkrankung des zweiten Stadiums der Tuberkulose.

ERKENNEN: Durch ihren schleichenden Beginn wird diese gefährliche Krankheit leider erst sehr spät erkannt. Die Allgemeinerscheinungen sind unklar. Zuerst tritt eine Wesensveränderung des Patienten auf, vor allem beim Kind. Reizbarkeit, Spielunlust, Appetitlosigkeit, Schläfrigkeit, Seufzen. Wenn diese Kennzeichen bei einem sonst munteren Kind auftauchen, muß sofort der Arzt benachrichtigt werden. Nur die frühzeitige Behandlung der tuberkulösen Gehirnhautentzündung verspricht Erfolg. Es ist also höchste Vorsicht und Obsorge am Platz. Im späteren Stadium kommt es zu Erbrechen, Stuhlverstopfung, hohem Fieber, Kopfschmerzen und Lähmungen. Danach treten die üblichen Symptome der Gehirnhautentzündung auf: Nackensteifheit, Krämpfe, Bewußtseinsverlust. Das Fieber steigt bis zu 41 Grad.

BEHANDLUNG: Vor der Einführung des Streptomycins bedeutete die Diagnose „Tuberkulöse Gehirnhautentzündung" für den Patienten den Tod. Mit dem Ableben war binnen drei bis sechs Wochen zu rechnen. Heute können zwei Drittel der Erkrankten am Leben erhalten werden. Rückfälle sind noch innerhalb der ersten zwei Jahre möglich. Ein Teil der Heilungen kommt allerdings nur mit bleibenden Organdefekten zustande: Lähmungen, Taubheit, Blindheit, geistige Störungen. Der Patient muß selbstverständlich in Spitalsbehandlung gebracht werden.

Migräne

Migräne ist ein Leiden, das durch einen anfallweise auftretenden Halbseitenkopfschmerz gekennzeichnet ist.

Es handelt sich dabei um einen bohrenden Schmerz, der mit gewöhnlichen Kopfschmerzen nicht zu vergleichen ist. Die moderne Medizin ist der Ansicht, daß Migräne in erster Linie durch Verengung und nachfolgende Erweiterung der Gehirngefäße entsteht. Auch Migräne gilt – wie der übliche Kopfschmerz – als deutlicher Vorbote oder als Begleiterscheinung einer inneren Krankheit. Meist handelt es sich um Herzschwäche, Blutdruckleiden, Nieren- oder Lebererkrankungen, um Vergiftungen und fieberhafte Infektionen. Schließlich kann Migräne ein Anzeichen für Prozesse sein, die sich innerhalb der Schädelkapsel abspielen: Tumore, Abszesse, Blutungen, Entzündungen, Durchblutungsstörungen, Gehirnerschütterung.

ERKENNEN: Der Patient wird vor dem Migräneanfall müde und vom Schlaf übermannt. Frösteln und allgemeines Unbehagen sind ebenso typisch wie Brechreiz. Starke Reizempfindlichkeit gegenüber Licht. Deutliche Sehstörungen. Besonders bei seelischen Belastungen oder bei Wetterwechsel kehren die Anfälle wieder. Auch zu starke Sonnenbestrahlung kann zu Rückfällen führen.

BEHANDLUNG: Der Patient braucht sofortige Ruhe und streng vegetarische Ernährung. Kopfumschläge leiten die Schmerzen ab. Bei lang anhaltenden und immer wiederkehrenden Anfällen muß die gesamte Lebensführung umgestellt werden. Alkohol, Nikotin und scharfe Gewürze sind zu meiden. Gefährlich ist die regelmäßige Einnahme schmerzstillender Medikamente. Dies kann bei Migräne zu einer Sucht führen. Viele Ärzte raten den Patienten seelischen Ausgleich an – etwa durch Spaziergänge in der Natur, durch Besuche von öffentlichen Veranstaltungen sowie durch ein maßvolles Geschlechtsleben. Kalte Kompressen lindern jähe Schmerzen. Oft hilft bereits flaches Hinlegen in einem abgedunkelten Raum. Homöopathie und Biochemie bekämpfen die Migräne mit den Drogen Aconitum D 3, Kalium carbonicum D 6, Natrium muriaticum und Magnesium phosphoricum. Wichtig ist, daß der behandelnde Arzt nach einem etwaigen Grundleiden sucht und, wenn eines vorhanden ist, vordringlich dieses zu heilen versucht. Die Kneippkur ordnet bei Migräne folgende Prozeduren an: In leichteren Fällen wäscht man zwei bis drei Tage den Unterleib zwei- bis viermal täglich mit kaltem Essigwasser kräftig ab. Ein chronischer Zustand erfordert noch zwei bis drei Halbbäder wöchentlich, dazu wird Tee aus Kümmel oder Fenchel getrunken. In sehr hartnäckigen Fällen, oft schon in die zweite oder dritte Generation vererbt, müssen auch Obergüsse und Kniegüsse vorgenommen werden: dreimal wöchentlich im Wechsel mit Halbbädern. Besonders wirksam: oftmaliges Barfußgehen im taufrischen Gras. Kann sich der Kranke durch Bewegung genügend Eigenwärme verschaffen, so können Ober- und Knieguß durch einen kurzen Wickel und das Halbbad durch eine Waschung im Bett ersetzt werden. Fleischgenuß muß tunlichst vermieden werden!

Zu allen Zeiten hat man – meist mit Erfolg – versucht, der Migräne mit Massagen beizukommen. Der deutsche Naturheilarzt Dr. Reibmayer riet zu mäßigem Streichen mit beiden Daumen über die Stirn und über die Schläfen. Anschließend wird die Kopfhaut mit allen Fingern sorgsam, aber fest von oben nach unten gestrichen.

Um die Jahrhundertwende schworen viele Ärzte auf die Spezialbehandlungen der Migräne durch die Methode des Schweizer Arztes Dr. Otto Naegeli. Man nannte die Heilmethode den „Naegelischen Handgriff". Der Schweizer setzte nämlich keine Medikamente und kein Wasser für die Behebung der Migräne ein, sondern einfache Handgriffe. Es handelte sich dabei um sogenannte Kopfstützgriffe: Der Kranke sitzt vor dem Arzt auf einem Stuhl, so daß er dem Mediziner den Rücken zukehrt. Mit beiden Händen umfaßt nun der Behandelnde den Kopf des Patienten von hinten, wobei er den Ohrmuscheln ausweicht. Die flach aufgelegten Hände schmiegen sich an Wange und Schläfe an, die Fingerspitzen berühren die Stirn, die Daumenballen fassen die Kieferwinkel und lassen hier die größte Kraftentfaltung einwirken, während die Daumen unter den Ohrmuscheln sich um das Hinterhauptbein legen. Nun läßt der Arzt den Patienten den Kopf möglichst beweglich und locker halten, schiebt denselben in sanftem, aber stetem Druck in die Höhe und hält ihn in der größtmöglichen Halsdehnung ein

bis zwei Minuten fest. Sodann läßt man den unterstützten Kopf langsam zurücksinken und zieht beide Hände gleichmäßig weg. Zu vermeiden ist dabei jeder Druck auf die Halsblutgefäße. Außerdem darf der Arzt bei der Kraftanwendung die Fingernägel nicht in die Kopfhaut bohren.

Multiple Sklerose

Multiple Sklerose ist eine schwere Erkrankung des Nervensystems. In Gehirn und Rückenmark treten schubweise Herde aus zugrunde gegangenen Nervenzellen und Wucherungen von Stutzzellen – Glia genannt – auf. Die meisten Ärzte vermuten, daß Infektion durch einen Virus vorliegt. Die davon befallenen Menschen leiden zeitweise an entsetzlichen Schmerzen.

ERKENNEN: Sehnerventzündungen treten auf. Es kommt zu Augenmuskelstörungen, zu Lähmungen an verschiedenen Körperteilen und zu Empfindungsstörungen sowie Zittern, Sprachstörungen und Schwindel. Wenn die multiple Sklerose früh erkannt wird, sind die Behandlungsaussichten besser. Daher sollte jeder Patient, der Symptome einer multiplen Sklerose an sich beobachtet, einen Facharzt aufsuchen und sich einer gründlichen Untersuchung unterziehen.

BEHANDLUNG: Der Naturheilarzt Dr. Evers-Hachen hat eine umfassende Therapie zur Linderung und

Heilung dieser schweren Krankheit erarbeitet. Das Hauptgewicht seiner Behandlungsmethode liegt auf einer streng eingehaltenen Rohkost. Folgende Nahrungsmittel sind dabei erlaubt: rohe Früchte, rohe Wurzeln, rohe Milch, rohe Haferflocken, rohe Eier, Butter, Vollkornbrot, Bienenhonig, Wasser. Unter rohen Früchten versteht Dr. Ewers-Hachen Körnerfrüchte – von Weizen, Roggen, Hafer, Gerste, Äpfeln, Birnen, Pflaumen, Tomaten, Stachelbeeren, Johannisbeeren, Himbeeren, Erdbeeren, Waldbeeren, Brombeeren, Walnüssen, Haselnüssen, Leinsamen, Sonnenblumenkernen, jungen grünen Erbsen, Kirschen, Weintrauben, Pfirsichen, Apfelsinen, Bananen, Mandeln, Kokosnüssen, Rosinen, Feigen und Datteln. Unter Wurzeln versteht der Naturheilmediziner: Karotten, Schwarzwurzeln, Kohlrabi und Steckrüben.

Je natürlicher die Nahrungsmittel sind, desto wertvoller sind sie für den Patienten, der unter Multipler Sklerose leidet. Früchte und Wurzeln sollten nach Möglichkeit roh gekaut oder vor dem Essen gerieben werden. Die Milch muß warm oder kalt sein, darf aber nicht über 37 Grad erhitzt werden. Pasteurisierte Milch aus der Molkerei ist abzulehnen. Der Patient sollte sich seine Milch direkt vom Bauernhof besorgen. Ebenso verhält es sich mit der Butter. Vor allem Ziegenbutter hilft, die Krankheit zu lindern.

Der Patient soll nur reinen Blütenhonig zu sich nehmen; Eier nur von Hühnern, die im Freien gehalten werden. Viele Ärzte empfehlen, ganz frische Eier roh zu trinken oder mit Honig und Haferflocken vermischt zu schlagen. Sehr bekömmlich sind gekeimte Körnerfrüchte: Gereinigter, einheimischer Roggen und Weizen der jüngsten Ernte zu gleichen Teilen mischen und abends im Dessertschüsselchen mit Wasser übergießen, so daß die Körner bedeckt sind. Die Körner stehen am besten zugedeckt bei 10 bis 14 Grad Celsius. Am anderen Morgen das Wasser ganz abgießen und die Körner tagsüber ohne Wasser stehen lassen. Abends wieder mit frischem Wasser begießen. Diese Prozedur wird so lange forgesetzt, bis der Keimling deutlich sichtbar ist, und zwar mit einer Länge von etwa einem halben Zentimeter. Die Keimlinge sollen nicht zu lang werden. Der Keimungsprozeß soll drei bis vier Tage dauern, damit die Körner weich werden und sich gut kauen lassen. Morgens und abends werden die Körner auf einem Sieb mit frischem Wasser gut abgespült. Der Weizen keimt langsamer und wird schon 24 Stunden vor dem Roggen angesetzt, damit beide Körnerfrüchte gleichzeitig fertig sind. Man ißt die Keimkörner in mehreren Partien über den Tag verteilt und kann sie mit roher Milch, mit Honig und Haferflocken als Müsli zubereiten. Wichtig ist dabei nur, daß gut gekaut wird und genügend Zeit für das Essen vorhanden ist. Falls die an multipler Sklerose erkrankten Personen schon sehr alt sind oder Schwierigkeiten mit dem Kauen und Beißen haben, dann drehen Sie die Keimkörner einfach durch den Fleischwolf. Sie müssen dafür aber gut eingespeichelt werden.

Dieses Zerkleinern darf aber erst unmittelbar vor dem Essen geschehen, sonst gehen wertvolle Stoffe verloren.

Haferflocken sollten trocken gegessen werden, höchstens in Milch eingeweicht. Der Patient kann sie am Speiseplan durch grobe Weizen-, Roggen- und Gerstenflocken ersetzen. Auch Vollkornbrot muß trocken gegessen werden und sollte ein wenig lagern, also nicht ganz frisch in den Magen gelangen. Mit dem Vollkornbrot darf der Patient keine Flüssigkeit zu sich nehmen. Sehr gesund und der Heilung förderlich ist es, fetthaltige Nüsse und Samenkerne zu kauen. Patienten mit multipler Sklerose sollten jedes Nahrungsmittel für sich und nicht in Mischung konsumieren.

Der Arzt verbietet streng moderne Rohkostplatten, rohes Blattstengel-Kräutergemüse, Kartoffeln in jeder Art, Rhabarber, Salate, Spargel, Blumenkohl und selbstverständlich Kaffee, Alkohol und Nikotin. Auch Kaffee-Ersatz, Kakao, Tee, Zucker, Salz, Senf, Essig, Pfeffer sind zu meiden. Der Kranke soll nur drei Mahlzeiten pro Tag zu sich nehmen und überhaupt nicht allzuviel essen. Bei Widerwillen gegen Speisen ist die Nahrungsaufnahme sofort für mehrere Tage auszusetzen und nur der Durst mit klarem Wasser zu löschen. Jeden Morgen vor dem Ankleiden kalte Abreibungen beim Aufstehen, und zwar zuerst das Gesicht, dann den Nacken, den Hals, die Brust, den Bauch, die Arme, den Rücken und die Beine. Barfußlaufen wird empfohlen, dafür ist Sonnenbaden verboten. Bewegung ist gesund, muß aber bei der geringsten Ermüdungserscheinung abgebrochen werden. Einmal pro Woche tut ein heißes Bad gut, das den Körper überwärmt. In Bulgarien verschreiben die Ärzte eine Kur mit Belladonna-Wurzeln. Vertreter der Homöopathie begegnen der Krankheit mit Silicea, Acidum picronitricum und Secale in individuellen Mischungen.

Nackenstarre

Nackenstarre ist eine Folge von Entzündungen der Gehirnhäute. Aufgrund der Schmerzen hält der Patient den Nacken steif. Der Erreger dieser akuten Infektionskrankheit ist ein Kugelbakterium. Da Tiere nicht infiziert werden können, kommt nur der Mensch als Wirt in Betracht. Die Erreger leben sehr oft als Schleimhautbewohner im Nasen-Rachen-Raum von Gesunden. Von etwa 1000 Kontaktpersonen erkrankt nur einer an der Nackenstarre. Meist erkranken junge Männer daran. Die Erreger gelangen aus dem Nasen-Rachen-Raum auf dem Blutweg zu den Gehirnhäuten, wo sie eitrige Entzündungen auslösen.

ERKENNEN: Meistens setzt die Nackenstarre – wie die Gehirnhautentzündung – mit einem schweren Krankheitsbild ein. Sie zeigt fast die gleichen Symptome. Unter Schüttelfrost und Erbrechen treten außergewöhnliche und heftige Kopfschmerzen auf, denen recht bald die eigentliche Nakkenstarre folgt. Die Patienten können den Kopf nicht nach vorne beugen. Es bereitet ihnen qualvolle Schmerzen, wenn sie versuchen, das Kinn auf die Brust zu setzen. Diese Genickstarre setzt sich im allgemeinen in einer unangenehmen Rückensteifheit fort. Die Patienten liegen daher in Seitenlage mit angezogenen Beinen im Bett. Typisch sind auch übermäßige Licht- und Geräuschempfindlichkeit, außerdem Überempfindlichkeit gegenüber der Hautberührung. Das Fieber steigt mitunter auf 42 Grad an. Die Punktion des Rückenmarks ergibt einen eindeutigen Befund.

BEHANDLUNG: Für den Ausgang der Nackenstarre und der Gehirnhautentzündung ist die frühe Diagnose ungemein wichtig. Daher muß schon beim leisesten Verdacht der Arzt verständigt werden.

Ohnmacht

Unter Ohnmacht versteht der Arzt plötzlich auftretende Blutleere im Gehirn infolge von Blutarmut, Blutverlust, Versagen des Kreislaufes und Versacken von Blut in die Bauch- sowie Beingefäße. Hunger, Schreck, Freude und Furcht können eine solche Reaktion auslösen. Die Ohnmacht stellt die einfachste Stufe der Bewußtlosigkeit dar: Das Gehirn wird dabei ungenügend durchblutet. Sehr oft kommt die Ohnmacht bei langem Stehen in schlecht gelüfteten Räumen vor.

ERKENNEN: Blasses Aussehen, kalter Schweiß auf der Stirn, schneller, aber schwacher Puls, oberflächliche Atmung.

BEHANDLUNG: Jeder von uns sollte Erste-Hilfe-Maßnahmen bei Ohnmacht kennen. Der Ohnmächtige ist sofort flach auf die Erde zu legen. Er erholt sich daraufhin meist sehr rasch. Beengende Kleidungsstücke müssen gelöst werden. Dauert die Ohnmacht etwas länger, so dürfen auch äußere Reizmittel angewendet werden. Reiben Sie die Schläfen des Patienten mit Schnaps oder Kölnisch-Wasser ab. Bürsten Sie ihm die Fußsohlen. Bei der Lagerung darf keine Kopfstütze verwendet werden. Der Kopf muß flach liegen. Reiben Sie dem Ohnmächtigen die Brust mit Wasser ein. Lassen Sie ihn an einem Fläschchen mit Senföl, Ammoniak oder Hoffmannstropfen riechen. Sehr zu empfehlen sind auch heiße Umschläge auf die Waden und auf den Unterarm.

Hat der Ohnmächtige das Bewußtsein wiedererlangt, so erholt er sich rasch, wenn er warmen Bohnenkaffee vorgesetzt bekommt. Er soll ihn aber nur langsam und schluckweise trinken. Mitunter aber wirken Hoffmannstropfen in einem Glas lauwarmem Wassers besser: bei Erwachsenen 20 bis 30 Tropfen, bei Kindern 10 Tropfen in ein Viertelliterglas. Ist kein Wasser zur Verfügung, genügt es auch die Tropfen auf ein Stück Würfelzucker zu träufeln und diesen Zucker dann dem Patienten zu verabreichen. Der ohnmächtige oder aus der Ohnmacht erwachende Patient muß in Ruhe gelassen und darf nicht mit unnötigen Fragen bestürmt werden. Wer aus der Ohnmacht erwacht ist, darf sich noch nicht erheben, sondern muß noch eine Zeitlang liegenbleiben. Es kann nämlich sofort wieder eine neuerliche Ohnmacht auftreten.

Parkinsonismus

Beim Parkinsonismus – in der Medizin auch Paralysis agitans genannt – handelt es sich um eine Schüttel- und Zitterlähmung. Nach epidemischen Gehirnentzündungen, bei Manganvergiftungen oder auch im Alter, bei Arterienverkalkung oder bei Ausfallserscheinungen der großen Stammhirnkerne entsteht Starre der Gesichtsmuskulatur, aber auch der Körpermuskulatur, für die Zittern der Arme und Gangunsicherheit typisch ist. 70 Prozent aller Gehirnentzündungen entwickeln sich zum Parkinsonimus, dessen Erscheinungsbild ein chronisches Siechtum ist.

ERKENNEN: Der Patient, der vom Parkinsonismus befallen ist, leidet unter Bewegungsarmut, weist gesteigerte Talgabsonderung im Gesicht auf, klagt über Speichelfluß, Nervenschmerzen, Schlafstörungen, Muskelsteifheit, über blaurote, kalte Gliedmaßen und zeigt deutlich seelische Veränderungen. Im akuten Stadium des Parkinsonismus beträgt die Sterblichkeit heute 30 Prozent.

BEHANDLUNG: Alle Bemühungen müssen sich auf die Pflege erstrecken. Das Leiden kann jedoch durch bestimmte Heilmittel, durch Gymnastik und Übungstherapie gebessert werden. Die Naturheilkunde rät zu Fichtennadelbädern, Essigwasser-Ganzwaschungen, Lehmwasserhemden und Barfußlaufen. Homöopathen und Anhänger der Biochemie haben Erfolge erzielt mit Agaricus muscarius D 4, Magnesium phosphoricum D 6 und Silicea D 12.

Schlaganfall

Als Schlaganfall wird eine plötzlich auftretende Lähmung bezeichnet, die meist mit Bewußtlosigkeit verbunden ist. Die Ursache ist entweder eine Unterbrechung der Blutversorgung des Gehirns durch Gefäßkrämpfe oder ein Blutgerinnsel, wodurch ein Teil des Gehirns nicht durchblutet wird und zugrunde geht.

ERKENNEN: Der Patient klagt über Kopfschmerzen, wird schwindlig oder er bricht zusammen. Das Gesicht kann sowohl blaß als auch gerötet sein. Einzelne Körperteile – meist aber eine ganze Körperhälfte – sind bewegungslos. 50 Prozent der Gehirnblutungen führen zum Tod. Die Rückbildung der Lähmung erfolgt durch medizinische Behandlung mit unterschiedlichem Erfolg.

BEHANDLUNG: Bei Schlaganfall sofort den Arzt oder die Rettung alarmieren.

Erst nach dreiwöchiger medizinischer Behandlung kann die Wiederherstellung durch Massagen, Bewegungsübungen und Heilbäder unterstützt werden.

Die Augen

Die Augen sind Sinnesorgane für die Aufnahme von Lichtreizen. Sie liegen mit ihren Schutzorganen in den trichterförmigen, knöchernen Augenhöhlen, die beiderseits der Nasenwurzel im Gesichtsschädel sitzen, und sind in Fettgewebe eingebettet. Die Augenmuskeln sitzen am Augapfel, der kugelförmig ist und von einer ledernen weißen Haut umschlossen wird, die an der Schauseite des Auges in die kreisrunde, durchsichtige Hornhaut übergeht. An der Innenseite der Lederhaut verläuft die Aderhaut mit ihren vielen Gefäßen. Sie wiederum trägt die lichtempfindliche Netzhaut, die durch die Fasern mit dem Sehnerv verbunden ist. Der Sehnerv verläuft vom Augapfel zur Spitze der Augenhöhle und von da ins Schädelinnere. Die Aderhaut, die – wie schon erwähnt – bis zur Hornhaut entlang der weißen Lederhaut verläuft, zieht sich als Regenbogenhaut – auch Iris genannt – quer zur Augenlängsachse durch das Innere des Auges. Sie hat in der Mitte eine kleine Öffnung, das Sehloch oder die Pupille. Dahinter be-

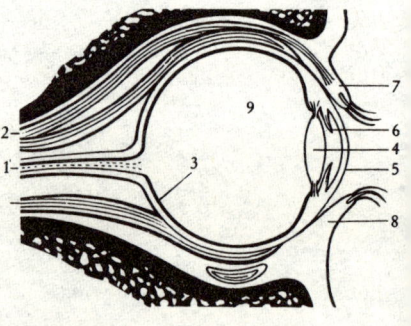

DAS AUGE

1: Sehnerv, 2: Augenmuskeln, 3: Netzhaut, 4: Linse, 5: Hornhaut, 6: Iris, 7. oberes Lid, 8: unteres Lid, 9: Glaskörper.

findet sich der elastische Körper – die Linse, deren Krümmung durch spezielle Muskeln verändert werden kann. Die verschiedene Brechung des Lichtes ermöglicht das klare deutliche Sehen in der Nähe und über größere Entfernungen. Der größte Teil des Augapfels besteht aus einer gallertartigen, weißlichen Masse, dem sogenannten Glaskörper.

Die Netzhaut

Die Netzhaut nimmt die Bilder der Umwelt auf. Zu diesem Zweck müssen Lichtstrahlen durch die inneren Netzhautschichten gefiltert werden, bevor sie an die sogenannten Stäbchen und Zäpfchen der Netzhaut herankommen. Die Zäpfchen ermöglichen das Sehen bei Tageslicht, die Stäbchen das Sehen bei Dunkelheit und schlechterer Beleuchtung. Die zentralgelegenen Netzhautteile sind besonders empfindlich. Wo der Sehnervkopf ins Auge eintritt, fehlt in der Größe des Pupillendurchschnittes die Netzhaut. Dort befindet sich in jedem Auge ein sogenannter blinder Fleck.

Der Sehnerv

Die von den Nervenzellen der Netzhaut kommenden Nervenfasern vereinigen sich zum Sehnerv. Der Sehnerv leitet die Gesichtseindrücke zur Hirnbasis. Hier kreuzen sich die Sehnerven und ziehen dann als Sehnervenstrang zum ersten Sehzentrum ins Zwischenhirn. Von dort geht die Leitung weiter zur Sehrinde in die Großhirnrinde. Hier werden die aufgenommenen Lichtreize des Auges erst zur bewußten Wahrnehmung. Das Auge gibt auf diesem Weg Helligkeits-, Größen- und Farbunterschiede weiter. Bei Augenerkrankungen wird diese Übertragung entsprechend gestört.

Die Augenmuskeln

Die Augenmuskeln, welche die Augen bewegen, bestehen aus vier geraden und zwei schrägen Muskeln auf jeder Seite.

Sie bewegen den Augapfel nach allen Seiten und sind über das Gehirn so mit den Muskeln des anderen Auges verbunden, daß sich immer nur beide Augen gleichzeitig bewegen können.

Die Schutzorgane des Auges

Zu den Schutzorganen des Auges zählen die Lider und die Tränendrüsen. Die Lider schließen den Augapfel nach außen ab. Sie bestehen innen aus Bindehaut, außen aus Körperhaut. Am Lidrand wachsen die schützenden Wimpern. Die Tränendrüsen sind mandelförmig und mandelgroß. Sie befinden sich außerhalb des Bindehautsackes und geben laufend Tränen ab, damit der Augapfel geschmeidig gleiten kann und die Augoberfläche glatt und feucht bleibt. Werden zu viele Tränen produziert, dann werden diese an den inneren Augenwinkeln oder über die Tränensäcke abgegeben.

Augenentzündung

Die Augenentzündung – auch Ophtalmie genannt – kann alle Teile des Auges und seiner Schutzorgane erfassen. Unter Augenentzündung versteht der Arzt gewöhnlich die äußerlich wahrnehmbaren Entzündungen der Hornhaut und des Lides. Die anderen Entzündungen werden meist ganz speziell nach der detaillierten Örtlichkeit benannt, wie etwa Regenbogenhautentzündung oder Netzhautentzündung.

Die Augenentzündung kann als Folge einer Allgemeinerkältung entstehen. Sie kann aber auch durch Aufenthalt in Zugluft ausgelöst oder durch einen äußeren Reiz hervorgerufen werden.

ERKENNEN: Der Patient empfindet Licht als schmerzhaft. Die Bindehaut ist gerötet und meist geschwollen. Am liebsten würde sich der Betroffene immer wieder ans Auge greifen und reiben.

BEHANDLUNG: Die moderne Pharmakologie kennt gegen Augenentzündung Tropfen und Salben, im besonderen Fall auch Tabletten. Naturheiler schwören auch heute noch auf Haferstroh-Hemden, Salzwasserwickel, Ganzwasserwaschungen und Augentrost-Tee. Auch Honig-Augenbäder sind ein Labsal: Ein halber Eßlöffel Honig wird in einem halben Liter Wasser fünf Minuten gekocht. Die Flüssigkeit wird lauwarm auf das Auge aufgetragen. Pfarrer Kneipp empfahl Barfußgehen und Fußbäder in Holzasche. Der Arzt wird bei Augenentzündung dem Patienten immer zu reizloser Kost raten. Sehr bewährt hat sich dreimal täglich eine Messerspitze Kreide. Zur Kräftigung der genesenden Augen helfen Augenbäder und Gesichtswaschungen.

Bindehautentzündung

Die Bindehautentzündung entsteht am häufigsten durch äußere Reize oder bakterielle Infektion. Ursachen sind meist Staub, Rauch, Gase, Sonnenbestrahlung, Hitze oder Nasenerkrankungen. Auch schlechte Brillengläser können das Leiden auslösen. Eine besondere Form der Bindehautentzündung entsteht durch Ansteckung in Badeanstalten und Freibädern.

ERKENNEN: Die Bindehaut schwillt an und wird rot. Der Patient klagt über starken Tränenfluß, der sich zu einer schleimigen und eitrigen Absonderung entwickeln kann. Typisch ist das Brennen und Stechen am Auge sowie Lichtempfindlichkeit. Bei starken Schmerzen handelt es sich bereits um eine Entzündung des ganzen Auges.

BEHANDLUNG: Bei Fieber und starken Schmerzen sofort den Augenarzt aufsuchen, weil dann Komplikationen aufgetreten sind und das Augenlicht in Gefahr ist. Niemals darf bei Bindehautentzündung ein Verband angelegt werden. Warme Umschläge mit Kamille und Augentrost wirken oft Wunder.

Gerstenkorn

Das Gerstenkorn ist eine eitrige Entzündung, die durch Verstopfung und Infektion einer Haarbalgdrüse der Augenlider entsteht. Der häufigste Sitz ist im schläfenseitigen Teil des Oberlides.

ERKENNEN: Zu Beginn kann man eine punktförmige Rötung am Boden einer Wimper feststellen, die auf Druck sehr schmerzhaft reagiert. Danach bildet sich ein Eiterherd, das Lid beginnt anzuschwellen und zu jucken. In diesem Stadium kann es zur Ausbreitung auf andere Stellen des Lidrandes kommen.

BEHANDLUNG: Zunächst heiße Aufschläge mit Leinsamen, Bockshornkleesamen, und Kartoffelbrei. Wenn sich das Gerstenkorn geöffnet hat, sind Augenbäder mit Augentrost-Tee zu empfehlen. Die Homöopathie bekämpft das Leiden mit Pulsatilla curius solubilis D 4, Calcium fluoratum D 3–6 oder Silicea D 6. Die Biochemie setzt Ferrum phosphoricum D 6 ein.

Grauer Star

Während die normale Linse des Auges völlig durchsichtig und klar ist, tritt beim grauen Star eine Linsentrübung durch vererbte oder im Laufe des Lebens erworbene Schädigungen auf. Besonders Ernährungsstörungen der Linse bei Zuckerkrankheit oder durch Alter führen zum grauen Star. Bereits ab dem 40. Lebensjahr kann der typische Altersstar beginnen.

ERKENNEN: Eine geringe Trübung im Alter ist durchaus normal. Erst wenn Sehstörungen auftreten, wird von einem Star gesprochen. Dabei beginnt die Trübung speichenförmig vom Rand her und dringt immer weiter in das Gebiet der Pupillen vor. Während die Trübungen immer mehr zunehmen, nimmt gleichzeitig das Sehvermögen ab. Schließlich ist die gesamte Linse von wolkenförmigen Trübungen durchzogen – der Star ist „reif", und der Kranke kann nur noch dunkel und hell unterscheiden. Der Augenstar nimmt im allgemeinen um so schneller zu, je jünger der Patient ist. Das Stadium der „Reife" kann mehrere Jahre dauern. Doch kommt es dann zu einer Auflösung und Verflüssigung der Linsenringe. Unter Umständen kann auch nach einer Staroperation noch der sogenannte Nachstar auftreten, der die gleichen Symptome wie der graue Star aufweist.

BEHANDLUNG: Im ausgereiften Zustand des grauen Stars kann nur mehr eine Operation helfen. Doch kann bei frühem Erkennen in jedem Fall die

Entwicklung entscheidend aufgehalten werden. Dazu sind drei- bis viermal pro Tag Augenwaschungen mit Augentrost-Tee notwendig. Zur weiteren Unterstützung der Behandlung sind Halbbäder, Kurzwickel, Schenkelgüsse, Lehmwasserhemden, Obergüsse im Wechsel, Barfußlaufen und Wassertreten hilfreich. Besondere Beachtung ist bei der Ernährung einer gesunden Grundkost zu schenken.

Grüner Star

Im Gegensatz zum grauen Star handelt es sich beim grünen Star nicht um eine mehr oder weniger langsam fortschreitende, sondern um eine anfallsartig auftretende Krankheit. Beim grünen Star liegt eine deutliche Erhöhung des Drucks in den Augenkammern vor. Es können Sehnervschäden und eine Beeinträchtigung des Gesichtsfeldes auftreten.

ERKENNEN: In einfachen Fällen treten ohne vorherige „Anfälle" Sehstörungen auf. Im entzündlichen Verlauf werden zunächst Verdunklungen und farbige Ringe vor den Augen wahrgenommen, dazu im Anfall leichte bis heftige Kopf- und Augenschmerzen. Das Druckgefühl in der Augenhöhle steigert sich fast unerträglich. Die Augenlider sind gedunsen, die Pupille starr und die Bindehaut hochrot verfärbt und glasig.

BEHANDLUNG: In jedem Fall ist sofort ein Facharzt aufzusuchen, da höchste Gefahr der Erblindung besteht. Nebenher ist eine Allgemeinbehandlung wichtig: Kein Alkohol und Nikotin und Umstellung auf Trockenkost. Kurzwickel, Lehmwasserhemd, Wadenwickel, nasse Socken, Fußdampfbad zur Ableitung und mehrmals täglich Ganzwaschungen.

Kurzsichtigkeit

Meist durch Vererbung bedingt, beruht Kurzsichtigkeit auf einer Verlängerung der Augenachse oder zu starker Wölbung der Augenlinse. Das Sehen auf kurze Entfernung wird dadurch zwar nicht behindert, doch wird das Bild auf normale oder weitere Distanzen unklar.

BEHANDLUNG: Brillen mit konkaven Gläsern korrigieren den Augenfehler, so daß auf alle Entfernungen richtig gesehen werden kann. Weniger bekannt ist allerdings, daß durch Anwendung natürlicher Mittel eine Verbesserung der Sehkraft möglich ist. Ziel dieser Methode ist es, den Augenfehler auch ohne Brille zu korrigieren. Bereits Pfarrer Kneipp empfahl kurzsichtigen Menschen tägliche Ganzwaschungen oder wechselweise Halbbäder bzw. Schenkel- und Obergüsse. Dazu verordnete er immer Barfußlaufen und Wassertreten. Zur Unterstützung empfehlen sich Waschungen der Augen mit Augentrosttee und Gesichtsgüsse zur Kräftigung der Augen.

Wichtig ist daneben auch, daß der Kurzsichtige viel Bewegung und Sport betreibt.

Lichteinfällen auszusetzen. Der Patient sollte viel Ruhe genießen, weil das Augenflimmern oft ein Zeichen von Überanstrengung ist.

Mückensehen

Mückensehen nennt der Mediziner eine Augenkrankheit, unter der viele Kurzsichtige leiden. Der Patient sieht in regelmäßigen Abständen kleine, dunkle Flecken und perlartige Figuren, die durch das Gesichtsfeld huschen. Das Leiden ist wenig gefährlich, kann sich aber bei nervösen Menschen sehr unangenehm auf die gesamte Konstitution auswirken.

ERKENNEN: Speziell, wenn Kurzsichtige übermüdet sind oder von dunklen Räumen ins grelle Licht kommen, ziehen an ihren Augen Pünktchen und Flecken vorbei. Der Patient klagt fallweise unter Schwindelgefühl, leidet unter Kopfdruck und unter Müdigkeit.

BEHANDLUNG: Reizlose Speisen und Getränke, kein Alkohol und Koffein. Für regelmäßigen Stuhl ist Sorge zu tragen, am besten durch Klistiere und durch viel Bewegung in frischer Luft. Der Blutandrang im Kopf, der für das Mückensehen typisch ist, muß durch Wassertreten abgeleitet werden. Es empfiehlt sich oft, am Morgen im Gras barfuß umherzulaufen. Manche Ärzte raten zu Fußabreibungen und zu Hautmassagen. Das Auge ist unbedingt zu schonen und nicht zu starken

Nachtblindheit

Nachtblindheit ist eine Störung in der Sehpurpurbildung. Das Vitamin A ist ein wesentlicher Bestandteil des Sehpurpurs. Fällt Licht auf die Netzhaut des Auges, so wird der Sehpurpur abgebaut. Wenn Vitamin A fehlt, so ist der Wiederaufbau des Sehpurpurs gehemmt. Die Folge ist eine Störung der Anpassung an Dunkelheit. Vitamin-A-Mangel macht sich deshalb beim Menschen unter anderem durch Nachtblindheit bemerkbar. Die Ursachen sind Vitaminmangel in der Nahrung, unzureichende Vitaminaufnahme aus dem Darminhalt bei Verdauungsstörungen und Leberkrankheiten. Das Leiden ist in seltenen Fällen erblich.

ERKENNEN: Anfangs klagen die Patienten, daß sie in der Dunkelheit sehr schlecht sehen. Später kommt es dann meist zur vollkommenen Nachtblindheit. Die Bindehaut des Auges trocknet aus. Auch alle übrigen Schleimhäute und die Haut sind sehr trocken. An den Streckseiten der Oberarme und der Oberschenkel, in der Gegend der Schultern, des Gesäßes, des Bauches und des Halses bilden sich verhornte Auflagen, die beim Kratzen mit dem Fingernagel Schuppen abstoßen. Das Haar wird brüchig und fällt mitunter auch aus. Magen- und Darmstörungen mit Durchfällen sind häufig zu beobachten. Bei Kindern entwickelt sich sehr rasch eine Hornhauterweichung mit Geschwüren. Der Nachtblinde sieht am Tag normal, mit Einbruch der Dunkelheit aber befällt ihn gänzliche Blindheit, sogar wenn heller Mondschein herrscht.

BEHANDLUNG: Man sollte sich beim geringsten Anzeichen von Nachtblindheit an einen Facharzt wenden. Das Vernachlässigen der Krankheit kann gefährlich werden. Kinder werden im Laufe von unbehandelter Nachtblindheit gänzlich blind, Erwachsene laufen Gefahr, sich ein schweres Nierenleiden mit Nierensteinen einzuhandeln. Der Patient muß reichlich Vitamin-A-Präparate zugeführt bekommen und sollte Wert auf vitaminreiche Kost legen, in der vor allem wiederum das Vitamin A in reichem Maß vorkommt. Diese Nahrungsmittel sind Butter, Lebertran, Eidotter, Milch, Käse, Karotten, Spinat, grüner Salat, Tomaten, Hagebutten, Pfirsiche und Apfelsinen.

Pfarrer Kneipp stellte für Nachtblinde eine eigene Kur zusammen: wöchentlich ein bis zwei anregende Wadenpackungen und einen Leibumschlag, der bis zum Morgen feucht bleiben muß. Klistiere sollen einen täglichen Stuhlgang gewährleisten. Kühle Waschungen um die Augen herum und kühle Umschläge auf die Augen direkt, wobei jedoch jegliche Zugluft vermieden werden soll.

Netzhautablösung

Die Netzhaut des Auges ist gewissermaßen ein vorgeschobener Gehirnteil, der wie ein Film oder eine Platte in der Kamera des Auges zur Bildaufnahme bestimmt ist. Wenn die Netzhaut von der sie ernährenden Aderhaut abgehoben wird, entstehen schwere Sehstörungen mit Erblindungsgefahr. Ursachen für die Netzhautablösung sind meist Blutungen hinter der Netzhaut oder Gewalteinwirkungen. Es kann aber auch bei erhöhtem Blutdruck und bei Geschwulstbildung dazu kommen. Es entstehen sehr oft Einrisse in der Netzhaut. Der flüssige Glaskörper dringt zwischen Netzhaut und Aderhaut und trennt beide voneinander.

ERKENNEN: Anfangs merken die Kranken nur ein Flimmern und Blitzen infolge einer Zerrung der Netzhaut. Später stellt sich eine zunehmende Verschlechterung der Sehkraft und Sehschärfe ein. Ohne Behandlung durch einen Arzt und bei Erschütterungen des Kopfes schreitet die Krankheit fort und verschlechtert sich.

BEHANDLUNG: Sofort zum Arzt! Für die moderne Chirurgie ist Netzhautablösung kein Problem mehr. Die Ärzte können mit Hilfe eines elektrischen Spezialbrenners den Riß zwischen Netzhaut und Aderhaut schließen, also „verschweißen". Die Grundursache für die Netzhautablösung muß gefunden werden. Erhöhter Blutdruck wird durch Fasten eingedämmt. Kreislaufstörungen müssen durch Kuren behoben werden.

Nystagmus

Nystagmus ist ein unangenehmes Augenzittern, das bei bestimmten Nervenerkrankungen auftritt, aber auch bei Innenohrerkrankungen zu beobachten ist. Nystagmus sieht sehr böse aus, weil das Augenzittern auch anderen auffällt.

ERKENNEN: Der Patient leidet unter dem ständigen Zittern und Vibrieren der Augen. Es verursacht zeitweise starke Kopfschmerzen und behindert beim Schauen und Lesen.

BEHANDLUNG: Sofort zum Arzt! Nystagmus wird mit Medikamenten erfolgreich behandelt.

Pannusstörungen

Von Pannusstörungen spricht der Mediziner, wenn beim Patienten Gefäße und Bindegewebe in die Hornhaut wachsen, was zu Sehstörungen und schließlich zur vollkommenen Erblindung führen kann.

ERKENNEN: Das Sehvermögen wird langsam schlechter, anfangs kaum merklich. Ist die Hornhaut ziemlich überwuchert, dann schreitet das Leiden sehr rasch voran. Es gesellen sich Kopfschmerzen und Gleichgewichtsstörungen dazu.

BEHANDLUNG: Sofort zum Arzt! Bei Pannus gibt es nur die Möglichkeit der Augenoperation.

Phlyktäne

Phlyktäne ist eine mit Bläschenbildung verbundene Entzündung der Bindehaut und der Hornhaut, hauptsächlich bei Kindern. Die Krankheit entsteht am häufigsten auf allergischer Basis oder durch bakterielle Infektion. Als auslösende Ursachen kommen vor allem in Betracht: Staub, Rauch, chemische Gase, Sonnenstrahlen, Heuschnupfen, andere Nasenerkrankungen, Tragen falscher Brillengläser. Eine besondere Form der Phlyktäne kann auch durch Ansteckung beim Baden in Badeanstalten und in Strandbädern erworben werden. Aber auch Verletzungen der Hornhaut können zu dem Leiden führen, da die oberen Schichten der Hornhaut eine direkte Fortsetzung der Bindehaut sind.

ERKENNEN: Die Bindehaut rötet sich und schwillt an. Der Tränenfluß wird besonders stark. Auch eine schleimige oder eitrige Absonderung ist möglich. Die Patienten klagen über Stechen, Brennen, Jucken oder Trockenheitsgefühl im Auge. Auf der Bindehaut bilden sich kleine Bläschen. Werden die Schmerzen stark, handelt es sich bereits um einen gefährlichen und komplizierten Fall.

BEHANDLUNG: An sich pflegt Phlyktäne innerhalb von zehn bis vierzehn Tagen abzuklingen. Schmerzen und Fieber sprechen für Komplikationen. Der Arzt ist bemüht, die ursprüngliche Schädigung zu behandeln. Sehr empfehlenswert sind warme Umschläge mit Kamille oder Augentrost.

Besondere Augentropfen oder Augensalben dürfen nur auf ärztliche Verschreibung hin angewendet werden. Phlyktäne kann durch vitaminreiche Kost, durch Lebertran und durch kalkreiche Nahrung geheilt werden.

Regenbogenhautentzündung

Die akute Regenbogenhautentzündung tritt im Gefolge von Rheuma, Tripper, Syphilis und anderen Infektionskrankheiten auf. Auch bei Augenverletzungen kann eine Entzündung der Regenbogenhaut ausgelöst werden.

ERKENNEN: Die Regenbogenhaut ist verwaschen und trübe, die Pupille eng und starr. Das Sehvermögen wird beeinträchtigt. Typisch sind die heftigen Augen- und Kopfschmerzen.

BEHANDLUNG: Da es sehr oft zu schweren Sehstörungen kommt und die Gefahr der Erblindung besteht, muß sofort der Augenarzt alarmiert werden, wenn starke Schmerzen im Auge auftreten.

Schielen

Beim Schielen sind beide Augenachsen in verschiedene Richtungen ausgestellt. Die Abweichungen können in jede Richtung bestehen. Das unbewegliche Schielen ist die Folge einer Lähmung des Augenmuskels. Das bewegliche Schielen entsteht durch eine Nervenstörung.

ERKENNEN: Der Patient ist in seiner Sehkraft und Sehkapazität durch die verschieden ausgerichteten Augen stark gestört.

BEHANDLUNG: Die moderne Medizin bekämpft das Schielen mit Spezialbrillen und mit operativen Eingriffen. In den USA wurden erfolgreiche Versuche mit Hypnose durchgeführt. Sie hilft allerdings nur, wenn das Leiden seelisch bedingt ist. Beim ersten Anzeichen von Schielen sofort zum Arzt.

Tränensackentzündung

Zur Tränensackentzündung kommt es durch Erkältungen, durch Reizeinwirkung auf das Auge – Staub, Gas, Rauch – und durch häufiges Reiben der Augen. Dadurch wird der Tränen-Nasengang verstopft.

ERKENNEN: Der innere Lidwinkel ist geschwollen und gerötet. Der Patient klagt über Stirn- und Schläfenschmerzen und muß ungewollt weinen.

BEHANDLUNG: Nachts feuchte Umschläge mit Augentrosttee, Nasen- und Augenspülungen mit Zinnkrauttee. Eine Baunscheidt-Behandlung – Nadelung – in der Nasengegend und im Nacken führt zur raschen Besserung. Jedoch: Bei geringsten Schmerzen im Lidwinkel sofort zum Arzt.

Die Ohren

Das Ohr ist das Gehör- und Gleichgewichtsorgan des Menschen. Es befindet sich eingebettet im Schläfenbein
und besteht aus dem Äußeren Ohr,
dem Mittelohr und dem Innenohr.

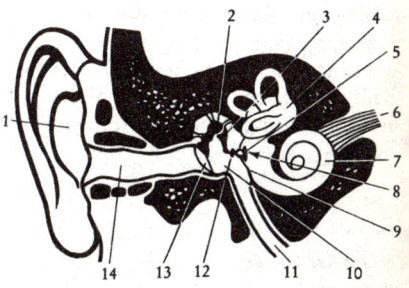

DAS OHR

1: Ohrmuschel, 2: Hammer, 3: Amboß, 4: Bogen-
gänge und Gleichgewichtsapparat, 5: ovales Fenster,
6: Gehörnerv, 7: Schnecke, 8: Steigbügel, 9: rundes
Fenster, 10: Paukenhöhle, 11: Eustachische Röhre,
12: Gehörknöchelchen, 13: Trommelfell, 14: Gehörgang.

Das Äußere Ohr

Zum Äußeren Ohr gehört die durch
einen Ohrknorpel geformte Ohrmuschel, die als Schalltrichter dient. Von
hier führt ein etwa 3 bis 4 Zentimeter
langer äußerer Gehörgang zum
Trommelfell. Dieses ist die Trenn-
wand zum Mittelohr.

Das Mittelohr

Das Mittelohr besteht aus der Ohrtrompete, der Paukenhöhle und dem
Warzenfortsatz. Die Ohrtrompete

stellt die Verbindung zum Nasen-Rachen-Raum her. In der Paukenhöhle
sitzen drei Gehörknöchelchen: Hammer, Amboß und Steigbügel. Sie leiten
die Schallwellen zum Innenohr weiter,
die vom Trommelfell her kommen.
Die Ohrtrompete wird auch Eustachische Röhre genannt.

Das Innenohr

Von der Paukenhöhle des Mittelohres gelangt der Schall direkt in das Innenohr. Es besteht aus einem Schlauchsystem, das häutig und mit klarer Flüssigkeit angefüllt ist. Hier sitzen komplizierte Aufnahmeapparate für Töne aller Art. Von dort verläuft der innere Gehörgang mit dem Hörnerv in das Schädelinnere. Parallel jedoch gelangen Geräusche auch über die Knochen direkt ins Innenohr. Im Innenohr sitzen auch die Gleichgewichtsorgane. Wenn im Gleichgewichtsorgan zu starker Reiz entsteht, führt das zu Schwindel, Gleichgewichtsstörungen und Erbrechen.

Das Gehör

Der Mensch kann mit seinem Gehörorgan Schallwellen von 20 bis 16.000 Schwingungen in der Sekunde aufnehmen.

ERKRANKUNGEN DES OHRES

Entzündungen des Äußeren Ohres

Die äußerliche Ohrentzündung befällt die äußere Haut, die Häute der Knorpel- und Knochenteile, aber auch die Knochenmasse und Knorpelmasse selbst. In manchen Fällen wird auch das Trommelfell davon erfaßt. Diese Art von Entzündung führt sehr leicht zu Eiterungen. Greift die Eiterung auch auf das Trommelfell über, so kann dieses durchlöchert werden. Die Hörfähigkeit des Patienten kann großen Schaden erleiden. Die ärztliche Praxis kennt solche Fälle als Begleiterscheinung von Scharlach, Masern und Feuchtblattern.

ERKENNEN: Das Äußere Ohr schwillt an, mitunter auch eine ganze Gesichtshälfte. Es treten starke Rötungen und Schmerzen auf. Der nächste Schritt sind Trockenheit im Gehörgang und Störung des Gehörsinnes. Der Patient erbricht oft und bekommt hohes Fieber.

BEHANDLUNG: Die moderne Medizin bekämpft schwere Fälle der äußeren Ohrentzündung mit Penicillinpräparaten in den verschiedensten Formen. Anhänger der Naturheilmethode schwören auf Umschläge auf dem Ohr; und zwar mit in warmes Wasser getauchten Wollstofftüchern. Diese Umschläge sind so lang anzuwenden, bis die Entzündung nachläßt. Der deutsche Naturheiler Bilz riet zu Waschungen der Ohrengegend oder zu einem direkten Ohrenbad mit warmem Wasser oder Kamillentee. Dazu empfehlen sich nächtliche, erregende Bein-, Fuß- oder Wadenpackungen und Leibumschläge. Morgens wirken Ganzabreibungen wahre Wunder. Manche Ärzte nehmen Ohreneinspritzungen vor.

Entzündungen des Inneren Ohres

Die Entzündung des Inneren Ohres erzeugt sehr heftige Schmerzen, die sich oft bis in den Hals hinabziehen. Das Leiden ist häufig die Folge von Masern, Scharlach, kann aber auch gemeinsam mit Syphilis, Gicht oder Hautkrankheiten auftreten.

ERKENNEN: Der Gehörsinn des Patienten ist gestört. Es treten Ohrensausen und Ohrenpfeifen auf, der Ohrbereich schwillt an. Typisch sind auch Schmerzen am Ohr, erschwertes Schlucken, geschwollene Mandeln, Reizzustände des Gehirns und Fieber. Kommt es bei der inneren Ohrenentzündung zu Eiterungen, so deutet dies auf eine Zerstörung innerer Teile hin. Der Eiter nimmt seinen Weg nach außen entweder durch das Trommelfell in den äußeren Gehörgang oder durch die Eustachische Röhre in den Schlund.

BEHANDLUNG: Der Arzt muß verständigt werden! Auch bei der inneren Ohrentzündung helfen lang anhaltende Umschläge mit warmen Wolltüchern, die entweder trocken oder mit warmem Wasser getränkt sein können. Manche Ärzte, die dem Naturheilgedanken aufgeschlossen sind, verschreiben ihren Patienten zusätzlich beruhigende und kühlende Halsumschläge, die unter Umständen bis hinauf in die Ohrgegend reichen können, wenn der Patient dabei Erleichterung verspürt. Der Naturheiler Pfarrer Kneipp riet seinen Jüngern wöchentlich zwei Bettdampfbäder, Dampfbäder mit nachfolgender Packung und ein Wannenbad. Feuchte Leinwandbauschen, die erwärmt werden, können Eiter und Hitze aus dem Innenohr ziehen. Ohrendampfbäder werden vielfach bei der Landbevölkerung durchgeführt. Die moderne Medizin zieht gegen das Leiden mit einer Reihe von Pharmazeutika ins Feld, in erster Linie mit Penicillin.

Ménièresche Krankheit

Als Ménièresche Krankheit bezeichnet der Mediziner das Auftreten von Drehschwindelanfällen, begleitet von Erbrechen, Ohrensausen und einseitiger Schwerhörigkeit. Mitunter kommt es während solcher Anfälle zu vollkommener einseitiger Taubheit, die Minuten, aber auch viele Stunden dauern kann. Die Ursache ist eine Labyrintherkrankung, möglicherweise zusammenhängend mit einer starken Arterienverkalkung. Das Leiden tritt daher vorrangig bei älteren Menschen auf.

ERKENNEN: Der Patient wird plötzlich blaß. Seine Augen zittern. Alles dreht sich um ihn. Er muß sich setzen, greift sich meist unvermittelt an ein Ohr, weil er auf dieser Seite plötzlich nichts mehr hören kann. Wenn nicht rechtzeitig gegen sich häufende Anfälle dieser Art eingegriffen und ein Facharzt zu Rate gezogen wird, so besteht die Gefahr, daß es binnen längerer oder kürzerer Zeit zu einer bleibenden Schwerhörigkeit oder Taubheit kommt.

147

BEHANDLUNG: Der Patient sollte von allen Aufregungen ferngehalten werden. Er darf sich nicht anstrengen, darf keinen Alkohol und kein Nikotin zu sich nehmen. Der Arzt wird ihm viel Ruhe verordnen, weil dadurch die Blutgefäßkrämpfe im Innenohr abklingen. Und diese sind ja die Hauptursache des Leidens. Man sollte dem Kranken nur vegetarische Kost vorsetzen und dafür sorgen, daß regelmäßig sein Darm entleert wird. Auch starkes Schwitzen hilft. Besonders zu empfehlen: Dampfumschläge oder heiße Wickel, Luftwechsel und Klimakuren. Früher arbeitete die Naturheilkunde im Falle der Ménièreschen Krankheit mit Blutegeln, die man im Nacken oder an den beiden Warzenfortsätzen anlegte.

Mittelohrentzündung

Die Mittelohrentzündung – in der Medizin auch als Otitis media bezeichnet – wird in den meisten Fällen durch Bakterien hervorgerufen. Diese Bakterien gelangen bei Erkrankung des Nasen-Rachen-Raumes über die Ohrtrompete in den Mittelohrraum. Sie können aber auch auf dem Blutweg – bei den Infektionskrankheiten Scharlach und Masern – eindringen und Entzündungen hervorrufen. Sehr selten erfolgt die Infektion durch einen Trommelfelldefekt vom äußeren Gehörgang aus, beispielsweise bei Ohrenverletzungen, beim Baden oder beim gewaltsamen Eindringen eines

Gegenstandes ins Ohr. Kann der Eiter, der sich durch die Bakterien im Mittelohrraum bildet, nicht abfließen, so versucht er sich einen Ausgang zu verschaffen. Das Trommelfell wölbt sich vor, kann aber meist nicht durchbrochen werden. Der Eiter preßt sich daher in die Hohlräume des sogenannten Warzenfortsatzes. Hier kann er nun nach außen oder in Richtung Hirnhaut-Gehirn durchbrechen. Gelingt es nicht, die Eiterbildung zum Stillstand zu bringen, so muß dem Eiter durch einen Einschnitt ins Trommelfell ein Ausweg verschafft werden, bevor er den Warzenfortsatz befällt. Ist nämlich der Warzenfortsatz erkrankt, muß der Arzt die Zellen aufmeißeln, um den Eiter abfließen zu lassen. Sonst dringt er zum Gehirn und ruft dort lebensgefährliche Entzündungen hervor. Der Trommelfelleinschnitt heilt wieder zu, wenn die Entzündung abgeklungen ist. Nur bei chronischen Entzündungen bleibt das Loch als Abflußventil für den Eiter offen.

ERKENNEN: Heftige Ohrenschmerzen, Fieber, Rötung und Anschwellung des Trommelfells, fallweise Taubheitsgefühl, Schwerhörigkeit, Sausen und Klopfen im Ohr. Nach dem Durchbruch durch das Trommelfell erscheint im Gehörgang schleimiger Eiter. Handelt es sich um Mittelohrentzündung nach einer schweren Grippe, dann zeigt sich blutiges Sekret. Bei leichteren Entzündungen wird das Sekret wieder im Mittelohr aufgesaugt. In schwereren Fällen kommt es zu den oben erwähnten Komplikationen.

BEHANDLUNG: Bettruhe, Schwitzpak-kungen, trockene Wärme auf das Ohr bringen. Der Arzt, der auf alle Fälle alarmiert werden muß, wenn die ersten Ohrenschmerzen auftreten, entscheidet, ob ein Trommelfellschnitt notwendig ist oder ob er der Krankheit anders beikommen kann. Der Trommelfellschnitt – ein nach dem heutigen Stand der Medizin harmloser Eingriff – kann schlagartig Erleichterung bringen.

Überraschende Wirkung erreichen manche Ärzte auch heute noch durch das Ansetzen von drei bis vier Blutegeln hinter dem Ohr. Selbst bei beginnender Ohrknochenvereiterung können damit blitzartige Erfolge erzielt werden.

Sobald es zum Eiterfluß gekommen ist, muß der Gehörgang fleißig mit Kamillentee ausgespült werden. Dann tupft der Arzt mit Watte nach. Die Haut des Gehörganges wird durch Zinksalbe vor dem Eiter geschützt. Auf keinen Fall darf die Watte fest in den Gehörgang hineingestopft werden. Das würde unweigerlich zu einer Eiterverhaltung führen.

Pfarrer Kneipp riet bei Mittelohrentzündung zu Ganzwaschungen vom Bett aus. Er verordnete seinen Patienten Heublumensäcke, Bockshornklee-auflagen und Blutegel sowie vegetarische Kost und Fasten. Vertreter der Homöopathie und Biochemie bekämpfen die Mittelohrentzündung mit Belladonna, Ferrum phosphoricum, Capsicum, Acidum hydrofluoricum und Calcium phosphoricum.

Die meisten Mittelohrentzündungen heilen in etwa zwei Wochen ab.

Folgende Komplikationen können dabei auftreten: Übergang in eine chronische Mittelohreiterung, Halsvenen- und Hirnblutleiterthrombosen, Hirnhautentzündung, Hirnabszeß. Alarmierende Anzeichen sind im Stadium der Abheilung Schüttelfrost, Erbrechen und Schwindelgefühle. Der Arzt ist darüber zu informieren.

Ohrblutungen

Zu Ohrblutungen kommt es meist im Zusammenhang mit einer äußeren Gewaltanwendung, also bei Verkehrsunfällen, Arbeitsunfällen und Stürzen verschiedenster Art. Sehr oft treten Ohrblutungen auch im Zusammenhang mit einem Schädelbasisbruch oder einer starken Gehirnerschütterung auf.

ERKENNEN: Aus der Gehörmuschel dringt entweder hellrotes oder schwarzrotes Blut. Im Ohr sind starke Schmerzen zu verspüren.

BEHANDLUNG: Bei Blutungen aus dem Ohr muß der Verletzte sitzen oder liegend so gebettet werden, daß das blutende Ohr nirgends aufliegt. Es empfiehlt sich, sofort einen dicken Schutzverband anzulegen. Gerade bei Blutungen aus dem Ohr ist unverzüglich ein Arzt zu verständigen. Das Blut kann durch Abdrücken der Ohröffnung vorübergehend gestillt werden. Echte Hilfe aber bringt erst der fachmännische Druckverband.

Ohrfluß

Ohrfluß kann bei Gehörgangsekzemen, Gehörgangsfurunkeln und bei Mittelohrentzündung mit Durchlöcherung des Trommelfells auftreten.

ERKENNEN: Der Patient klagt über heftige Schmerzen in der Ohrengegend. Sehr oft treten auch Schwellungen am Hals auf. Aus dem Ohr tritt eine eitrige Flüssigkeit aus.

BEHANDLUNG: Bei geringsten Anzeichen für Ohrfluß muß sofort der Hausarzt oder ein Spezialist zu Rate gezogen werden. Eine genaue Untersuchung zur Klärung für die Hauptursache ist notwendig. Die Biochemie setzt gegen den Ohrfluß – auch Ohrenlaufen genannt – Calcium phosphoricum D 6–12 und Silicea D 12 sowie Kalium chloritum D 6 ein. Anhänger der Naturheilmethode halten sich an die Anweisungen der berühmten Pioniere Schroth und Prießnitz. Diese Männer verordneten ihren Patienten schon damals mit viel Erfolg Ohrenausspritzungen mit warmem Wasser sowie Wechselbäder.

Ohrknochenvereiterung

Die überaus schmerzhafte Ohrknochenvereiterung ist eine böse Folge der verbreiteten Mittelohrentzündung. Die meisten Mittelohrentzündungen werden durch Bakterien hervorgerufen, die bei Erkrankungen des Nasen-Rachen-Raumes von dort über die Ohrtrompete in die Mittelohrräume gelangen. Seltener erfolgt die Infektion durch einen Trommelfelldefekt vom äußeren Gehörgang aus, beispielsweise bei Ohrverletzungen, beim Baden, bei gewaltsamem Eindringen von Fremdkörpern ins Ohr, wie es vielfach bei Kindern vorkommt. Bei leichteren Entzündungen wird das entstehende Sekret im Mittelohr wieder aufgesaugt. Bei stärkerer Eiterung bahnt sich der Eiter einen Weg in die Nachbarschaft. Es folgen Durchbruch durch das Trommelfell nach außen, Absteigen durch die Ohrtrompete in die Nase und in den Nasen-Rachen-Raum, Übergreifen auf die anderen Mittelohrräume und die Warzenfortsatzzellen. Hier entsteht nun die gefürchtete Ohrknochenvereiterung.

ERKENNEN: Ohrenschmerz, Taubheitsgefühl, Schwerhörigkeit, Sausen und Klopfen im Ohr, starkes Fieber. Im Gehörgang entsteht schleimiger Eiter, mitunter blutiges Sekret. Bei der Ohrknochenvereiterung können folgende Komplikationen auftreten: chronische Mittelohreiterung, Halsvenen- und Hirnblutleiterthrombosen, Hirnhautentzündung, Gehirnabszeß. Alarmierende Anzeichen dafür sind Schüttelfrost, Erbrechen und Schwindelgefühl. Der Patient muß unbedingt einen Arzt zu Rate ziehen.

BEHANDLUNG: Der Arzt muß unbedingt verständigt werden. Er wird strikte Bettruhe verschreiben. Sehr bewährt haben sich Schwitzpackungen, trockene Wärme auf dem Ohr und heiße Fußbäder. Nur der Arzt allein kann entscheiden, ob im Einzelfall mit Medikamenten behandelt werden muß oder ob es notwendig ist, einen Trommelfellschnitt vorzunehmen. Dieser Eingriff darf heutzutage als harmlos bezeichnet werden. Er bringt dem Kranken schlagartig Erleichterung. Die Furcht, daß im Trommelfell ein „Loch" zurückbleibt, ist unbegründet. Die Öffnung – so haben schon vor Jahren korrekte Beobachtungen ergeben – schließt sich nämlich sofort nach Aufhören der Eiterung. Eine überraschende Wirkung wird bei Ohrknochenvereiterung auch heute noch mitunter durch das Ansetzen von drei bis fünf Blutegeln hinter dem Ohr erreicht. Sobald es zum Eiterfluß gekommen ist, muß der Gehörgang fleißig mit Kamillentee ausgespült und mit Watte ausgetupft werden. Die Haut des Gehörganges ist durch Zinksalbe vor dem Eiter zu schützen. Auf keinen Fall darf bei Ohrknochenvereiterung Watte in den Gehörgang hineingestopft werden. Dies kann nämlich zu Eiterverhaltung führen, die viele Gefahren in sich birgt.

nannter Ohrpfropf bilden, der in der Folge zu einem Verschluß des Gehörganges führen kann.

ERKENNEN: Der Patient beobachtet an sich Gleichgewichtsstörungen, hört schlecht und verspürt einen unangenehmen Druck im betreffenden Ohr. Schmerzen sind nur in den wenigsten Fällen zu verzeichnen.

BEHANDLUNG: Im Falle eines Ohrpfropfes ist der Hausarzt aufzusuchen. Er schwemmt den Pfropf mittels einer Druckspritze mit körperwarmem Wasser unter Beimengung von Wasserstoffsuperoxyd aus dem Ohr. Keinesfalls darf mit einem spitzen Instrument nach dem Pfropf gebohrt werden, sonst wird das Trommelfell verletzt. Ist kein Arzt zur Stelle, kann sich der Patient mit einem Hausmittel behelfen. Er füllt eine Wärmflasche mit heißem Wasser und legt das betreffende Ohr vor dem Einschlafen auf diese Wärmflasche. Die ausströmende Wärme läßt den Ohrpfropf zum Teil oder ganz schmelzen und ausfließen. Es empfiehlt sich daher, die Wärmflasche mit einem weißen Leinentuch zu umwickeln, welches das Ohrenschmalz aufsaugen kann.

Ohrpfropf

Ohrenschmalz dient zum Schutz des Trommelfells. Wird es zu stark erzeugt oder durch das Eintreten von Wasser aufgequollen, so kann sich ein soge-

Ohrensausen

Ohrensausen – mitunter auch Ohrenklingen – kann verschiedene Ursachen haben: Blutandrang zum Kopf, Reizung der Gehörnerven, ein Ohrpfropf, Otosklerose, Blutarmut, allgemeine Nervosität. Das Leiden kann akut, aber auch chronisch sein. In beiden Fällen werden verschiedene Geräusche erzeugt, die durch das Ohr dann in verschiedenster Weise wahrgenommen werden. Ein knackendes Geräusch entsteht meist durch Spannungen im Trommelfell, ein Klirren durch das Anschlagen der Sperrzähne, ein Sausen und Brausen durch Schwingungen der Luft im äußeren Gehörgang oder in der Paukenhöhle bei Verstopfung der Ohrtrompete oder des äußeren Gehörganges, ein Klopfen im Ohr durch das Pulsieren benachbarter Pulsadern.

ERKENNEN: Der Patient hat vorübergehend Gehörstörungen durch die oben erwähnten fremden Geräusche. Das Leiden kann sich verstärken und zu einem Nervenleiden werden. Sensible Menschen geraten durch das Ohrensausen an den Rand der Verzweiflung und sollten einen Arzt aufsuchen.

BEHANDLUNG: Der Patient braucht absolute Ruhe und Entspannung. Jede Überanstrengung und nervliche Reizung sind zu vermeiden. Regelmäßiger Schlaf ist Voraussetzung für die Heilung. Bei unregelmäßigem Stuhlgang muß abends ein Klistier angewendet werden. Pfarrer Kneipp ließ seine Patienten, die an Ohrensausen litten, morgens barfuß im nassen Gras laufen und dann im tiefen Sand waten, und er erzielte damit Erfolge. Er war nämlich der heute medizinisch erwiesenen Ansicht, daß bei Ohrensausen

der Blutandrang im Kopf reduziert werden muß. Auch heute noch empfehlen Naturheilexperten bei Ohrensausen Bein- und Fußpackungen, Leibumschläge, Fußdampfbäder und kühle Fußabreibungen. Der deutsche Naturheiler Bilz entwickelte ein eigenes Programm zur Bekämpfung dieses Leidens: morgens eine Ganzabreibung, ein Fußbad von 45 Minuten, dann wieder eine Ganzabreibung mit kühler Fußabreibung. Zweimal wöchentlich Dreiviertel-Bettdampfbäder mit darauffolgendem warmem Wannenbad. Unbedingt reizlose Kost. Diese Kur muß natürlich so lange fortgesetzt werden, bis das Ohrensausen verschwunden ist. Ist verhärtetes Ohrenschmalz die Ursache, so muß der Hausarzt um eine Ausspritzung des Pfropfes gebeten werden. Niemals sollte ein Laie eine derartige Prozedur selbst versuchen. Er könnte sich eine schwere Gehörschädigung oder eine Mittelohrentzündung einhandeln.

Ohrenschmerzen

Es kann auch ohne jegliche Entzündung zu Schmerzen im Ohrbereich kommen. Oft sind rheumatische Leiden daran schuld, mitunter auch Gicht und Nervenstörungen. Auch als Folge von Erkältungen treten mitunter Ohrenschmerzen auf.

ERKENNEN: Im Ohr entsteht ein ziehender oder stechender Schmerz, der von keinem Fieber begleitet wird und auch zu keiner Entzündung führt.

BEHANDLUNG: Unbedingt sollte der Arzt zu Rate gezogen werden, da sich das Leiden zu einer gefährlichen Ohrenkrankheit ausweiten kann. Der Mediziner muß klären, wo die Grundursache für die Schmerzen liegt, vor allem dann, wenn die Ohrenschmerzen beim Patienten nicht nach einmaligem Auftreten verschwinden, sondern immer wiederkehren. Zur Ableitung der Schmerzen bewähren sich Halbbäder, Schenkelgüsse, Kneippsches Wassertreten, Barfußlaufen, Ganzwaschungen, Waschungen an Hals, Nacken und Ohren. Der Arzt kann Linderung durch Einspritzen von warmem Wasser erreichen. Beruhigende Umschläge und Dampfbäder waren die Methoden des deutschen Naturheilers Bilz, die vielfach heute noch empfohlen werden.

Ohrspeicheldrüsenentzündung

Die Ohrspeicheldrüse – von Medizinern Parotis genannt – ist die größte Speicheldrüse. Sie liegt beiderseits vor und etwas unter dem Ohr und zieht sich vom Unterkieferwinkel bis zum Jochbein. Die Ohrspeicheldrüse mündet mit einem Ausführungsgang über dem zweiten Backenzahn in die Mundhöhle und liefert mit dem Unterkiefer und den Unterzungendrüsen den Speichel zur Vorverdauung der Kohlehydrate. Durch einen Virus – meist Tröpfcheninfektion – kann es zu einer Entzündung dieser Ohrspeicheldrüse kommen. Dies geschieht hauptsächlich bei Knaben und Männern. Die Inkubationszeit beträgt 18 Tage.

ERKENNEN: Der Patient klagt über allgemeines Unwohlsein. Das Fieber steigt auf 38 bis 39 Grad. Die Ohrspeicheldrüse schwillt schmerzhaft an. Nach zwei oder drei Tagen ist die Schwellung so stark, daß sich das Ohrläppchen abhebt. Mitunter entsteht eine Kieferklemme, d. h., manche Kranken können den Mund nur einen Spalt weit öffnen, und dies nur unter Schmerzen. Die Entzündung kann nach einigen Tagen auf die andere Gesichtsseite übergreifen. Die Ohrspeicheldrüsenentzündung heilt meistens erst nach acht bis vierzehn Tagen aus. Eine typische Komplikation ist eine schmerzhafte Hodenentzündung.

BEHANDLUNG: Sorgfältige Mundpflege, Hygiene, feuchtwarme Umschläge in der Ohrgegend, Auflagen mit Borwasser oder Jodsalbe. Der Arzt ist unbedingt zu verständigen. Bis zur Entfieberung sollte der Patient isoliert werden. Die Familienangehörigen allerdings können selten vor Ansteckung geschützt werden.

Ohrenstechen

Ohrenstechen tritt in erster Linie bei Kindern und älteren Menschen in der Übergangszeit zur kalten Jahreszeit oder im Winter auf. Es kommt dabei im Ohrenbereich zu einer leichten

Entzündung, die sich allerdings sehr rasch zu einem bedeutenderen Leiden ausweiten kann.

ERKENNEN: Der Patient spürt im Inneren des Ohres ein unangenehmes Jucken, das später zu einem ziehenden und sehr unangenehmen Stechen wird. Manchmal tritt auch leichtes Fieber auf. Speziell bei Kindern sollte sofort der Arzt verständigt werden.

BEHANDLUNG: Falls der Mediziner nicht sofort zur Stelle sein kann, empfiehlt es sich, aus der Hausapotheke sogenannte Ohrentropfen in das Ohrinnere einzuträufeln und dann das Ohr warm zu halten. Dies geschieht am besten mit einem Wattepfropfen sowie einem warmen Wolltuch oder einer angelegten Wärmflasche.

Ohrverhärtung

Die Ohrverhärtung wird in der Medizin auch Otosklerose genannt. Es handelt sich dabei um eine Erkrankung des Innenohres, des sogenannten Labyrinths. Es kommt zu einem Umbau der knöchernen Labyrinthkapsel und einer knöchernen Fixierung des Steigbügels im Vorhof-Fenster. Dadurch wird die Schwingungsfähigkeit der Gehörknöchelchen beeinträchtigt. Das Resultat ist eine Störung der Schalleitung. Es handelt sich um ein vererbbares Leiden, das vorwiegend Frauen befällt. Die ersten Anzeichen treten meist bereits in den Entwicklungsjahren auf.

ERKENNEN: Der Patient klagt über ständig zunehmende Schwerhörigkeit und über starkes Ohrensausen. Allerdings wird mancher Lärm – etwa von vorbeifahrenden Autos, von Maschinen und von Eisenbahnen – stärker vernommen und als besonders unangenehm empfunden. Das Gehör wird immer schwächer. Das Leiden verschlechtert sich zusehends, wenn dazu noch körperliche Anstrengungen, Erkältungen, Aufenthalt in Lärmzonen, Schwangerschaft und verschiedene Aufregungen kommen.

BEHANDLUNG: Erstes Gebot ist, daß die Durchblutung im Ohr verbessert werden muß. Dies geschieht am besten durch sogenannte Ohrengüsse, wie sie schon Pfarrer Kneipp durchführte, und durch eine moderne Methode, die Luftdruckmassage des Trommelfells. In manchen Fällen werden heute bei Ohrverhärtung Operationen durchgeführt, mit denen eine Gehörverbesserung erreicht werden kann. Der Patient sollte sich zeitgerecht einem Spezialisten anvertrauen. Ohrverhärtung kann im äußersten Fall zu vollkommener Taubheit führen. Allerdings führt seit dem Jahr 1976 der Wiener Erfinder Ing. Franz Seidl mit einem speziell entwickelten Frequenzgerät erfolgreiche Versuche durch, bei denen über einen metallenen Kopfring Sprache und Musik unter Umgehung des zerstörten Gehörs direkt in den Schädelknochen des Menschen eingespielt werden. Die Ergebnisse wurden von Gehörgeschädigten und vollkommen Tauben als verblüffend bezeichnet.

Trommelfellriß

Bei Unfällen, beim Tauchen in große Wassertiefen oder bei einem heftigen Schlag auf das Ohr kann es zu einem Riß im Trommelfell kommen.

ERKENNEN: Der Patient klagt über heftige Schmerzen im Ohr und über Ohrensausen. Zusätzlich ist ein Nachlassen des Gehörs zu beobachten.

BEHANDLUNG: Das Ohr muß mit einem sterilen, druckfreien Schutzverband abgedeckt werden. Der Patient muß viel ruhen, damit die Rißwunde verheilen kann. Unbedingt den Arzt aufsuchen! Es besteht nämlich die Gefahr, daß trotz Zuheilens des Trommelfells Schwerhörigkeit zurückbleibt.

Schwerhörigkeit

Durch Verstopfung des äußeren Gehörganges mit Ohrenschmalz oder Fremdgegenständen, durch Erkrankung des Mittelohrraumes oder des Innenohres oder durch Verletzungen des Trommelfells kann es zur Schwerhörigkeit kommen. Das Leiden ist jedoch auch vererblich. Die sogenannte Altersschwerhörigkeit kann bereits bei Frauen um das 30. Lebensjahr ihren Anfang nehmen.

ERKENNEN: Der Patient kann leise gesprochene Worte kaum mehr hören und muß sich beim Zuhören in Gesellschaft anstrengen, alles aufzunehmen.

BEHANDLUNG: Die Behandlung richtet sich natürlich nach dem Grundleiden. Zur Verbesserung der Durchblutung des Ohres empfehlen sich Ohrenguß und Luftdruckmassage. Die Biochemie versucht den Kampf gegen Schwerhörigkeit abwechselnd mit Natrium phosphoricum D 6 und Silicea D 12, bei Altersschwerhörigkeit Silicea D 12 im Wechsel mit Calcium fluoratum D 12. Die moderne Medizin kann durch operative Eingriffe der Schwerhörigkeit entgegenwirken: durch Einsetzen eines neuen Schallfensters im Bogengang, durch Entfernung des Steigbügels, der durch einen körpereigenen Knorpel ersetzt wird. Im schlimmsten Fall kann es aber zu Taubheit kommen.

Die Nase

Die Nase ist das Eingangsorgan der Atemwege. Sie ist außen mit Gesichtshaut und innen mit Schleimhaut bedeckt. Außer diesem häutigen Teil besteht sie noch aus einem knorpeligen und einem Knochenteil. Im Inneren der Nase gibt es den Vorhof und die Haupthöhle, die in den Nasen-Rachen-Raum übergeht. Die Nasenhöhle wird durch die Nasenscheidewand in zwei Teile geteilt. In jeder Hälfte befinden sich drei Nasenmuscheln, die mit Schleimhaut und Schwellkörpern ausgekleidet sind. Den oberen Abschluß der Nasenhöhle bildet die sogenannte Siebbeinplatte, durch die sich die Riechnerven ihren Weg bahnen. Der obere Teil der Nase dient dem Riechen. Von den Nasennebenhöhlen sind die Kieferhöhle und die Stirnhöhle bekannt, weil es hier sehr oft zu Entzündungen und Eiterungen im Anschluß an Erkältungskrankheiten kommt. Der untere Teil der Nase dient dazu, durch im Naseninneren befindliche feine Härchen die Atemluft zu reinigen und vorzuwärmen.

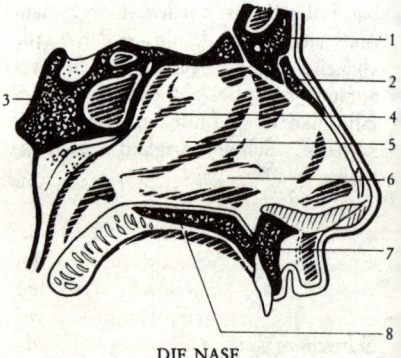

DIE NASE

1: Stirnbein, 2: Nasenbein, 3: Keilbein, 4: obere Nasenmuschel, 5: mittlere Nasenmuschel, 6: untere Nasenmuschel, 7: Oberkiefer, 8: Gaumenbein.

ERKRANKUNGEN DER NASE UND DER NASENNEBENHÖHLEN

Heuschnupfen

Der Heuschnupfen, auch Heufieber genannt, ist eine Überempfindlichkeitsreaktion der Nasenschleimhaut.

Ursache dafür kann Blütenstaub von Gräsern, Sträuchern, Bäumen und Blüten sein, weshalb diese Erkrankung zumeist in den Monaten zwischen April und Juli auftritt. Heufieber kann jedoch auch durch Kälte, Staub, Chemikalien, Lichtstrahlen, bestimmte Nahrungsmittel und Aufregungen hervorgerufen werden.

ERKENNEN: Diese allergische Krankheit äußert sich durch eine schwere Beeinträchtigung des Allgemeinbefindens. Es treten Fieber, Verstopfung der Nase und Atemnot auf. Dazu kommen noch Tränenfluß durch Bindehautkatarrh, Lichtempfindlichkeit, Kopfschmerz, häufige Anfälle von Niesreiz und möglicherweise sogar Husten. Der vom Heuschnupfen befallene Patient ist leicht reizbar und seelisch niedergedrückt.

BEHANDLUNG: Wichtig ist die Meidung jener Stoffe, welche den Heuschnupfen auslösen. Denn oft verschwindet die Krankheit erst wieder bei Klimawechsel oder Regenperioden während der Blütezeit. Zur Vorbeugung und Behandlung während der akuten Phase ist möglichst Trockenkost oder wenigstens vegetarische Kost einzunehmen. Der Schwerpunkt liegt dabei auf vitaminreichem Obst. Dazu Spülung der Nase mit Zinnkrautabkochungen und Ableitung der Beschwerden durch Barfußgehen, Wassertreten, Schenkelgüsse, Halbbäder, Kurzwickel und Ganzwaschungen. Vorteilhaft sind auch Schlenzbäder nach folgender Anleitung: Der Kranke wird in ein warmes Bad gebracht, welches etwa 39 bis 43 Grad Wärme haben und mindestens eine Stunde lang auf dieser Temperatur gehalten werden muß. Anschließend wird in einer Trockenpackung eine Stunde lang nachgeschwitzt oder eine Stunde lang im lauen Bad von etwa 37 Grad liegengeblieben. Danach erfolgt ein Abguß mit gleich warmem Wasser und dann Bettruhe. Die Bäder werden bis zu dreimal pro Woche durchgeführt.

Bei hartnäckigem Heuschnupfen sollte ein Fachmann aufgesucht werden, der eine Umstimmung mit Eigenblut vornimmt und vorteilhafter Weise eine Quaddelbehandlung mit tierischen oder pflanzlichen Stoffen in homöopathischer Verdünnung vornehmen kann.

Katarrh

Beim Katarrh der Luftwege handelt es sich, wie beim Schnupfen, um eine akute Entzündung der Schleimhäute mit vermehrter Schleimabsonderung. Der Katarrh tritt besonders häufig bei Menschen auf, die verweichlicht sind, durch Nikotin, Alkoholgenuß, Staub und chemische Dämpfe geschädigt sind, oder unter chronischen Stoffwechselstörungen leiden. Die katarrhalische Infektion steigt dabei von der Nase über den Rachen zum Kehlkopf, zur Luftröhre und zu den Bronchien ab. Ein Katarrh kann auch als Begleiterscheinung einer Infektionskrankheit, wie Masern, Grippe oder Keuchhusten, auftreten.

ERKENNEN: Beim Katarrh der Luftwege treten zunächst Seitenstechen, ein Gefühl des „Wundseins" unter dem Brustbein, Kopfschmerzen, Appetitlosigkeit und Fieber in unterschiedlicher Stärke auf. Der Husten ist anfangs noch trocken, dann kommt ein glasig-schleimiger oder gar eitriger Auswurf hinzu. Beschwerden durch Atemnot lassen meist eine Komplikation durch Lungenentzündung vermuten.

BEHANDLUNG: Selbstverständlich ist bei Auftreten von Fieber unbedingt Bettruhe einzuhalten, wobei zu beachten ist, daß im Zimmer des Kranken immer für frische Luft gesorgt ist. Schon bei den ersten Anzeichen von Katarrh empfiehlt sich ein heißes Vollbad, worauf dann reichlich heißer Lindenblüten- oder Fliedertee getrunken und im vorgewärmten Bett geschwitzt wird. Darauf folgen eine kalte Ganzwaschung und der Wechsel der Wäsche. Einmal pro Tag sollte diese Schwitzkur wiederholt werden. Zur weiteren Behandlung sind Brustwickel, abendliche Wadenwickel, Kopfdampf und Inhalation mit Salzwasser zu empfehlen. Zur Eindämmung starker Schleimabsonderung ist auf Trockenkost, bei trockenem Katarrh auf häufige Einnahme von heißen Getränken mit Honig zu achten. Auch schleimlösende Tees aus Eibisch, Huflattich, Spitzwegerich, Primel und Isländischem Moor haben sich bewährt. Unterstützt werden kann die Behandlung des Katarrhs durch Einreibungen von Brust, Hals und Rücken mit Thymianöl, Eukalyptusöl und Pertussin-Balsam. Ein absolutes Alkoholverbot während der Behandlung kann wohl als Selbstverständlichkeit angesehen werden. Nach Ausheilung des Katarrhs sollten zur Vorbeugung einer neuerlichen Erkrankung häufig Luftbäder und kalte Teilwaschungen angewendet werden.

Nasendiphtherie

Nasendiphtherie ist bei Säuglingen die häufigste Diphtherieform. Sie wird jedoch leicht von den Eltern übersehen und kann wegen ihrer schweren Verlaufsart sehr gefährlich werden. Nasendiphtherie wird durch Bakterien hervorgerufen, die meist durch Tröpfcheninfektion übertragen werden. Auch die Nasendiphtherie breitet sich – wie alle anderen Diphtheriearten – im Winter besonders leicht aus. Die Inkubationszeit beträgt ein bis sieben Tage. Erwachsene werden von Nasendiphtherie selten befallen.

ERKENNEN: Beim Säugling tritt geringes Fieber auf, so daß die Krankheit zuerst von den Eltern für harmlos gehalten und unterschätzt wird. Die Nasenatmung ist merklich erschwert. Daher entsteht vielfach der Eindruck, es handle sich bloß um Schnupfen. Das Hauptanzeichen für Nasendiphtherie ist etwas später der eitrig-blutige Ausfluß aus der Nase in Zusammenhang mit Verkühlungssymptomen. Es folgen Leibschmerzen.

BEHANDLUNG: Beim geringsten Verdacht auf Nasendiphtherie ist der Kinderarzt ans Bett des Säuglings zu rufen.

Nasenkrebs

Wenn es in der Nase zu Geschwülsten, Gewächsen und Tumoren kommt, die aus körpereigenen Zellen hervorgegangen sind, aber nicht in das Gefüge des Organismus eingegliedert sind, so spricht man von Nasenkrebs. Es kann sich dabei um Bindegewebsgeschwülste handeln – also Geschwülste an Knorpeln, Knochen und Blutgefäßen –, aber auch um Epithelgeschwülste an der Schleimhaut, an der Haut oder im Nervengewebe. Bösartige Krebsgeschwülste in der Nase wachsen schnell und beginnen im gesunden Gewebe zu wuchern.

ERKENNEN: Die Nase verfärbt sich. Mitunter verformt sie sich auch ganz deutlich. Die medizinische Untersuchung zeigt dann die Gewebsveränderung und die Zersetzung der Nasenknorpel oder des Nasengewebes. Meist entwickelt sich der Nasenkrebs parallel zu einer anderen gefährlichen Krebsgeschwulst. Bei verdächtigen Verhärtungen oder Veränderungen der Nase, die noch dazu vielleicht nicht besonders oder gar nicht schmerzen, ist augenblicklich der Arzt aufzusuchen.

Typisch für den Nasenkrebs ist, daß der Patient zusätzlich an anderen Krankheitsmerkmalen leidet: Er fühlt sich schwach, ist arbeitsunwillig, nimmt ab und hat keinen Appetit; dieser Zustand kann jedoch ganz plötzlich in Heißhunger umschlagen. Weiters leidet er unter Erbrechen und Schluckbeschwerden.

BEHANDLUNG: Sofort zum Arzt!

Nasennebenhöhlenentzündung

Die akute Entzündung einer Nasennebenhöhle ist zumeist die Folge eines Schnupfens oder einer Infektionskrankheit. Es kann eine Nebenhöhle allein erkranken, es ist aber auch möglich, daß alle Nebenhöhlen einer oder beider Seiten befallen werden. Viele Erkrankungen, die im Volksmund als Kopfgrippe bezeichnet werden, sind im Grunde genommen nichts anderes als Nasennebenhöhlenentzündungen. Die Erkrankung kann sich wäßrig-schleimig oder auch eitrig äußern. Die Nasennebenhöhlen sind Kieferhöhlen, Stirnhöhlen, Keilbeinhöhlen und Siebbeinzellen. Am meisten werden die Kieferhöhlen und die Stirnhöhlen durch Entzündungen heimgesucht.

ERKENNEN: Die Nasenatmung wird schwer behindert. Bei vielen Menschen stellt sich als Folge davon eine permanent näselnde Sprache ein. Es kommt zu Geruchsstörungen, die vor allem bei älteren Menschen oft erst wieder nach Monaten behoben werden. Kopfschmerzen treten vor allem am Vormittag auf. Der Patient klagt über Eiter- und Schleimabsonderung. Fieber kann vorhanden sein, tritt aber in etlichen Fällen nicht auf. Mitunter kann sich der Ausführungsgang für die krankhaften Absonderungen aus den erkrankten Nebenhöhlen verlegen. Es tritt die sogenannte Nasenverstopfung auf, auch Stockschnupfen genannt. Die akute Nasennebenhöhlenentzündung dauert zwei bis vier Wochen und klingt dann erst allmählich ab. Gefährlich sind die Komplikationen, die es dabei geben kann: nämlich Hirnhautentzündung und Bildung eines Hirnabszesses. Mitunter ergeben sich Knochenmarkeiterungen im Schädelknochen oder Eiterdurchbrüche in die Augenhöhlen. Sehr oft kommt es zu chronischen Nasennebenhöhlenentzündungen. Sie bilden streunende Eiterherde und lösen dann oft an anderen Körperstellen innere Leiden aus. Die Nasennebenhöhlenentzündung endet auch häufig mit einem Rachen-, Kehlkopf- und Luftröhrenkatarrh, weil die Schleimhäute durch den ausfließenden Eiter zu sehr gereizt werden.

BEHANDLUNG: Wenn Fieber und Kopfschmerzen einsetzen, muß der Patient unverzüglich Bettruhe einhalten und den Hausarzt alarmieren. Um besseren Abfluß des Schleims aus den Nebenhöhlen zu ermöglichen, sollte man vorwiegend in Bauchlage liegen. Viele Ärzte empfehlen bei Nasennebenhöhlenentzündung Schwitzpak-

kungen mit heißem Tee und dazu eventuell das Einnehmen von Aspirin. Auch ein Kopfdunst mit einer Heublumenabkochung hat schon in vielen Fällen rasch geholfen. Heiße Kompressen auf die Stirn fördern den Heilvorgang. Zur Abschwellung der Nasenschleimhäute kann der Arzt besondere Medikamente verordnen, wie etwa Privin®. Diese Mittel dürfen jedoch nur ganz kurze Zeit verwendet werden. Bei längerem Gebrauch läßt nämlich ihre Wirkung nach, außerdem kann es zu schweren Schleimhautschädigungen kommen. Wichtig ist bei Nasennebenhöhlenentzündungen das regelmäßige und richtige Schneuzen, damit Schleim und Eiter schnell abfließen können. Und wie schneuzt man richtig? Ganz einfach, und doch wissen es die wenigsten Menschen: Der Patient muß dabei immer eine Seite der Nase fest zuhalten. Sonst besteht nämlich die Gefahr, daß die Absonderungen durch die Ohrtrompete in das Mittelohr gelangen.

Wichtig ist, daß Erkältungen und Einwirkungen von Staub, Gas und kaltem Wasser vermieden werden. Stirn und Nase sind warm zu halten. Auch bei Nasennebenhöhlenentzündung muß der Körper stark zum Ausscheiden angeregt werden. Also regelmäßige Ganzwaschungen mit Essigwasser, Kurzwickel und Volldämpfe. Sehr empfehlenswert sind Nasenspülungen mit Zinnkrauttee und Spülungen mit Wermut, Salbei oder Schotendotter. Häufiges Ausspülen des Mundes zur regelmäßigen Desinfektion ist Gebot. Heiße Fußbäder und Stirnpackungen werden von vielen

Anhängern der Naturheilmethode empfohlen. Die Homöopathie und Biochemie befaßt sich ebenfalls mit der raschen Bekämpfung dieser Krankheit. Medizinische Experten aus diesem Lager greifen zu Mercurius auratus D 4, Natrium muriaticum D 6 viertelstündlich im Wechsel mit Ferrum phosphoricum D 6 sowie Calcium phosphoricum D 6–12.

Erfahrene Ärzte raten ihren Patienten zu regelmäßigen Nasenübungen, die am besten daheim auf folgende Weise durchgeführt werden: Der Patient schließt mit dem Zeigefinger einer Hand ein Nasenloch und atmet langsam durch das freie Nasenloch ein. Dann schließt er dieses und atmet durch das andere Nasenloch aus, zieht aber auch die Luft sofort wieder ein, um das Loch dann augenblicklich wieder zu schließen.

Natürlich ergeben sich bei dieser Erkrankung immer wieder Fälle, in denen Schleim und Eiter aus den Nasennebenhöhlen einfach nicht abfließen, in den Höhlen zurückbleiben und sich stauen. Dann beginnen quälende Schmerzen im Kopf und im Gesicht. Da hilft nur ein schneller Weg zum Hals-, Nasen- und Ohrenspezialisten, der sich die Komplikation ansehen wird. Meist gibt es nur eine einzige Lösung, die rasch hilft, aber schmerzt, nämlich das sogenannte Punktieren. Der Facharzt sticht durch die Nase einen Weg nach oben in die Nebenhöhlen frei und läßt dann ein Gemisch aus Eiter, Schleim, Wasser und Blut ab. Sofort lassen die starken Schmerzen nach, und die Entzündung klingt rasch ab.

Nasenpolypen

Bei Nasenpolypen handelt es sich um fischblasenähnliche, weiche oder auch derbe, blasse bis rötliche Wucherungen der Nasenschleimhaut. Der Mediziner nennt sie „gestielte Wucherungen". Sie können einseitig, aber auch doppelseitig auftreten. Meist entstehen diese Veränderungen durch Entzündungen der Nasennebenhöhlen oder durch lange und heftig einwirkende chemische Reize. Arbeiter in Chemiewerken oder Laborangestellte neigen daher recht oft zu Nasenpolypen.

ERKENNEN: Die Atmung wird in starkem Maße behindert. Sie führt allmählich zur völligen Verstopfung der Nase. Der Patient fällt durch näselnde Sprache auf und klagt über Schleimabsonderung, Kopfdruck und Kopfschmerzen. Viele Frauen und Männer, die von Polypen befallen sind, greifen sich immer wieder an die Nase, weil sie darin unangenehmen Druck oder Jucken verspüren.

BEHANDLUNG: Wer an Polypen leidet, sollte so früh wie möglich den Facharzt aufsuchen.

Nasenschleim

Im Zuge von Verkühlungen aller Art kommt es bei den meisten Menschen zu stärkerem oder schwächerem Ausfluß von Schleim aus der Nase. Atembeschwerden, Kopfschmerzen und eine entzündete Nase sind typische Begleiterscheinungen.

ERKENNEN: Der Patient muß unentwegt zum Taschentuch greifen, weil der Nasenschleim ausläuft und die Atemwege verstopft. Bei jüngeren Menschen deutet dies meist auf eine Erkältungskrankheit oder auf Schnupfen hin. Bei älteren Menschen genügt oft ein krasser Temperaturunterschied, um Nasenschleim hervorzurufen. Es kommt dann zu der im Volk als „Tropfnase" bezeichneten Erscheinung.

BEHANDLUNG: Häufiges Schneuzen mit Papiertaschentüchern ist hygienisch und bringt den Nasenschleim am schnellsten zum Stillstand. Ideal sind auch Gesichtsdampfbäder mit Kamille oder mit in Wasser aufgelöster Hustensalbe. Der Patient muß über Dampf – unter einer Decke – tief ein- und ausatmen. Nasenschleim sollte niemals durch Medikamente gestoppt werden. Es handelt sich dabei um Abfallstoffe des Körpers, die den Weg nach außen finden müssen.

Stinknase

Stinknase ist eine chronische Nasenschleimhautentzündung mit verminderter Schleimabsonderung und Schwund der Nasenschleimhaut. Die Entzündung ist auf eine Erkältung oder auf eine Infektion zurückzuführen. Die Grundlage ist meist eine mangelhafte Reaktionsfähigkeit des Gefäßsystems mit besonderer Empfindlichkeit gegen Zugluft. Besonders Menschen, die in trockenen und überheizten Räumen arbeiten oder wohnen, werden oft schon bei geringen Anlässen davon befallen.

ERKENNEN: Unter Rötung und Schwellung der Nasenschleimhaut kommt es zur Absonderung von schleimigem Sekret. Die Nasenatmung ist behindert, das Geruchsvermögen aufgehoben. Bei der Stinknase kann es sogar zu einem vollkommenen Verlust des Geruchsvermögens kommen. Es kommt zu übelriechender Borkenbildung in der Nase. Der Patient klagt gleichzeitig über Abgeschlagenheit, über Brennen und Kratzen in Rachen und Nase. Mitunter stellt sich leichtes Fieber ein.

BEHANDLUNG: Regelmäßige Mundspülungen mit einem dazu geeigneten Desinfektionsmittel. Zur Vermeidung der ständigen Selbstinfektion verwendet der Patient am besten Papiertaschentücher. Heiße Fußbäder mit anschließenden Schwitzpackungen im Bett. Als Getränk eignet sich vorzüglich heißer Lindenblütentee. Bei Kopfschmerzen müssen Kopfdampfbäder vorgenommen werden. Naturheilexperten raten zu Ganzwaschungen mit Essigwasser, zu Kurzwickeln und Volldampfbädern. Auch kalte Gesichtswaschungen bringen mitunter Erfolg. Nasenspülungen mit Zinnkrautee haben sich glänzend bewährt.

Stinknase kann der Patient aber auch durch regelmäßiges Gurgeln mit Wermut, Salbei und Schotendotter bekämpfen. Anhänger der Homöopathie setzen gegen das Leiden Aconitum D 3–4, Nux vomica D 4 und Eupatorium perfolatum D 2 ein. Die Zersetzung in der Nasenschleimhaut, die zur Stinknase führt, wurde schon von Pfarrer Kneipp erfolgreich mit Schenkelgüssen, mit Kamillen-Nasenspülungen sowie mit salzloser und vegetarischer Kost bekämpft. Die Biochemie hält als Präparate Mercurius auratus D 4 und Silicea D 12 im Wechsel mit Natrium phosphoricum D 6 bereit.

Schnupfen

Der Schnupfen ist eine katarrhalische Entzündung der Nasenschleimhaut und wird entweder durch eine Erkältung oder durch eine Infektion verursacht. Wer besonders empfindlich gegen Zugluft ist, wird sich – aufgrund einer mangelhaften Reaktionsfähigkeit seines Gefäßsystems – sehr rasch einen Schnupfen einhandeln. Stundenlanger Aufenthalt in überheizten und trockenen Räumen führt beim geringsten Anlaß zu der Erkrankung. Es gibt verschiedene Arten von Schnupfen: den harmlosen Nasenkatarrh, die schwere Infektion der Nasennebenhöhlen (Stirnhöhle und Kieferhöhle), den nervösen Schnupfen und den Heuschnupfen.

ERKENNEN: Die Nasenschleimhaut rötet sich und schwillt an. Schleimiges Sekret wird abgesondert. Die Nasenatmung ist behindert, das Geruchsvermögen gestört oder ganz aufgehoben. Die Patienten klagen über Abgeschlagenheit, Brennen und Kratzen in der Nase und Kopfschmerzen. Die Augen werden besonders lichtempfindlich. Mitunter kommt es zu leichtem Fieber. Höheres Fieber kündigt Komplikationen an. Sehr oft beginnt mit dem Schnupfen eine andere Erkältungskrankheit wie Grippe oder Angina. Typisch sind auch die starken Niesanfälle.

BEHANDLUNG: Der Schnupfen darf nicht unterdrückt werden. Der Patient muß den Körper zur Ausscheidung anregen. Dazu eignen sich Ganzwaschungen mit Essigwasser, Kurzwickel, Volldampfbäder mit anschließender Ganzwaschung, häufige kalte Gesichtswaschungen und regelmäßiges Spülen der Nase mit Zinnkrautee. Sehr zu empfehlen ist auch abends und morgens Spülen mit einer Teemischung aus Wermut, Salbei und Schotendotter. Beruhigend auf die Nasenschleimhäute wirkt intensiv eingeatmeter Gesichtsdampf von frisch bereitetem Kamillentee oder fünf Liter Wasser, dem sechs Eßlöffel Spitzwegerichsaft oder Eukalyptus-Creme hinzugefügt wurde. Der Patient kann den Schnupfen auch mit den „Bierschen Jodtropfen" bekämpfen. Dies ist allerdings nur im Anfangsstadium der Krankheit möglich. Ein kleines Glas Trinkwasser, in dem ein Tropfen gewöhnlicher Jodtinktur aufgelöst wurde, ist schluckweise zu trinken. Die Prozedur sollte auf eine halbe Stunde ausgedehnt werden. Wenn die Nase sehr stark läuft, muß eineinhalb Tage strenge Trockenkost eingeschaltet werden. Der Patient ißt getrocknetes Obst und kostet nur bei zu starkem Durstgefühl von frischem Obst. Der Mund darf mit Flüssigkeit nur ausgespült werden. Damit die ständige Selbstinfektion vermieden wird, sollte der Kranke nur Papiertaschentücher benützen. Ein altbewährtes Mittel gegen Schnupfen ist ein heißes, ansteigendes Fußbad mit gleichzeitigem Genuß von sehr heißem Lindenblütentee. Nachher sofort ins Bett. Kopfschmerzen, die den Schnupfen oft begleiten, werden mit heißen Kompressen auf die Stirn oder mit Kopfdampfbädern beseitigt.

Stirnhöhlenentzündung

Im Stirnknochen über dem inneren oberen Augenrand sind auf jeder Seite zwei meist annähernd symmetrische, mit Schleimhaut ausgekleidete und durch einen dünnen Verbindungsgang mit der Nasenhöhle verbundene Höhlen angelegt. Bei Entzündungen im Nasen-Rachen-Raum schwillt dieser dünne Verbindungsgang häufig an. Es kommt zur abgeschlossenen Entzündung einer oder beider Höhlen in Form eines Katarrhs oder einer eitrigen Entzündung, der Stirnhöhlenentzündung, in der Medizin auch Sinusitis genannt.

ERKENNEN: Über den Augen sitzt ein heftiger Schmerz, der sich beim Vorbeugen verstärkt. Starke Kopfschmerzen, die sich ins Unerträgliche steigern.

BEHANDLUNG: Morgens und abends Kopfdämpfe, nachher kalte Gesichtswaschungen. Sehr zu empfehlen sind auch Dampfkompressen. Wenn der Stirnhöhleninhalt vereitert, sind Bockshornklee-Auflagen zu empfehlen. Zusätzlich können Kurzwickel, Spanischer Mantel, Lehmwasserhemd, Obergüsse und Schenkelgüsse durchgeführt werden. Fasten oder Obstfasten fördert die Heilung. Die Homöopathie bedient sich der Drogen Cinnabaris D 3, Hepar sulfuris D 3–6 und Spigelia D 4–6. Die Biochemie arbeitet mit Silicea D 12 und Calcium sulfuricum D 6–12 als Hauptmitteln.

Die Mundhöhle

Die Mundhöhle wird nach außen hin durch die Wangen und durch die Lippen begrenzt, gegen den Nasenraum durch den Gaumen und nach unten durch den Zungengrund. In der Mundhöhle befinden sich die Zähne und die Zunge. In diesem Abschnitt des Körpers beginnt die Verdauung der Nahrung.

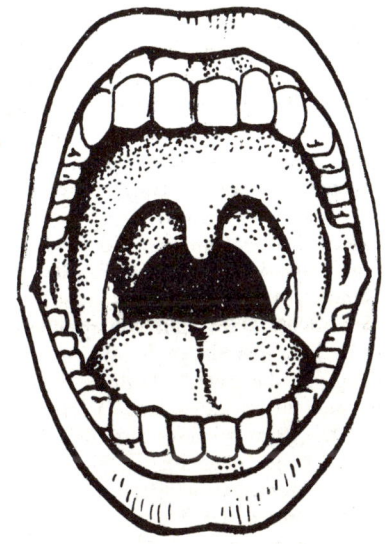

DIE MUNDHÖHLE

Die Zähne

Jeder Mensch bekommt in der Kindheit zuerst die Milchzähne, dann die sogenannten zweiten oder bleibenden Zähne. Die Zähne dienen der Zerteilung und Zermalmung der aufgenommenen Nahrung. Jeder Zahn steckt in einem Zahnfach des Kieferknochens. Der vom Knochen umfaßte Teil ist die Zahnwurzel, der vom Fleisch umgebene Teil der Zahnhals. Was aus dem Kiefer herausragt, ist die Zahnkrone. Im Inneren enthält der Zahn eine Höhle, in der sich gefäß- und nervenreiches Gewebe befindet. Von der Höhle führt ein Wurzelkanal bis an die Wurzelspitze, wo die Nerven und Gefäße in den Zahn ein- und

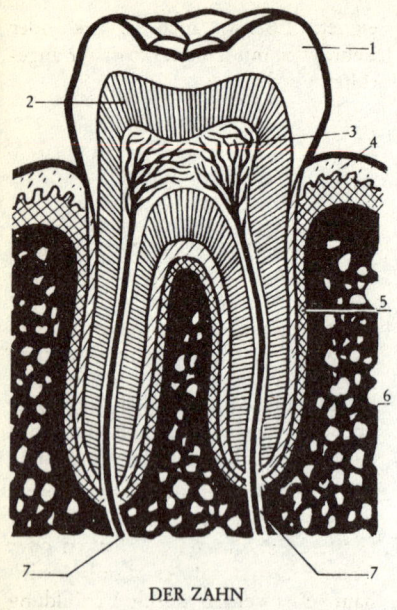

DER ZAHN

1: Schmelz (Email), 2: Zahnbein (Dentin), 3: Zahn-
höhle mit Nerven, 4: Zahnfleisch, 5: Wurzelhaut,
6: Kieferknochen, 7: Wurzelkanal.

Die Zunge

Die Zunge ist eine von Schleimhaut
überzogene Muskelmasse, die die
Mundhöhle der Länge und Breite nach
vollkommen ausfüllt. Sie trägt an der
Oberfläche Geschmacksknospen und
dient als wichtiges Hilfsorgan beim
Sprechen und Kauen. Die Zunge ist
sehr beweglich und kann verschiedene
Formen annehmen. Der Schleimhaut-
überzug ist der Hauptsitz der Ge-
schmacksorgane. Hier gibt es viele
Nerven und Sinnesorgane. Während
des Kauens sorgt die Zunge mit der
Kaumuskulatur dafür, daß der Nahrungsbrei gut mit dem Mundspeichel
gemischt wird. Die Zunge befördert
diesen Brei dann auch in den Schlund.

Die Speicheldrüsen

Die Speicheldrüsen sorgen für das
Einspeicheln der Nahrung und leiten
damit den Verdauungsvorgang ein. Sie
liefern den Schleim und die Verdau-
ungsstoffe, die sogenannten Fermente.
Dadurch setzt die Verdauung der
Kohlehydrate ein. Die Ohrspeicheldrüse hat ihren Sitz in der Wange vor
dem Ohr, die Unterkieferdrüse befindet sich außen unter dem Kieferwinkel. Die dritte wichtige Speicheldrüse
ist die Unterzungendrüse. Diese drei
großen Mundspeicheldrüsen sowie die
vielen Drüsen der Mundschleimhaut
produzieren täglich rund einen Liter
Speichel.

austreten. Jeder Zahn besteht aus dem
Zahnbein. Dieses ist im Bereich der
Krone vom Zahnschmelz und im Bereich der Wurzel vom Zahnzement
überzogen. Das Milchgebiß des Menschen besteht aus 20, das reguläre
zweite Gebiß aus 32 Zähnen. Das
bleibende Gebiß setzt sich aus folgenden Zahnarten zusammen: auf jeder
Seite oben und unten je zwei Schnei-
dezähne, ein Eckzahn, zwei Backen-
zähne und drei Mahlzähne. Der dritte,
hinterste Mahlzahn wird als Weis-
heitszahn bezeichnet.

ERKRANKUNGEN DER MUNDHÖHLE

eignet. Ebenso auch Quark oder Lehm, der mit Zinnkrautwasser angerührt wurde.

Haarzunge

Haarzunge ist die Bezeichnung für eine Verhornung der hinteren Zungenpapillen.

ERKENNEN: Das typische Erscheinungsbild ist eine schwarze Verfärbung und scheinbare Behaarung der Zunge. Ursache ist ein Mangel an Vitamin B.

BEHANDLUNG: Gesunde Kost mit viel Vitamin B angereichert, wie es besonders in Hefe und Frischschrot enthalten ist.

Lippenkrebs

Besonders die Haut und die Übergangsdeckzellenschicht zur Mundschleimhaut der Lippen sind häufig Sitz von Geschwüren, Ausschlägen und Krebs. Lippenkrebs entsteht oft bei Pfeifenrauchern, kann jedoch ebensogut bei Nichtrauchern auftreten, da Tabak nur einer der möglichen Reizstoffe ist.

BEHANDLUNG: Sofort zum Arzt! Am besten sind nebenher zur örtlichen Behandlung von Lippenkrebs kalte Auflagen von Zinnkraut-, Angelikawurzel- und Spitzwegerichabsud. geeignet.

Mehlhund

Der „Mehlhund" wird in der Medizinersprache auch Schwämmchen genannt. Die Erkrankung ist vorzugsweise bei Säuglingen in den ersten Lebenswochen, am häufigsten zwischen dem 10. und dem 16. Tag, zu beobachten. Sie tritt aber auch bei Erwachsenen auf.

ERKENNEN: Es handelt sich bei diesem Leiden um kleine, mehr oder weniger festsitzende, käseartige Flocken oder weiße Bläschen auf der Mundschleimhaut. Sie werden durch Pilzbildung hervorgerufen.

BEHANDLUNG: Der Hausarzt ist zu informieren. Es ist Vorsicht am Platz, da es sich unter Umständen auch um eine auf den Menschen übertragene Maul- und Klauenseuche handeln könnte.

Munddiphtherie

Munddiphtherie ist die häufigste Form aller Diphtherie-Erkrankungen. Ärzte schätzen die Zahl auf 50 Prozent. Unter starken Halsschmerzen und Schluckbeschwerden entwickeln sich auf den Gaumenmandeln weißgraue, festsitzende Beläge, die auch auf das Zäpfchen, auf den weichen Gaumen, auf die hintere Rachenwand und in schweren Fällen auf die gesamte Mundschleimhaut übergreifen können. Bei dem Versuch, die kleinen Beläge mit einem Holzstäbchen abzukratzen, treten geringe Blutungen auf. Munddiphtherie wird in erster Linie von Kind zu Kind übertragen. Der Diphtheriebazillus sondert Gift ab, das örtliche Entzündungen verursacht. Die Erkrankung wird durch Tröpfcheninfektion weitergegeben, auch Schmutzinfektionen sind möglich. Säuglinge erkranken nur selten an Munddiphtherie. Am meisten anfällig sind Kinder zwischen dem zweiten und dem sechsten Lebensjahr. Die Inkubationszeit beträgt bis zu sieben Tage.

ERKENNEN: Fieber, Mattigkeit, Kopfschmerzen, Erbrechen und Leibschmerzen, in erster Linie aber Halsschmerzen und Schluckbeschwerden. Beim geringsten Verdacht ist der Hausarzt oder der Kinderarzt zu verständigen.

BEHANDLUNG: Sofort zum Arzt! Er behandelt den Patienten mit dem Heilserum gegen Diphtherie, welches 1894 von Emil von Behring entdeckt wurde.

Mundfäule

Mundfäule ist eine Erkrankung des Zahnfleisches und der Mundschleimhaut. Sie kommt häufiger bei Kindern als bei Erwachsenen vor. Die Ursachen sind Mangel an Reinlichkeit, schlechte Nahrung, ungesunde Wohnungen. Auch wird die Mundfäule von Scharlach, Masern, Typhus, von Rachitis und Syphilis hervorgerufen. Das Leiden ist ansteckend und wird von einer Person auf die andere übertragen.

ERKENNEN: Übler, aasähnlicher Geruch tritt aus dem Mund des Patienten. Das Zahnfleisch rötet sich und schwillt an. Es wird geschwürig. Die Zähne lockern sich, fallen mitunter sogar aus. An den Rändern des Zahnfleisches wie auch an der Mundschleimhaut und der Zunge bemerkt selbst der Laie gelbbelegte, verdickte Stellen, in denen die Eindrücke der Zähne deutlich sichtbar sind. Die Speichelabsonderung ist übelriechend und weist eine häßliche Farbe auf. Der Mund schmerzt.

BEHANDLUNG: Täglich vier- bis sechsmal lauwarm gurgeln und den Mund ausspülen. Der Arzt kann auch eine Mundausspritzung vornehmen. Zu Hause kann dazu eine Abkochung aus Salbeiblättern verwendet werden. Täglich ein Voll-Dampfbad mit einer Extrakompresse um den Hals, zwei Stunden lang Bein- und Fußpackungen. Als Getränk empfehlen sich Limonade, Fruchtsaft und Mineralwasser. Bei kleinen Kindern, die kein Mundbad nehmen können, wischt man den Mund regelmäßig mit einem feuchten weichen Lappen aus. Die Nahrung muß breiig sein, da das Kauen große Schmerzen bereitet.

Mundgeruch

Übler Mundgeruch tritt bei Veränderungen in der Mundflora auf, bei akuten und chronischen Entzündungen und Zersetzungen im Mund, im Rachen, im Magen sowie bei schlechten Zähnen und kranken Mandeln. Auch Mundfäule und Lungenkatarrh führen zu üblem Mundgeruch, mitunter sind aber nur in Verwesung übergehende, tierische Speisereste in hohlen Zähnen die Ursache.

ERKENNEN: Der betreffende Mitmensch verbreitet in dem Augenblick, da er den Mund öffnet und spricht, einen penetranten, unangenehmen und weithin merkbaren Gestank. Vertraute sollten den Patienten unverzüglich auf seinen Zustand aufmerksam machen, da er selbst es oft nicht weiß und riecht.

BEHANDLUNG: Wichtig ist, daß der Arzt – entweder der Hausarzt oder der Zahnarzt – das ursächliche Übel für den Mundgeruch erkennt und heilt beziehungsweise behandelt. Der Patient muß eifrig Mundspülungen und Gurgelkuren vornehmen, und zwar am wirkungsvollsten mit Kamillentee, Salbeitee, Schotendotter- und Pfefferminztee. Aufmerksames Zähneputzen kann unter Umständen ebenfalls bereits zum Erfolg führen. Und zwar richtiges Zähneputzen: Die Zahnbürste muß nicht nur die Vorderseite der Zähne reinigen, sondern muß auch oben und unten die Rückseite fest massieren und von Schmutz und Speiseresten säubern. Leute, die zu

Mundgeruch neigen, sollten am Morgen nach dem Zähneputzen niemals vergessen, mit einem desinfizierenden Mundwasser kräftig zu gurgeln.

Mundhöhlenkatarrh

Beim Mundhöhlenkatarrh schwellen die Zungenränder, die Wangenflächen, das Zäpfchen, der Gaumenboden und die hintere Wand des Rachens an. Der Mundhöhlenkatarrh wird meist durch Reize hervorgerufen, die die Mundschleimhaut selbst treffen: etwa durch scharfe, kantige Zähne, durch ein Zahngeschwür, durch scharfe Speisen, durch Tabakrückstände, Alkoholika, Obst, medizinische Präparate und zu kalte Getränke. Erkältungen, Magenkatarrh, Verdauungsstörungen und Syphilis verursachen oft als Nebenwirkung den Mundhöhlenkatarrh.

ERKENNEN: Schmerzen und Schwellungen im Mund, Schluckbeschwerden, Absonderung eines eitrigen Schleimes, rauhe Stimme, belegte Zunge und mitunter auch Fieber.

BEHANDLUNG: Der Patient muß unbedingt einen Arzt aufsuchen, weil hinter dem Mundhöhlenkatarrh ein schweres, gefährliches Leiden stecken kann. Der Mediziner wird eine genaue Durchuntersuchung vornehmen und dann die Entscheidung über eine weitere Behandlung treffen. In erster Linie müssen natürlich die ursächlichen Krankheiten geheilt werden. Im allgemeinen aber bekämpft der Fachmann den Mundhöhlenkatarrh mit Dampfbädern und anschließenden Abreibungen. Bewegung in frischer Luft wird empfohlen. Ebenso reizlose Kost, viel Schlaf und erregende Halspackungen. Gurgeln und Mundbäder führen rasch zum Erfolg. Am besten eignen sich dazu Abreibungen aus Kamille und Salbei. Jede Mahlzeit muß langsam zerkaut und gut eingespeichelt werden. Nach der Mahlzeit ist mit einem desinfizierenden Mundwasser kräftig und lange zu spülen, damit alle verderblichen und bazillentragenden Speiserückstände aus der Mundhöhle verschwinden.

Mundschleimhautentzündung

Entzündungen der Mundschleimhaut, aber auch des Zahnfleisches können auf verschiedene Arten auftreten: entweder an einzelnen Stellen oder auch über die ganze Mundhöhle verbreitet. Das Leiden wird als sehr unangenehm empfunden und hat vielfältige Ursachen: erschwerter Zahndurchbruch, fehlerhaftes oder künstliches Gebiß, Verbrennungen durch zu heiße Speisen, starkes Rauchen, Tabakkauen, zu intensive Mundatmung bei verstopfter Nase, Mangel an Vitamin B und C, Magengeschwüre, Verstopfung, Leberleiden, Nierenstörungen, Blutkrankheiten, Zuckerkrankheit, Vergiftungen durch Blei und Quecksilber, Verätzungen durch scharfe Obstsäure. Am häufigsten entsteht die Mundschleimhautentzündung – in der Medizin Stomatitis genannt – durch chemische Reize.

ERKENNEN: Es kommt zu Rötungen, Schwellungen, mitunter auch zu Blutungen der Mundschleimhaut und des Zahnfleisches. Typisch ist die vermehrte Speichelabsonderung und Bläschenbildung. Mitunter treten auch kleine, scharf begrenzte Geschwüre auf, die besonders weh tun. Die Kranken klagen über Schmerzen beim Essen und fallen durch üblen Mundgeruch auf. In besonders schweren Fällen von Mundschleimhautentzündung kann es sogar zur Lockerung der Zähne kommen. Wenn das Grundübel vom Arzt behoben worden ist, geht die Entzündung sowie die Eiterung ganz von selbst wieder zurück.

BEHANDLUNG: Es ist ratsam, auch bei einer geringfügigen Mundschleimhautentzündung den Hausarzt aufzusuchen, weil nur er aufgrund von Befragungen und Untersuchungen die Ursache des Leidens richtig erkennen kann. Bei Selbstbehandlung läuft man Gefahr, die Krankheit zu verschleppen. Raschen Erfolg zeitigen erfahrungsgemäß häufige Mundspülungen mit Teeabkochungen von Kamille, Eibischwurz, Salbei und Tormentillwurzel. Der Arzt pinselt meist mit Arnika-, Myrrhen- oder Tormentilltinktur. Gute Erfolge werden in der Medizin auch mit Bestäuben durch Kaffeekohle erzielt. Die Ernährung sollte in den ersten Tagen nur in flüssiger Form aufgenommen werden, damit die Mundschleimhaut nicht unnötig gereizt wird. Am besten empfiehlt sich das Trinken von Obstsäften. Erst nach einigen Tagen kann Rohkost – in Verbindung mit Vollkornbrot – einsetzen. Das Vollkornbrot ist besonders wichtig, weil durch das notwendige feste Kauen der Nahrung die Schleimhaut gekräftigt und widerstandsfähig gemacht wird. Pfarrer Kneipp riet seinen Patienten regelmäßiges Trinken von Zitronenwasser. Die Anhänger der Homöopathie und Biochemie bekämpfen die Mundschleimhautentzündung mit Mercurius corrosivus, Belladonna, Natrium muriaticum und Kalium bichromicum.

ERKENNEN: Mitten in einer Bewegung hält der Patient inne und zeigt auf seinen meist geöffneten und verzerrten Mund, den er aufgrund der Schmerzen nicht zu bewegen wagt.

BEHANDLUNG: Kräftig die Unterkiefer massieren, bis der Schmerz nachläßt und eine Normalisierung der Kaumuskeln eintritt. Falls die Mundstarre beim Zahnarzt auftritt, wird der Mediziner sofort die notwendigen Maßnahmen ergreifen. Sehr empfehlenswert sind auch kühle Fuß- und Beinabreibungen, frische Luft, sowie das Trinken von frischem Wasser.

Mundstarre

Mundstarre – auch Mundklemme genannt – ist ein anhaltender Krampf, der vom Rückenmark ausgeht und die Bewegungsnerven der Kauorgane befällt. Mundstarre kann durch Erkältungskrankheiten, Entzündungen oder Verwundung, aber auch durch plötzlichen Wechsel von Wärme und Kälte entstehen. Sie kann auch während einer intensiven Zahnbehandlung beim Arzt eintreten, wenn der Patient sehr lange den Mund stark geöffnet halten mußte. Der Mundstarreanfall dauert oft minutenlang. Die Mundwinkel sind in diesem Zustand steinhart und schmerzen. Bei alten Leuten kann die Mundstarre zu Erstickungsanfällen führen.

Parodontose

Parodontose ist ein chronisch verlaufender Krankheitsvorgang im Zahnbettbereich – dem sogenannten Paradentium. Es kommt zu Gewebsrückbildungen. Meist zeigt sich die Störung nur in einer erhöhten Blutungsbereitschaft des Zahnfleisches. Die Zähne werden locker. In schweren Fällen kommt es zu Schwellungen und Rötungen des Zahnfleisches, das blutet und sich schließlich bläulich verfärbt. Zahnfleischschwund ist eine der derzeit häufigsten Zivilisationskrankheiten. Über 80 Prozent aller Menschen leiden daran. Die Hauptursache ist fehlerhafte Ernährung: Wir nehmen zu viel verfeinerte Nahrungsmittel zu uns. Die Weißmehlprodukte überwiegen. Wir naschen zuviel Süßigkeiten. Dadurch entstehen in der Mundhöhle Gärungsprozesse, die den Bakterien den Weg in die Zähne und ins Zahnfleisch bahnen. Außerdem sind die Boden- und Wasserverhältnisse, das Klima und die Sonnenbestrahlung des jeweiligen Landes dabei nicht zu unterschätzen.

ERKENNEN: Anfangs bilden sich an den Zähnen graugelblich gefärbte, rauhe Stellen. Die befallenen Zähne, welche Löcher mit abbröckelnden Rändern und schmierigem Grund aufweisen, reagieren empfindlich gegen Kälte und Hitze. Die Gefahr der Wurzelspitzenentzündung ist gegeben. Diese Erscheinung ist im Röntgenbild leicht erkennbar. Es kommt zu Blutungen und Entzündungen des Zahnfleisches. Geschwürbildungen und Vereiterungen in den Zahntaschen quälen den Patienten. In schweren Fällen gesellen sich Fieber und Drüsenschwellungen im Mund- und Halsbereich dazu. Das Zahnfleisch zieht sich vom Zahnhals zurück. Bei Druck kann Eiter aus den Zahnhalstaschen hervortreten. Es verbreitet sich übler Geruch im Mund. Der Patient klagt über schlechten Geschmack. Kieferknochen und Wurzelhaut bilden sich zurück, der Zahn findet keinen Halt mehr und fällt aus. Zahnsteinbildung, ungleichmäßige Belastung der Zähne oder ganzer Zahngruppen sind vielfach die Ursache dafür. Sehr oft wird Parodontose durch eine Fehlstellung im Kiefer ausgelöst. Stoffwechselerkrankungen sowie Herz- und Gefäßerkrankungen begünstigen eine solche Entwicklung.

BEHANDLUNG: Eine sofortige und gezielte Behandlung ist bei Parodontose äußerst wichtig, weil der Patient sonst nicht nur einen Gebißverfall, sondern den Verlust aller Zähne befürchten muß. Zugleich wird durch fortschreitende Parodontose die gesamte Gesundheit und Leistungsfähigkeit eines Menschen beeinträchtigt. Die kranken Zähne werden außerdem in vielen Fällen zu Zentren von Herdinfektionen. So kann Parodontose zu Rheumatismus, zu Herz- und Nierenerkrankungen, zu Asthma, zu Hauterkrankungen, zu Fieberzuständen und zu einem allgemeinen körperlichen Verfall führen. Sie erfordert sofortige zahnärztliche Behandlung mit einer radikalen Sanierung der befallenen Zähne.

Und hier die Behandlung daheim: Häufige Mundspülungen mit Teeabkochungen von Kamille, Eibischwurz, Tormentillwurzel oder Salbei. Manche Naturheilexperten schwören auf Auspinselungen mit Arnika-, Myrrhen- oder Tormentill-Tinktur. Sehr wirksam ist das Bestäuben des Zahnfleisches mit Kaffeekohle. Die Ernährung sollte eine Zeitlang nur in flüssiger Form erfolgen. Der Patient soll Obstsäfte, später Rohkost und Vollkornbrot zur Kräftigung der Schleimhaut zu sich nehmen und dabei fest kauen.

Nach Abklingen der stärksten Entzündung muß mit einer systematischen Massage des Zahnfleisches begonnen werden, und zwar ein halbes Jahr lang morgens und abends bis zu zehn Minuten. Die Ärzte raten zu reichlicher Vitamin-C-Zufuhr in Form von Zitronen, Orangen, Hagebutten, schwarzen Johannisbeeren und Grapefruits.

Der Patient muß weichgekochtes Essen vermeiden und sich wieder mehr auf Nahrungsmittel verlegen, die ihn zum festen Kauen zwingen. Wichtig ist auch eine allgemeine gesunde Lebensweise. Massieren Sie in regelmäßigen Zeitabständen das Zahnfleisch mit Zitronenschalen, reinigen Sie sich nach jeder Mahlzeit gründlich das Gebiß. Lassen Sie sich den Zahnstein vom Zahnarzt entfernen. Genießen Sie Licht, Luft, Sonne, betreiben Sie Sport. Die Homöopathie bekämpft Parodontose mit Natrium phosphoricum D 1, Silicea D 3–6 und Phosphoricum D 5.

Wichtig – ebenso wie die Behandlung der Parodontose – ist die Vorbeugung. Es ist empfehlenswert, daß Eltern schon sehr früh in dieser Richtung auf ihre Kinder einwirken. Zähneputzen nach jeder Mahlzeit, vor allem aber abends vor dem Schlafengehen, sollte zur Lebensgewohnheit werden. Die Zahnbürste ist bei dieser Prozedur wichtiger als die Zahnpasta. Es empfiehlt sich, das Gebiß alle sechs Monate durch den Zahnarzt kontrollieren zu lassen. Die Ernährung der schwangeren Frau wirkt sich bereits entscheidend auf den Zustand der Zähne des Kindes aus. Muttermilch fördert die Entwicklung gesunder Zähne schon beim Säugling. Vom zweiten Lebensjahr an soll das Kind bereits harte Speisen – Brotrinden und Rohkost – vorgesetzt bekommen, damit es sich an gründliches Kauen gewöhnt. Gefährlich sind süße Speisen, die lange im Mund verweilen und zu Gärungen führen. Ein wichtiges Mittel gegen Parodontose ist gesteigerter Stoffwechsel und ein abgehärteter Körper. Gesunde Nahrung für ein gesundes Zahnfleisch: Müsli, Honig, Milch, Vollkornbrot, Gemüse, Obst.

Wurzelhautentzündung

Durch unbehandelte Karies kann es zu einer Entzündung der Wurzelhaut kommen.

ERKENNEN: Der befallene Zahn ist sehr druck- und klopfempfindlich. Beim Beißen, oft aber auch beim bloßen Berühren, melden sich die Schmerzen. Die Wurzelhaut verdickt sich durch die Entzündung. Bei fortschreitendem Leiden schwellen Wange, Unterkieferpartie und Augenlid an. Auch ein Übergreifen auf die Lymphdrüsen ist möglich. Gefährlich ist das Übergreifen der Entzündung von einem Eckzahn in die Augenhöhle.

BEHANDLUNG: Sofort zum Zahnarzt! Der Zahn muß wahrscheinlich entfernt werden. Kann der Arzt nicht sofort erreicht werden, so machen Sie heiße Leinsamenpackungen oder Auflagen mit zerquetschten heißen Kartoffeln. Das schafft vorübergehend Abhilfe. Anschließend legen Sie kühle Heilerde-Umschläge an. Spülen Sie mit Kamillentee und Eibischwurzeltee. Wechselwarme, ansteigende Fußbäder werden Ihnen guttun.

Zahnfleischentzündung (Parodontitis)

Bei vernachlässigter Mund- und Zahnpflege führen zurückgebliebene Speisereste zur Zahnfleischentzündung. Auch zu viele breiige Speisen fördern das Leiden.

ERKENNEN: Das Zahnfleisch verfärbt sich dunkelrot. Stellenweise zeigen sich Schwellungen und sogar Blutungen. Das Beißen bereitet oft Schwierigkeiten. Es kann zur Lockerung der Zähne kommen.

BEHANDLUNG: Der Patient sollte für Vitaminzufuhr sorgen, mit Salbeitee spülen und kräftige Vollnahrung zu sich nehmen. Viele Naturheilexperten schwören auf Baunscheidt-Nadelung im Nacken und hinter den Ohren. Vorbeugend gurgeln Sie am besten jeden Morgen mit folgender Tinktur: 1 Gramm Karbolsäure, 80 Gramm Löffelkrautspiritus, 5 Tropfen Nelkenöl. Davon einen Teelöffel in ein Viertelliter Wasser. Bei ersten Entzündungserscheinungen halten Sie rohen Heidelbeersaft lange Zeit im Mund. Seine Wirkstoffe heilen die Schleimhäute. Mundspülungen mit Salbeitee sind sehr nützlich. Auch ein Absud von Zinnkrautee und Eichenrinde leistet gute Dienste.

Zahnverfall

Unter Zahnverfall versteht die Medizin Zahnfraß, Zahnfäule und Zahnkaries. Zahnverfall ist die häufigste Zivilisationskrankheit. 95 Prozent aller Menschen leiden darunter. Karies ist ein Zerstörungsprozeß an den harten Zahnsubstanzen, der durch Säuren und Bakterien ausgelöst wird. Die Ursache ist fehlerhafte Ernährung mit zuviel Weißmehl und Süßigkeiten. Zahnfraß und Zahnfäule reichen bereits in die tieferen inneren Schichten des Zahnes.

ERKENNEN: Zuerst bilden sich graugelb gefärbte, rauhe Stellen an den Zähnen. Später gibt es dann ein Loch mit scharfen, abgebröckelten Rändern und schmierigem Grund. Die Zähne werden gegen Wärme und Kälte stark empfindlich. Im weiteren Verlauf kommt es zur Wurzelspitzenentzündung, die nur im Röntgenbild zu erkennen ist.

BEHANDLUNG: Da der Zahnverfall unbehandelt zum Verlust sämtlicher Zähne führt, ist der regelmäßige Gang zum Zahnarzt sehr wichtig. Jeder befallene Zahn muß sofort repariert werden. Sehr wirkungsvoll sind zusätzliche Massagen des Zahnfleisches und Spülungen mit Salbeitee. Der Genuß von Hagebutten, Zitronen und Orangen verhilft zum notwendigen Vitamin-C-Nachschub. Zur Vorbeugung sind regelmäßiges und richtiges Zähneputzen, eine gute Zahnbürste und der halbjährliche Kontrollbesuch beim Zahnarzt wichtig.

Als Kost verhilft Vollkornbrot, Obst, Gemüse, Milch, Honig und Müsli zu gesunden Zähnen, da diese Art der Ernährung zu kräftigem Kauen zwingt.

2. Der Rumpf

Der Hals

Der Hals ist jener Körperteil, der den Kopf mit dem Rumpf verbindet. Er besteht aus sieben Halswirbeln, der Nackenmuskulatur und der Halsmuskulatur, in der sich die Kopf- und Halsgefäße befinden. Zwischen Wirbelsäule und Vorderseite des Halses verlaufen Speiseröhre und Luftröhre. Darauf gelagert befinden sich die Schilddrüse und die Nebenschilddrüse.

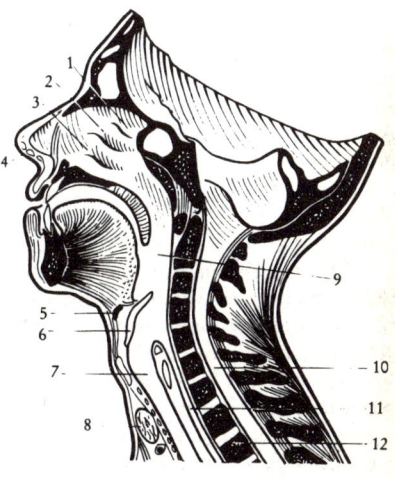

KOPF UND HALS

1, 2, 3: obere, mittlere und untere Nasenmuscheln, 4: knorpelige Nasenscheidewand, 5: Zungenbein, 6: Kehldeckel, 7: Kehlkopf (Luftröhre), 8: Schilddrüse, 9: Rachenhöhle, 10: Rückenmark, 11: Speiseröhre, 12: Wirbelsäule.

Der Rachen

Der Rachen ist jener hinter dem Nasenraum und der Mundhöhle gelegene Raum, in dem sich der Atem- und der Verdauungsweg kreuzen. Die hintere Rachenwand schließt zur Wirbelsäule hin ab. Nach vorne wird der Rachen von den hinteren Teilen des Nasen-Rachen-Raumes und dem Gaumenring begrenzt. Nach unten hin befindet sich der Kehldeckel am Kehlkopfeingang. Dahinter sitzt der Eingang zur Speiseröhre. Beim Essen und Schlucken verschließt der Gaumen mit dem Zäpfchen den Nasen-Rachen-Raum, der Kehlkopfdeckel den Kehlkopfeingang. Wird nicht gegessen, so kann die Atemluft frei passieren.

175

Der Kehlkopf

Der Kehlkopf ist die Eingangspforte zur Luftröhre, die durch den Kehldeckel verschließbar ist. Der Kehlkopf wird von Ring- und Schildknorpel gebildet und innen von zwei Muskelwülsten durchzogen. Es handelt sich dabei um die Stimmbänder. Diese können mehr oder weniger gespannt werden. Durch Spannungsänderungen werden Töne gebildet, die dem Sprechen und Singen dienen. Im Inneren ist der Kehlkopf von Schleimhaut ausgekleidet.

Die Speiseröhre

Die Speiseröhre ist ein muskulöses Rohr, mit Schleimhaut ausgekleidet, das vom Rachen zwischen Wirbelsäule und Luftröhre durch den Hals und Brustkorb führt, das Zwerchfell durchstößt und kurz dahinter im Magen mündet. Sie hat die Aufgabe, die zerkaute und eingespeichelte Nahrung dem Magen zuzuführen.

Die Luftröhre

Die Luftröhre ist der Hauptatmungsweg im menschlichen Körper, der vom Kehlkopf abwärts in die Lunge führt. Sie liegt in der Mittellinie des Halses vor der Speiseröhre und teilt sich in der Höhe des dritten und vierten Brustwirbels in einen linken und rechten Bronchialast. Diese bilden die Lungenwurzeln. Die Bronchien teilen sich in immer kleiner werdende Luftröhrenäste und gehen in die Lungenbläschen über. Die Luftröhre wird von etwa 20 hufeisenförmigen Knorpelspangen gebildet, die nach hinten offen und von einer Membran verschlossen sind.

ERKRANKUNGEN DES HALSES

Kehlkopfkatarrh

Kehlkopfkatarrh ist eine Schleimhautentzündung durch Erkältung, Staub, Rauch oder Bakterieneinwirkung.

ERKENNEN: Beim Kehlkopfkatarrh tritt Heiserkeit mit anderen Erkältungserscheinungen, und eventuell auch Fieber auf.

BEHANDLUNG: Besonders bei Fieber ist Bettruhe einzuhalten. Dazu fünf bis sieben Essigwasser-Ganzwaschungen und kalte Halswickel, welche bei Erwärmung erneuert werden müssen. Auch Umschläge mit Heilerde und Lehm sowie nasse Socken sind günstig. Innerlich empfiehlt sich die Anwendung von Tees aus Schotendotter, Huflattich, Königskerze, Eibisch oder Süßholzwurzel. Bei hartnäckigen Fällen zusätzlich noch Gurgeln mit Arnika- oder Salbeitee.

Kropf

Der Kropf, auch Struma genannt, ist eine Vergrößerung der Schilddrüse, als deren Hauptursache der Mangel an Jod in Nahrung und Trinkwasser gilt. Dieser Jodmangel führt dann zu einem Rückgang in der Produktion von Schilddrüsenhormonen. Von dieser Krankheit sind Frauen wesentlich öfter befallen als Männer. Vorübergehende Vergrößerungen der Schilddrüse sind auch in den Entwicklungsjahren und während einer Schwangerschaft zu beobachten.

ERKENNEN: Die Art des Kropfes kann sehr unterschiedlich sein und von weichen Anschwellungen bis zu derben Knoten reichen. Die Schilddrüse ist teilweise oder insgesamt vergrößert. Auffällig ist die unschöne Veränderung des Halses. Doch bleibt es meist nicht nur bei diesem Schönheitsfehler. So können Druckgefühl im Hals, Atemnot, Schluckbeschwerden, leichte Ermüdbarkeit der Stimme und Herzdruck auftreten.

BEHANDLUNG: Hat sich der Kropf noch nicht lebensbedrohend entwickelt, so daß eine Operation notwendig wäre, läßt sich die Schilddrüsenvergrößerung relativ leicht behandeln. Äußerlich helfen dabei kalte Umschläge mit Eichenrindenabkochung und Lehm. Auch Ableitung durch Kurzwickel, Schenkelgüsse, Halbbäder, Barfußlaufen und Wassertreten sind günstige Maßnahmen. Dem Körper sollte zur Anregung der Tätigkeit der Schilddrüse mehr Jod zugeführt werden. Seefisch, Lebertran, Äpfel, Orangen, Spinat, Knoblauch, Rettich, Gartenkresse, Brunnenkresse und Heidelbeeren, häufig auf den Speiseplan gesetzt, tragen zur Behebung eines solchen Jodmangels bei.

Mandelabszeß

Ein Mandelabszeß entwickelt sich aus der eitrigen Mandelentzündung. In der Regel verläuft die Krankheit nur einseitig. Die Mandel und das sie umgebende Gewebe schwillt merklich an. Es kommt zu Schluckbeschwerden und Atembehinderung. Die Sprache des Patienten wird nasal und schwer verständlich. Der Schluckschmerz strahlt vielfach bis zu den Ohren aus und macht jedes Wort zur Qual. Einen Mandelabszeß kann man sich unter Umständen ersparen, wenn man bei den ersten Anzeichen einer Mandelentzündung unverzüglich fachliche medizinische Hilfe anfordert und das Leiden nicht anstehen läßt.

ERKENNEN: Schluckschmerzen, Stechen im Hals. Hohes Fieber, häufig Schüttelfrost. Kopf- und Gliederschmerzen, allgemeine Übelkeit. Die Nahrungsaufnahme ist erschwert oder mitunter ganz unmöglich. Die Zunge ist dick belegt. Vermehrter Speichelfluß. Aus dem Mund strömt fauligübler Mundgeruch. Auf den stark vergrößerten Mandeln zeigen sich gelbe oder weiße Eiterstellen. Der Rachen ist stark gerötet. Bei Kleinkindern kommt es meist noch zu einer Baucherkrankung, die oft so heftig ist, daß die örtlichen Erscheinungen im Hals gänzlich zurücktreten und daher vielfach zuerst gar nicht bemerkt werden. Beim Mandelabszeß stellt sich in den meisten Fällen unter Fieberanstieg und beträchtlichen Schluckbeschwerden die typische Kieferklemme ein. Der Mund kann gerade noch einen Spalt breit geöffnet werden. Der Mundgeruch wird immer unerträglicher. Größere Mandelabszesse brechen oft von selbst in die Mundhöhle durch. Die Patienten fühlen sich dann erleichtert. Geschieht dies während des Schlafes, so besteht die Gefahr, daß der Kranke Blut und Eiter verschluckt und daran erstickt. Es kann in der Folge auch zu Lungenentzündung oder Lungenabszeß kommen.

BEHANDLUNG: Die Abheilung des Mandelabszesses erfolgt nach Durchbruch oder Eröffnung und Eiterentleerung. Man muß sofort einen Arzt zu Rate ziehen, weil oft bei dieser Gelegenheit die Krankheit von einer Mandel auf die andere übergreift und dann noch einmal im selben Umfang den Patienten plagt. Wenn der Mandelabszeß immer wiederkehrt, so ist zu überlegen, ob nicht ein operatives Entfernen der Mandeln von Vorteil ist. Der Arzt verschreibt unbedingte Bettruhe und rät zum Fasten. Die erkrankte Seite wird durch Aufschläge mit Bockshornklee beruhigt. Täglich sollte der Patient mehrmals Ganzwaschungen vornehmen. Gurgeln mit Bockshornklee-Samentee, mit Tee aus Zinnkraut oder Kamille. In hartnäckigen Fällen wird der Arzt einen Einschnitt vornehmen, um die Schmerzen zu lindern. Auch die Homöopathie und Biochemie bekämpfen oft diese Krankheit mit bewährten Mitteln, wie etwa Barium muriaticum, Hepar sulfuris oder Calcium sulfuricum.

Mandelanschwellung

Bei der Mandelanschwellung handelt es sich um ein chronisches Leiden, mit dem eine Erschlaffung des Zäpfchens einhergeht. Die Mandeln schwellen so stark an, daß vor allem beim Liegen die Atmung wesentlich erschwert wird. Das Leiden kann sich über Jahre hinziehen und sich schließlich so verschlimmern, daß auch das Schlucken und Essen Schwierigkeiten bereitet. Da kein Fieber auftritt, wird die Krankheit leider von vielen unachtsamen Menschen nicht ernstgenommen, bloß als „Halsentzündung" abgetan und in Eigenregie mit Grippemedikamenten bekämpft. Zieht man sofort einen Arzt zu Rate, so erspart man sich jahrelange Komplikationen.

ERKENNEN: Geröteter Rachen, Schluckbeschwerden, Atembeschwerden beim Liegen, ständiger Reiz im Schlund, kitzelnder Husten mit manchmal schleimig-eitrigem Auswurf, aufgeweichter Gaumen.

BEHANDLUNG: Die medizinischen Meinungen über die Behandlung von Mandelanschwellungen gehen auch heute noch auseinander. Während etliche Schulmediziner immer noch für ein Entfernen der Mandeln sind, mehren sich die fachkundigen Stimmen, die eher für eine Heilung und Behandlung der Anschwellung mit Naturheilmethoden sind. Man verabreicht Medikamente und rät zur Kneippkur oder zur Kur des Doktor Bilz: Auflagen mit Bockshornklee, Ganzwaschungen, Bettruhe, Trinken von Zinnkrautteе und sanfte Halsmassagen. Viel frische Luft, häufiges Lüften des Patientenraumes.

Mandelentzündung

Mandelentzündung – auch Angina genannt – wird durch verschiedene Erreger verursacht. All diese Bakterien befinden sich auch im Rachen von gesunden Menschen. Man nimmt daher als Ursache eine Selbstinfektion an, die durch Erkältung, Höhensonnenbestrahlung oder Operationen im Nasen-Rachen-Raum und durch Impfungen forciert wird. Man hat jedoch auch beobachtet, daß Mandelentzündungen auch durch Tröpfcheninfektion von Kranken übertragen werden können. Vor allem Kinder und Jugendliche sind für Mandelentzündungen empfänglich. Es handelt sich dabei um eine typische Erkältungskrankheit in der winterlichen Jahreszeit oder in der Übergangszeit. Sie tritt immer wieder auf. Es gibt dagegen keine Immunität, sondern im Gegenteil erhöhte Anfälligkeit. Die Mandelentzündung ist zwar alltäglich, aber in keiner Weise belanglos. Sie kann mit lebensgefährlichen Komplikationen verbunden sein. Sie geht oft Nierenleiden, Herz- und Gelenkskrankheiten voran oder ist eine Begleiterscheinung von Infektions- und anderen schweren Allgemeinleiden, wie etwa von Blutkrankheiten. Die Mandelentzündung äußert sich durch eine entzündliche Schwellung des lymphatischen Rachenringes, der aus den beiden Gaumenmandeln, einer Rachenmandel, zwei Tubenmandeln und den Zungenbalgdrüsen besteht.

ERKENNEN: Erste Krankheitszeichen sind Schluckbeschwerden und Stechen im Hals. Stark ansteigendes Fieber mit Schüttelfrost. Mattigkeit und starke Kopfschmerzen. Sprechen und Essen werden schmerzhaft. Die Zunge ist dick belegt. Es erfolgt starker Speichelfluß mit üblem Geruch aus dem Mund. Der Höhepunkt der Krankheit ist bald erreicht. Innerhalb einer Woche schwinden Fieber und alle übrigen Erscheinungen. Es gibt verschiedene Formen der Mandelentzündung: Schwellung und Rötung der Gaumenmandeln und des Rachens, gelblichweiße Eitertröpfchen auf den stark vergrößerten Mandeln, diphtherieähnliche Beläge und kraterförmige Geschwüre der Mandeln. Bei Kindern beginnt die Krankheit anstatt mit Schüttelfrost oft mit einem Fieberkrampf. Die sogenannte „Plaut-Vincent'sche Mandelentzündung" ist harmlos und weitverbreitet. Dagegen darf man nicht übersehen, daß sich auch syphilitische Erkrankungen ganz ähnlich äußern. Sofortige Zuziehung des Arztes ist nötig, da unvollkommenes Ausheilen der Mandelentzündung zu schweren Schädigungen des Körpers führen kann. Es entstehen in der Folge Entzündungen der Nieren, Gelenke, der Nerven und des Herzens.

BEHANDLUNG: In leichten Fällen genügt Bettruhe, wobei Spülungen mit Salbei- oder Kamillentee verordnet werden. Es empfehlen sich Umschläge mit Topfen und Heilerde. Der Arzt muß verständigt werden. Er wird Fasten und Halswickel verschreiben. Bei eitrigen Mandelentzündungen bekommt der Patient Penicillin verabreicht. Dadurch werden unliebsame Komplikationen verhindert. Es kommt sonst in den meisten Fällen zu einer schweren Mittelohrentzündung. Tritt ein Mandelabszeß auf, so muß er meistens aufgeschnitten werden. Bei chronischer Mandelentzündung hat der Arzt zu entscheiden, ob eine operative Mandelentfernung am Platz ist. Man muß den Kranken nicht isolieren, es ist aber anzuraten.

Naturheilexperten empfehlen im Falle einer Mandelentzündung Fasten und Obsttage mit späterer vegetarischer Grundkost. Pfarrer Kneipp hatte Erfolge mit seinem Heublumenhemd und mit Heublumenbädern. Schwitzpackungen, Oberkörpergüsse und Bürstenmassagen des Oberkörpers werden in Naturheilanstalten angewendet. Man gurgelt mit Kamille, Zitrone, Salbei, Pfefferminze und stäubt die Mandeln mit Heilerde oder Heisler'scher Kaffeekohle ein. Viele Ärzte raten zu einem Halswickel:

stündlich ein Tuch in einen halben Liter Essig tauchen und auflegen oder dreimal täglich eine Lehmpackung. Oft werden medizinische Behandlungen mit homöopathischen und biochemischen Mitteln unterstützt. In diesem Fall werden Belladonna, Apis, Gujacum und Calcium sulfuricum eingesetzt.

Myxödem

Myxödem ist die medizinische Fachbezeichnung für Schilddrüsenunterfunktion und ihre Folgen. Beim Krankheitsbild des Myxödems laufen sämtliche Lebensfunktionen verlangsamt ab. Das Leiden ist seit dem Zweiten Weltkrieg häufiger geworden. Frauen – besonders im Alter zwischen 40 und 50 – werden unerklärlicherweise viel öfter davon betroffen als Männer. Als Ursache nennen die Fachleute ausgeprägten Jodmangel im Körper, Entzündungen der Schilddrüse mit Narbenbildung, aber auch Kropfoperationen, bei denen vom Chirurgen zuwenig Drüsengewebe zurückgelassen wurde. Bekanntlich darf ja niemals die ganze Schilddrüse entfernt werden. Das Myxödem kann auch durch zu starke Röntgenbestrahlung der Schilddrüse entstehen. Recht häufig aber ist das Leiden auf hormonale Umstellung in den Wechseljahren zurückzuführen.

ERKENNEN: Die Patienten leiden unter ständiger Müdigkeit, sind schnell erschöpft, klagen über Antriebslosigkeit und Gedächtnisschwäche. Sie sind kälteempfindlich, leiden an Verstopfung und zeitweise an Haarausfall. Die Haut ist trocken, rauh, wirkt gedunsen und verfärbt sich oft schmutziggelb. Die Schleimhäute sind immer trocken. Die rissige Zunge ist sehr vergrößert. Die Zähne sind schlecht und fallen schon in frühen Jahren verhältnismäßig leicht aus. Die Haare werden mit zunehmendem Alter sehr dünn, wirken glanzlos und brüchig. Die Augenlider des Patienten sind verquollen, die Lidspalten verengen sich. Die Stimme klingt rauh und blechern. Die Körpertemperatur ist niedrig, der Puls ebenso. Bei Frauen bleibt die Monatsblutung früh aus. Es kommt zu einem Erlöschen der sexuellen Kraft. Der Arzt stellt oft Blutarmut, gesenkten Grundumsatz, Mangel an Magensalzsäure und eine Herzfehler fest. Der gesamte Zustand wirkt sich auch auf das Seelenleben des Kranken belastend aus.

BEHANDLUNG: Ohne Behandlung gibt es keine Heilung für das Myxödem. Trotzdem wird durch das Leiden nachweislich die Lebensdauer des Patienten kaum verkürzt, wie man früher fälschlich annahm. Bei fachgerechter ärztlicher Betreuung heilt die Krankheit völlig aus. Häufige Komplikationen allerdings ergeben sich durch Herz- und Kreislaufstörungen und durch verstärkte Arterienverkalkung. Die moderne Medizin weist mit Recht auf ihre Erfolge mit Schilddrüsenhormonen hin. Der Patient muß allerdings sein ganzes Leben lang eine gewisse Dosis davon einnehmen. Behandlungen mit Jodpräparaten führen nur in leichten Fällen zum Ziel.

Rachenkatarrh

Der akute Rachenkatarrh – auch Pharyngitis genannt – kann zu einer recht lästigen Erkrankung werden. Die Ursache für das Leiden ist sehr oft Schnupfen oder eine stärkere Erkältung. Doch auch eine Infektionskrankheit, eine Stoffwechselstörung und eine schwere Allgemeinerkrankung können zur Pharyngitis führen. Chronische Pharyngitis ziehen sich sehr oft Menschen zu, die aus beruflichen Gründen den ganzen Tag viel und laut reden müssen, die übermäßig rauchen und trinken. Pharyngitis taucht auch bei Frauen und Männern auf, die beruflich mit Steinen, Kohle, Mehl und Tabak zu tun haben.

ERKENNEN: Die Schleimhaut des Rachens rötet sich und schwillt an. Der Patient verspürt ein rauhes und rohes Gefühl, als würden sich Fremdkörper im Rachen befinden. Typisch ist auch die Trockenheit im Rachenraum. Eines der bezeichnendsten und auch für die Umgebung nicht angenehmen Anzeichen von Pharyngitis ist das ständige Räuspern des Kranken, der damit versucht, den auf der entzündlichen Schleimhaut angesammelten Schleim wegzubekommen. Sehr oft wird Pharyngitis von hartnäckigem Hustenreiz begleitet.

BEHANDLUNG: Die Behandlung des Rachenkatarrhs wird zunächst die Ursachen, die zu der Erkrankung führten, auszuschließen suchen. Die Benützung von Gurgelwasser, wie es die chemisch-pharmazeutische Industrie in verschiedensten Zusammensetzungen herstellt, aber auch Kamillentee schafft gewöhnlich rasch Linderung. In hartnäckigen Fällen wird der Arzt Pinselungen der hinteren Rachenwand vornehmen. Sehr geeignet sind auch Inhalationen oder Besuche in Kurbädern wie Ems, Soden, Homburg, Kissingen oder Bad Reichenhall.

Schilddrüsenunterfunktion

Nach Schilddrüsenoperationen, bei denen viel Drüsengewebe entfernt wurde, nach Bestrahlungen und durch Medikamente bildet sich mitunter eine Schilddrüsenunterfunktion. Auch Frauen, die mehrmals Kinder geboren haben, oder Frauen in den Wechseljahren beginnen plötzlich unter dieser Krankheit zu leiden.

ERKENNEN: Die Haut des Patienten ist blaß und aufgedunsen. Die Augenspalten sind schmal, die Nase wird breit. Typisch sind schlechtes Konzentrationsvermögen und leichte Ermüdbarkeit. Die Haare werden brüchig und fallen aus. Bei Frauen setzt die Menstruation aus. Potenzverlust und Zahnausfall treten ebenfalls auf.

Der Blutdruck ist niedrig, die Körpertemperatur herabgesetzt. Die Symptome ähneln denen beim Myxödem.

BEHANDLUNG: Wer rechtzeitig mit der Bekämpfung der Schilddrüsenunterfunktion beginnt, kann mit natürlichen Heilmethoden viel erreichen: Körperliche Bewegungsübungen in frischer Luft, anregende Bürstenbäder, wechselwarme Kneippbäder, Rohkost, vegetarische Diät. Regulierung des Stuhlganges. Strenge Überwachung der Jodzufuhr in der Nahrung. Als Vorbeugung – speziell für Frauen in den Wechseljahren – empfiehlt sich einmal pro Jahr eine mehrwöchige Schonkost.

Speiseröhrenverengung

Durch Verletzungen, Verätzungen mit anschließender Narbenbildung, aber auch durch Verkrampfungen und Krebswucherungen kann es zu Speiseröhrenverengung kommen.

ERKENNEN: Der Patient magert ab, kann nur flüssige Speisen essen. Er erbricht leicht nach jeder Nahrungsaufnahme und hat eine rauhe Stimme.

BEHANDLUNG: Bei den ersten Anzeichen von Heiserkeit und Schwierigkeiten bei der Nahrungsaufnahme sofort den Arzt aufsuchen! Als momentane Erleichterung Milch, Haferschleimsuppen, Olivenöl, Obstbreie, geriebene oder pürierte Gemüse- und Kartoffelspeisen.

182

Der Brustkorb

Der Brustkorb – auch Thorax genannt – ist das knöcherne Gerüst, das die Brusthöhle mit ihren Organen umschließt. Mit jedem der zwölf Brustwirbel ist ein Paar Rippen gelenkig verbunden. Die obersten setzen vorne mit ihrem knorpeligen Anteil am Brustbein an. Die Brusthöhle ist vom Brustfell überzogen. Zwischen dem linken und dem rechten Brustfellraum, der die Lungen enthält und in dem Unterdruck herrscht, liegt das Mittelfell. In diesem Raum befinden sich das Herz, die große Körperschlagader, die Enden der großen Hohlvenen, Speiseröhre, Luftröhre, Zwerchfellnerven, Vagusnerven und Sympathikusnerven sowie die Lymphstränge. Nach unten ist die Brusthöhle durch das Zwerchfell abgeschlossen.

Die Bronchien

Die Luftröhre führt vom Kehlkopf abwärts zur Lunge. Im Mittelfellraum teilt sie sich in einen linken und rechten Hauptbronchialast auf und bildet die Lungenwurzel. Die Bronchien verzweigen sich nun immer weiter in kleine Äste bis zu den Lungenbläschen. Der rechte Bronchus ist kürzer, weiter und steiler gestellt als der linke. Staub und kleine Fremdkörper, die ungehindert durch die Nase, den Rachen, den Kehlkopf und in die Luftröhre vordringen, werden meist von der Schleimhaut der Bronchien abgefangen. Dadurch entsteht ein Hustenreflex, der ein Reinigungsakt der Luftwege ist.

Die Lunge

Die Lunge ist das Atmungsorgan des Menschen. Die rechte Lunge besteht aus drei, die linke aus zwei Lappen. Die Zahl der Lungenbläschen beträgt etwa 300 Millionen. Die atmende Fläche der Lunge wird auf etwa 100 Quadratmeter geschätzt. Die einzelnen Lungenlappen sind vom Lungen-

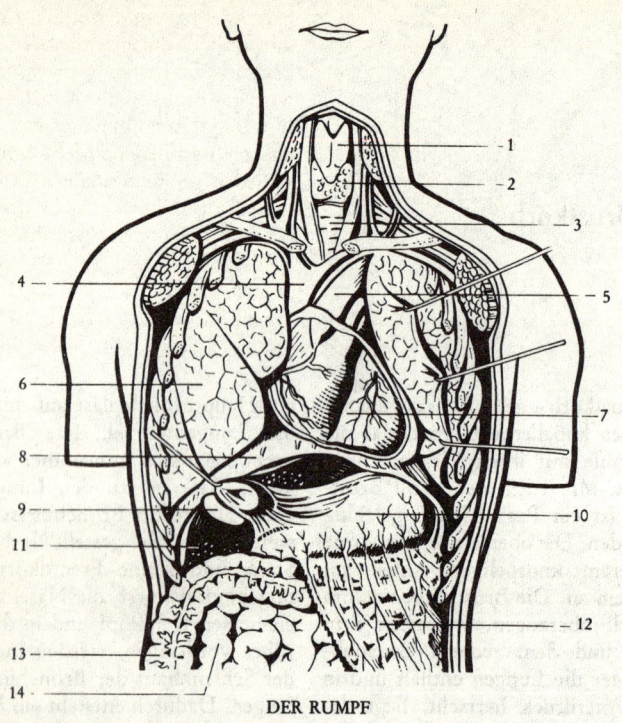

DER RUMPF

1: Kehlkopf, 2: Schilddrüse, 3: Luftröhre, 4: obere Hohlvene, 5: Aorta, 6: Lunge, 7: Herz, 8: Zwerchfell 9: Gallenblase, 10: Magen, 11: Leber, 12: großes Netz, 13: Dickdarm, 14: Dünndarm.

fell uberzogen und untereinander verschiebbar. An der Lungenwurzel treten mit den Bronchien die Blutgefäße und Lymphgefäße in die Lunge ein. Die Lunge ist eng mit dem Rippenfell verbunden. Das heißt: das Lungenfell ist ein Teil des Rippenfells. Das Lungen- und das Rippenfell sind von einem dünnen Flüssigkeitsfilm bedeckt, der Verschiebungen gegeneinander ermöglicht.

Das Herz

Das Herz besteht aus quergestreifter Muskulatur und ist innen in seinen Hohlräumen mit der Herzinnenhaut ausgekleidet. An den Übergängen von den Herzvorhöfen zu den Herzkammern und an den Ausgängen zu den großen Gefäßen hat sich die Herzinnenhaut durch Bildung verstärkter Falten zu Herzklappen entwickelt.

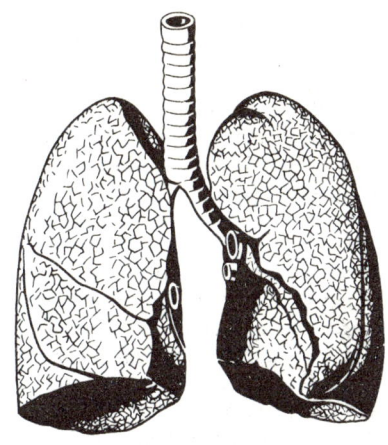

DIE LUNGEN

Herzkammer und verläßt das Herz durch die Lungenschlagader, die das Blut in die Lunge weiterführt. Hier wird das Blut von der Kohlensäure befreit und frisch mit Sauerstoff angereichert. Anschließend fließt es über verschieden große Blutadern in die großen Lungenvenen, die in den linken Vorhof des Herzens münden. Von hier gelangt das Blut in die linke Herzkammer, wo es unter hohem Druck in die große Körperschlagader weitergetrieben wird. Der Blutkreislauf ist damit geschlossen.

Außen ist der Herzmuskel vom Herzbeutel überzogen. Er ist in sich geschlossen und enthält Flüssigkeit in seinem Spalt. Das Herz ist etwa so groß wie die Faust eines erwachsenen Menschen. Es liegt direkt hinter dem Brustbein. Zwei Drittel des Herzens liegen links, ein Drittel rechts der Mittellinie des Brustkorbes. Es hat die Form eines abgeplatteten Kegels und wird durch eine dicke Scheidewand in eine linke und eine rechte Hälfte geteilt. Jede Hälfte besteht aus einem dünnwandigen Vorhof und aus einer dickwandigen Kammer. Vier Herzklappen sorgen dafür, daß das Blut seinen richtigen Weg nimmt. Die Arbeit des Herzens besteht aus zwei regelmäßigen Takten. Das vom Körper verbrauchte Blut – es ist kohlensäurehaltig und sauerstoffarm – fließt in das Herz zurück, tritt in den rechten Vorhof ein, strömt von hier in die rechte

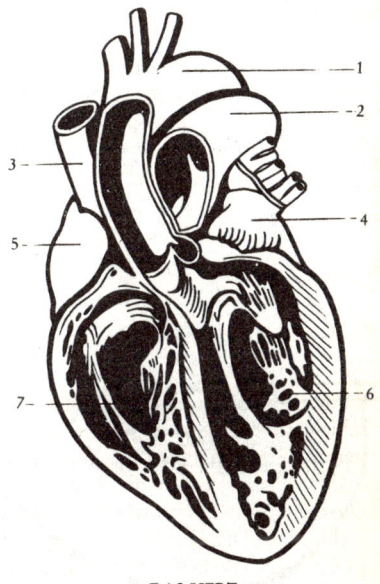

DAS HERZ

1: Aorta, 2: Lungenarterie, 3: obere Hohlvene,
4: linke Vorkammer, 5: rechte Vorkammer, 6: linke
Hauptkammer, 7: rechte Hauptkammer.

185

Der Hohlraum des Herzens faßt bis zu 300 Kubikzentimeter Blut. Bei 70 Pulsschlägen in der Minute werden in diesem Zeitraum vier bis fünf Liter durchgepumpt. Bei starker körperlicher Anstrengung beschleunigt das Herz automatisch seine rhythmische Tätigkeit. In dieser Situation kann es bis zu 20 Liter Blut pro Minute befördern. Die Herzschläge können am Puls, an der Schläfe oder am Hals ertastet werden.

Die weibliche Brust

Die weibliche Brust ist ein Drüsenkörper, zusammengesetzt aus je 20 Drüsenläppchen. Linke und rechte Brust können – je nach Entwicklung

des Fettgewebes – verschieden groß sein. Beim jungen Mädchen kommt es in den Entwicklungsjahren – beeinflußt durch die Eierstockhormone – zum Wachstum und zur Fetteinlagerung in der Milchdrüse. Zur vollständigen Reife gelangen die Brüste aber erst in der Schwangerschaft. Die Milchgänge der Drüsen münden in der etwas unter der Mitte gelegenen Brustwarze, die von einem kreisförmigen, etwas dunkleren Warzenhof umgeben ist. Die Keimdrüsen beherrschen die Entwicklung und Ausscheidung der Brüste. In der Schwangerschaft wird in der Frauenbrust die sogenannte Vormilch gebildet. Erst nach der Geburt schießt am dritten oder vierten Tag die richtige Milch ein.

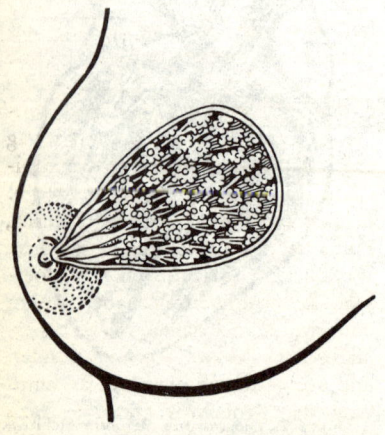

DIE WEIBLICHE BRUST

ERKRANKUNGEN IM BRUSTKORB

Angina pectoris

Ausgelöst wird Angina pectoris – auch Herzangst genannt – durch schlechte Herzdurchblutung bei gleichzeitiger starker Beanspruchung des Herzens. Dem Herzmuskel wird dabei zu wenig Sauerstoff zugeführt, wodurch

Herzschwäche entsteht. Nervosität, seelische Belastungen, Übermüdung, Entzündungsherde in Zähnen und Mandeln sowie Arterienerkrankungen sind die häufigsten Ursachen von Herzangst. Bei länger andauernden Anfällen kann eine Gefäßsperre, das heißt ein Herzinfarkt, eintreten. Prinzipiell kann jeder Anfall mit dem Tod enden.

ERKENNEN: Anfallsartig auftretender Herzschmerz mit einer Dauer von Sekunden bis zu zehn Minuten ist das erste Anzeichen von Angina pectoris. Der Schmerz wird als Druck, Krampf, Ziehen, Stechen oder Brennen über dem Herzen oder hinter dem Brustbein empfunden. Der Anfall ist mit Angst und Beklemmung verbunden, und nicht selten strahlt der Schmerz in die linke Schulter und den linken Arm aus. Bei den ersten Anzeichen muß jede Arbeit oder Bewegung unterbrochen werden.

BEHANDLUNG: Der Arzt muß sofort informiert werden. Eine Umstellung auf gesunde Kost ohne Fleisch und tierische Fette ist unbedingt notwendig, ebenso wie die Vermeidung von Genußgiften, besonders von Nikotin. Weiter ist es notwendig, die Durchblutung des Herzmuskels anzuregen. Dies geschieht einerseits durch Einnahme von Weißdornpräparaten, andererseits durch Armgüsse, Armbäder, ansteigende Armbäder, Knie- und Schenkelgüsse, Wechselfußbäder, leichte Bewegung und Gymnastik. Auch auf geregelten Stuhlgang ist zu achten.

Asthma

Asthma wird die anfallsartig auftretende Atemnot genannt, wobei zwischen Herzasthma und Bronchialasthma zu unterscheiden ist. Beide sollten unbedingt von einem Arzt behandelt werden. Ausgelöst wird Bronchialasthma durch Reizerscheinungen in den Atemwegen; die Schleimhäute schwellen an, und die Bronchialmuskulatur krampft sich zusammen.

ERKENNEN: Typisches Erscheinungsbild von Bronchialasthma ist ein starkes Beengungsgefühl, pfeifende Atmung, verlängerte Ausatmung und bläuliche Verfärbung von Gesicht und Lippen, verbunden mit starken Schweißausbrüchen. Nach dem Anfall kommt es meist zu starken Hustenanfällen mit schleimigem, zähem Auswurf.

BEHANDLUNG: Kostumstellung auf pflanzliche Nahrungsmittel, ohne Salz. Während des Anfalls heiße Hand- und Fußbäder oder heiße Umschläge auf Brust und Leib. Wichtig aber ist die Beseitigung der chronischen Entzündung der Atemwege. Dazu verhelfen Tees aus Eibisch, Huflattich, Lungenkraut, Thymian, Wollblumen, Brenn- und Taubnesseln, Lindenblüten, Veilchenblättern und -wurzeln, Fenchel sowie aus isländischem Moos. Auch Holunder- und Huflattichsaft sind zur Bekämpfung der Bronchitis günstig. Dazu Brustwickel, Kopfdämpfe und kalte Waschungen zur Abhärtung.

Die Brustdrüsen- oder Mammae-Entzündung gehört zu den häufigsten Erkrankungen im Wochenbett. Die Bakterien, die von der Haut, vom Wochenfluß der Wöchnerin oder aus dem Mund des neugeborenen Kindes stammen, dringen direkt in die Milchgänge oder durch die beim Saugen entstandenen feinen Risse der Brustwarze in das Zwischendrüsengewebe ein. Die Entzündung beschränkt sich, dem anatomischen Bau der weiblichen Brust zufolge, auf einen keilförmigen Sektor. Die Spitze befindet sich an der Brustwarze, die Basis am Rande der Brust. Zur Brustdrüsenentzündung kann es nur im Wochenbett und in der anschließenden Zeit des Stillens kommen.

ERKENNEN: Die ersten Anzeichen sind starker Temperaturanstieg, der allmählich oder sehr plötzlich mit Schüttelfrost einsetzt. Das Allgemeinbefinden der Mutter verschlechtert sich. Die Schmerzen in der Brust werden unerträglich. Schließlich schwillt die Brust an, wird rot und heiß. Die Lymphknoten in der Achselhöhle schwellen merklich an. Das Saugen des Babys an der Mutterbrust bereitet entsetzliche Schmerzen. Wenn durch die ärztliche Behandlung der Entzündungsprozeß nicht aufgehalten wird, kommt es zu einer eitrigen Einschmelzung des Drüsengewebes und zu einer gefährlichen Abszeßbildung. Dann kann nur noch eine unangenehme Operation helfen. Daher sollte

jede Frau beim ersten Anzeichen einer Mammae-Entzündung sofort den Arzt rufen.

BEHANDLUNG: Im ersten Stadium der Brustdrüsenentzündung bindet man die Brust hoch. Man legt Topfen auf das Gewebe und pumpt die Milch ab, damit es zu keiner Milchstauung in der Brust kommt. Wenn die Mutter den Schmerz verbeißen kann, so ist auch gegen ein Weiterstillen des Babys nichts einzuwenden. Der Arzt injiziert unverzüglich Penicillin und Streptomycin. Dennoch kann sich in vereinzelten Fällen in der Tiefe des Brustdrüsengewebes ein gefährlicher Eiterherd bilden. In diesem Fall wird der Arzt Auflagen von feuchtheißen Lappen verordnen. Sehr bewährt hat sich dabei nicht Wasser, sondern Bockshornklee als Absud. Dadurch wird der Eiterprozeß beschleunigt. Ist der Abszeß „reif", so muß er von einem erfahrenen Mediziner aufgeschnitten werden. Man behandelt dann sorgsam mit Puder oder Salben nach und verbindet die Brust. In harmloseren Entzündungsfällen wurden schon oft Heilungen durch Auflagen mit Kamillentee erreicht. Unbedingt ist jedoch ein Arzt zu informieren.

Allerdings könnten sich Millionen Mütter die Qual der Mammae-Entzündung ersparen, wenn sie in der Zeit der Schwangerschaft ein wenig vorbeugende Maßnahmen ergreifen würden. In Schwangerschaftskursen und in einschlägigen Fachbüchern werden Frauen immer wieder darauf hingewiesen. Vielfach aber siegt dann doch die Bequemlichkeit. Die Brustwarzen müssen zeitgerecht abgehärtet werden, entweder durch kalte Waschungen oder zarte, aber regelmäßige Massagen mittels einer Bürste oder eines Frotteetuches. Aber auch später – nach der Entbindung – kann die Mutter viel dazu beitragen, daß eine Mammae-Entzündung ausbleibt: Peinliche Sauberkeit ist Gebot Nummer eins. Die Brustwarzen dürfen überhaupt nicht berührt werden. Vor dem Stillen sind die Hände gründlich zu waschen. Rissige und wunde Brustwarzen müssen mit speziellen Salben behandelt werden. Die Brustwarzen werden am besten vor und nach dem Stillen mit abgekochtem Wasser gewaschen. Dann werden die Brüste mit einem weißen, heiß gebügelten Tuch bedeckt.

Brustkrebs

Vom Brustkrebs sind oft Frauen zwischen 40 und 50 Jahren befallen. Er könnte erfolgreich bekämpft werden, wenn die Patientin in einem frühen Stadium kleinste Knötchen beachten würde.

ERKENNEN: Tastbare Knoten im Brustgewebe. Später verziehen sich die Brustwarzen. Die Haut dellt sich ein. Zuletzt brechen die Knoten nach außen hin durch. Die Lymphknoten in den Achselhöhlen verhärten sich.

BEHANDLUNG: Sofort zum Arzt! Regelmäßige Selbstkontrolle durch Abtasten der Brüste. Das kleinste Knötchen ist ernst zu nehmen!

Herzbeutelentzündung

Herzbeutelentzündung – in der Medizin auch Perikarditis genannt – ist ein Leiden, das in unserer zivilisierten Gesellschaft sehr oft beobachtet wird. Der Herzbeutel ist ein Bindegewebssack, in dem sich das ganze Herz reibungslos bewegt. Er besteht aus zwei Blättern, zwischen denen die Herzbeutelhöhle liegt. Diese ist mit Flüssigkeit ausgefüllt. Das innere Blatt des Herzbeutels überzieht direkt die Außenwand des Herzens. Das äußere Blatt ist durch derbe Faserzüge mit dem Zwerchfell, der Rückfläche des Brustbeines, dem Rippenfell, den großen Blutgefäßen und der Speiseröhre verbunden. Bei entzündlichen Herz-, Rippenfell- und Lungenerkrankungen kann die Entzündung auch auf den Herzbeutel direkt übergreifen. Das ist Perikarditis. Es entwickelt sich mehr Gewebsflüssigkeit, die vielfach auch eitrig sein kann. Oder es kommt umgekehrt zu einer trockenen Entzündung mit Faserstoffausscheidung.

ERKENNEN: Der Patient klagt über leichtes Fieber, über Herzklopfen, Mattigkeit, allgemeine Leistungsunfähigkeit. Oft gesellen sich Appetitlosigkeit, Nachtschweiß und Übelkeit dazu. Auch Gelenks- und Muskelschmerzen können auftreten. Erst der

Arzt wird beim Abhören die Herzbeutelentzündung feststellen können. Daher ist es wichtig, bei den geringsten Anzeichen von Herzbeschwerden zum Arzt zu gehen.

BEHANDLUNG: Die Ausheilung der Herzbeutelentzündung führt selten zur Wiederherstellung des alten Zustandes. Meist entsteht bei Perikarditis eine narbige Verwachsung der beiden Herzbeutelblätter. Der Arzt wird Medikamente verordnen. Der Patient braucht Bettruhe. Mitunter lagern sich nach Perikarditis Kalksalze in der Narbe der Verwachsung ein. Das Herz kann auf diese Weise von einer harten Kalkschale – wie von einem Panzer – umfaßt und an seiner Tätigkeit gehindert werden. Dadurch entstehen Atemnot, hörbares Reiben über der Herzgegend, große Schmerzempfindlichkeit. Der Arzt rät zu Fasten und Obsttagen während des Fiebers. Naturheilanhänger empfehlen Wadenwickel, Lendenwickel und vegetarische Kost. Auch kalte Kompressen auf das Herz haben sich bereits bewährt. Sehr gefährlich dagegen sind Eisbeutel! Sehr wichtig sind Reizbehandlungen der Haut über dem Herzen durch pflanzliche Einreibungen oder durch Auflegen von Pflaster mit Seidelbast oder Senf. Falls es im Zuge der Krankheit zu Herzbeutelwassersucht kommt, bemüht sich der Mediziner um Ableitung durch Schwitzen oder Harnausscheidung. Namhafte Homöopathen setzen zur Bekämpfung von Perikarditis Spigelia D 3–6, Bryonia D 3–6 und Veratrum viride F 1–3 ein.

Herzerweiterung

Herzerweiterung entsteht meist dadurch, daß ein Herzmuskel übermäßig beansprucht wird und sich zunächst verstärkt, bis er der Anstrengung nicht mehr gewachsen ist und erschlafft. Auch wenn die Herzhöhle durch einen Klappenfehler nicht vollständig entleert wird, führt dies zu einer Erhöhung der Blutmenge und somit zu einer Erweiterung der Höhle.

ERKENNEN: Häufig tritt Atemnot ein, das Herzklopfen verstärkt sich spürbar, es treten Angstgefühle auf, und die Blutverteilung im Körper wird als Folge der Herzerweiterung stark gestört.

BEHANDLUNG: Umstellung auf salzarme vegetarische Kost und Einnahme von Tees aus Weißdorn, Maiglöckchen, Fingerhut und Frühlingsteufelsauge zur Stärkung des Herzmuskels. Dazu Ganzwaschungen, Oberkörperwaschungen, leichte Güsse und Wechselfußbäder zur Anregung des Kreislaufs.

Herzinfarkt

Herzinfarkt – auch Myokardinfarkt genannt – ist der Gefäßverschluß in einem größeren Herzmuskelgebiet, der unweigerlich eine gefährliche Herzschwäche zur Folge hat. Jeder Anfall kann mit dem Tod enden. Dem Leiden liegt ein Mißverhältnis zwischen Herzdurchblutung und Herzarbeit zugrunde. Sauerstoffmangel des Herzmuskels führt bei häufiger Wiederholung der Anfälle zu einer Entartung des Herzmuskels und dadurch zu der bereits erwähnten Herzschwäche. Die mangelhafte Durchblutung der Kranzgefäße, die den Herzmuskel ernähren, kann auf folgende Faktoren zurückgehen: nervöse Übererregbarkeit, seelische Belastungen, Übermüdung, Entzündungsherde in den Zähnen und in den Mandeln, Venenentzündung, Hormonstörungen in der Nebenniere und in den Keimdrüsen, Gifteinwirkungen von Koffein oder Nikotin, Arterienverkalkung, Syphilis, Rheumatismus. Die einzelnen Anfälle können durch jede kleinste Belastung des Herzens ausgelöst werden: etwa bei körperlicher Anstrengung, bei einem starken Schlag in die Herzgegend, bei Aufregungen, bei zuviel Alkoholgenuß und bei übermäßiger Ausübung der sexuellen Bedürfnisse. Der Myokardinfarkt ist oft auch die Folge der Managerkrankheit, also ein Leiden, das vielfach bei Männern in führenden beruflichen Positionen auftritt. Daher sterben mitunter auch schon recht junge Menschen an dieser Krankheit.

ERKENNEN: Anfallsweise treten Herzschmerzen auf. Die Anfälle dauern von wenigen Sekunden bis zu zehn Minuten. Der Schmerz wird als Druck, Krampf, Ziehen, Stechen oder Brennen über dem Herzen oder über dem Brustbein beschrieben. Typisch ist die Schmerzausstrahlung in die linke Schulter und in den linken Arm.

Der Anfall ist fast immer mit Angst und starker Beklemmung verbunden. Der Patient muß sofort jede Arbeit und jede Bewegung unterbrechen.

BEHANDLUNG: Vorbedingung für die ärztliche Behandlung dieses schweren Leidens ist die Vermeidung von Nikotin, Koffein, üppigem Essen, beruflicher Anspannung und körperlicher Überanstrengung. Das Leben muß ab sofort so geregelt werden, daß auch tagsüber keine Überforderung erfolgt. Ernährung wie bei jeder Herzschwäche: Diät, die allmählich in flüssigkeitsarme und salzlose Dauerkost übergeht. Myokardinfarktpatienten sollen nicht mehr als ein bis eineinhalb Liter Flüssigkeit pro Tag zu sich nehmen. Zweimal wöchentlich empfiehlt sich ein strenger Obst- und Saftfasttag. Als besonderes und wirkungsvolles Kräftigungsmittel für den Herzmuskel hat sich seit jeher der echte Bienenhonig bewährt.

In besonders gefährlichen Fällen wird der Arzt zusätzlich Medikamente wie Digitalis und Strophantin einsetzen. Unbedingt muß vermieden werden, daß der Patient zu lange Zeit an Verstopfung leidet und starke Blähungen hat. Diese belasten das Herz ganz besonders.

Gerade in der Bundesrepublik hat die Medizin in den vergangenen Jahren beim Myokardinfarkt mit der physikalischen Theorie bedeutende Erfolge erzielt. Viele Ärzte raten daher zu ansteigenden Armbädern, kalten Teilwaschungen, Trockenbürsten, Luftbädern und zu Spaziergängen. Im akuten Anfall werden ansteigende

Armbäder und heiße Aufschläge auf die linke Brustseite gemacht. Der Arzt verschreibt je nach Bedarf beruhigende, krampflösende und durchblutungsfördernde Präparate.

Herzklappenfehler

Der Herzklappenfehler kann sowohl angeboren sein als auch durch eine Entzündung der Herzklappen entstehen. Dabei handelt es sich um einen Ventildefekt des Herzens. Das heißt: Die Klappen sind entweder verengt oder verschlußunfähig und können ihrer normalen Aufgabe, den Blutfluß zu regulieren, nicht mehr nachkommen. Verschlußunfähige Klappen lassen einen Teil des Blutes gegen den Strom wieder zurückfließen. Eine Verengung der Klappenöffnung bewirkt wieder eine Drosselung des Blutstroms. Die einzelnen Herzabschnitte haben so vermehrte Arbeit zu leisten und können erlahmen. Außerdem besteht die Gefahr der Blutüberfüllung, bzw. einer mangelhaften Blutversorgung der Gefäße.

ERKENNEN: Die Anzeichen sind je nach Klappenfehler unterschiedlich und lassen sich nur von einem Arzt richtig deuten. Doch treten in Verbindung mit einem Herzklappenfehler zumeist Atembeschwerden, Husten, Magenverstimmung, Magenkatarrh und eine Vergrößerung der Leber auf. Auch macht sich in den Beinen leichte Ermüdbarkeit und unnatürliche Schwere bemerkbar.

BEHANDLUNG: Schon beim Verdacht auf einen Herzklappenfehler sollte unbedingt der Arzt zugezogen und auf eine Entlastung des Kreislaufes durch Ruhe und geregelte Bewegung geachtet werden. Jede Überanstrengung, welche das Herz verstärkter Belastung aussetzt, ist zu vermeiden, und die Kräfte sind zu schonen. Auch der Stoffwechsel muß in diesem Zusammenhang entlastet werden. Dies wird durch Fasten, Kuren mit Saftfasten und Umstellung auf salzarme, vegetarische Kost erreicht. Leichte Güsse und Wickel dienen der Anregung des Blutkreislaufes, doch müssen stärkere Güsse und Vollbäder vermieden werden. Eine entscheidende Kräftigung des Herzmuskels tritt durch Einnahme von Fingerhutpräparaten, Weißdorn, Maiglöckchen und Frühlingsteufelsauge in individueller Dosierung ein. Harntreibende Tees und Mittel wie Besenginster, Spargel, Petersilie, Zwiebel, Sellerie, Wacholderbeeren, Liebstöckel, Seifenkrautwurzel, Brennessel, Zinnkraut, Hagebuttenkerne und Süßholz fördern die Wasserausscheidung und bringen Entlastung. Bei Auftreten von Herzinnenhautentzündung, die zum Herzklappenfehler führt, ist zusätzlich eine Ableitung vom Herzen durch Waschungen, Kurzwickel, Beinwickel und Leibauflagen notwendig.

Herzmuskelentzündung

Die Herzmuskelentzündung – auch Myokarditis genannt – ist, wie der deutsche Name sagt, eine entzündliche Erkrankung des Herzmuskels. Das Leiden tritt als Begleit- und Folgeerscheinung von Infektionskrankheiten, Rheumatismus, Herzklappenentzündungen und bei chronischen Eiterherden auf. Es gibt eine akute und eine chronische Form, die entweder getrennt oder auch hintereinander vorkommen können.

ERKENNEN: Im aktuten Stadium der Myokarditis fühlen sich die Patienten schwerkrank. Sie klagen über Unruhe, über Enge- und Druckgefühl in der Herzgegend, über Brechreiz, Herzklopfen und Atemnot. Im chronischen Stadium wieder überwiegen die Allgemeinbeschwerden. Der Kranke fühlt sich mitgenommen. Bei Myokarditis kommen alle Schweregrade vor. Das Ausmaß der Schädigung und die Lebensführung bestimmen die Prognose des Arztes. Eines aber muß sich der Patient immer vor Augen halten. Alle plötzlichen Belastungen von Herz und Körper können zu einem unerwarteten Tod führen.

BEHANDLUNG: Den Arzt alarmieren! Er wird unbedingte Bettruhe und Diät verordnen. Diese beiden Maßnahmen sind nämlich die tragenden Pfeiler der Behandlung von Myokarditis. Bettruhe ist für das schwache Herz die beste Medizin. Die körperliche Ruhe muß durch seelische Beruhigung ergänzt werden. Die Diätbehandlung beginnt mit Saftfasten, das je nach Ernährungszustand des Kranken ein bis drei Wochen durchgeführt wird. Dadurch kommt es zu starker Flüssigkeitsausscheidung und zum Schwin-

den der Atemnot. Die Dauerkost des Myokarditis-Patienten soll kochsalz- und flüssigkeitsarm sein: Anfangs nur ein Liter, später 1,5 Liter pro Tag. Als ständige Einrichtung soll ein- bis zweimal wöchentlich ein strenger Obst- und Saftfasttag eingeschaltet werden. Als besonderes Kräftigungsmittel für den Herzmuskel hat sich auch bei Myokarditis der echte Bienenhonig erwiesen. Erst wenn diese Grundbehandlung keine entscheidende Besserung bringt oder wenn für den Patienten ernste Gefahr droht, verordnet der Arzt die eigentlichen Herzmittel der Pharmazie.

Die Durchblutung des Herzmuskels kann durch ansteigende Armbäder von 35 auf 41 Grad innerhalb von 15 bis 20 Minuten verbessert werden. Die Prozedur soll zwei- bis viermal pro Woche durchgeführt werden. Außerdem werden von vielen Ärzten Trockenbürstenmassagen, kalte Teilwaschungen, Bettgymnastik sowie leichte Hautmassagen empfohlen. Zur Nachkur eignen sich bestens Kohlensäurebäder und Klimakuren im bewaldeten Mittelgebirge der Bundesrepublik und Österreichs.

Herzmuskelschaden

Der Herzmuskelschaden – Myokardschaden – tritt zumeist als Folgeerscheinung von Entzündungen oder bei mangelhafter Ernährung auf. Das Leiden kann gefährlich werden, weil aufgrund von Durchblutungsstörungen und aufgetretener Narbenbildung die Reservekraft des Herzmuskels enorm geschwächt wird. Dadurch wird die gesamte Kreislauf- und Herztätigkeit beeinträchtigt.

ERKENNEN: Auffallende Blässe im Gesicht des Patienten, Ohnmachtsanfälle und Angstzustände. Der Puls ist merklich erhöht. Schwindelgefühle und Beklemmungen werden immer häufiger. Mitunter schwellen der Knöchel und die Schienbeinkante an. Dies geschieht meist am Abend. Vermehrter Harndrang und Husten in der Nacht sind besonders typisch. Das erste Anzeichen ist Atemnot bei der Arbeit, später auch nachts beim Liegen.

BEHANDLUNG: Der Patient muß unverzüglich auf salzarme, vegetarische Kost umgestellt werden. Häufige Ruhestellung ist anzuraten. Vor aufreibender beruflicher Tätigkeit wird gewarnt. Anhänger der Naturheilkunde schwören bei Herzmuskelschaden auf regelmäßige Ganzwaschungen, Oberkörperwaschungen, auf leichte Güsse und Teilbäder. Pfarrer Kneipp wandte bei seinen Kranken Wechselfußbäder und Wassertreten an, weil dies den Kreislauf anregt. Viele Ärzte empfehlen ihren Patienten zur Kräftigung des Herzmuskels Tees aus Weißdorn, Maiglöckchen, Frühlingsteufelsauge und Fingerhut. Die Harnausscheidung fördernde Pflanzen wirken für das Herz entlastend. Führende Homöopathen setzen gegen den Myokardschaden mit Erfolg Arnica D 6–10, Arsenicum D 4–10 und Phosphorus D 8–18 ein.

Herzschwäche

Nicht immer muß eine Herzschwäche auch mit einer schweren Erkrankung wie Herzklappen- oder Herzmuskelfehler verbunden sein. Häufig sind die Leistungsanforderungen zu groß, so daß ein Mißverhältnis zur Leistungsfähigkeit des Herzens entsteht. Solche Störungen können schon durch seelische Konflikte ausgelöst werden, aber auch durch hohen Blutdruck, Arterienverkalkung, Lungenkrankheiten und Vergiftungen. Außerdem führen auch Alkoholmißbrauch und übermäßige körperliche Anstrengung zu solchen dauernden oder vorübergehenden Kreislaufstörungen.

ERKENNEN: Die Symptome und ihre Stärke unterscheiden sich bei der Herzschwäche natürlich je nach Alter, Beruf und Lebensführung des Betroffenen. So kann sich ein stark verbrauchtes Herz oft überraschend schnell wieder erholen. In fast jedem Fall sind die ersten Anzeichen einer Herzschwäche in Atemnot bei der Arbeit, Schwindelgefühl, Herzklopfen und Erhöhung der Pulszahl zu finden. Dazu kommt eine bläuliche Verfärbung von Gesicht und Lippen und Anschwellen der Knöchel und

Schienbeinkanten, besonders gegen Abend. Auch ist häufig verstärkter Harndrang und Husten während der Nacht festzustellen.

BEHANDLUNG: Bettruhe und richtige Kost sind die wichtigste Medizin für ein schwaches Herz. Die Diät sollte vorerst durch Saftfasten in der Dauer von ein bis zwei Wochen eingeleitet werden. Die Dauer richtet sich dabei nach der körperlichen Verfassung des Kranken. Dann nur einen Liter Flüssigkeit pro Tag aufnehmen und die Kost salzarm und vegetarisch gestalten. Als gutes Kräftigungsmittel für das Herz hat sich echter Bienenhonig bewährt. Die Durchblutung des Herzmuskels wird durch ansteigende Armbäder – von 35 auf 41 Grad innerhalb von 15 bis 20 Minuten – zwei- oder viermal wöchentlich verbessert. Dazu kommen Atemgymnastik, häufige kalte Waschungen von Armen, Beinen, Brust und Leib sowie Schenkelgüsse, Armgüsse und regelmäßiges Wassertreten. In schwereren Fällen sind Senfwickel an Waden oder Rücken angezeigt. Auch Präparate von Maiglöckchen, Weißdorn, Frühlingsteufelsauge und Fingerhut haben sich gegen Herzschwäche bewährt.

Keuchhusten

Keuchhusten – auch Stickhusten genannt – ist eine Infektionskrankheit der Atemwege, die in der Hauptsache Kinder zwischen dem ersten und dritten Lebensjahr befällt. Aber auch Babys und Erwachsene können an Keuchhusten erkranken. Die Bakterien rufen an den Schleimhäuten des Kehlkopfes und der Luftröhre eine Entzündung mit besonderer Schleimbildung hervor. Übertragen können diese Bakterien von Mensch zu Mensch durch Niesen, Husten oder Schreien werden.

ERKENNEN: Kennzeichnend für den Keuchhusten sind die eigenartigen Hustenanfälle. Grundsätzlich verläuft die Krankheit jedoch in drei immer gleich ablaufenden Stadien. In der ersten Zeit, die etwa ein bis zwei Wochen dauert, gleicht der Keuchhusten einer normalen Erkältung mit Schnupfen, Husten, Bindehautentzündung und etwas Fieber. Zu dieser Zeit wird der Keuchhusten leider meist noch nicht erkannt, obwohl er gerade im sogenannten katarrhalischen Vorstadium am ansteckendsten ist. Danach nimmt der Husten, der meist nachts auftritt, einen krampfartigen Charakter an. In der Bindehaut können dabei Blutungen auftreten, das Gesicht macht einen gedunsenen Eindruck, und dem Anfall geht ein Beklemmungsgefühl oder ein Kitzeln im Hals voraus. Jetzt erst kann in der Diagnose eindeutig auf Keuchhusten geschlossen werden. Die Anfälle selbst beginnen mit einer Reihe schnell aufeinanderfolgender heftiger Hustenstöße, auf die eine deutlich hörbare, ziehende tiefe Einatmung und eine neuerliche Reihe von Hustenstößen folgt. Dieser Vorgang wiederholt sich mehrmals, bis unter Würgen und Erbrechen ein zäher, glasiger Schleim aus dem Mund quillt. Während des Anfalls stecken Kinder meist die Zunge hervor, und das Gesicht verfärbt sich blaurot und schwillt an. Zahl und Stärke der Anfälle können sehr unterschiedlich sein, doch sind bis zu 50 Anfälle binnen 24 Stunden möglich. Im dritten Stadium nehmen die Anfälle wieder ab, wobei innerhalb weiterer zwei bis drei Wochen die Krankheit völlig verschwunden sein kann.

BEHANDLUNG: Bei Verdacht sofort Arzt rufen, da es zu Komplikationen kommen kann. Das Zimmer, in welchem sich der an Keuchhusten Erkrankte befindet, muß immer gut durchlüftet sein. Dies und nach Möglichkeit auch viel Sonneneinwirkung sind Grundvoraussetzungen für die Behandlung, die zunächst alle zwei Stunden Ganzwaschungen und am Morgen, zu Mittag und am Abend Lendenwickel zur Ableitung vorsieht. Während der Nacht sollen ebenfalls Wickel um die Brust gelegt werden, die nach jedem Anfall erneuert werden müssen. Stellt sich Appetitlosigkeit ein, kann ohne weiteres gefastet werden. Ansonsten sind Gemüse, Obst und Magermilch zu verabreichen, hingegen Fett und Süßigkeiten zu meiden. Zur Unterstützung der Behandlung dienen Tees aus Blättern der echten Kastanie, aus Thymian, Quendel, Sonnentau, Sumpfporst und Mannstreu. Ein spezieller Tee gegen Keuchhusten kann leicht selbst hergestellt werden: Dazu werden ein Teil Sonnentau, eineinhalb Teile Thymian, je zwei Teile Holunderblüten und Ei-

bischwurzel und ein Teil Anis vermengt. Ein Teelöffel davon kommt auf eine Tasse Wasser. Der so erzeugte Tee wird sechs bis zwölf Stunden kalt stehengelassen und dann kurz aufgekocht. Zur Behandlung ist dem Patienten dreimal pro Tag eine Tasse voll zu verabreichen. Es empfiehlt sich, zur Vorbeugung Kinder gegen Keuchhusten impfen zu lassen.

Luftröhrenentzündung

Ursache für eine solche Erkrankung können verschiedene Einflüsse von außen, wie Staub, Rauch und chemische Dämpfe, aber auch eine Erkältung und Infektionskrankheit sein.

ERKENNEN: Meist zeigt sich eine Luftröhrenentzündung durch trockenen Reizhusten, Auswurf schleimig-eitriger Massen und Fieber bzw. Mattigkeit und Unlustgefühl. Speziell bei Raucherhusten und chronischem Bronchialkatarrh tritt auch quälende Atemnot auf.

BEHANDLUNG: Neben strengem Fasten und Bettruhe sind täglich fünf bis zehn Essigwasserwaschungen vorzunehmen. Auch Heublumenhemden und Brustwickel zur Schweißbildung sind günstig. Zur innerlichen Behandlung sind Brusttee und hustenfördernde Mittel angezeigt. Im Falle einer chronischen Erkrankung sind zusätzlich noch Holzaschefußbäder, Schenkelgüsse und Haferstrohvollbäder mit Ganzwaschungen ratsam. Schafgarbe, Spitzwegerich, Huflattich, Lungenkraut und Johanniskraut besitzen als Tees eine günstige Wirkung.

Lungenentzündung

Bis vor nicht allzu langer Zeit war Pneumonie – zu deutsch Lungenentzündung – eine der häufigsten Erkrankungen der Atmungsorgane. Unter den Todesursachen vor allem bei älteren Leuten nahm die Pneumonie breiten Raum ein. Erst die Entdeckung der Antibiotika ließ hier eine grundlegende Veränderung vor sich gehen. Diese infektiöse Krankheit kann in verschiedenen Formen auftreten: als eigentliche Pneumonie, als Bronchopneumonie und als hypostatische Pneumonie. Die eigentliche Pneumonie wird von verschiedenen Bakterien oder auch Viren hervorgerufen.

ERKENNEN: Speziell wenn der Organismus in seiner Widerstandskraft geschwächt ist, fallen die Pneumonie-Erreger auf günstigen Boden, also nach Erkältungen, anderen schweren Krankheiten und Entbehrungen. Unter Schüttelfrost steigt das Fieber auf 39 bis 40 Grad. Die Wangen sind hochrot, die Atmung geht flach und beschleunigt. Kurze, schmerzhafte Hustenstöße plagen den Kranken. Gleichzeitig tritt Blutwasser in die Lungenbläschen aus, ebenso wie rote Blutkörperchen und Fibrin, der Faserstoff des Blutes. Dadurch erlangt das sonst lufthaltige Organ eine der Leber ähnliche Struktur. Zu Beginn der zweiten Krankheitswoche beginnen sich die in die Lungenbläschen abgesonderten Massen zu lösen. Sie verflüssigen sich schnell, werden teilweise ausgehustet, teils vom Blut- und Lymphsystem aufgesogen. Neun Tage nach Beginn der Erkrankung setzt eine Krise ein. Die Temperatur fällt unter Schweißausbruch ab. Rostfarbener Auswurf wird ausgehustet.

BEHANDLUNG: Bei Pneumonie ist sofort der Arzt zu alarmieren. Nur er kann Hilfe und Heilung gewähren. Durch die Anwendung von Antibiotika gelingt es fast immer, die Dauer der Pneumonie erheblich zu verkürzen. Der Arzt richtet weiterhin sein Augenmerk auf den Kreislauf des Patienten und sorgt notfalls durch entsprechende Präparate für die Unterstützung der Herzkraft. Die appetitlose Zeit muß mit Obstsäften und leichter Schonkost überbrückt werden. Hustentropfen wirken lindernd, Prießnitz-Umschläge dämmen die Brustschmerzen ein. Der Kranke bedarf strenger Ruhe und soll möglichst nicht bewegt werden. Während die normale Pneumonie durchaus akut verläuft und einen oder mehrere Lappen der Lunge heimsucht, nimmt die Bronchopneumonie ihren Ausgang von den Bronchien und verläuft weit weniger stürmisch. Es werden nur kleinere Abschnitte des Lungengewebes befallen. Die Bronchopneumonie kommt im Kindesalter besonders bei schwächeren Kindern im Anschluß an Keuchhusten, Masern, Diphtherie und Scharlach vor. Bei Erwachsenen ist sie weniger häufig.

Eine Sonderform der Bronchopneumonie ist die Aspirationspneumonie. Sie entsteht bei Operationen, wenn während der Betäubung Schleim eingeatmet wird. Die hypostatische Pneumonie wieder befällt besonders alte Menschen, die zu längerem Krankenlager verurteilt sind. In den unteren Lungenabschnitten kommt es – bei Bestehen einer Kreislaufschwäche – zu Stauungen, unzureichender Durchlüftung und zu mangelhafter Durchblutung. Diese Lungenabschnitte werden dann von einer Entzündung heimgesucht. Daher sollten alte Menschen niemals zu lange regungslos im Bett liegen, sondern müssen von Zeit zu Zeit zum Aufsetzen angehalten werden.

Naturheilexperten raten zu Auflagen von Quark auf die schmerzenden Stellen, und zwar vier- bis sechsmal pro Woche. Innerlich soll der Patient Olivenöl konsumieren. Dazu Unterwickel und Beinwickel, nasse Socken zur Ableitung, täglich mehrere Ganzwaschungen, Ober- und Unteraufschläge im Wechsel, Fasten. Als Tees werden empfohlen: Lungenkrauttee, Spitzwegerichtee, Eibischtee, Huflattichtee und Süßholztee. Die Homöopathie bekämpft Lungenentzündung mit Byonica D 3, Tartarus emeticus D 4–6, Chelidonium D 2–4 und Lycopodium D 6–10. Die Biochemie verwendet Ferrum phosphoricum D 6, Kalium phosphoricum D 6 und Natrium muriaticum D 6.

Lungenkrebs

Der Lungenkrebs ist nach dem Magenkrebs die häufigste Form der Karzinomerkrankung. Die Bezeichnung „Lungenkrebs" ist ein übergeordneter Begriff. Die bösartigen Geschwülste gehen entweder von der Bronchialschleimhaut oder von der Lunge selbst aus. Die Krankheit hat in den vergangenen Jahrzehnten erheblich zugenommen. Es werden vor allem Männer zwischen dem 50. und 60. Lebensjahr davon befallen. Als Ursache wird vielfach starkes Zigaretten- und Zigarrenrauchen angenommen. Die letzten Erkenntnisse der Medizin jedoch besagen, daß Nichtraucher, die mit Rauchern leben und deren Nikotinqualm einatmen, ebenso krebsgefährdet sind. Neben den Tabakteerschädigungen kommen auch chronische Bronchialentzündungen und tuberkulöse Narben als Ursachen für den Lungenkrebs in Frage.

ERKENNEN: Der Lungenkrebs beginnt mit ganz unbedeutenden, ganz und gar nicht typischen Symptomen: trockener Reizhusten, Heiserkeit, Atemnot bei größeren Anstrengungen wie etwa ungewohntem Stufen- oder Bergsteigen, geringes Austreten von Blut. Im heilbaren Frühstadium kann man den Lungenkrebs nur erkennen, wenn die Lungen zweimal pro Jahr durchleuchtet werden. Vielfach wird der gefährliche Tumor im Zuge einer Lungen- oder Rippenfellentzündung entdeckt. Im fortgeschrittenen Krankheitsstadium leidet der Patient zunehmend unter Atemnot, unter häufigem Fieber, unter Blausucht und Blutarmut. Im Verlauf der Lungenkrebserkrankung kommt es zumeist zu Tochtergeschwülsten im Gehirn, in den Knochen, in den Nebennieren und in der Leber. Diese Geschwülste sind natürlich für den weiteren Verlauf des Leidens von entscheidender Bedeutung. Die häufigsten Symptome für Lungenkrebs mit Nebengeschwüren sind Lungenentzündung, Rippenfellentzündung, Lungenabszeß, Lungenblutung, Herzschwäche. Trotz fortschreitender Krebsaufklärung ist auch heute noch bei drei Viertel aller Patienten, die den Arzt aufsuchen, der Lungenkrebs bereits derart fortgeschritten, daß an eine Operation nicht mehr zu denken ist. Wenn eine Operation noch möglich ist, sind die Aussichten für eine Heilung bei Lungenkrebs größer. Aufgrund der fortgeschrittenen Operationstechnik unserer Medizin belaufen sich die mißlungenen Eingriffe mit tödlichem Ausgang auf lediglich drei Prozent. Zu bemerken ist: Lungenkrebs ist keine ausschließliche Alterskrankheit, er kommt nur vorwiegend in höherem Alter vor.

BEHANDLUNG: Bei rechtzeitiger Erkennung – einer sogenannten Frühdiagnose – ist eine Operation aussichtsreich. Darum sofort zum Arzt!

Lungenödem

Bei hochgradiger Stauung im Lungenkreislauf, z. B. bei Versagen einer Herzkammer, kommt es in der Folge zu einem Flüssigkeitsaustritt aus den Haargefäßen. Die Durchtränkung der Gewebe und Organe mit Blutflüssigkeit führt zum Ödem. Das Eintreten dieser Flüssigkeit in die Lungenbläschen verursacht zunehmend starke Beschwerden. Das Ödem breitet sich entlang der Bronchien aus.

ERKENNEN: Hochgradige Atemnot, lautes, rasselndes Atmen und ungewolltes Stöhnen. Das Blutwasser in der Lunge wird immer mehr. Der Patient kann sogar daran ersticken. Quälender Husten und dünnflüssiger Austritt mit Blut aus Mund und Nase sind alarmierend.

BEHANDLUNG: Sofort zum Arzt!

Lungentuberkulose

Es handelt sich um eine chronisch verlaufende Infektionskrankheit, hervorgerufen durch die Kochschen Tuberkulosestäbchen. Das Lungengewebe erzeugt durch ihre Einwirkung Knötchen von typischem Aufbau. Da das lateinische Wort für Knötchen Tuberculum ist, kam es zur Bezeichnung Lungentuberkulose. Die Schulmedizin erkennt in der Lungentuberkulose das erste Stadium der Tuberkulose überhaupt. Die Ansteckung erfolgt durch Tröpfcheninfektion beim Sprechen, Husten, Niesen, durch Staubinfektion auf dem Atemweg und durch bakterienverseuchte Nahrungsmittel. Die Lungentuberkulose ist die häufigste Form der Tuberkulose. Nicht der Bazillus allein verursacht sofort die Erkrankung; zum Zeitpunkt der Ansteckung muß der Körper infektionsanfällig sein. Besonders anfällig sind Säuglinge und Menschen im Alter der Geschlechtsreife – An der Stelle der ersten Infektion – bei der Lungentuberkulose ist es die Lunge – bildet sich ein Erstherd. Die Erstinfektion wird meist durch Abwehrkräfte des Körpers überwunden. Die Infektionsstelle vernarbt dann und verkalkt. Fast jeder Mensch steht in seiner Frühzeit so eine Erstinfektion durch. Im jugendlichen Erwachsenenalter kommt es dann oft zum Wiederaufleben des abgeheilten und vernarbten Herdes. Diese Zweitinfektion führt dann zu gefährlicheren Prozessen mit geringen Heilungschancen. Das Lungengewebe schmilzt ein. Es kann zu Kavernenbildungen kommen, aber auch zu neuerlichen Verkapselungen. Werden dabei Bakterien ausgestoßen und in Umlauf gebracht, spricht man von einer offenen, im anderen Fall von einer geschlossenen Lungentuberkulose. Dieses Stadium ist heilungsähnlich, kann aber jederzeit wieder zum Ausbruch der Krankheit führen.

ERKENNEN: Starker, quälender Husten mit reichlichem Bakterienausstoß, höheres Fieber, häufiger Nachtschweiß und Appetitlosigkeit. Dazu kommen in vielen Fällen grippeartige Symptome: Rückenschmerzen, Brustschmerzen, verminderte Leistungsfähigkeit, schlechtes Aussehen und Gewichtsabnahme. Bei Kleinkindern erkennt man durch eine Hautimpfung, ob Tuberkulose vorliegt. Man spritzt eine hochverdünnte Lösung von Tuberkulosebazillengift in die Haut oder reibt sie mit einer Salbe ein. Schwellungen und Rötungen an der betroffenen Stelle zeigen einen tuberkulösen Prozeß im Körper des Kindes an. Bei älteren Menschen gibt dieser Test keine Aufschlüsse. Erwachsene müssen sich einer Röntgenuntersuchung unterziehen und sich auf den Klopf- und Abhörbefund eines guten Arztes verlassen. Heute versucht man durch Röntgenreihenuntersuchungen große Bevölkerungsteile auf Lungentuberkulose zu untersuchen. Die frühzeitige Erkennung des Leidens ist für die Verhinderung einer Ausbreitung der Krankheit von größter Bedeutung. Kann die Erkrankung durch eine energische Behandlung nicht aufgehalten werden, so können andere Organe befallen werden.

BEHANDLUNG: Tuberkulose ist eine anzeigepflichtige Krankheit und muß vom Arzt behandelt werden. Naturgemäße Grundkost, viel Bewegung und Aufenthalt im Freien, Luftbäder, aber wenig Sonne. Zur Stärkung der Abwehrreaktionen: Barfußlaufen im taufrischen Gras am frühen Morgen, Arm- und Kniegüsse in regelmäßigen Abständen. Allmählich geht man dann zu Schenkelgüssen, Halbbädern und Kreuzwickeln über. Kinder werden mit Salzbädern und Ganzwaschungen behandelt. Viel Erfolg zeitigt schleimlösender Tee aus Wollblumen, Veilchenblättern, Bockshorn, Knöterich und Schachtelhalm. Die ideale Heilbehandlung erfährt der Patient in einer Lungenheilstätte. Die Standardbehandlungen stellen wiederum eine Kombination von Naturheilverfahren und Chemotherapie dar.

Milchbildungsstörung

Die mangelnde Milchbildung – in der Medizin Milchbildungsstörung genannt – tritt in unserer modernen Zeit zumeist aufgrund unserer unnatürlichen Lebensweise auf. Stillende Mütter, aber auch schwangere Frauen ernähren sich vollkommen falsch. Sie nehmen zuviel starken Kaffee und Tee, zuviel Bier, Wein und andere Reizmittel zu sich. Auch zu reichlicher Fleischgenuß, Mangel an frischer Luft, zuwenig Bewegung und Hautpflege können die Milchbildung erheblich stören. Zu enge Bekleidung, das Tragen von Miedern und zu engen Büstenhaltern ist ebenso gefährlich.

ERKENNEN: Die junge Mutter kann ihr Baby nicht stillen, weil sie von Anfang an oder nach Stunden oder Tagen zuwenig Milch produziert. Die mangelhafte Milchproduktion der Frau führt oft zu Psychosen und Hysterie.

BEHANDLUNG: Viel Bewegung in frischer Luft. Schlafen bei offenem Fenster. Oftmaliges Lüften der Wohnräume, insbesondere des Schlafzimmers. Ein tägliches Bad oder Ganzwaschungen. Abreibungen und reizlose Kost. Sehr zu empfehlen ist der Genuß von Weizenschrotmehlsuppe, Obst und zartem, frischem, rohem Gemüse. Gemischte Kost mit wenig Fleisch ist in jedem Fall anzuraten. Wenn die Verdauung nicht klappt, täglich ein Klistier für die Regelung des Stuhlganges. Ammen, die viel Fleisch essen, Reizmittel und handfeste Nahrung zu sich nehmen, verfügen über weitaus schlechtere Milch als etwa Ammen, die sich genau an die Vorschriften halten. Das haben Reihenuntersuchungen ergeben. Pfarrer Kneipp empfahl gegen mangelnde Milchbildung Kraftsuppe, Kraftbrot, Quark und Milch. Auch Anis, Dill, Koriander, Majoran, Melissentee und Basilienkraut fördern die Milchbildung.

Milchfieber

Das Milchfieber ist ein weniger gefährliches und heftiges Fieber als das Wochenbettfieber. Es tritt oft erst beim Einschießen der Milch oder bei einer Erkältung der Brüste auf. Die Krankheit ist auf erhöhte Stoffwechselvorgänge im Körper zurückzuführen.

ERKENNEN: Die Patientin klagt über heiße Brüste, die nach und nach anschwellen, gespannt sind und zu schmerzen beginnen. Typisch ist das nicht zu hohe Fieber. Wenn nicht unverzüglich ein Arzt zu Rate gezogen wird, bilden sich beunruhigende Verhärtungen, die bei falscher Behandlung allmählich in heftig schmerzende Eiterungen übergehen.

BEHANDLUNG: Viele Ärzte raten zu Dreiviertel- oder Ganzpackungen samt dicken Kompressen über den Brüsten. Die Patientin soll diese 20 bis 60 Minuten lang aushalten, je länger, desto besser. Ganzabreibungen und Bäder, Fuß- und Beinpackungen sowie Brustumschläge, die bei Heißwerden gewechselt werden sollen. Bei bereits eingetretenen Brustverhärtungen sollte der Arzt Dampfbäder verordnen. Die moderne Schulmedizin verfügt heute über eine Reihe von Medikamenten und injizierbaren Präparaten, die das Milchfieber im Nu zum Rückzug zwingen und daher auch sämtliche Komplikationen ausschalten. Dennoch schwören auch heute noch viele auf die Kneippkur, vor allem jene Mütter, die ihr Baby weiter stillen und daher keine chemischen Stoffe einnehmen wollen. Kneipp riet seinen Patientinnen zu Ganzwaschungen vom Bett aus und legte einstündige kurze Wickel an. In der Nacht legte er den Kranken nasse Strümpfe an und soll damit Tausende Frauen geheilt haben. Dennoch wird vor allem in den Krankenhäusern das Milchfieber heute durchwegs medikamentös behandelt.

Milchfluß

Der Milchfluß ist ein oft langwieriges und unangenehmes Leiden, das bereits bei stillenden Müttern wenige Tage nach der Entbindung auftritt. Aus Ärztestatistiken in der Bundesrepublik, die aus den letzten fünf Jahren stammen, weiß man, daß durchschnittlich drei Prozent aller Mütter in den gynäkologischen Abteilungen der Spitäler unter Milchfluß leiden. Er entsteht bei zu reichlicher Milchproduktion im Körper der Frau, aber auch bei mangelhaftem Verschluß der Milchkanäle in der Brust. Diese Gänge, durch die die Milch austritt, münden in der Nähe der Brustwarzenspitze nach außen. Sie verschließen sich automatisch, wenn nicht ein starker Zug – etwa durch den Babymund oder durch die Milchpumpe – oder ein fester Druck – etwa durch die Finger einer Hand – darauf ausgeübt wird. Produziert der Körper der Mutter zuviel Milch, kann es vorkommen, daß die „Ventile" nicht dem Druck von innen her standhalten. Fließt die Milch auch bei spärlicher Produktion aus, so sind die Milchgangverschlüsse nicht intakt.

ERKENNEN: Ununterbrochen fließt oder tropft Muttermilch aus den Milchkanälchen rund um die Brustwarzenspitze. Meist empfindet die betroffene Patientin Juckreiz, mitunter ziehenden Schmerz. In vielen Fällen aber geht das Leiden auch vollkommen schmerzfrei ab. Es kann zu Entzündungen kommen, falls nicht rechtzeitig etwas dagegen unternommen und aus Nachlässigkeit kein Arzt verständigt wird. In der Klinik fällt der Milchfluß zumeist den Krankenschwestern oder dem Arzt schon im Frühstadium auf.

BEHANDLUNG: Regelmäßiges Abpumpen der vermutlich überschüssigen Muttermilch, am besten mit einer elektrischen Pumpe, die man heutzutage in medizinischen Bedarfsartikelgeschäften für wenig Geld leihen kann. Das Baby soll alle zwei Stunden angelegt werden. Nützt diese Maßnahme nichts, dann ist die Ursache für das Leiden keine Milchüberproduktion. Dann empfiehlt sich ein oftmaliges Abwaschen der betroffenen Brüste mit kaltem Kamillentee. Parallel zu dieser Maßnahme sollte die Mutter Salbei und Walnußblätter abkochen und diesen Tee ohne jede Zutat mehrmals am Tag schluckweise trinken. Führt das zu keinem Ergebnis, so kann nur mehr der Mediziner mit einer Injektion helfen, welche die Milchproduktion drosselt. Die Gefahr dabei ist jedoch, daß die Milch dadurch vollkommen versiegt und dem Baby die gesunde Nahrung der Natur versagt bleibt.

Milchstockung

Die Milchstockung ist eine Störung der Milchbereitung in den Brustdrüsen während der Stillzeit. Zumeist kommt es zur Milchstockung in den ersten drei Monaten der Stillzeit. Der Fluß der Muttermilch aus den Milchkanälchen versiegt. Das Baby, das gestillt wird, erhält zuwenig Nahrung, wird unruhig und weint. Erst dann bemerken viele Frauen, daß das Kind keine Milch bekommt.

ERKENNEN: Es kommt zu Druckbeschwerden rund um die Brustwarze, vor allem wenn das Baby kräftig saugt. Fieber tritt allerdings nicht auf. Dafür klagt die Mutter oft über Kopfschmerzen.

BEHANDLUNG: Ein lauwarmes Bad und kräftiges Einreiben der Haut wirken mitunter wahre Wunder. Danach empfiehlt sich ein Bettdampfbad oder eine Dreiviertelpackung mit feucht umwickelten Wärmflaschen an den Füßen. Viele Ärzte raten ihren Patientinnen, die an Milchstockung leiden, während eines solchen Bades oder Dampfbades kühlende Kopfkompressen anzulegen. Und zwar muß man die kühlenden Auflagen so oft wechseln und kühl halten, bis der Kopf frei von Druck und Schmerzen ist. Das Bad und die darauffolgende Packung sollen zweimal pro Tag wiederholt werden. Die Medizin rät zu viel frischer Luft, reizloser Kost und häufigen Klistieren.

Die Kräuterheilkunde hat probate Mittel an der Hand, um die Milchstockung binnen kürzester Zeit zu beheben. Die Patientin nimmt sogenannte „Laktogega" zu sich: Das sind Mittel, die die Milchbildung während der Stillzeit fördern. Dazu gehören Samen von Mönchspfeffer, Anis, Kerbel, Dill, Koriander, Kümmel, Kraut von Geißraute, Basilienkraut, Bibernelle, Majoran, Sumpfporst, Wasserhanf und Blätter der Melisse in Teeform.

Bei Auftreten von Milchstockung sollte jede Mutter – egal, ob daheim oder in der gynäkologischen Abteilung eines Krankenhauses – unverzüglich den Arzt verständigen.

Rippenfellentzündung

Wenn Bakterien sich auf dem Rippenfell ansiedeln, dann kommt es zu einer Rippenfellentzündung – in der Medizin Pleuritis genannt. Die Erkrankung selbst muß nicht immer tuberkulös sein. Gerade bei Kindern ist die nicht-tuberkulöse Form häufig. Das Leiden entsteht dadurch, daß die Krankheitskeime vom Entzündungsherd anderer Organe, vor allem der Lunge, fortgeleitet werden. Auslösende Ursache ist meist eine Erkältung, eine Überanstrengung oder Schwächung der Widerstandskraft des Körpers. Pleuritis befällt den Patienten meist bei Lungenentzündung, Lungenabszeß, Bronchialkrebs, Grippe, Tuberkulose und Rheuma. Bei der sogenannten trockenen Pleuritis scheidet das gerötete und gequollene Rippenfell nur Ausschwitzungen ab. Die Oberfläche der beiden Rippenfelle wird rauher und behindert dadurch das geschmeidige Gleiten bei den Atembewegungen. Dieses Reiben, das der Arzt deutlich vernehmen kann, bereitet dem Patienten Schmerzen. Wird mehr Flüssigkeit ausgeschwitzt, so spricht der Fachmann von einer feuchten Pleuritis. Diese Flüssigkeit kann eine Menge bis zu drei oder vier Liter erreichen. Schließlich gibt es noch die eitrige Pleuritis, bei der sich im Rippenfellraum Eiter ansammelt.

ERKENNEN: Die trockene Pleuritis beginnt plötzlich oder langsam mit heftigen, zunehmenden Brustschmerzen beim Atmen und Sprechen. Es gesellen sich trockener Reizhusten und Fieber zwischen 38 und 39 Grad dazu. Die feuchte Pleuritis setzt meist ganz plötzlich mit Schüttelfrost ein. Die erkrankte Brustseite nimmt an den Atembewegungen kaum oder gar nicht teil. Mit Zunahme des Ergusses wird die Atemnot des Kranken immer ärger. Trotz hartnäckigen Hustenreizes fördern die stark schwitzenden Patienten keinen Auswurf zutage. Bei der eitrigen Pleuritis hält der Kranke konstant sein Fieber um 40 Grad. Typisch bei Pleuritis sind Schüttelfröste, blaßgraue Gesichtsfarbe und starke Atemnot.

Trockene und feuchte Pleuritis können mit der Heilung des Grundleidens von selbst verschwinden. Immerhin ist mit einer Krankheitsdauer von vier bis sechs Wochen zu rechnen.

BEHANDLUNG: Bei der trockenen Pleuritis muß die erkrankte Brusthälfte für eine Schonatmung ruhiggestellt werden. Bei der feuchten Pleuritis wird die Lagerung des Körpers auf der kranken Seite bevorzugt, damit sie sich beim Atmen nicht mitbewegen kann. Der Schwerpunkt bei allen Pleuritis-Behandlungen liegt, wie bei der Lungenentzündung, auf der heißen Anwendung von Senfwickeln, Heublumenauflagen, Wärmflaschen und hautreizenden Einreibungen. Bei der feuchten und der eitrigen Pleuritis muß der Arzt Chemotherapie anwenden, gegebenenfalls Punktionen durchführen und Spülbehandlungen vorschreiben. Im Heilungsstadium bei allen Pleuritiserkrankungen sind Atemübungen sehr empfehlenswert.

Naturheilexperten raten bei feuchter Pleuritis zu Fasten, Obstkuren und Trockenkost. Bei trockener Pleuritis ist für stets warme Füße zu sorgen. Mehrmals täglich Essigwasserwaschungen bis zur Schweißbildung. Vormittags Kurzwickel, nachmittags Wadenwickel, Fußdampfbad. Bei feuchter Pleuritis: Lendenwickel und Quarkauflagen. Bei eitriger Pleuritis: Aufschläge mit Bockshornklee, Essigwasserwaschungen, Eigenblutbehandlung. Die Homöopathie versucht es mit Bryonia D 1–3, Cantharis D 4–6, Apis D 3, Kalium carbonicum D 4, Abrotanum D 1 und Hepar sulfuris D 6. Die Biochemie setzt Kalium chloratum D 6 im Wechsel mit Ferrum phosphoricum bei trockener Pleuritis und Natrium muriaticum bei feuchter Pleuritis ein. Die eitrige Pleuritis wird mit Calcium fluoratum D 12 und Silicea D 12 behandelt.

Der Rücken

Der Rücken ist die Körperrückseite des Menschen, die vom Hals und von den Schultern bis herab zum Gesäßansatz reicht.

Die Wirbelsäule

Die Wirbelsäule ist die feste, aber doch allseitig bewegliche Säule des Körperstammes. Sie ist aus 7 Halswirbeln, 12 Brustwirbeln und 5 Lendenwirbeln sowie dem Kreuzbein zusammengesetzt und ruht auf dem Beckengürtel. Der Wirbel setzt sich folgendermaßen zusammen: Nach vorne liegt der massive Wirbelkörper. Von ihm gehen nach beiden Seiten Wirbelbogen aus. Sie umschließen den Wirbelkanal und vereinigen sich wieder im Dornfortsatz. Seitlich besitzt der Wirbel je einen Querfortsatz und oben sowie unten je zwei Gelenkfortsätze, mit denen je zwei aufeinanderliegende Wirbel gelenkig verbunden sind. Zwischen den Wirbelkörpern

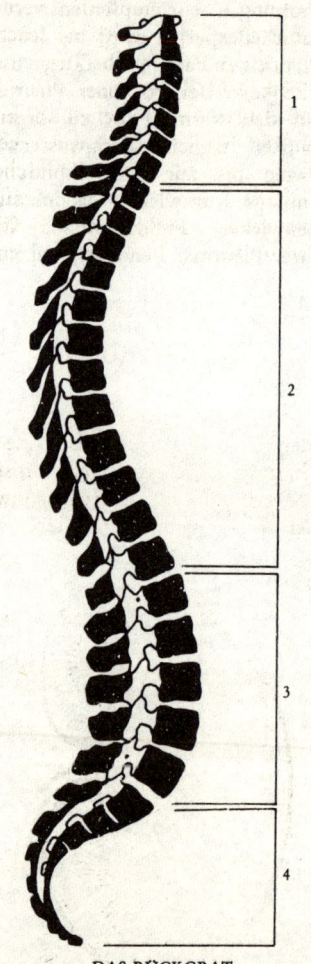

DAS RÜCKGRAT

1: Halswirbel, 2: Brustwirbel, 3: Lendenwirbel, 4: Kreuz- und Steißbeinwirbel.

sind die Bandscheiben gelagert. Sie bestehen aus einem Faserknorpelring, der einen weicheren Gallertkern umschließt. Die Wirbelsäule wird von großen und kleinen Bändern zwischen den Fortsätzen und Körpern zusammengehalten und hat im Lendenteil eine natürliche Krümmung nach vorne, im Brustteil eine solche nach hinten und im Halsteil wieder eine leichte Wölbung nach vorne. Der Bandscheibenapparat mitsamt den Krümmungen hat die Aufgabe, alle auf den Körper auftreffenden Stöße abzufangen.

Die Nieren

Beiderseits der Lendenwirbelsäule in der hinteren Bauchwand befinden sich die Nieren. Die linke Niere liegt etwas höher als die rechte. Die Nieren ähneln in der Form einer großen Bohne. Sie sind von je einer bindegewebigen Kapsel umhüllt und werden durch die bindegewebige Nierentasche in ihrer Lage gehalten. Jede Niere ist von Fettgewebe umgeben. Die eingedellte Seite der Niere, die der Wirbelsäule zugewandt ist, nennt man Nierenhilus. Hier verlaufen die Nierengefäße. Das ist auch der Sitz des Nierenbeckens. Die Niere bildet aus Endprodukten des Stoffwechsels den Harn. Die zuführenden Blutgefäße bringen schlackenbeladenes Blutwasser heran. Dieses wird gefiltert, indem die Nierenzellen die vom Körper benötigten Stoffe aufnehmen und die harnfähigen Stoffe zum Abtransport zurücklassen. Der Harn fließt aus den Harnkanälchen in das Nierenbecken und wird durch den Harnleiter in die Blase weitergeleitet und gesammelt. Von hier erfolgt die Entleerung durch die Harnröhre.

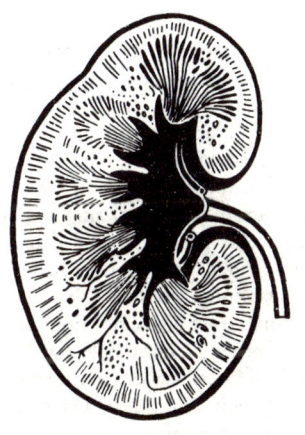

DIE NIERE

ERKRANKUNGEN DES RÜCKENS

Bandscheibenschaden

Der Bandscheibenschaden ist eine typische Zivilisationskrankheit. Die Ursachen sind Erschütterung der Wirbelsäule, Erkältungen und Lähmungen. Meistens handelt es sich um Abnützungserscheinungen der Wirbelsäule bei Menschen, die durch ihren Beruf viel stehen und gehen oder schwere Lasten tragen müssen. Auch häufiges Autofahren fördert Bandscheibenschäden.

ERKENNEN: Die Patienten glauben vielfach, an Ischias zu leiden. Die Schmerzen reichen oft bis zu den Füßen. Typisch sind Rückenschmerzen, die die Körperbewegungen einschränken.

BEHANDLUNG: Bandscheibenverlagerungen kann ein guter Chiropraktiker mitunter mit einem einzigen Griff beheben. Wirbel und Bandscheiben werden einfach auf den richtigen Platz zurückgedrückt. Dieser chiropraktische Eingriff stellt jedoch eine große Verantwortung dar, weil dabei auch schwere Schäden an der Wirbelsäule verursacht werden können. Zur jähen Schmerzlinderung eignen sich am besten Lehm- und Moorpackungen. Gehen Sie zum Arzt! Er wird Sie vielleicht mit Neuraltherapie heilen können. Zur Vorbeugung gegen Bandscheibenschäden sollte jeder immer gerade sitzen, allzu weiche Sitzgelegenheiten meiden und viel Gymnastik, Schwimmen bzw. anderen Sport betreiben oder Holz hacken.

Kreuzschmerzen

Besonders Frauen werden häufig von Kreuzschmerzen geplagt. Ursache hierfür ist, daß fast alle Erkrankungen im Becken, wie Verlagerungen und Entzündungen der Geschlechtsorgane, Narben, Blutstauungen, Krämpfe, Geschwülste, aber auch Übermüdung, Senkfüße und Skelettveränderungen, zu dumpfen, nicht näher bestimmbaren Schmerzen im Bereich der Kreuzbeingegend führen.

BEHANDLUNG: Natürlich muß zur völligen Ausheilung der Kreuzschmerzen die Grundkrankheit erforscht und behandelt werden. Daneben bringen aber auch örtlich angewandte heiße Heublumensäcke, Massagen, Bestrahlungen und Einreibungen mit Arnika kräftige Linderung.

Nierenabszeß

Der Nierenabszeß ist eine Eiteransammlung im Nierengewebe. Es kann sich dabei um eine einzelne größere Vereiterung oder um mehrere kleine Vereiterungen handeln. Hervorgerufen wird das Leiden durch Eitererreger, die im Blut oder über eine Infektion der Harnwege in die Niere gelangt sind. Sehr oft handelt es sich auch um tuberkulöse Nierenabszesse. Die eitrige Einschmelzung von Körpergewebe geht sehr oft dem Ausbruch einer ernsthaften Tuberkuloseerkrankung voraus. Nierenabszeß ist immer die Folge einer Entzündung. Der Körper bemüht sich, die Erreger mit Hilfe der weißen Blutkörperchen unschädlich zu machen. Dabei entstehen Abwehrstoffe, die das Gewebe einschmelzen.

ERKENNEN: Der Patient klagt über Nierenschmerzen und verzeichnet Nierenbeschwerden verschiedenster Art: Verdauungsstörungen, Schmerzen bis in die Harnblase, Übelkeit bis Ohnmacht. Da nur der Fachmann einen Nierenabszeß feststellen kann, muß bei geringsten Nierenbeschwerden immer ein Mediziner zu Rate gezogen werden.

BEHANDLUNG: Sofort zum Arzt! Entzündung und Eiterung müssen auf schnellstem Wege gestoppt werden. Naturheilexperten schwören auf Bockshornklee, Lehmauflagen und Heublumenauflagen. Die Homöopathie bekämpft das Leiden mit Apis D 3, später Hepar sulfuris D 3, Myristica sebifera D 3 und Silicea D 3. Die moderne Schulmedizin kennt gegen den Nierenabszeß eine Reihe von wirksamen Präparaten, die injiziert werden. Sehr oft aber kann nur der Chirurg die vereiterte Niere retten und wieder funktionsfähig machen.

Nierenbeckenentzündung

Bei der Nierenbeckenentzündung handelt es sich um eine Infektion der Nierenbecken-Schleimhäute sowie der Nierenkelche. Normalerweise ist der Inhalt von Nierenbecken und Harnblase völlig keimfrei. Die Infektion kann absteigend von den Nieren, aufsteigend von der Harnröhre und auf dem Lymphwege her erfolgen. Abkühlung, Durchnässung, Regelblutungen und Schwangerschaft begünstigen die Infektion. Frauen werden öfter davon betroffen, weil ihre Harnröhre kürzer ist.

ERKENNEN: Die Nierenbeckenentzündung beginnt meistens ganz plötzlich mit hohem Fieber, mit Schüttelfrost und dumpfen Schmerzen im Rücken. Später gehen diese Schmerzen in Koliken über. Der Harndrang wird schmerzhaft, der Urin färbt sich und wird trüb. Mitunter ist er sogar eitrig. Der Patient muß mitunter erbrechen. Der Arzt erkennt bei der Harnprobe abgestoßene Oberhautteilchen der Schleimhaut aus dem Nierenbecken. Die Nierenbeckenentzündung kann chronisch werden, wenn sie nicht rechtzeitig vom Arzt oder Naturheilkundigen behandelt wird. In diesem Fall zeigen sich besonders starke Eiterabsonderungen im Urin, häufiger Drang zum Harnlassen, abwechselnd Kälte- und Hitzegefühl in der Lendengegend sowie allgemeiner Kräfteverfall.

BEHANDLUNG: In den meisten Fällen kann der Patient nach einer Nierenbeckenentzündung vollkommen wiederhergestellt werden. Der Übergang zu einer chronischen Art des Leidens schädigt die Niere. Naturheilanhänger verordnen feuchtheiße Auflagen auf die Nieren- und Blasengegend, warme Sitzbäder und Unterleibsdämpfe. Zunächst wird strenges Saftfasten verordnet, das allmählich durch Rohkost und vegetarische Vollkost ersetzt wird. Kochsalz, Alkohol und scharfe Gewürze müssen lange Zeit gemieden werden. Harntreibende Tees werden von den Naturheilkundigen empfohlen, jedoch dürfen sie erst dann verwendet werden, wenn die stärksten Reizerscheinungen abgeklungen sind. Ideal eignen sich Bärentraubenblättertee, Wacholdertee, Zinnkrauttee, Birkenblättertee. In schweren Fällen muß der Arzt alarmiert werden. Zur Nachbehandlung empfehlen sich Trinkkuren mit Meerwasser, Fachinger Wasser und Wasser aus Nierenheilbädern. Wenn der Patient Rückfälle vermeiden möchte, muß er auf warme Füße und einen regelmäßigen Stuhlgang achten.

Nierenentzündung

Die stets doppelseitig auftretende Nierenentzündung – in der Medizin Nephritis genannt – ist eine typische Folgekrankheit. Sie entsteht meist ein bis zwei Wochen nach einer Infektionskrankheit wie etwa Scharlach, Angina und Rotlauf. Erkältungen und Naßwerden tragen viel zur Anfälligkeit für Nierenentzündung bei. Sehr oft ist die Niereninfektion auf eine Herdentzündung zurückzuführen, die in vielen Fällen von den Mandeln ausgeht. Von der Nierenentzündung sind die Nieren selbst, oft ist aber auch die Nierenzellengewebskapsel betroffen.

ERKENNEN: Die Krankheit beginnt mit Müdigkeit, Gliederschmerzen, Übelkeit und Lufthunger. Die Menge des Urins vermindert sich. Die Farbe wird schmutzigrötlich. An vielen Körperstellen bilden sich teigige Wasseransammlungen, besonders unter den Augen, an den Knöcheln und am Hodensack. Der Blutdruck ist erhöht. Der Arzt verzeichnet typische Harnveränderungen wie Eiweißvorkommen, Blutkörperchen und Nierenzellen. Der Patient klagt über Kopfschmerzen und muß erbrechen. Mitunter versiegt der Harn vollkommen. Herz und Kreislauf sind schwer belastet und gefährdet.

BEHANDLUNG: Unbedingt zum Arzt! Die akute Nierenentzündung muß binnen sechs Wochen ausgeheilt sein, sonst entsteht eine chronische Nierenentzündung, die sehr gefährlich werden kann, weil sich leicht eine Schrumpfniere bildet. Das wichtigste ist, daß die Nierenentzündung rasch erkannt und rechtzeitig sowie konsequent behandelt wird. Dann stellt sich der Erfolg ein. Drei bis sieben Tage lang muß der Patient hungern und dürsten. Dann erhält er täglich einen dreiviertel Liter Obst- und Gemüsesäfte. Während der Fasttage muß der Darm durch Einläufe gereinigt werden. Naturheilanhänger schwören auf heiße Auflagen von Heublumen oder Pellkartoffeln auf die Nieren. Die zulässige Flüssigkeitsmenge, die der Kranke zu sich nehmen darf, bestimmt einzig und allein der Arzt. Die Menge ändert sich von Tag zu Tag. Während der Behandlung ist nur salzfreie eiweißarme und vegetarische Kost zu konsumieren. Nach der Genesung müssen Mandeln und Zähne untersucht werden, ob sie die Ursache für die Infektion waren. Damit vermeidet der Mediziner etwaige gefährliche Rückfälle. Bei chronischer Nierenentzündung helfen Bade- und Trinkkuren in dafür eigens vorgesehenen Heilbädern. Der schnellste Heilerfolg wird erzielt, wenn der Patient Bettruhe pflegt und nicht aus dem Haus geht.

Nierenkolik

Die Nierenkolik – ein weitverbreitetes Leiden – entsteht durch das Zusammenkrampfen der glatten Muskulatur des Nierenbeckens und der Harnleiter. Die Kolik entsteht sehr oft durch Reizung aufgrund von eingeklemmten Nierensteinen, durch Entzündungen oder auch durch ein Blutgerinnsel in der Niere.

ERKENNEN: Der Patient verspürt in der Nierengegend bis hinab entlang der Harnleiter rasende Schmerzen, die mitunter mit Ohnmacht und Erbrechen einhergehen, so daß im ersten Augenblick vom Laien vielfach Blinddarmentzündung angenommen wird. Der Kranke bekommt kalte Schweißausbrüche. Typisch für die Nierenkolik sind Stuhlverstopfung, Harndrang mit geringer Entleerung oder vollkommenes Ausbleiben der Entleerung.

BEHANDLUNG: Bei Auftreten der typischen Schmerzen ist unverzüglich ein Arzt zu alarmieren. Bis zu seinem Eintreffen werden die Schmerzzustände vielfach durch heiße Vollbäder gelindert, vor allem wenn die Ursache ein eingeklemmter Nierenstein ist. Naturheilexperten raten zu heißen Auflagen in der Nierengegend. Auch die Anwendung von Kaltwasserklistieren hat sich bewährt. Der Patient muß ab sofort fasten. Der Arzt kann gegen die auftretenden Schmerzen Pharmazeutika injizieren. Die weitere Behandlung muß der Urologe bestimmen. Die Vertreter der Homöopathie ziehen gegen die Nierenkolik vielfach mit Magnesium phosphoricum D 6 und Kalium phosphoricum D 6 ins Feld. Sie verweisen auf zahlreiche Heilerfolge.

Der Nierenkolik ist in der heutigen Zeit besondere Beachtung zuzumessen, weil durch sie viele Menschen erst zum Urologen gelangen und auf diese Weise erfahren, daß sich in ihren Nieren einzelne oder mehrere Steine befinden. Diese werden dann entweder durch Trinkkuren, durch Einführen von Drahtschlingen oder durch Operationen entfernt. Fälle von Nierensteinen mehren sich in den letzten Jahren in Mitteleuropa in beunruhigendem Maße. Umweltexperten führen die steigende Zahl der Nierensteine und Nierenkoliken auf die zahlreichen chemischen Zusatzsubstanzen zurück, die sich heute in vielen Nahrungsmitteln befinden.

Nierenkrebs

Die Krebserkrankung einer oder beider Nieren ist bei Frauen und Männern in gleichem Maße zu beobachten.

Das Leiden entsteht durch unreife organeigene Zellen, die sehr schnell wachsen und als bösartige Geschwülste in das benachbarte gesunde Gewebe eindringen, um es zu zerstören. In der Niere bilden sich zusätzlich zu den Zerstörungen auch noch Tochtergeschwülste, die sogenannten Metastasen. Die Ausbreitung der bösartigen Geschwülste ist gerade in der für den Körper so wichtigen Niere besonders gefährlich. Lebenswichtige Funktionen werden dadurch behindert. Alles, was über die Ursachen des Nierenkrebses gesagt werden kann, sind mehr oder weniger gut untermauerte Mutmaßungen. Nur für einzelne Arten, vor allem für die Berufskrebserkrankungen, kann die Ursache eindeutig bestimmt werden. Gerade am Krebsgeschehen in der Niere spielen verschiedenste Bedingungen mit. Häufig werden Patienten nur an einer Niere vom Krebs befallen; die Medizin kennt aber auch Fälle, in denen gleichzeitig beide Nieren in Mitleidenschaft gezogen werden. Gerade im Falle der Niere besteht die Vermutung, daß verschiedene Parasiten die Krebsbildung begünstigen.

ERKENNEN: Bei Nierenkrebs treten die allgemeinen krebsverdächtigen Anzeichen ganz besonders zutage: Schwäche, leichte Ermüdbarkeit, Arbeitsunlust, Niedergeschlagenheit. Dazu kommen Gewichtsabnahme, Appetitlosigkeit, die mitunter mit Heißhunger abwechselt, Abneigung gegen Fleisch, Hautblässe, welke Haut. Krebsverdächtige Krankheitserscheinungen bei Nierenkrebs sind in erster Linie Blut im Harn und Beschwerden beim Wasserlassen. Dazu gesellen sich oft Durchfall, Erbrechen und Schluckbeschwerden. Mitunter zeigt sich beim Nierenkrebs äußerlich eine knollige, feste, unverschiebbare Geschwulst in der Nierengegend. Es treten Schmerzen in der Lendengegend auf. Menschen um das 50. Lebensjahr sind für Nierenkrebs am anfälligsten.

BEHANDLUNG: Bei den ersten krebsverdächtigen Anzeichen muß der Patient sofort den Arzt aufsuchen.

Nierenschwund

Nierenschwund ist eine schmerzhafte, langwierige und meist recht aussichtslose Krankheit, die für den Patienten ein schreckliches Siechtum zur Folge haben kann. Das Nierengewebe und die Nierenzellen werden stetig kleiner und dezimiert. Auch Nierenschwund ist sehr oft die Folge einer unausgeheilten oder nichtbehandelten Nierenentzündung. Die Niere ist schließlich nicht mehr imstande, als Filterapparat für den Körper zu arbeiten, wenn nicht schon vorher eine Vergiftung des Organismus durch zuwenig Nierenarbeit eingetreten ist.

ERKENNEN: Schüttelfrost und heftige Schmerzen in der Nierengegend sind typisch. Urin wird – zum Unterschied zur Nierenschrumpfung – nur spärlich abgesondert. Der Drang zum Harnlassen allerdings besteht sehr stark. Der Patient erbricht leicht. Sein Urin verfärbt sich dunkel und wird dicklich. Kreuzschmerzen treten auf. Das Gesicht schwillt an. Nierenschwund befällt viel häufiger Männer als Frauen.

BEHANDLUNG: Nierenschwund ist nach Aussage erfahrener Ärzte nur dann heilbar, wenn schon im Frühstadium dagegen etwas unternommen werden kann, wenn die Nieren selbst, aber auch die übrigen Organe nicht allzu geschwächt sind. Da es beim Nierenschwund recht häufig zu Krampfzuständen kommen kann, muß man diesen mit kurzen Wickeln begegnen, die bei Hitzegefühl kalt und bei Frostgefühl lauwarm vorbereitet werden. Dazwischen empfiehlt sich eine Ganzwaschung. Naturheilexperten raten zu einer direkten Behandlung des Urins. Dies geschieht am besten mit dem sogenannten Rosmarin-Wein. Er wird so zubereitet: Sie nehmen Rosmarin und kochen ihn in zwei Teilen Wasser und einem Teil Wein. Anstelle von Rosmarin läßt sich auch Salbei, Attichwurzel, Hagebutte oder Zinnkraut verwenden. Der deutsche Naturheiler Bilz bekämpfte Nierenschwund bei seinen Patienten wie folgt: Er legte den Kranken ein großes Pflaster auf die Nierengegend und strich Quark darunter. Nach einer halben Stunde bedeckte er vom Kreuzbein bis zu den Schulterblättern des Patienten den ganzen Rücken mit Quark. Nach dieser Prozedur legte er alle zwei Stunden auf dieselbe Stelle

ein in Essigwasser getauchtes Tuch. Die Kur wurde mit einem täglichen Ganz- oder Halbbad abgeschlossen.

Nierensteine

Nierensteine werden im Nierenbekken gebildet und können durch den Harnleiter in die Harnblase wandern. Kleine Nierensteine gehen bisweilen mit dem Harn ab. Männer werden viel häufiger als Frauen vom Nierensteinleiden befallen. Für die Steinbildung gibt es verschiedene Ursachen: erbliche Veranlagung, das Vorliegen einer Herdinfektion, geographisch bedingte Verbreitung. Beispielsweise ergab ein Ärztetest im gesamten bundesdeutschen Gebiet, daß in München und Oberschwaben die meisten Nierensteinbildungen auftreten. Die moderne Medizin vermutet mit ziemlicher Sicherheit, daß starker Vitamin-A-Mangel zur Nierensteinbildung führt. Sehr häufig werden auch Spitzensportler von Nierensteinen geplagt. Dadurch ist bewiesen, daß sich bei starker Körperanstrengung und gleichzeitigem starkem Schweißverlust Nierensteine bilden, wenn nicht rechtzeitig dem Körper genügend Flüssigkeit zugeführt wird. Nach angespannten Sporttrainingsstunden bilden sich deshalb oft bei Sportlern Nierensteine.

ERKENNEN: Beim Wandern des Steines durch den Harnleiter entstehen unerträglich starke Koliken, die von der Nierengegend ausgehen und bis in die Harnblase oder in die Geschlechtsteile ausstrahlen. Während des Nierensteinanfalles kommt es meist zu Erbrechen, zu Schüttelfrost, Fieber und Windverhalten. In den Tagen darauf färbt sich der Harn blutig. Ein Nierensteinanfall zieht sich sehr oft über Stunden oder sogar über Tage hin.

Während des Anfalls tritt eine Harnsperre auf. Sie löst sich meist von selbst wieder. Tut sie es allerdings nicht, dann ist höchste Gefahr, weil sich die Harngifte im Körper stauen. Dann hat der Nierenstein den Harnabfluß verstopft und muß unverzüglich operativ entfernt werden. Mancher Nierensteinanfall ist schon durch körperliche Bewegung ausgelöst worden wie etwa durch Radfahren, Reiten, Fahrten auf holprigen Straßen. Die erwähnte Harnstauung infolge eines großen Nierenbeckensteines kann zu einer schweren Nierenschädigung führen.

BEHANDLUNG: Wenn ein Nierenstein auftritt, kann sich der Patient augenblicklich Erleichterung verschaffen, indem er ein heißes Vollbad oder zumindest ein Sitzbad nimmt. Auch feuchtheiße Auflagen bringen Linderung. Der Arzt muß alarmiert werden und eine schmerzstillende Injektion verabreichen. Nur er kann im Zweifelsfall feststellen, ob es sich um Blinddarmentzündung oder um einen Nierensteinanfall handelt.

Nach dem Anfall ist vegetarische Kost vorgeschrieben, die salzarm sein muß. Je nach der chemischen Zusammensetzung des Nierensteines dürfen bestimmte Speisen nicht mehr gegessen werden. Die meisten Nierensteine sind Oxalatsteine. Wer jemals einen davon hatte, soll möglichst wenig Tomaten, Rhabarber, Sauerampfer, Spinat, Rettich, Pilze, Feigen, Kakao, Schokolade und nicht allzuviel Milch konsumieren. Sehr empfehlenswert sind Trinkkuren mit speziellen oxalathemmenden Mineral-Tafelwässern. Nach einem Nierensteinanfall ist ein Kuraufenthalt mit Trinkkur gut, etwa in Wildungen, Neuenahr, Driburg oder Badgastein. Phosphatsteine können mitunter durch spezielle Diät aufgelöst werden. Verboten sind: Milch, Eigelb, weiße Bohnen, Schwarzrettich, Heidelbeeren und Trockenfrüchte.

Blasensteine

Blasensteine können ohne Operation durch den Blasenspiegel mit einer besonderen Vorrichtung zertrümmert werden. Bei größeren Steinen ist die Operation unbedingt erforderlich. Mitunter gelingt es fachkundigen Ärzten, den Stein mit Hilfe einer Drahtschlinge aus dem Harnleiter herauszuziehen.

Nierenwassersucht

Bei der Nierenwassersucht werden die Gewebe und Zellen der Niere mit Blutflüssigkeit durchtränkt. Dies führt zum Nierenödem. Tritt die Flüssigkeit in die vorgebildeten Organhöhlen, dann kommt es zu einem Hydrops, auch Erguß genannt. Die Nierenwassersucht zeigt sich zuerst im Gesicht an den Augenlidern, die anschwellen. Wenn nichts gegen das Leiden unternommen wird, geht der Patient einem schrecklichen Siechtum entgegen.

ERKENNEN: Nierenwassersucht macht sich durch einen aufgeschwollenen Leib und durch Atemnot bemerkbar. In der Nierengegend entstehen starke Schmerzen.

BEHANDLUNG: Sofort zum Arzt!

Wirbelsäulenverkrümmung

Schon im Kindesalter kann es durch schlechte Haltung beim Sitzen in der Schule, durch zu schwere Schultaschen und durch einseitige Belastungen zu einer Wirbelsäulenverkrümmung kommen. Darum ist für Kinder auch das Tragen schwerer Lasten ge-

fährlich. Im Alter leiden fast alle Menschen an einer leichten Verkrümmung der Wirbelsäule. Man erkennt das Leiden an der schlechten Körperhaltung des Patienten.

ERKENNEN: Ständige Rückenschmerzen, Bewegungseinschränkung und schlechter Gang. Wirbelsäulenverbiegung kann schwere Leiden wie chronisches Bronchialasthma und Herzschwäche auslösen.

BEHANDLUNG: In jungen Jahren kann die Wirbelsäulenverkrümmung durch Gymnastik, Sport und Sonnenbäder wieder ausgeheilt werden. Bei älteren Menschen müssen auch Moorpackungen und heilgymnastisches Turnen verschrieben werden. Ab sofort muß jede negative Belastung der Wirbelsäule eingestellt werden. Der Patient muß Geduld haben. Mitunter kann ein Chiropraktiker durch Wirbeleinrenken die Wirbelsäule wieder einrichten. Als Vorbeugung sollten schon die Kinder viel Sport betreiben, sich richtig ernähren und viel schlafen. In jedem Alter sollten Erwachsene und Kinder bemüht sein, sich geradezuhalten und aufrecht zu gehen.

Der Bauch

Der Bauch – auch Abdomen genannt – ist ein Körperhohlraum, der die Verdauungsorgane und die Milz enthält und vom Bauchfell ausgekleidet ist. Zwischen dem Bauchfell und der Rückenmuskulatur liegen Nieren, Nebennieren und Harnleiter. Im sogenannten kleinen Becken befinden sich Harnblase und Geschlechtsorgane. Der Bauch ist nach oben hin vom Zwerchfell begrenzt.

Der Magen

Der Magen hat die Aufgabe, die Nahrungsmittel, die durch die Speiseröhre angeliefert werden, aufzuweichen und zu verflüssigen. Er ist ein mit Schleimhaut ausgekleideter Muskelschlauch, dessen Innenwände in leerem Zustand dicht aneinander liegen. Er kann bis zu 2,5 Liter Flüssigkeit fassen. Die Speisen werden im Magen nicht sofort mit dem Magensaft durchmischt, sondern sie werden ge-

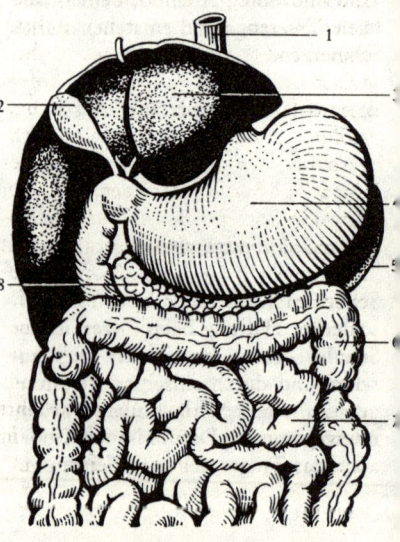

DER BAUCH

1: Speiseröhre, 2: Gallenblase, 3: Leber (hinaufgeschlagen), 4: Magen, 5: Milz, 6: Dickdarm, 7: Dünndarm, 8: Bauchspeicheldrüse.

schichtet, so daß die zuletzt geschluckte Nahrung in die Mitte zu liegen kommt und erst später vom sauren Magensaft erfaßt wird. Dadurch können die stärkespaltenden Fermente des Mundspeichels, die vom sauren Magensaft zerstört werden, im Magen noch weiterwirken. An den Magenmund schließt sich der Magengrund, der weiteste Teil des Magens, der wiederum in den Magenkörper übergeht. Der Magenausgang ist durch einen besonders starken Schließmuskel, den Magenpförtner, vom anschließenden Zwölffingerdarm getrennt.

Der Magensaft wird in einer durchschnittlichen Menge von ein bis zwei Liter pro Tag von den etwa 35 Millionen Drüsen der Magenschleimhaut abgesondert. Der Magensaft enthält Salzsäure, Pepsin, Kathepsin, Labfermente und Schleimstoffe. Fette und Kohlehydrate werden im Magen nicht gespalten. Dafür werden Bakterien getötet, Milch zum Gerinnen gebracht, Eiweißkörper gespalten. Zur Verflüssigung muß die Nahrung geraume Zeit im Magen verweilen. Normal gemischte Mahlzeiten bleiben etwa vier Stunden im Magen. Die Verweildauer der einzelnen Speisen schwankt jedoch zwischen einer und acht Stunden. Der gefüllte Magen vollführt Bewegungen, die den Speisebrei in Richtung Magenausgang befördern.

mit Wurmfortsatz, Grimmdarm und Mastdarm. Der Darm vollführt zwei Arten von Bewegungen: Die Peristaltik befördert den Nahrungsbrei im Laufe von fünf bis acht Stunden durch wellenförmige und ringförmige Zusammenziehung der Darmmuskulatur durch den Dünndarm. Durch Pendelbewegungen wird der Darminhalt durchgemischt, geknetet, aber nicht weiterbewegt.

Der Dünndarm verläuft in zahlreichen Windungen ungefähr in der Mitte des Bauchraumes, während der Dickdarm die Dünndarmschlingen umschließt. Der Dünndarm ist der wichtigste Abschnitt des Darmtraktes. In ihm werden die Nahrungsstoffe bis zu einfachen Verbindungen gespalten und danach aufgesaugt. Beteiligt daran sind der Darmsaft, die Galle und der Saft der Bauchspeicheldrüse. Der große Gallengang und der Ausführungsgang der Bauchspeicheldrüse münden gemeinsam in den Zwölffingerdarm. Die Abbauprodukte der Kohlehydrate und Eiweißkörper werden zur Leber weitertransportiert. Die Spaltprodukte der Fettkörper werden von den Lymphgefäßen aufgenommen.

Die Gedärme

Der gesamte Darm gliedert sich in den Dünndarm mit den Unterabschnitten Zwölffingerdarm, Leerdarm und Krummdarm und in den Dickdarm mit den Unterabschnitten Blinddarm

Die Bauchspeicheldrüse

Die Bauchspeicheldrüse – auch Pankreas genannt – ist mit ihrem Saft die wichtigste Quelle der Verdauungsfermente im Organismus und daher unersetzlich. Der Saft der Bauchspeicheldrüse enthält eiweiß-, fett- und kohlehydratspaltende Fermente. Das Inselorgan der Bauchspeicheldrüse produziert das Hormon Insulin, welches den Kohlehydratstoffwechsel reguliert.

Die Galle

Die Galle ist ein grünlichgelber, schleimiger Verdauungssaft, der von der Leber abgesondert und in der Gallenblase eingedickt wird. Die in der Galle enthaltenen Gallensäuren sind für die Spaltung und Aufsaugung der Fette unentbehrlich. Die Gallenfarbstoffe geben dem Kot die Farbe. Mit der Galle können unverwertbare Endprodukte des Stoffwechsels und Giftstoffe aus dem Körper ausgeschieden werden. Die Leber bildet täglich etwa einen halben Liter Galle, die in der Gallenblase acht- bis zehnfach eingedickt wird. Die Gallenblase entleert sich durch reflektorische Zusammenziehung der muskulösen Wand. Fett, Eigelb, aber auch Ärger und andere seelische Einflüsse verursachen einen verstärkten Gallenfluß. Durch Stauung und Entzündung bilden sich Gallensteine.

Die Leber

Die Leber ist die größte Drüse im menschlichen Körper. Man kann sie als hochspezialisiertes Labor bezeichnen. Sie produziert die Galle, entgiftet schädliche Substanzen, dient dem Abbau und Umbau von Körpersubstanzen, ist ein Blutspeicher und wirkt bei der Gerinnung des Blutes mit. Die Leber bildet aus einer der Nahrung entnommenen Vorstufe Vitamin A.

Die Milz

Die Milz ist ein länglich-ovales Organ, das als Blutspeicher und als Filter im Blut- und Lymphsystem arbeitet. Sie liegt unter dem linken Rippenbogen und ist bei Vergrößerungen, Schwellungen und Stauungen zu ertasten. Die Milz baut die verbrauchten roten Blutkörperchen ab und bildet in ihren Lymphknötchen neue weiße Blutkörperchen. Durch Zusammenziehen der glatten Muskulatur kann sich die Milz wie ein Schwamm zusammenziehen und Blut in den Kreislauf abgeben, wenn es bei Blutverlusten irgendwo gebraucht wird. Dieses Zusammenziehen wird oft als Seitenstechen empfunden. Die Milz agiert auch als Abwehrorgan gegen Infektionskrankheiten.

ERKRANKUNGEN DES BAUCHES

Bandwurm

Der Bandwurm lebt als Parasit im Darm des Menschen. Er besteht aus einem Kopf mit Saugnäpfen und Haken sowie aus vielen einzelnen Gliedern. Der Bandwurm kann eine Länge von vier bis zehn Metern erreichen. Er gelangt meist durch den Genuß von rohem oder zuwenig gekochtem Fleisch in den menschlichen Darm. Er schädigt den Körper durch besondere Giftstoffe und entzieht ihm außerdem wertvolle Nährstoffe.

ERKENNEN: Der Patient klagt trotz reichlicher Nahrungsaufnahme über Hunger. Oft stellt sich ein Darmkatarrh ein. Durch dauernden Blutfarbstoffverlust kann sich auch das Bild einer Blutarmut ergeben. Der Bandwurm ist durch den Abgang einzelner Glieder im Stuhl nachweisbar.

BEHANDLUNG: Die sogenannte Bandwurmkur sieht folgendes vor: Morgens nüchtern 30 bis 60 geschälte Kürbiskerne mit etwas Fruchtmus essen und nach zwei Stunden zwei Eßlöffel Rizinusöl einnehmen, vor dem Mittagessen rohe geschabte Mohrrüben, abends rohes Sauerkraut mit Wermuttee. In schweren Fällen von Bandwurmbefall muß der Arzt Medikamente verordnen, die aber nur kurze Zeit genommen werden dürfen.

Blähungen

Blähungen – auch Meteorismus genannt – bilden sich im Ablauf des normalen Verdauungsgeschehens nach Gärungs- und Fäulnisvorgängen. Dadurch entstehen im Dickdarm Gase, die meist mit dem Stuhl abgegeben werden. Besondere Nahrungsmittel – man nennt sie blähende Speisen –, wie etwa Kohl, Hülsenfrüchte und frisches Brot, verstärken diese Gasbildung. Bei Verdauungsstörungen wird die Gasbildung krankhaft vermehrt. Bewegungsstörungen im Magen und im Darm und Störungen des Gallezuflusses verhindern eine ordnungsgemäße Ausnutzung der aufgenommenen Nahrung im Darm. Die teilweise unverdauten Speisen forcieren im Dickdarm äußerst starke Fäulnisvorgänge und verstärkte Gasbildung. In hochgradigen Fällen kommt es zur Blähsucht, zum hochgradigen Meteorismus.

ERKENNEN: Der Bauch ist aufgetrieben. In der Bauch- und Magengegend kommt es zu Spannungen. Die Blähungen sind sehr schmerzhaft und beeinträchtigen durch Verdrängung das Herz und seine Durchblutung. Der Arzt spricht in einem solchen Fall vom „Röhmheldschen gastrokardialen Symptomenkomplex". Allzu starke Blähungen können bis zu Ohnmachtsanfällen führen. Besonders Säuglinge und Frauen im Klimakterium neigen leicht dazu.

BEHANDLUNG: Wenn ein Anfall von Blähsucht auftritt, wirken am raschesten Leibaufschläge mit heißem Essigwasser, die man alle zehn bis zwanzig Minuten erneuert, damit das Tuch niemals kühl wird. Der Patient muß unverzüglich Fenchel-, Kümmeltee oder Milch trinken. Diese Milch muß jedoch ebenfalls mit Fenchel oder mit Kümmel gekocht werden. Besonders Frauen ist ein Glas warmes Wasser, in welches Kümmelöl und Nelkenöl – insgesamt sechs bis acht Tropfen – gerührt wird, zu empfehlen. Bei chronischer Blähsucht muß unbedingt ein Arzt aufgesucht werden, der in erster Linie die Ursache des Leidens zu finden hat. Das bedeutet: Er muß die ursächlichen Verdauungsstörungen aus der Welt schaffen. Bei Auftreten von Meteorismus ist gesunde Vollnahrung wichtig. Der Patient soll viel Bewegung machen. Pfarrer Kneipp heilte Blähungen mit Ganzwaschungen in Essigwasser, mit Halbbädern, mit Wechselsitzbädern und mit Schenkelgüssen, die zum Vollguß gesteigert werden. Auch Darmbäder wirken sehr oft gegen Meteorismus. Homöopathische und biochemische Behandler setzen im Falle von starken Blähungen Chamomilla D 2, Natrium sulfuricum D 6, Natrium phosphoricum D 6 und Magnesium phosphoricum D 6 ein.

Der berühmte Schweizer Kräuterpfarrer Künzle sowie viele andere Naturheiler verschrieben schon zu ihrer Zeit Tees gegen Blähungen. Hier ein Rezept: Je drei Teelöffel Kamillenblüten, Pfefferminzblätter und Baldrianwurzeln, einen Teelöffel Kümmel dazumischen. Pro Teelöffel eine Tasse heißes Wasser aufgießen, zehn Minuten ziehen lassen. Davon sollte der Patient drei- bis viermal täglich je eine Tasse trinken. Oder zu gleichen Teilen Anis, Kümmel, Koriander und Fenchel, einen Teelöffel auf eine Tasse Wasser, heiß aufgießen, zehn Minuten ziehen lassen. Davon drei- bis viermal eine Tasse trinken.

Durchfall

Durchfall oder Diarrhöe entsteht, wenn statt der normalen Eindickung des Darminhaltes der Stuhl verdünnt ausgeschieden wird. Grund für diese übermäßige Verflüssigung in Magen und Darm können Angst, Schreck, Freude, falsche Ernährung oder Krankheiten wie Nierenversagen, Tuberkulose, Vergiftungen, aber auch Erkrankungen der Galle und der Bauchspeicheldrüse sein.

ERKENNEN: Dünndarmdurchfall zeigt sich in der Regel als gelb gefärbter Stuhlabgang, wobei keinerlei Schmerzen auftreten. Von kolikartigen Schmerzen begleitet ist hingegen der Dickdarmdurchfall. Er enthält glasigen Schleim, manchmal auch Blut und Eiter. Neben den Erscheinungsbildern des Durchfalls können auch Übelkeit, Erbrechen und Fieber auftreten.

BEHANDLUNG: Die unangenehmen Erscheinungen Durchfall und Erbrechen dürfen nicht künstlich unterdrückt werden, sind sie doch nichts anderes als das Bemühen des Organismus, sich von Schadstoffen zu befreien. Die Behandlung sollte darum mit der Einnahme von einem Löffel Rizinusöl begonnen werden, um den Darm zunächst gründlich und restlos zu reinigen. Einige Stunden darauf ist ein Einlauf mit warmem Kamillentee zu machen. 24 Stunden lang darf nun keine Nahrung aufgenommen werden. Erlaubt ist einzig ungesüßter Kamillen- oder Pfefferminztee, in kleinen Schlucken getrunken. Im Anschluß an das Fasten kann der Kranke 1 bis 1½ Kilo Äpfel pro Tag zu sich nehmen. Außer den geriebenen oder mit Schale gegessenen Äpfeln darf zwei Tage lang nichts anderes genossen werden. Danach folgt die Rückkehr zu einer milden Kost, bestehend aus Vollkornbrei, Kartoffelbrei, Knäckebrot und leichtem Gemüse. Ersatz für die Apfeldiät kann auch Kaffeekohle oder Heilerde bieten. Sechsmal täglich wird davon ein Teelöffel voll, in etwas Tee aufgeschwemmt, eingenommen. Stärkere Beschwerden können Bettruhe erforderlich machen, wobei auf den Leib feuchtheiße Umschläge, zum Beispiel ein Heusack, kommen und die Füße durch eine Wärmflasche erhitzt werden.

Gallenkrankheiten

Die Gallenblase ist besonders häufig Funktionsstörungen ausgesetzt, da die Galle ein günstiger Nährboden für Krankheitskeime ist. Grundsätzlich werden an der Gallenblase drei verschiedene Krankheitsbilder beobachtet, die jedoch in der Mehrzahl der Fälle gemeinsam auftreten. Dabei handelt es sich um Stauung, Entzündung und Bildung von Gallensteinen. Die Ursachen sind vielfältig und betreffen besonders häufig Frauen. Als Ursachen sind zu fette Kost, Darmträgheit, Verdauungsstörungen, Schwangerschaft und seelisch-nervöse Einflüsse zu bezeichnen.

ERKENNEN: Die Anzeichen einer Gallenkrankheit drücken sich durch Völlegefühl, Übelkeit, Druck im rechten Oberbauch und stechende, in die rechte Schulter strahlende Schmerzen aus. Eine Gallestauung führt bei vollkommener Sperre des Galleabflusses zu Gelbsucht. Bei der Gallenblasenentzündung treten zusätzlich noch Fieber und Schüttelfrost auf. Gallensteine wiederum führen zu den gefürchteten, schmerzhaften Koliken.

BEHANDLUNG: Da die Erkrankungen der Gallenblase verschieden sind, muß auch in der Behandlung unterschieden werden. Gallenkoliken begegnet man zum Beispiel am günstigsten mit heißen Aufschlägen aus Heublumen oder Haferstroh sowie Dampfkompressen auf Leber- und Gallengegend. Bei Frösteln legt man noch Wärmflaschen an die Füße. Dazu Teefasten mit Wermut, Pfefferminz oder Tausendguldenkraut. Gallensteine können durch die Ölkur vertrieben werden. Mehrmals täglich wird dazu ein Eßlöffel Olivenöl eingenommen, wobei sich die weitere Nahrung auf vegetarische Kost mit viel frischem Gemüse und

Dörrpflaumen beschränken sollte. Auch Wechselkompressen auf den Leib, Oberaufschläge, Halbbäder, Darmbäder und reichliche Bewegung in frischer Luft haben sich bewährt.

Gelbsucht

Gelbsucht tritt dann auf, wenn der Abfluß der Galle durch Gallenwegverschluß gehindert wird, das Lebergewebe erkrankt oder ein stärkerer Blutzerfall im Körper auftritt, wodurch Gallefarbstoff ins Blut übertritt. Sichtbar wird dieser Umstand in einer Gelbfärbung der Haut, der Schleimhäute, Gewebe und Organe.

ERKENNEN: Das Vorstadium in der Dauer von etwa zwei bis drei Tagen bringt Mattigkeit, Verdauungsbeschwerden, Magendruck, Gliederschmerzen und leichten Temperaturanstieg. Danach erst kommt die Gelbsucht richtig zum Ausbruch. Dabei gehen die Beschwerden der ersten Tage zurück, und der Patient fühlt sich wohler. Nun ist der Urin, ähnlich dem Bier, braun gefärbt, der Stuhl wird hellgrau, und in schweren Fällen treten Hautjucken und eine Verlangsamung des Pulsschlages auf.

BEHANDLUNG: Der Arzt muß informiert werden. Zunächst ist auf völliges Fasten, auf Saftfasten oder Rohkost Wert zu legen. Später kann vegetarische Kost mit reichlicher Milcheiweißzugabe und zuckerreichen Obstsorten eingenommen werden. Besonders ist auf strenge Schonung des Lebergewebes durch Verzicht auf tierische Fette, scharfe Gewürze, Genußgifte und chemische Medikamente zu achten. Als Getränke empfehlen sich Tees aus Pfefferminz, Mariendistelsamen, Löwenzahnkraut und -wurzel, Zichorienwurzel, weißem Ahorn, Odermennig oder Schöllkraut. Zur weiteren Behandlung Ganzwaschungen mit Essigwasser oder Zitronenscheiben zur Juckreizmilderung, Heublumenvollbäder, Kleievollbäder mit anschließender kalter Waschung. Auch heiße Kompressen, Heublumen-, Haferstroh- und Kartoffelsäcke auf die Leibgegend, Lendenwickel und Oberaufschläge wirken sich günstig aus.

Hämorrhoiden

Ähnlich den Krampfadern beruhen Hämorrhoiden auf einer Erweiterung der Venen. Ihr Auftreten im After wird durch sitzende Lebensweise, Bewegungsmangel, Verstopfung und chronisch kalte Füße begünstigt, doch können sie auch als Begleiterscheinung von Schwangerschaft, Beckengeschwülsten, Erkrankungen der Unterleibsorgane, Herz-, Nieren- und Leberleiden auftreten.

ERKENNEN: Es bilden sich zunächst bläuliche Knoten außerhalb und innerhalb des Afters, die leicht zu Blutungen neigen. Besonders beim Stuhlgang wird ein Brennen und Jucken und ein Fremdkörpergefühl wahrgenommen. Dann treten vermehrt starke Schmerzen auf, die leicht zu Stuhlverhalten führen und damit Stuhlverstopfung auslösen. Das chronische Leiden ist weniger gefährlich als ungemein lästig.

BEHANDLUNG: Kost mit tierischem Eiweiß meiden und die Nahrung auf natürliche Ernährung umstellen. Besonders auf einen geregelten Stuhlgang achten. Dazu möglichst viel Gymnastik und Bewegung betreiben. Zur unmittelbaren Behandlung täglich auf ein nasses Tuch setzen, Unteraufschläge und kalte Sitzbäder im täglichen Wechsel nehmen. In schweren Fällen jeden Tag wiederholt Sitzbäder und 14 Tage lang abwechselnd Schenkel- und Kniegüsse und morgens Oberkörperwaschungen anwenden. Anschließend 14 Tage lang Halbbäder, Schenkel- und Rückenwaschungen. Zur innerlichen Unterstützung abwechselnd folgende Tees trinken: Angelikawurzel mit Wermut, Brennnessel mit Huflattich, Zinnkraut oder Attichwurzel mit Wacholderbeeren und Spitzwegerich. In Ergänzung dazu Knoblauchsaft und Heilerde. Direkt aufgetragen, bringen Salbe und Zäpfchen mit Hamamelis Erfolg bei der Behandlung.

Kater

Eigentlich leitet sich diese Bezeichnung vom Magenkatarrh ab. Dieser Zustand ist durch Magenverstimmung, Übelkeit, Niedergeschlagenheit und Zerschlagensein mit Würgen, Brechen und Kopfschmerzen gekennzeichnet, besonders nach dem übermäßigen Genuß von Alkohol. Aber auch nach Röntgenbestrahlungen können sich ähnliche Zustände ergeben.

BEHANDLUNG: Günstig ist es, einen oder zwei Fasttage einzulegen, wobei dem Magen nur eine große Menge Flüssigkeit und Kochsalz zugeführt werden sollen.

Leberschrumpfung

Eine Schrumpfung oder Verhärtung der Leber tritt immer infolge Zerstörung der Leberzellen durch chronische Einwirkung von Giften wie Alkohol oder durch Infektionskrankheiten ein. Die zerstörten Teile können nur teilweise durch Narbenbindegewebe ersetzt werden, wodurch sich die Leber verhärtet.

ERKENNEN: Erste Anzeichen für eine Verhärtung der Leber sind Verdauungsstörungen, Appetitlosigkeit, Völlegefühl und Übelkeit. Im fortgeschrittenen Stadium, wenn das Bindegewebe der Leber schrumpft und untastbar unter dem Rippenbogen verschwindet, treten Hämorrhoiden, Wasseransammlungen im Bauch, Stauungen in den Beinen und Bluterbrechen bei Platzen der erweiterten Speiseröhrennerven auf.

BEHANDLUNG: Arzt! Zur Behandlung ist eine absolute Schonung der Leber durch streng reizlose Kost mit Quarkzulagen notwendig. Natürlich gilt es, Alkohol, Kaffee und Arzneimittelgifte zu meiden. Weiter ist eine Anregung der Lebertätigkeit durch Lenden- und Kurzwickel sowie Essigtuchauflagen und tägliche Ganzwaschungen und Halbbäder zu empfehlen. Für die innerliche Entgiftung ist Kohle und ein Tee von Mariendistelsamen einzunehmen.

Leberschwellung

Eine Leberschwellung ist meist das Zeichen einer Blutstauung im Lebergebiet bei Versagen des Blutkreislaufes. Aber auch Entzündungen oder Geschwülste können die Leber zum Anschwellen bringen.

ERKENNEN: Dumpfer Druck und Überragen der Leber über den rechten Rippenrand sind Anzeichen der Schwellung. Dabei ist die Leber meist nur unregelmäßig zu ertasten.

BEHANDLUNG: Obstkuren und Salatkuren mit viel Rettichsalat sind besonders in den Frühjahrs- und Sommermonaten zu empfehlen. Auch sonst sollte die Kost rein vegetarisch abgestimmt werden. Weiter ist auf viel Bewegung in freier Luft zu achten. Zur innerlichen Behandlung haben sich Tees von Johanniskraut, Aloe, Wacholderbeeren, Tausendgulden-

kraut, Bitterklee, Schafgarbe, Zinnkraut, Wegwarte oder Dornschlehblüten bewährt.

Madenwürmer

Es handelt sich hier um eine sehr verbreitete Wurmkrankheit bei Erwachsenen und Kindern, speziell in Gebieten, in denen allgemeine Sauberkeit und Hygiene zu wünschen übriglassen. Diese Wurmkrankheit ist nicht nur ein überaus lästiges Übel, sondern auch oft der Anlaß für schwere Gesundheitsschäden. Madenwürmer – auch Oxyuren genannt – sind dünne weißliche Fadenwürmer, etwa einen halben bis einen Zentimeter lang, die im Dickdarm des Menschen schmarotzen. Sie werden mit dem Stuhlgang entleert. Bei manchen Menschen tauchen nur zeitweise einzelne Würmer auf, bei anderen wiederum beobachtet man sie in großen Massen. Die Ansteckung erfolgt sehr leicht. Darum sind meist innerhalb kürzester Zeit sämtliche Angehörige einer Wohngemeinschaft befallen. Die Übertragung erfolgt auf verschiedene Weise. Meistens geschieht sie durch die Aufnahme von Wurmeiern durch den Mund, und zwar beim Genuß von gedüngtem Gemüse oder Obst. Es handelt sich immer um Rohobst und Rohgemüse, welches mit Fäkalien kopfgedüngt wurde. Aber auch durch das Berühren von Spielzeug oder von Türklinken können die Wurmeier übertragen werden. Mehr noch: Die

224

Eier werden von den Menschen mit Betten-, Kleider- und Wohnungsstaub eingeatmet und geschluckt. Nicht zu unterschätzen ist dabei die Selbstinfektion. Dazu kommt es auf einfache Art: Die Weibchen des Madenwurms kriechen in der Nacht aus dem After des Erkrankten und legen dort in der näheren Umgebung ihre Eier. Dabei empfinden die Menschen einen unerträglichen Juckreiz. Vor allem Kinder beginnen sich heftig zu kratzen. Dadurch gelangen die Wurmeier an die Hände und unter die Fingernägel und von dort wieder in den Mund. Damit ist der Infektionskreislauf wieder geschlossen. Wenn bei Mädchen die Würmer auch in die Scheide kriechen, so können dort Ekzeme entstehen, die unangenehmen Ausfluß hervorrufen. Der weibliche Madenwurm ist lang und gerade, in der Mitte auffällig dikker. Das Männchen dagegen ist gekrümmt, kürzer und hat einen gleichmäßig dicken Körper.

ERKENNEN: Immerwährender Juckreiz rund um den After, besonders abends und nachts im Bett. Schlechter Mundgeruch. Die Stuhlausscheidungen sind mehr oder weniger von weißen, dünnen Würmern durchsetzt.

BEHANDLUNG: Es hat nur dann einen Sinn, gegen die Wurmkrankheit vorzugehen, wenn auch wirklich alle Familienmitglieder, die mit Sicherheit davon befallen sind, gemeinsam etwas dagegen unternehmen. Sonst steckt jener Teil der Wohngemeinschaft, der nichts gegen seine Infektion unternimmt, die anderen immer wieder an,

und die Behandlung wird zu einem aussichtslosen Unterfangen. Wichtig ist für alle die Stuhlhygiene. Nach jeder Stuhlentleerung und vor jeder Mahlzeit müssen die Hände gründlich gewaschen werden. Man verwendet dazu am besten eine medizinische Desinfektionsseife aus der Apotheke oder Drogerie. Die Fingernägel müssen kurz geschnitten werden und immer sauber sein. In der Nacht sollte man eine enganliegende Unterhose tragen, damit man nicht im Schlaf in Versuchung gerät, sich am After zu kratzen, wenn der Juckreiz einsetzt. Abends sollten der After und umgebende Haut mit einer Wundsalbe eingerieben werden, die der Hausarzt verschreiben muß.

Eines ist wichtig: Man sollte die Wurmkrankheit nicht verschämt geheimhalten, sondern unbedingt einen Arzt informieren, weil er sofort ein gezieltes Kurprogramm für die ganze Familie parathält und auch vor anderweitigen Infektionsgefahren beim Madenwurm warnen kann. In leichten Fällen von Wurmbefall genügen abends Einläufe mit Essigwasser und reichliche Mahlzeiten von gekochten und geriebenen Möhren. Bei stärkerer Verwurmung kommt man damit nicht zum Ziel, sondern muß zu einem vom Arzt verschriebenen Wurmmittel greifen. Man muß dabei genau die Gebrauchsanweisung der Packung beachten, falls der Hausarzt nicht anderes vorschreibt. Einzelmenge und Dauer der Entwurmungskur müssen genau eingehalten werden, sonst könnte es im Verdauungsapparat zu Vergiftungen kommen. Wenn der Erfolg einer solchen Kur nicht eintritt, ist erfahrungsgemäß niemals das Präparat, sondern die falsche Anwendung und die mangelnde Aufklärung des Patienten schuld, oder es wurden grobe Unterlassungsfehler in der Hygiene begangen. Die in der Bundesrepublik übliche Entwurmungskur beim Madenwurm dauert – unter Kontrolle des Hausarztes – mit einem Präparat fünf bis sechs Tage. Dann wird eine Pause von 14 Tagen eingelegt, worauf man die Kur wiederholt. Bei Kurbeginn werden am ersten Tag nur geschälte und geriebene Möhren verabreicht. Diese werden dann mit Rizinusöl abgeführt. Dann gibt man dem Patienten täglich eine Mahlzeit mit geriebenen Möhren. Abends empfiehlt sich ein Knoblauchklistier. Es wird folgendermaßen vorbereitet: Eine Knoblauchzehe wird in einem Liter Wasser 20 Minuten gekocht. Abends reibt man, wenn man keine Wundsalbe verwenden möchte, den After mit sogenannter „grauer Salbe" aus der Apotheke ein.

Ideal zur Abtötung der Madenwürmer im Dickdarm eignet sich ein Naturheiltee: Blüten des Rainfarns (ein Gramm), zwei Gramm Weinraute- oder Koriandersamen in Wasser aufkochen lassen. Viele Patienten schwören auf die tägliche Einnahme von einem Eßlöffel Erdrauchsaft, den man entweder im Reformhaus oder in der Apotheke erstehen kann.

Erstes Gebot bei einer verwurmten Familie: oftmaliges Wechseln und Waschen von Unterwäsche und Bettwäsche. Morgens nach Möglichkeit Wechselsitzbäder mit Zinnkrautzusatz. Der beliebte „Madenwurmtee" setzt sich wie folgt zusammen: Je ein Teelöffel Kamillenblüten und Sennesblätter, zwei Teelöffel Rainfarnblüten und sechs Teelöffel Wermut. Einen Eßlöffel der Mischung auf eine Tasse abkochen. Morgens und abends eine Tasse davon trinken, natürlich ungezuckert.

Auch bei der Ernährung müssen besondere Vorsichtsmaßnahmen beachtet werden. Salate, Rohgemüse und Obst müssen vor dem Genuß besonders gut gewaschen, Salat und Gemüse zusätzlich in Salzwasser eingelegt werden.

Magen-Darm-Katarrh

Diese Erkrankung entsteht durch Vergiftung, zumeist durch Spaltpilzzersetzung, aber auch durch andere in der Nahrung vorhandene oder entstehende Gifte, was bei unserer modernen Ernährung keine Seltenheit darstellt. Geht man nicht rechtzeitig zum Arzt und verschleppt die Krankheit, so kann sie zu einem sehr üblen und schmerzhaften Leiden werden.

ERKENNEN: Regelmäßige Schmerzen, die in kurzen Zeitabständen wechseln. Einmal tut es in der Magengegend, dann wieder in der Darmgegend weh. Die Schmerzen scheinen von rechts nach links und von links nach rechts zu hüpfen. Mitunter sticht es, mitunter drückt es. Die Beschwerden treten meist nach der Nahrungsaufnahme oder in der Nacht auf.

BEHANDLUNG: Am besten ist Bettruhe. Solange der Magen-Darm-Katarrh mit Fieber und Durchfällen auftritt, sollte man streng fasten und Pfefferminztee zu sich nehmen. Bei manchen Patienten wirkt jedoch Kamillentee oder Melissentee besser und rascher. Wenn sich der Magen-Darm-Katarrh erst im Anfangsstadium befindet, wirkt ein Eßlöffel Rizinusöl wahre Wunder. Bewährt haben sich tägliche Kamilleneinläufe mit einer Temperatur von 38 Grad. Naturheilexperten empfehlen mehrmals am Tag eine Heublumenauflage, zweimal pro Tag Fußbäder, abends Lendenwickel. Einnehmen von Heilerde, Kaffeekohle, Bohnenkrauttee und Lindenkohle. Der Naturheilfachmann August Heisler hat sich mit seiner Apfelkur gegen den Magen-Darm-Katarrh einen Namen gemacht: geschabte rohe Äpfel (ohne Kerngehäuse) ein bis zwei Tage in beliebiger Menge essen. Sonst sollte nichts gegessen und getrunken werden. Anstelle des Apfels kann natürlich auch jede andere Obstsorte genommen werden, aber nur roh und ungezuckert. Besonders Heidelbeeren sind sehr geeignet. Beruht der Durchfall auf Störungen in der Säfteausscheidung des Magens und der Bauchspeicheldrüse, so muß diese angeregt werden. Der Hausarzt rät zumeist vorerst ein bis zwei Tage Teefasten mit Pfefferminz- oder Kamillentee, heiße Auflagen auf dem Oberbauch. Vor den Hauptmahlzeiten Kalmustee. Trinkkuren mit Heilwässern. Erst wenn diese Maßnahmen nichts nützen, setzt eine Behandlung mit Medikamenten ein.

Magenentzündung

Eine Entzündung des Magens kann durch übermäßigen Genuß von Speisen und Getränken, aber auch infolge von ätzenden Substanzen und Giften oder durch Erkältungen und Verletzungen des Magens entstehen. Ferner kommt sie als Begleiterscheinung bei Bauchfellentzündungen, Kindbettfieber und Unterleibstyphus vor.

ERKENNEN: Heftiges Ausstoßen und Erbrechen von Schleim. Auch Eiter kann dabei zutage kommen, mitunter sogar blutige Massen von halbverdauten Nahrungsmitteln. Belegte Zunge, heftige Magenschmerzen, auch Schmerzen im Mund, in der Speiseröhre und in der ganzen Unterbauchgegend. Der Puls schlägt schwächer und kaum fühlbar, aber schneller als sonst. Die Haut wird klebrig und schwitzt. Es tritt Stuhlverstopfung oder Durchfall auf. Erfahrene Ärzte wissen auch über Patienten zu berichten, bei denen es zu Gehirnstörungen kam. Das sind jedoch seltene Ausnahmefälle bei Magenentzündungen.

BEHANDLUNG: Wenn die Entzündung durch ätzende Substanzen herbeigeführt wurde oder eine Vergiftung vorliegt, muß man schleunigst dafür sorgen, daß das im Magen befindliche vergiftete Nahrungsgut entfernt wird. Also: Sofort den Arzt oder die Rettung alarmieren. Der Fachmann kann den Mageninhalt durch eine Magenpumpe oder durch künstlich hervorgerufenes Erbrechen aus dem Körper holen. Es gibt auch chemische Ge-

genmittel, wenn man weiß, was man an ätzenden und giftigen Stoffen zu sich genommen hat. Ferner ist ein Klistier anzuraten. Die erste Maßnahme des Patienten: starkes Fasten, dann allmählicher Aufbau der körperlichen Kräfte mit vegetarischer Kost, später Grundkost. Regelmäßiges Einnehmen von Pfefferminztee, Schafgarbentee, Kamillen- oder Melissentee. Morgens Ganzwaschungen und tiefe Atemübungen in sauerstoffreicher Luft. Nach dem Essen Leibauflagen, vor der Mahlzeit eine heiße Auflage auf dem Magen. Abends leichte Gymnastik. All diese Maßnahmen sollten jedoch ab dem ersten Tag der Magenentzündung mit dem Arzt besprochen werden. Vermutlich wird dieser anfangs auch Medikamente verabreichen.

Die Magenentzündung kann jedoch auch eine Folge von Erkrankungen anderer innerer Organe sein. Sie kann durch ein Magengeschwür, durch eine kranke Galle, eine funktionsuntüchtige Leber oder Niere, aber auch durch Herzschwäche hervorgerufen werden. In diesem Fall – das kann nur der Arzt nach gründlicher Untersuchung und nach einem Magentest entscheiden – muß das kranke Organ festgestellt und auf sein Funktionsleiden getestet werden. Zumeist klingt dann automatisch mit der Gesundung des anderen Organs auch die Magenentzündung wieder ab. Man sollte eine Magenentzündung daher niemals auf die leichte Schulter nehmen und leichtsinnigerweise glauben, man könnte diesem „harmlosen Wehwehchen" schon mit dem eigenen Laienverstand beikommen. Aus so mancher

Magenentzündung ist schon ein gefährliches und lästiges Magengeschwür oder gar Magenkrebs geworden.

Magen- und Zwölffingerdarmgeschwür

Magen- und Zwölffingerdarmgeschwür stellen die häufigste Form von Magen-Darm-Erkrankungen dar, die – wie medizinische Statistiken beweisen – immer mehr zunehmen. Vor allem werden Menschen im mittleren Lebensalter davon betroffen. Erfahrungsgemäß erkranken am Magengeschwür mehr Männer als Frauen. Das Geschwür entsteht bei Störungen des vegetativen Nervensystems. Das Zusammentreffen von Übersäuerung und Durchblutungsstörungen der Magenschleimhaut unterstützt die Selbstverdauung – das heißt das „Selbstzerfressen" – der Magenwand, wodurch dann ein Geschwür entsteht. Testreihen haben in den vergangenen Jahren ergeben, daß das auslösende Moment für Magengeschwüre seelische Belastungen und Konflikte sind, eine gehetzte Lebensweise und starker Nikotin- sowie Koffeinmißbrauch. Sehr ungünstig wirken auch schwere Muskelarbeit und schlampiges Kauen auf ein Magengeschwür.

ERKENNEN: Die Beschwerden des Magengeschwürs treten regelmäßig im Frühjahr und im Herbst besonders stark auf. Der typische Magengeschwürschmerz strahlt mitunter etwas nach links und in den Rücken aus. Er wird als dumpf, bohrend und reißend empfunden. Der Schmerz setzt beim Magengeschwür sofort beim Essen oder gleich nach der Nahrungsaufnahme aus. Der Patient klagt über Verstopfung, Völlegefühl, Sodbrennen, saures Aufstoßen. Sogenannte „Säurelocker" wie Alkohol, Kaffee, fette Speisen und grobes Gemüse werden schlecht vertragen. Magenkranke haben einen leidenden Gesichtsausdruck, eingefallene Wangen und tief eingegrabene Falten von der Nase zur Lippe.

BEHANDLUNG: Magengeschwüre und Zwölffingerdarmgeschwüre können bei vier bis sechs Wochen Bettruhe und vernünftiger Nahrungsaufnahme ausgeheilt werden; darum bei den ersten Anzeichen unbedingt zum Arzt! Man muß künftighin entspannt und ruhig leben, wenn es keine Rückfälle geben soll. Atemübungen, autogenes Training und warme Vollbäder mit Fichtennadeln wirken manchmal Wunder. Zwei- bis dreitägiges Teefasten sollte eine Magengeschwürbehandlung einleiten. Selbst die größten Naturheilfreunde sollten bei auftretenden Magenschmerzen den Arzt aufsuchen. Nur er kann feststellen, ob es sich wirklich um ein Geschwür handelt. Nach dem anfänglichen Teefasten Übergang zu nicht zu kaltem, rohem Obst, zu Gemüsesäften, Hafer-, Reis- und Weizenbrei. Dazu ist Knäckebrot ideal. Stuhlträgheit muß durch Einläufe bekämpft werden. Bei Magengeschwüren kann man altbak-

kenes Vollkornbrot, etwas Butter, Honig, Müsli, Joghurt, Buttermilch, Sauerkraut und ausgepreßten Kartoffelsaft zu sich nehmen. Verboten sind eine Zeitlang rohes Fleisch, Fett, kalte Getränke und jegliches starke Gewürz. Viele Ärzte heilen ihre Patienten ohne Medikamente und schwören auf die Wirkung von Teeabkochungen aus Melissenblättern, Pfefferminzblättern, Kamillenblüten, Wermutkraut und Schafgarbenkraut. Gute Heilerfolge werden auch mit Lakritze erzielt. Sehr zu empfehlen ist morgens auf nüchternen Magen Käsepappeltee. Sonnenbäder sind zu meiden. Erst wenn nach jahrelanger Therapie keine Heilung des Geschwürs erfolgt und es sich vergrößert und andere Komplikationen hervorruft, nimmt man Medikamente zu Hilfe oder operiert. Bei schweren Eingriffen müssen zwei Drittel des Magens entfernt werden. Wer mit einem Magengeschwür nicht zum Arzt geht, läuft Gefahr, Magenblutungen, einen Magendurchbruch, eine Magenausgangsverengung oder Magenkrebs zu bekommen.

Magenkrebs

Der Magenkrebs gilt in der Medizin zur Zeit als die häufigste örtliche Erscheinung der Krebskrankheit. 40 Prozent aller Krebspatienten, die den Krebstod sterben, leiden an Magenkrebs. Beim Mann ist das Leiden häufiger als bei der Frau. Meist werden

Menschen zwischen 50 und 60 Jahren davon befallen, doch können auch jüngere Männer und Frauen daran erkranken. Die Ursachen des Magenkrebses sind noch nicht völlig erforscht. Es gibt verschiedene Meinungen. In einem aber sind sich die Ärzte einig: Magenkrebs wird durch äußere Reize stark beeinflußt. Nikotin, heiße, scharfe, stark gewürzte Speisen, geräuchertes Fleisch und geräucherter Fisch sowie Alkohol in großen Mengen fördern das Leiden.

ERKENNEN: Magenkrebs zeigt sich meist durch Appetitlosigkeit an, besonders mit ausgeprägtem Widerwillen gegen Fleisch. Nur wenn der Sitz des Tumors am Mageneingang oder am Magenausgang ist, kommt es zu Beschwerden, die sich in Druck- und Völlegefühl nach dem Essen zeigen. Leichte Magenschmerzen und ein allgemeines Unbehagen sind typisch. Die Leistungsfähigkeit läßt nach. Der Patient nimmt ab. Er klagt über oftmaliges Erbrechen. Unbedingt muß man zum Arzt gehen, wenn das Erbrochene kaffeesatzartig gefärbt ist und wenn auch der Stuhl teerig wirkt. Diese Verfärbungen sind auf Blutbeimengungen zurückzuführen und alarmierend. In diesem Fall hat der Magenkrebs nämlich bereits ein Stadium erreicht, wo man kaum noch operieren kann. Leider ist es beim Magenkrebs überhaupt so, daß die ersten beunruhigenden Beschwerden erst auftreten und den Kranken aufmerksam machen, wenn das Leiden schon sehr weit fortgeschritten ist. Eine absolut sichere Diagnose kann im Fall von Magenkrebs nur durch die Röntgenuntersuchung erfolgen.

BEHANDLUNG: Sofort zum Arzt!

Magensäureüberschuß und Sodbrennen

Der Überschuß an Magensäure – auch Übersäuerung des Magens oder Hyperazidität genannt – beruht auf dem Übersteigen der Normwerte der freien Salzsäure im Magen. Bildet sich im Magen zu viel Salzsäure, so spricht man von Hyperazidität. Wird gegen die überschüssige Säurebildung im Magen nicht vorgegangen, so kommt es in der Folge zu Magenschleimhautentzündung, Gastritis und im weiteren zu Magengeschwüren.

ERKENNEN: Häufiges, kräftiges Aufstoßen und schmerzhaftes Sodbrennen nach den Mahlzeiten. Drücken in der linken Magengegend, das oft mit Herzbeschwerden verwechselt wird. Scharfe Speisen, zu süße Getränke sowie alkoholische Getränke werden schlecht vertragen.

BEHANDLUNG: Einstellen des Alkoholgenusses. Sofortiges Rauchverbot. Kein Bohnenkaffee und kein zu starker russischer Tee! Das Essen muß ganz bewußt gut gekaut werden. Langsames Einspeicheln der Nahrung! Fette, schwere, stark gewürzte Speisen sollen vermieden werden, ebenso Gebratenes und Gebackenes. Keine blähenden Gemüse. Wenn

Fleisch, dann am besten gekochtes. Sehr bewährt haben sich neben einer vernünftigen Ernährung regelmäßige Ganzwaschungen am Morgen. Eine halbe Stunde vor dem Mittagessen empfiehlt sich eine Leibauflage, nach dem Essen eine heiße Kompresse. Der Abend sollte mit einem Wechselfußbad und mit einem Sitzbad abgeschlossen werden.

Der Patient sollte Aufregungen jeglicher Art meiden und viel ruhen! Meist läßt sich der Magensäureüberschuß durch einen Urlaub in den Bergen eindämmen, so daß er sich längere Zeit nicht mehr bemerkbar macht. Außer den angegebenen Diätvorschriften und Bädern sollte man dem Magen auch lindernde und säurehemmende Teekuren zukommen lassen. Empfehlenswert: Wermuttee und Pfefferminztee, zehn bis fünfzehn Stück Wacholderbeeren pro Tag, getrocknet zerkauen. Naturheilexperten schwören auch auf das Einnehmen von Heilerde. Manchen Patienten hilft auch schluckweise eingenommene frische, aber nicht zu kalte Milch. Sie sollte nach Möglichkeit nicht abgekocht sein. Man beachte jedoch, daß nicht bei jedem Patienten die Milch eine beruhigende Wirkung auf die Übersäuerung ausübt. Es lohnt sich also ein Versuch. Wer über seinen Magensäureanteil genau informiert sein möchte, sollte sich unbedingt an seinen Hausarzt wenden. Dieser wird dann die nötige Untersuchung durchführen oder veranlassen. Der Magensäuregehalt wird heute durch eine Magenaushebung mit Schlauch oder mit einer eintägigen Tablettenkur festgestellt.

Magensäuremangel

Der Magensäuremangel – auch Hypazidität oder Untersäuerung des Magens genannt – ist meist mit einem Mangel an Gesamtverdauungssaft verbunden. Der Verdauungstrakt verfügt über zu wenig Kräfte, mit den aufgenommenen Nahrungsmitteln in der vorgesehenen Zeit fertig zu werden. Im Magen fehlt weitgehend die Salzsäure. Dadurch sterben die Bakterien, die durch das Essen in den Magen kommen, nicht ab. Die Eiweißstoffe werden nicht mehr aufgequollen. Bei Magensäuremangel muß sofort ärztliche Behandlung einsetzen, weil gerade der Patient mit zu wenig Salzsäure im Magen auf die Dauer zu Krebsbildung im Magen neigt.

ERKENNEN: Die Symptome sind seltsamerweise bei Säuremangel im Magen die gleichen wie beim Säureüberschuß, nur verträgt der Patient mit zu wenig Säure in den meisten Fällen keine Milch und erbricht sie meist. Der Laie ist jedoch meist nicht imstande, den Unterschied zwischen Magensäureüberschuß und Magensäuremangel festzustellen. Bei den typischen Beschwerden – kräftiges Aufstoßen, Sodbrennen, Drücken in der Magengegend – sollte man unverzüglich einen Arzt aufsuchen und sich die Magensäure bestimmen lassen. Dies geschieht entweder durch Mageninhaltaushebung oder durch eine eintägige Tablettenkur zu Hause.

BEHANDLUNG: Der Patient mit Magensäuremangel kann seine Beschwerden durch Leibmassagen lindern. Nach dem Essen empfehlen sich Leibauflagen. Wer Zeit hat, sollte sich mehrmals am Tag Ganzwaschungen, Oberkörperwaschungen, Schenkelgüsse und Halbbäder gönnen. Abends ist ein Wechselfußbad oder Wassertreten in der Badewanne sehr zu empfehlen. Viel Bewegung, wenn möglich in frischer Luft, ist ideal. Manche Ärzte versuchen vorerst, ohne Medikamente den Säuregehalt zu normalisieren. Sie empfehlen Wermut- oder Fenchelpulver, welches messerspitzenweise eingenommen werden muß. Auch Pulver der indischen Melone „Carica papaya", das man in den Apotheken zu kaufen bekommt, wirkt als pflanzliches Verdauungsferment. Außerdem verfügt die moderne Medikamentenindustrie bereits über verschiedene wirkungsvolle Präparate, die ebenfalls aus Naturprodukten gewonnen werden. Patienten mit Magensäuremangel sollten auch nach Aussetzen der Beschwerden lange Zeit unter Beobachtung bleiben und immer wieder regelmäßig Magenuntersuchungen an sich vornehmen lassen, weil – wie schon eingangs erwähnt – die Gefahr, Magenkrebs zu bekommen, besonders groß ist.

Magenschleimhautentzündung

Die Entzündung der Magenschleimhaut kann in verschiedenen Graden auftreten. In ihrer leichten Form wird sie meist Gastritis genannt. In ihrer krassen Form kommt sie dem chronischen Magenkatarrh gleich. Blutungen und Schwellungen der Schleimhaut sind ebenfalls möglich. Das Leiden entsteht durch mechanische Reizung des Magens bei Überladen mit Speisen und Getränken, durch schlecht gekaute Speisen, durch schlampiges Essen oder ein schlechtes, mangelhaftes Gebiß, bei Giften im Magen, durch zu heiße oder zu kalte Speisen, durch das Schlucken von Tabakspeichel. Die Magenschleimhautentzündung kann aber auch als Begleiterscheinung von allgemeinen Infektionen oder Vergiftungen auftreten. So geht sie meist automatisch mit einer Harnvergiftung einher. Auch der nervöse Reizmagen bei nervöser Überbelastung führt oft zur Magenschleimhautentzündung.

ERKENNEN: Stark belegte Zunge, übler Mundgeruch, ständiges Völlegefühl, steter Druck in der Magengegend, Widerwillen gegen die Nahrungsaufnahme, Aufstoßen, Erbrechen, Durchfall oder Verstopfung, Leistungsabfall, oft verbunden mit Erschöpfungszuständen und mangelnder Vitalität. Viele Patienten leiden unter heftigen Kopfschmerzen.

BEHANDLUNG: Die Magenschleimhautentzündung sollte niemals selbst daheim kuriert werden, weil eine genaue ärztliche Diagnose von größter Wichtigkeit ist. Oft stellt sich dabei nämlich heraus, daß die wahre Ursache für das Leiden eine Unterfunktion der Magendrüsen, aber auch eine Gallen-, Leber- oder Nierenerkrankung ist. Auch ein Magengeschwür kann sich durch Magenschleimhautentzündung ankündigen. In leichten Fällen verschreibt der Arzt ein bis zwei Tage Teefasten, wobei Kamillen- und Pfefferminztee der Vorzug gegeben wird. Dazu tun heiße Auflagen auf den Oberbauch gut. Können wieder normale Mahlzeiten eingenommen werden, sollte man regelmäßig vor dem Essen Kalmustee trinken. Vegetarische Kost ist der gemischten Kost vorzuziehen. Der Genuß von Alkohol, Nikotin und starken Kaffee- und Teegetränken ist zu unterlassen. In starken Fällen einer Magenschleimhautentzündung sollte man dem Leiden mit Bettruhe bis zu sechs Wochen beikommen. Entspannung und Ruhe ist neben einer vernünftigen Ernährung die beste Methode, den Magen wieder gesund zu machen. Wer nicht die Zeit für Bettruhe hat, weil der Beruf ihm nicht die Möglichkeit gibt, der sollte es mit autogenem Training und warmen Vollbädern mit Fichtennadeln versuchen. Der Magen sollte nur mit reizloser Kost versorgt werden, etwa mit Hafer-, Reis- und Weizenbrei oder mit Leinsamenschleim. Dazu ist Knäckebrot sehr gesund. Frischbrot und Frischgebäck sind unbedingt zu meiden. Viele Ärzte raten zu rohem Kartoffelsaft, der am Morgen gepreßt und sofort auf nüchternen Magen getrunken werden soll. Es gibt Patienten, die durch eine derartige Kur binnen 14 Tagen geheilt werden konnten. Alle Behandlungen erweisen sich aber meist als unwirksam, wenn nicht gleichzeitig auf eine Änderung der Lebensweise geachtet wird.

Magenschmerzen

Magenschmerzen – auch Gastralgien genannt – beruhen auf krankhaften Zuständen des Magens selbst, bedingt durch Schleimhautentzündungen oder durch Geschwüre. Es können aber auch Reizungen der Magennerven ausschlaggebend sein. Es handelt sich dabei um Krämpfe der glatten Magenmuskulatur und um Reizung der Nerven bei der sogenannten Rückenmarkschwindsucht. Der Arzt muß unbedingt die Ursache dieser Schmerzen feststellen und zugleich mit der Gastralgie auch das Grundleiden, das dafür verantwortlich ist, diagnostizieren.

ERKENNEN: Heftige, immer wiederkehrende Beschwerden in der Magengegend, die mitunter äußerlich ausstrahlen und wie Muskelschmerzen wirken, sich jedoch später nach innen konzentrieren. Erbrechen, Appetitlosigkeit, Darmstörungen, Verstopfung, blasse Gesichtsfarbe und allgemeines Unwohlsein, speziell nach der Nahrungsaufnahme, sind typische Merkmale.

BEHANDLUNG: Sofort zum Arzt!

Magenschwäche

Unter Magenschwäche versteht man einen Magen, der sehr krankheitsanfällig ist und nur eine kleine Menge an Speisen verträgt, wobei der Patient keinerlei Beschwerden hat, solange er sich den Bedürfnissen seines Magens anpaßt und nur in vorsichtigem Maße Nahrung zu sich nimmt. Ein „schwacher" Magen neigt bald zu Magenschleimhautentzündung, bald zu Gastritis und zu Geschwürbildung. Magenschwäche kann auch durch übermäßiges Essen anerzogen werden. Sie kann zu einem chronischen Leiden werden, das in der Folge auch Beschwerden mit sich bringt.

ERKENNEN: Magendrücken, Blähungen, Krämpfe, Schwere im Magen, die parallel zu Appetitlosigkeit, Kopfschmerzen und allgemeiner Mißstimmung auftreten. Beschwerden während und nach der Aufnahme von Speisen, die der Magen nicht verträgt.

BEHANDLUNG: Vermeiden von allzu raschem Wechsel zwischen kalten und warmen Speisen. Lieber öfter am Tag weniger essen, als wenige üppige Mahlzeiten zu sich nehmen. Reizlose Kost, fette, gewürzte und schwer verdauliche Nahrung vermeiden. Niemals den Magen in den Nachmittags- und Abendstunden überladen. Jede Überschreitung des richtigen Maßes bringt neue Beschwerden und kann schwere Magenerkrankungen nach sich ziehen. Patienten mit Magenschwäche sollten in ständiger ärztlicher Behandlung bleiben. Naturheilexperten empfehlen bei dieser Krankheit besonders eine Kneipp-Behandlung. Es wurden schon geschwächte Mägen damit voll auskuriert: wöchentlich zwei kurze Bauchwickel, drei Halbbäder und dreimal Oberund Unterschenkelgüsse. Jeden Morgen und jeden Abend schluckweise drei Löffel Wermuttee. Patienten mit schwachem Magen sollten sich unbedingt untersuchen lassen, ob sie vielleicht zuckerkrank sind. Außerdem sollte der „magenschwache" Patient über längere Perioden Aufregungen und Streßsituationen vermeiden, weil er sonst allzuleicht schwere Magenleiden bekommt, die er dann aufgrund seiner Verfassung nur schwer oder gar nicht mehr ausheilen kann.

Magenverstimmung

Die Magenverstimmung ist ein nervöses Leiden, das vom medizinischen Standpunkt aus nicht als selbständige Krankheit angesehen wird. In verschiedenen Testreihen von Magenspezialisten hat sich ergeben, daß die Magenverstimmung nahezu immer als Folge oder Begleiterscheinung einer anderen Krankheit auftritt. Die Ursache des Leidens ist, wie die Ärzte heute längst wissen, nicht der Magen als solcher, sondern das angegriffene Nervensystem. Deshalb ist eine örtliche Behandlung des Magens nicht angezeigt und nicht zielführend. Es ist die vordringliche Aufgabe, im Falle einer Magenverstimmung den ganzen Körper gezielt zu verarzten und die Krankheit zu heilen. Labile und zu Hysterie neigende Menschen sind besonders anfällig für Magenverstimmung.

ERKENNEN: Typisch für das Leiden ist der schnelle Wechsel zwischen Appetit und gänzlicher Appetitlosigkeit. Am Morgen etwa hat der Patient einen wahren Heißhunger, muß – einem inneren Zwang folgend – größere Mengen von Speisen verzehren und hat dabei kaum Beschwerden. Abends oder tags darauf wiederum fühlt er schon beim geringsten Bissen unerträgliches Drücken im Magen und quält sich beim Essen ab. Die Zunge ist einmal sauber, dann wieder stark belegt. Kopfschmerzen, kalte Füße, Schlaflosigkeit und Stuhlverstopfung lösen einander ab. Viele Menschen beginnen unter Gemütsverstimmung zu leiden.

BEHANDLUNG: Auch an Tagen, da der Patient von Heißhunger gequält wird, sollte er mäßige und leicht verdauliche Kost zu sich nehmen. Viel Bewegung in frischer Luft. Gymnastik am Morgen und am Abend. Viel Schlaf, am besten bei offenem Fenster. Tägliche Hautpflege: Bad, Massage und Eincremen. Duschen sind abzulehnen, weil sie die Nervosität steigern. Besondere Sorgfalt sollte bei der Magenmassage in der Badewanne geübt werden. Vor dem Schlafengehen bewähren sich oftmals Auflagen von Wärmflaschen auf die Magengegend. Bei Magenverstimmung gibt es keine direkten Diätvorschriften. Die Ärzte raten den Patienten kräftige Kost, aber nur in beschränkten, bescheidenen Mengen.

Gebot Nummer eins ist Ruhe beim Einnehmen der Mahlzeiten. Viele Mediziner sind der festen Meinung, daß die Magenverstimmung die erste vage Andeutung für eine spätere Magenschleimhautentzündung darstellt. Jeder, der an Magenverstimmung leidet, sollte sich daher eher glücklich schätzen. Er zählt zu jenen, die in einem harmlosen und leicht heilbaren Stadium eine Krankheit abwenden können, von der andere erst dann etwas merken, wenn es bereits zu spät ist.

Mangelkrankheiten

Mangelkrankheiten nennt man alle Leiden, die durch das Fehlen lebenswichtiger anorganischer Stoffe – sogenannter Spurenelemente – oder organischer Stoffe – Vitamine und Eiweiß – in der Ernährung entstehen, oder Leiden, die bei Störungen in der Harmonie der kalorienspendenden Nahrungsstoffe zustande kommen. Diese sind Eiweiß, Fette und Kohlehydrate. Die Medizin befaßt sich schon lange mit jenen Mangelkrankheiten, die durch das Fehlen von Vitaminen Schäden verursachen. Aus Mangel an Vitamin A entstehen Augenleiden, bei Säuglingen und kleinen Kindern Knochenerweichung. Vitamin-A-Mangel ist nach Ansicht vieler medizinischer Wissenschaftler schuld an der Entstehung von Blasen-, Gallen- und Nierensteinen. Fehlendes Vitamin B verursacht Muskelschwäche, Pellagra, mitunter sogar Lähmungen. Mangel an Vitamin C führt zu Skorbut, Blutfleckenkrankheit, Zahnfleischeiterung, Magen- und Zwölffingerdarm-geschwüren. Mangel an Vitamin D führt zur sogenannten „englischen Krankheit" oder Rachitis.

ERKENNEN: Mangelerkrankungen werden zumeist von Gewichtsab-nahme und Auszehrung begleitet. Der Patient nimmt stark ab. Mitunter macht er nur eine auffällige Gewebs-veränderung durch, die sich entweder langsam hinziehen oder rasch entwik-keln kann. In seltenen Fällen kann es sogar zu Aufschwemmungen oder krankhaften Gewebszunahmen kom-men.

BEHANDLUNG: Gesunde, naturver-bundene Ernährung unter besonderer Berücksichtigung der Mangelstoffe, die der Körper sofort in reichem Maße braucht. Die Nahrung muß somit sorgsam und überlegt zusammenge-stellt werden. Am besten besorgt dies der Hausarzt oder ein Facharzt. Bei Mangel an Vitaminen aller Art gilt die Regel: Rohkost, frisch gepreßte Obst-und Gemüsesäfte, Sonnenbestrahlung, Quarzlampenbestrahlungen. Der Pa-tient sollte niemals warten, bis bei ihm eindeutig Zeichen eines Mangels vor-liegen. Er sollte sich schon vorbeu-gend entsprechend verhalten und ei-nen Arzt aufsuchen. Die ersten An-zeichen einer Mangelkrankheit sind oft Nervosität und ständige Unpäß-lichkeit. Naturheilexperten sowie Schulmediziner raten übereinstim-mend, durch gesunde Mischkost und durch den Konsum von viel Obst und Gemüse Mangelkrankheiten vorzu-beugen. Man darf nicht vergessen:

Mangelkrankheiten lassen sich heilen. In einem weit fortgeschrittenen Sta-dium aber können sie im menschli-chen Körper nie wiedergutzumachen-de schwere Schäden hinterlassen.

Medusenhaupt

Das Medusenhaupt ist eine krampfar-tige Erweiterung der Bauchblutadern um den Nabel herum. Das Leiden deutet unmißverständlich auf eine Be-hinderung des Blutdurchflusses durch die Leber hin. Der Patient leidet ver-mutlich an Pfortaderverschluß oder an Leberschrumpfung.

ERKENNEN: Starke Erweiterung und Aussackung der Blutadern in der Bauchgegend, die sich bis hinauf zur Brust und hinunter zum Schenkelan-satz ausweiten, sich mitunter auch noch bis in die Hüften erstrecken. Typisch dafür ist ein ständiges Völle-gefühl. Auch Übelkeit und Appetitlo-sigkeit treten auf. Die Leber ist für den Arzt unter den Rippen kaum mehr oder überhaupt nicht mehr er-tastbar. Oft leiden Patienten mit Me-dusenhaupt auch an starken Hämor-rhoiden. Es kommt zu Stauungen in den Beinen und mitunter zu Bluter-brechen.

BEHANDLUNG: Absolute Schonung. Sofort zum Arzt, der eine gründliche äußerliche und innerliche Durch-untersuchung anordnen wird. Reizlose Kost, am besten Rohkost, strengste

Vermeidung aller Genußmittel. Vorsicht auch vor chemischen Medikamenten! Lenden- und Kurzwickel sollen die Durchblutung der Leber anregen. Essigtuchauflagen und tägliche Halbbäder. Manche Ärzte verschreiben das Einnehmen von Mariendistelsamen. Experten der Homöopathie und Biochemie empfehlen Plumbum, Kalium phosphoricum, Kalium chloratum und Calcium fluoratum. Verstopfungen müssen sofort durch Klistiere behoben werden. Viel Bewegung in Luft und Sonne. In schweren Fällen wird sich eine Operation oder eine Verödung nach der völligen Gesundung der inneren Organe nicht vermeiden lassen. Manche Ärzte werden aber zuvor Injektionsversuche mit Vitamin B 1 und mit Präparaten aus Roßkastanie durchführen.

Milzentzündung

Zur Milzentzündung kommt es sehr oft durch eine Verletzung der Milz, wenn der Patient jäh gestoßen wird, stürzt oder mit einem Gegenstand einen Schlag in die Milzgegend erhält. Meist aber tritt die Milzentzündung ohne die erwähnten äußerlichen Einwirkungen als unangenehme Begleiterscheinung anderer Krankheiten auf.

ERKENNEN: Die Milzentzündung beginnt mit Fieber und Schüttelfrost und ist für den Laien schwer zu erkennen. Erst der Fachmann stellt in der Folge eine starke Anschwellung der Milz fest. Der Patient klagt später über dumpfen Schmerz in der Milzgegend und leidet an schweren Verdauungsstörungen.

BEHANDLUNG: Wenn das Fieber zu hoch gestiegen ist, sollte der zu Rate gezogene Arzt etwas zu seiner Senkung unternehmen, damit die Milz nicht zu sehr belastet wird. Erregende Fuß- oder Beinpackungen bewährten sich schon zur Zeit Pfarrer Kneipps. Heute wendet man zusätzlich beruhigende Unterleibskompressen an, die bei Heißwerden sofort zu wechseln sind. Reizlose Kost, viel Luft, Klistiere zur Entgiftung des Darmes. Die moderne Medizin kennt außerdem eine Reihe von wirksamen Medikamenten, die bereits in kleinsten Mengen wirksam werden.

Milzstechen

Milzstechen nennt man ein starkes Ziehen oder Stechen in der Milzgegend, das zumeist nach starkem Laufen oder auch unmittelbar nach dem Essen auftreten kann. Diese Erscheinung ist kein Milzleiden, sondern nur eine vorübergehende Unpäßlichkeit. Sie wird im Volksmund als „Seitenstechen" bezeichnet, sollte aber nicht unterschätzt werden.

ERKENNEN: Übelkeit nach einer Anstrengung, Schmerzen in der Seite, die bei Zusammenkrümmen des Körpers etwas gemildert werden, aber nicht ganz verschwinden. Schweißausbrüche.

BEHANDLUNG: Man muß in diesem Fall keinen Arzt aufsuchen, aber man sollte das Milzstechen sofort eindämmen. Der betroffene Patient legt sich am besten gleich irgendwo hin und zieht die Beine leicht an. Oft hilft auch ein leichtes, sanftes Massieren der Milzgegend. Da die Schmerzen durch jähes Zusammenziehen der Milz entstehen, muß man dafür Sorge tragen, daß sich die Milz wieder zu Normalgröße dehnt und ab sofort wieder Normalmengen an Blut an den Kreislauf abgibt. Belastet man den Körper bei Anzeichen von Milzstechen trotz Schmerzen weiter, kann es zu gefährlichen Entzündungen kommen.

Milzvergrößerung

Die Milzvergrößerung wird in der Medizin als eine Form der Weißblütigkeit (Leukämie) bezeichnet. Die Vermehrung der weißen Blutkörperchen, der sogenannten Leukozyten, von normalerweise 5000 bis 7000 auf 10.000 bis 500.000 pro Kubikmillimeter ist nämlich unter anderem auch auf eine geschwulstartige Wucherung der Blutbildungsherde im Knochenmark zurückzuführen. Wissenschaftler sind der Ansicht, daß es zu diesem Leiden überwiegend durch vererbbare Veranlagung kommt. Nur in ganz seltenen Fällen handelt es sich um die Folgen von Benzolvergiftung, von Schäden durch Röntgen- oder Radiumstrahlen. Bedenklich erscheint der Medizin, daß die Häufigkeit der Milzvergrößerung in den vergangenen Jahrzehnten sprunghaft zugenommen hat. Es sind alle Altersstufen betroffen, vorwiegend jedoch die jüngeren Jahrgänge.

ERKENNEN: Der Patient klagt über Druck- und Völlegefühl im linken Oberbauch. Zu diesem Zeitpunkt ist mitunter eine Vergrößerung der Milz noch nicht einmal vom Facharzt zu erkennen. Oft kommt es nach solchen Beschwerden erst Jahre später zum Ausbruch des Leidens. Milzvergrößerung äußert sich für den Laien in Mattigkeit, Schwächezuständen, Gewichtsabnahme, Nachtschweiß, Kopfschmerzen, Ohrensausen, Schwindelanfällen, Herzklopfen, Beklemmung und Hautjucken. Nahezu immer verzeichnet der Arzt leichten Temperaturanstieg. Im fortgeschrittenen Stadium der Milzvergrößerung tastet der Mediziner bei einer gründlichen Untersuchung einen großen Milztumor. Eine Bestimmung des Blutbildes ergibt massenhaft vermehrte Leukozyten.

Die Wissenschaft unterscheidet zwischen zwei Arten der Milzvergrößerung: der chronischen und der akuten. Weitaus häufiger findet man die chronische Milzvergrößerung. Sie beginnt schleichend und führt nach einer durchschnittlichen Krankheitsdauer von vier Jahren zum unaufhaltsamen Ende. Die akute Milzvergrößerung dagegen beginnt mit außerordentlich hohem Fieber, mit Schweißausbrüchen, Mundschleimhautentzündung sowie Mandelentzündung. Außerdem kommt es zu Blutungen. Nach wenigen Wochen oder Monaten tritt der Tod ein.

BEHANDLUNG: Sofort zum Arzt!

Nahrungsmittelvergiftung

Für die Nahrungsmittelvergiftung, die durch Bakterien entsteht, sind verschiedene Erreger verantwortlich. Fleischwaren können noch nach der Schlachtung durch Ratten, Mäuse und Katzen infiziert werden. Bekannt ist auch, daß der Erreger zum Teil hitzebeständig ist und anfangs weder durch Geruch noch durch Geschmack auffällt. Die Bakterien werden auch beim Kochen nicht zerstört. Die Nahrungsmittelvergiftung geht somit immer auf den Genuß infizierter Nahrungsmittel zurück: Fleisch, Milch, Wasser, Speiseeis, Kartoffelsalat. Oft kommt es erst nach Stunden oder nach Tagen zum Ausbruch der Krankheit.

ERKENNEN: Plötzlicher Beginn mit Fieber, Durchfällen und Erbrechen. Oft kommt es zu ruhrartiger Dickdarmentzündung. Die bakteriologische Untersuchung von Stuhl und Erbrochenem klärt die Diagnose. Die Erkrankung kann sehr ernst werden. Der hochgradige Wasserverlust des Körpers durch die Durchfälle führt oft ein choleraartiges Bild herbei.

BEHANDLUNG: Darmeinlauf mit Kamillenabsud, Teefasten mit Pfefferminz- oder Wermuttee. Bei länger anhaltendem Durchfall einen Apfeltag einschalten. Heublumenkompressen auf den Leib beschleunigen die Heilung. Naturheilexperten raten zu warmen Fußbädern. Knoblauch- und Heidelbeersaft wirken lindernd und regenerierend. Die Homöopathie bekämpft die Nahrungsmittelvergiftung mit einer Reihe von Drogen. Unbedingt ist bei den geringsten Anzeichen einer Nahrungsmittelvergiftung der Arzt zuzuziehen. Ist er nicht zu erreichen, so muß man im nächsten Krankenhaus anrufen oder sich an die in vielen deutschen Städten bestehenden Giftzentralen wenden. Unbehandelt kann Nahrungsmittelvergiftung zu einem qualvollen Tod führen.

Verstopfung

Verstopfung oder Stuhlverstopfung – auch Obstipation genannt – tritt in unserem zivilisierten Alltag bei Erwachsenen und Kindern gleich häufig auf. Die Obstipation beruht auf einer Behinderung der Stuhlentleerung. Wird der Stuhl willkürlich öfters zurückgehalten, so nehmen die normalen Anzeigereflexe im Körper ab. Erzeugt die Kotsäure beim Stuhlgang Schmerzen, weil der After oder der Enddarm verletzt ist – entweder durch Einrisse, Geschwüre oder Entzündungen –, so wird der Stuhl aus Furcht vor dem Schmerz zurückgehalten. Auch das führt zur Stuhlverstopfung. Bei entzündlichen Erkrankungen in der Umgebung des Enddarmes – etwa bei Frauenkrankheiten – stellt sich ebenfalls oft Obstipation ein. In den meisten Fällen aber kommt es zur Stuhlverstopfung durch unsachgemäße Ernährung. Ißt der Mensch viel Nahrung, die leicht verdaut wird und keine Schlacken hinterläßt, dann fehlt damit auch das Reizmoment für die Stuhlentleerung. Obendrein führen chronische Gifteinwirkungen auf den Körper zur Verstopfung. Ein Beispiel: Zuviel Nikotin, Blei in der Atemluft, aber auch seelischer Kummer führen zu Verkrampfungen und damit in der Folge zu Obstipation.

ERKENNEN: Viele Patienten, die an Obstipation leiden, klagen über starke und lang andauernde Kopfschmerzen. Auch Rückenschmerzen und Hüftschmerzen sind typisch. Ein ständiges Gefühl der Völle und Aufgeblähtheit nimmt die Freude am Essen. Im Darm bilden sich starke Gase, die unerträglichen Geruch verbreiten. Die Bauchdecke fühlt sich in den meisten Fällen sehr hart an.

BEHANDLUNG: Wer natürlich lebt und reichlich gesunde Kost zu sich nimmt, wird kaum jemals unter Obstipation leiden. Wichtig ist der Konsum von Obst, Gemüse und Vollkornbrot. Zum natürlichen Leben gehört auch, daß man dem Darm, wenn er sich meldet, nachgibt. Jeder Mensch sollte sich schon von früher Kindheit an daran gewöhnen, täglich zu einer ganz bestimmten Zeit die Stuhlverrichtung vorzunehmen. Speziell Berufstätige

sollten sich eine bestimmte Zeit dafür reservieren. Am besten ist es, wenn ein Erwachsener gleich am Morgen die Stuhlentleerung vornimmt. Er lernt dies am besten, wenn er sich auch ohne „Bedürfnis" hinsetzt. Dadurch wird der Darm zu gesunder Regelmäßigkeit erzogen. Wer Schwierigkeiten mit dem regelmäßigen Stuhlgang hat, sollte jeden Morgen auf nüchternen Magen in Wasser eingeweichte Dörrpflaumen oder Feigen essen. Bei manchen Menschen wirkt ein Glas Orangensaft auf nüchternen Magen wahre Wunder. Viele schwören auf Apfelsaft oder Zitronensaft. Auch Leinöl oder geschroteter Leinsamen ist nützlich. Man nimmt ein bis zwei Eßlöffel in warmem Wasser aufgequollenen Leinsamen täglich. In hartnäckigen Fällen von Obstipation wird der Arzt Darmbäder, kühle Leibauflagen und Bauchmassagen vorschreiben. Bei spastischen Formen von Stuhlverstopfung behilft sich die Medizin mit Bindegewebsmassage, mit Entspannungsübungen und mit autogenem Training. Naturheilexperten raten zu Tees, Pulvern und Pillen aus Faulbaumrinde, aus Rhabarberwurzeln, Sennesblättern und Sennesschoten, Ackerwindenkraut und Ackerwindenwurzeln, aus Schlehenblüten, zu Rizinusöl, Knoblauchsaft oder Möhrensaft. Sennesblätter nur kurze Zeit einnehmen! Die Homöopathie bekämpft die Stuhlverstopfung mit Magnesium muriaticum D 4, mit Lycopodium D 6–10 und mit Alumina D 3–6. Die Biochemie nennt als Mittel gegen Stuhlverstopfung Natrium sulfuricum und Kalium chloratum D 6.

Zuckerkrankheit

Bei der Zuckerkrankheit – auch Diabetes mellitus genannt – wird die Bauchspeicheldrüse betroffen, deren Inselorgan zuwenig Insulin bildet. Wesentlich ist, daß die mit der Nahrung aufgenommenen Kohlehydrate nicht verwertet werden können, wodurch es zu einer Erhöhung des Zuckergehaltes im Blut und zu einer Zuckerausschwemmung in den Urin kommt. Außerdem kann in der Leber und in der Muskulatur kein Reservezucker gestapelt werden. Die gestörte Zuckerverwertung bringt auch eine Änderung im Eiweiß- und Fetthaushalt mit sich. Durch mangelhafte Verbrennung der Fette besteht die Gefahr einer tödlichen Säurevergiftung. Die Zuckerkrankheit tritt in jedem Alter auf, am häufigsten aber zwischen dem 50. und 65. Lebensjahr. Zu üppiges Essen und zu wenig Bewegung führen heute zu Diabetes. Personen mit Intelligenzberufen sind mehr davon betroffen als Arbeiter. Zuckerkrankheit ist aber auch vererbbar.

ERKENNEN: Der Patient klagt über starken Durst und Heißhunger. Er gibt mehr Harn als sonst ab, ist vermindert leistungsfähig, wird von Juckreiz, vor allem an den Geschlechtsteilen, geplagt. Zuckerkrankheit ist heute sehr rasch zu erkennen. Jeder kann sich in der Apotheke Teststreifen kaufen, die er in den Harn eintaucht. Ist Zucker vorhanden, dann verfärbt sich das Testbild des Streifens. Die Methode ist sehr zuverlässig; am besten sollte man zweimal im Jahr diesen Test durchführen.

BEHANDLUNG: Die Diätbehandlung steht bei der Zuckerkrankheit an der Spitze aller Bemühungen. Da das Leiden aber sehr oft Komplikationen nach sich zieht, muß jeder, dessen Teststreifen auf Blutzucker schließen läßt, sofort zum Arzt gehen. Parallel dazu muß die Zufuhr von Brot, Zucker und Getreideprodukten eingeschränkt werden, doch kann nicht völlig auf Kohlehydrate verzichtet werden. Wenig oder kein Fett! Hauptsächlich sind Gemüse und saures Obst zu genießen. Viel Körperbewegung und manuelle Arbeit sind anzuraten. Die Nahrung muß langsam gekaut werden. Dazu schluckweise Tees trinken: Geißrautetee, Bohnenschalentee, Bockshornkleesamentee, Heidel- und Preiselbeerenblättertee und Zwiebeltee. Ein altes Volksmittel ist roher Sauerkrautsaft. Die Naturheilkunde empfiehlt tägliche Ganzwaschungen und spanischen Mantel, Heusäcke auf den Oberbauch, Arm- und Kniegüsse. Gründliche Zahn- und Hautpflege ist erstes Gebot. Wenn die Zuckerkrankheit bald erkannt wird und die Diätmaßnahmen streng eingehalten werden, dann ist eine Besserung möglich.

In besonders schweren Fällen muß der Arzt eine Behandlung mit Insulin beginnen. Insulin wird aus der Bauchspeicheldrüse von Schlachttieren gewonnen. Es heilt nicht, aber es ergänzt den Mangel im menschlichen Körper und hilft, Krisen bei Zuckerkranken zu überbrücken. Der Kranke kann sich Insulin auch selbst spritzen.

3. Der Unterleib

Die männlichen Geschlechtsorgane

Die Geschlechtsorgane des Mannes bestehen aus dem Glied mit der von der Vorhaut überzogenen Eichel, aus den Hoden sowie aus der Vorsteherdrüse. Für den Geschlechtsakt kann sich das Glied durch Blutüberfüllung der Schwellkörper steifen. An der Spitze mündet die Harnröhre, die auch der Ausstoßung des Samens dient. Äußerlich, im Hodensack, liegen die beiden eiförmigen Hoden, denen je ein Nebenhoden haubenförmig aufsitzt. Durch einen Kanal sind sie mit der Harnröhre verbunden. In den Hoden werden Samenzellen gebildet und der Samenflüssigkeit beigegeben. Innerlich, um die hintere Harnröhre herum, liegen die Vorsteherdrüse – auch Prostata genannt – und je eine Samenblase. Beide liefern ihre Säfte der Samenflüssigkeit zu.

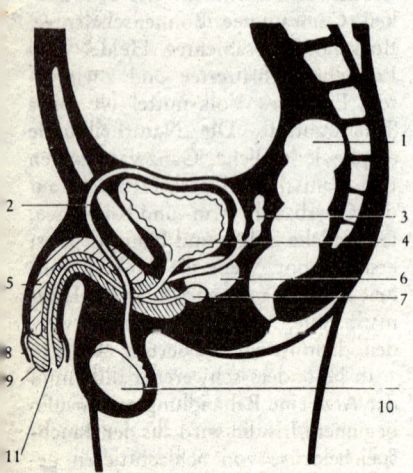

MÄNNLICHE GESCHLECHTSORGANE

1: Dickdarm, 2: Samenleiter, 3: Samenblase, 4: Harnblase, 5: Schwellkörper, 6: Vorsteherdrüse (Prostata), 7: Cowpersche Drüse, 8: Vorhaut, 9: Eichel, 10: Hoden, 11: Harnröhre.

ERKRANKUNGEN DER MÄNNLICHEN GESCHLECHTSORGANE

Hodenentzündung

Die Hodenentzündung – auch Orchitis genannt – kann zu einer sehr problematischen Krankheit werden. Besonders häufig tritt das Leiden bei Mumpserkrankungen im vorgerückten Alter auf, doch können auch entzündliche Krankheiten oder Infekte zu Hodenentzündung führen. Die Hoden sind ein Teil der inneren Geschlechtsorgane des Mannes. Sie liegen außerhalb der Bauchhöhle in einer mit dem Bauchfell ausgekleideten Hauttasche. Sie wiegen durchschnittlich 20 bis 30 Gramm. In den beiden ovalen Hoden werden die männlichen Geschlechtszellen gebildet.

ERKENNEN: Bei Mumpserkrankungen von erwachsenen Männern oder bei Geschlechtskrankheiten kommt es zu Schmerzzuständen in den Hoden. Unverzüglich ist in diesem Fall der Arzt zu alarmieren. Die Hodenentzündung kann zu Impotenz führen.

BEHANDLUNG: Die Hoden müssen auf einem kleinen Kissen zwischen den Beinen hochgelagert werden, sodaß sie nicht hinunterhängen können. Der Arzt kann zwischen einer Injektion und Medikamenten wählen. Naturheilexperten raten zu Bettdampfbädern und Extrakompressen auf den Hodensack. Beruhigende Packungen auf den Unterleib haben sich schon sehr oft bewährt. Falls es zu Eiterungen am Hoden kommt, so sind die betroffenen Stellen mit feuchtem Leinenstoff zu umwickeln und dann mit Wollstoff zu umhüllen. Wer während der Hodenentzündung nicht im Bett bleiben kann, muß sich einen sogenannten Hodentragbeutel beschaffen, damit die entzündete Stelle auch beim Gehen ruhig gelagert bleibt.

Pfarrer Kneipp riet zu Sitzbädern von 15 bis 20 Minuten, zu Klistieren und zu nächtlichen Leibumschlägen.

Mannesschwäche

Mannesschwäche – auch Impotenz genannt – ist das Unvermögen, während der Zeit aktiver Sexualität den Liebesakt auszuüben und einen Höhepunkt dabei zu finden. Die Ursachen sind meist physischer Natur: Der Kranke bringt körperlich nicht die nötigen Voraussetzungen für den kompletten Sexualakt mit. Mannesschwäche kann aber auch durch seelische Störungen hervorgerufen werden. Typisch für die Mannesschwäche ist die ausgeprägte Sehnsucht, das Begehren nach Vereinigung mit dem Partner, ein Wunsch, der dann nicht durchgeführt werden kann. Zur Impotenz führen schwere Krankheiten, etwa Rückenmarksleiden, übermäßige körperliche und geistige Anstrengung, Sorgen, Traurigkeit, Angst.

ERKENNEN: Nach außen hin wird man dem Kranken nichts anmerken. Er wird ein idealer Partner sein und vermutlich durch besondere Zärtlichkeit auffallen. Er wird ein stark betontes Geschlechtsbegehren – die sogenannte Libido – an den Tag legen.

BEHANDLUNG: Allgemein sollte man die Impotenz mit den Ratschlägen des Hausarztes zu bekämpfen versuchen. Oft aber genügen vernünftige Naturheilbehandlungen, wenn es sich um geringe seelische und körperliche Störungen handelt. Der Patient sollte für einige Zeit auf den Liebesakt verzichten. Viel frische Luft, Schlafen bei offenem Fenster, tägliche Ganzabreibungen sowie Sitzbäder von je 15 Minuten Dauer haben sich oftmals bewährt. Pfarrer Kneipp wandte Rückengüsse und Unterleibswaschungen an. Bei Impotenz ist reizlose Kost am Platz. Alkohol, starker Tee und Kaffee müssen gemieden werden. Der Besuch in einem Heilgymnastikinstitut oder Heilmassage ist anzuraten.

Falls körperliche Mängel bestehen, die sich nicht beheben lassen, rät man seit erdenklichen Zeiten dem Patienten zu mechanischen Hilfsmitteln, die das Vollziehen des Liebesaktes ermöglichen.

Nebenhodenentzündung

Der Nebenhoden – von der Schulmedizin auch Epididymis genannt – ist ein längliches und in 12 Läppchen gegliedertes Organ. Es liegt hinter und über jedem Hoden. Der Nebenhoden wird aus zusammengelegten Hodenausführungsgängen gebildet. Er speichert die im Hoden gebildeten Samenzellen. An seinem spitzen unteren Ende geht der Nebenhoden mit seinem Gang in den Samenleiter über. Die Nebenhodenentzündung – auch Epididymitis genannt – entsteht in ihrer akuten Form aus fortschreitender Infektion der Harnröhre, der Vorste-

herdrüse und des Samenstranges. Diese Situation tritt häufig als Folge der Geschlechtskrankheit Tripper ein, es kann sich aber auch um eine Allgemeininfektion an einer anderen Stelle des Körpers handeln, die auf dem Blutweg in den Nebenhoden gebracht wird, beispielsweise bei Typhus oder Mumps. Die chronische Nebenhodenentzündung entsteht am häufigsten durch Übertragung auf dem Blutweg und ist tuberkulöser Natur.

ERKENNEN: Der Patient klagt über starke Schmerzen oberhalb der Hoden. Hohes Fieber stellt sich ein. Es kommt zu Schwellungen im Unterleib. Bei der tuberkulösen Nebenhodenentzündung bilden sich mitunter Fisteln oder Abszesse. Meist aber ist das erste faßbare Krankheitszeichen eine knollige, wenig schmerzhafte Verdickung eines Nebenhodens, die rasch, aber auch sehr langsam entstehen kann. Häufig kommt es dabei zu einem Erguß im Hodensack, von den Ärzten „Wasserbruch" genannt. In der Hälfte aller Fälle erkrankt auch der andere Nebenhoden. Wenn nicht sofort ein Arzt zu Rate gezogen wird, erfolgt ein Durchbruch nach außen.

BEHANDLUNG: Im Falle einer akuten Nebenhodenentzündung gilt vor allem Ruhestellung. Der Arzt wird heiße Sitzbäder verordnen und die Grundursache herausfinden, um diese zu beseitigen. Handelt es sich um einen Fall von chronischer – also tuberkulöser – Nebenhodenentzündung, so muß der Arzt eine energische Vor- und Nachbehandlung mit chemotherapeutischen Mitteln vornehmen. Der Nebenhoden muß allerdings in fast allen Fällen operativ entfernt werden. Ist bereits auch der Hoden angegriffen, so muß auch dieser geopfert werden, um ein Ausbreiten der Tuberkulose im Körper zu verhindern. Beim Mann ist die Tuberkulose der Geschlechtsorgane dreimal so häufig wie bei der Frau. Diese Bevorzugung des männlichen Geschlechts ist auf die enge Verbindung zwischen dem Harnapparat und den Geschlechtsorganen zurückzuführen. In erster Linie sind die Nebenhoden betroffen.

BEHANDLUNG: Der Patient darf nur gesunde und reizlose Kost zu sich nehmen. Ideal sind ansteigende Zinnkraut-Sitzbäder mit kaltem Abguß. Bettruhe bewährt sich immer, vor allem im akuten Stadium. Warme Holzasche-Fußbäder, Lendenwickel, Kaltwasserklistiere und durchspülende Tees führen ebenfalls zum Erfolg. Die Homöopathie bekämpft das Leiden mit Pulsatilla D 3–6 und Sepia D 6–10. Naturheilexperten, die etwas von Chiropraktik verstehen, können mit Prostatamassage helfen. Niemals darf die Entzündung ohne ärztliche Kontrolle behandelt werden.

Prostataentzündung

Die Prostataentzündung – auch Vorsteherdrüsenentzündung genannt – entsteht, wenn auf dem Blutweg Bakterien in die kastaniengroße Vorsteherdrüse eindringen oder wenn Entzündungen der Harnröhre und des Enddarms auf sie übergreifen. Die Vorsteherdrüse schwillt an und schmerzt. Sehr oft lösen Angina, Grippe und Lungenentzündung das Leiden aus.

ERKENNEN: Typisch für Prostataentzündung ist häufiges Wasserlassen, Schmerzen und Brennen bei der Harnentleerung, Druck- und Spannungsgefühl im After. Auch Kreuzschmerzen gesellen sich dazu. Das Leiden kann sich in eine Nierenbeckenentzündung oder Blasenentzündung ausweiten.

Vorhautverengung

Phimose nennt der Mediziner eine starke Vorhautverengung beim männlichen Säugling oder beim Kind. Die Vorhaut des männlichen Gliedes ist von Natur aus eng. Sie bildet einen Schutz gegen die ätzende Wirkung des Urins. Etwa im zweiten Lebensjahr weitet sich die Vorhaut in den meisten Fällen von selbst. Mitunter aber verstärkt sich die Verengung, dann kommt es zu Phimose.

ERKENNEN: Falls es beim männlichen Kleinkind zu einer Verklebung der Vorhaut durch Phimose kommt, darf die Mutter nicht eigenhändig eine Dehnungsbehandlung durchführen. Eine Verengung der Vorhautöffnung kann nur dann als Phimose bezeichnet werden, wenn dadurch die Harnentleerung im Strahl nicht möglich ist und die Vorhaut sich während des Wasserlassens aufbläht.

BEHANDLUNG: Nur ein Arzt kann entscheiden, ob Phimose vorliegt. Im Fall dieses Leidens gibt es heute besterprobte Operationsmethoden zur Beseitigung des Übels. Da sich durch Phimose hinter der Vorhaut gefährliche Bakterien sammeln, trägt eine solche Operation auch zur Verhütung von Genitalkrebs bei Mann und Frau bei.

Die weiblichen Geschlechtsorgane

Bei den weiblichen Geschlechtsorganen wird der Scheideneingang von den großen und den kleinen Schamlippen gebildet. Unterhalb des sogenannten Kitzlers, der sexuelle Erregung hervorruft, liegt die Harnröhre. Die Scheide verbindet die äußeren Geschlechtsteile mit der Gebärmutter. Die Gebärmutter setzt sich in den beiden oberen Winkeln in je einem Eileiter fort. Die Eileiter sind je 10 bis 12 Zentimeter lang und etwa bleistiftdick. Sie münden in eine trompetenähnliche Öffnung neben den Eierstöcken in der Bauchhöhle. Daneben befindet sich auf jeder Seite ein mandelgroßer Eierstock.

WEIBLICHE GESCHLECHTSORGANE

1: Fimbrien, 2: Eierstock, 3: Gebärmutterhöhle, 4: Harnblase, 5: äußerer Muttermund, 6: Dickdarm, 7: Kitzler (Clitoris), 8: Harnröhre, 9: Scheide, 10: innere Schamlippen, 11: äußere Schamlippen.

Die Gebärmutter

Die Gebärmutter ist ein birnenförmiges, aus glatter Muskulatur bestehendes Hohlorgan, das innen mit Schleimhaut ausgekleidet ist. Sie dient zur Einnistung des befruchteten Eies und zu dessen Heranreifen zum geburtsfähigen Kind. Der Gebärmutterkörper steht mit seinem sich verjüngenden Hals nach vorne unten in direkter Verbindung mit der Scheide.

Die Öffnung zur Scheide nennt man den Muttermund. Am oberen Ende der Gebärmutter münden links und rechts die Eileiter in die Gebärmutterhöhle. Durch elastische Bänder – die Mutterbänder – wird die Gebärmutter in einer etwas nach vorn abgebogenen Stellung gehalten.

BEHANDLUNG: Im chronischen Stadium erfolgt die Behandlung durch Wärme. Feuchtwarme Packungen, Wärmflaschen, Heizkissen, heiße Sitzbäder und Moorpackungen sind dabei angezeigt. Im akuten und chronischen Stadium ist die Hilfe eines Arztes erforderlich.

ERKRANKUNGEN DER WEIBLICHEN GESCHLECHTSORGANE

Eileiterentzündung

Bakterien, die durch die Scheide und die Gebärmutter emporwandern und sich in der Schleimhaut der Eileiter ansiedeln, sind zumeist die Ursache für Unterleibsentzündungen oder Eileiterentzündung. Blinddarmentzündung und chronische Stuhlverstopfung begünstigen das Auftreten von Eileiterentzündung ebenso wie Erkältungen. Auch bei Angina, Mumps und Scharlach kommen Unterleibsentzündungen als Komplikationen vor. Die schwerste Folge ist Unfruchtbarkeit.

ERKENNEN: Am Anfang tritt hohes Fieber, begleitet von starken Schmerzen, Druckempfindlichkeit und Spannung des Leibes sowie Weißfluß, auf. Später kommen noch Übelkeit, Harndrang und Kreuzschmerzen hinzu. Die Regelblutung wird stärker und dauert länger an, der Ausfluß wird eitrig und übelriechend.

Gebärmutterentzündung

Die einfache, schleimige Gebärmutterentzündung wird Gebärmutterkatarrh genannt, wobei sich die Erkrankung meist auf die Schleimhaut beschränkt und nur selten die Muskulatur angreift. Nicht selten sind dabei Eileiter und Eierstöcke gleichzeitig erkrankt.

ERKENNEN: Die Gebärmutterentzündung macht sich durch Schmerzen im Bereich des Leibes und des Kreuzes besonders bemerkbar. Dazu kommen Stuhlbeschwerden, Regelstörungen und weißlicher, gelblicher und eitriger Ausfluß.

BEHANDLUNG: Den Arzt verständigen! Umstellung auf gesunde Kost ist die Grundlage der Behandlung. Dann Halbbäder, Zinnkrautsitzbäder, Wechselsitzbäder und Leib- bzw. Lendenwickel in der blutungsfreien Zeit. Bei Blutung helfen kalte Essigwasserauflagen, Zinnkraut, Kreuzkraut, Hirtentäschelkraut und Anserine, als Tee schluckweise getrunken.

Die Menstruation – auch Unwohlsein, Regel oder Periode genannt – ist die in regelmäßigen monatlichen Abständen erfolgende Blutung aus der Gebärmutter der geschlechtsreifen Frau. Sie erfolgt in individuellen Abständen von 21 bis 31 Tagen. Überwiegend liegt sie bei 28 Tagen. Die Dauer beträgt durchschnittlich drei bis fünf Tage. Die Medizin kennt verschiedene Arten von Menstruationsstörungen, die Amenorrhöe (das Aussetzen der Regel), die geringe und schmerzhafte Blutung und die zu starke Monatsblutung, auch Dysmenorrhöe genannt.

ERKENNEN: Amenorrhöe: Entscheidend ist ein vollkommenes Ausbleiben der Menstruation außerhalb der Schwangerschaft. Dies kann durch seelische Einflüsse und durch plötzliche Orts- oder Milieuveränderungen eintreten, aber auch bei Tuberkulose und Blutarmut. Frauen, deren Eierstöcke unterentwickelt sind, leiden ebenfalls darunter.

Zu geringe und schmerzhafte Blutung: Die Frau klagt mitunter über heftige Krämpfe, die in schweren Fällen bis zu Ohnmachtsanfällen führen können. Zu diesem Leiden kommt es bei allgemeiner Körperschwäche, bei Blutarmut, bei Unterentwicklung der Geschlechtsorgane, bei Lageveränderung der Eierstöcke, bei chronischer Verstopfung, bei Entzündungen und Blutstauungen im Unterleib. Die Krankheit tritt vor allem bei Frauen auf, die einen sitzenden Beruf ausüben. Typisch sind Schmerzen im Kreuz und zum Unterleib ziehend, Kopfweh, Migräne, Neuralgien und seelische Verstimmungen.

Zu starke Monatsblutung macht sich durch heftigen Blutverlust und besonders lange Regeldauer bemerkbar. Die Patientinnen klagen über Übelkeit, Ohnmacht und Schmerzen im Unterbauch. Häufiges Erbrechen.

BEHANDLUNG: Die Amenorrhöe, das Aussetzen der monatlichen Regel, erfordert viel Bewegung in frischer Luft, wenn es zu einer raschen Heilung kommen soll. In jedem Fall ist sofort ein Frauenarzt aufzusuchen. Anhänger der Kneippkur raten zu kalten Sitzbädern und zu Halbbädern morgens vom Bett aus. Auch Wechselbäder, Lendenwickel, Fußbäder und nasse Socken haben sich bewährt. Auf gesunde, naturverbundene Kost sowie auf eine exakte Regelung des Stuhlganges ist besonders zu achten. Die Homöopathie setzt gegen die Amenorrhöe vorwiegend Belladonna D 4, Aconitum D 4, Calcium carbonicum Hahnemann D 3–6 und Aristolochia D 1–3 ein. Die geringe und schmerzhafte Blutung bei allgemeiner Körperschwäche verlangt in erster Linie viel Ruhe. Manche Frauen empfinden bereits Erleichterung, wenn sie in einem abgedunkelten und vor Lärm geschützten Raum liegen. Viele Ärzte – ein Mediziner muß unbedingt zu Rate gezogen werden – empfehlen heiße Leibaufschläge, kalte Kompressen und Fußbäder. Pfarrer Kneipp riet zu Sitzbädern. Wichtig ist, daß rasch etwas gegen die Stuhlträgheit getan wird.

Die zu starke Monatsblutung – Dysmenorrhöe – wird sowohl äußerlich als auch innerlich behandelt. Zur sofortigen Blutstillung Essigtücher auf den Unterleib! Dazu als Getränk Zinnkrauttee, Kreuzkrauttee, Hirtentäschelkrauttee. Viele Ärzte verschreiben den Patientinnen den Besuch von medizinischen Massagesalons. Besonders Bindegewebsmassagen bewähren sich. Auch Behandlung mit Eigenblut führt mitunter zu rascher Heilung. Namhafte Homöopathen setzen vorwiegend Belladonna D 3–4, Secale cornutum D 1–3 und Hamamelis zur Behandlung ein. Kneippkur: Blut stillen! Reizlose Kost, viel frische, sauerstoffreiche Luft. Regelmäßige Klistiere. Der Darm muß entleert werden und darf nicht belastend auf den Gesamtzustand der Krankheit wirken. Viele Frauen berichten von raschen Heilerfolgen durch Wechselspülungen der weiblichen Geschlechtsteile, die mit einem speziellen Gerät durchgeführt werden (in jeder Kneippkuranstalt vorhanden). Schon Kneipp und Bilz rieten dazu und halfen damit vielen leidenden Frauen.

Bei allen Menstruationsstörungen erweist sich die sofortige Zuziehung eines erfahrenen Facharztes als unbedingt notwendig, sollen unangenehme Nebenwirkungen und Folgen schmerzhafter Krankheitserscheinungen ausgeschlossen werden. Es gibt viele Fälle, in denen Frauen durch zu lange andauernde und nicht behandelte Regelstörungen ihr Leben lang von schwersten Nervenschmerzen geplagt werden. Auch das allgemeine Muskelsystem kann geschwächt werden. Unausgeheilte Blutungsstörungen können auch zu Unfruchtbarkeit führen,

Gebärmutterhalsverletzung

Die Gebärmutter ist bei einer erwachsenen Frau ein birnenförmiges, etwa acht Zentimeter langes, 50 bis 120 Gramm schweres Hohlorgan mit einer starken Muskelwand. Ihre Aufgabe ist es, das befruchtete Ei bis zur Ausstoßung der reifen Frucht bei der Geburt aufzunehmen. Die oberen zwei Drittel bilden den gegen die Bauchhöhle vorgeneigten Gebärmutterkörper. Nach unten wird die Gebärmutter wesentlich schmaler und läuft im sogenannten Gebärmutterhals aus, der auch bloß Mutterhals genannt wird. Hier können in der Schwangerschaft, durch einen chirurgischen Eingriff, durch Geschwürbildungen oder durch einen Unfall Verletzungen entstehen, die der Mediziner dann als Gebärmutterhalsverletzungen bezeichnet.

ERKENNEN: Die Patientin verspürt immer wiederkehrenden Schüttelfrost. Seitlich der Gebärmutter zeigen sich starke Schwellungen. Beim leisesten Druck entsteht starker Schmerz. Unter Umständen bilden sich Eiterbeulen. Der Eiter bahnt sich seinen Weg meist durch den Mastdarm oder durch die Scheide, mitunter aber auch in die Blase. Diese Mutterhalsverletzungen können gleichzeitig Entzündungen im Bauchfell hervorrufen. Die

Patientin erbricht mitunter grüne, undefinierbare Speisemassen. In alarmierenden Fällen kann es auch zu Blutzersetzung kommen.

BEHANDLUNG: Die moderne Medizin verweist im Falle einer Mutterhalsverletzung auf eine Reihe wirksamer Medikamente, die auf verschiedensten chemischen Zusammensetzungen basieren. Die Wahl des Präparates liegt im Ermessen des behandelnden Arztes. Anhänger der Naturheilmethode, zu der heute schon sehr viele Mediziner zählen, raten im Fall von Mutterhalsverletzungen zu Extrakompressen auf den Unterleib mit anschließendem Wannenbad. Sehr bewährt haben sich 15 Minuten dauernde Halbdampfbäder und Ausspülungen in Kneipp-Kuranstalten. Naturheiler Bilz kurierte viele Patientinnen mit genau dosierten lauwarmen Sitzbädern und Ausspülungen, aber auch mit zwei Stunden dauernden Leibumschlägen mit mäßig ausgewundenen, vierfach zusammengelegten Leinentüchern. Die Patientin sollte unbedingt reizlose Kost zu sich nehmen, viel frische und sauerstoffreiche Luft genießen und sich viel ausruhen. Körperliche Anstrengungen können gefährlich werden und den Zustand stark verschlimmern.

Myome

Myome sind Geschwülste der Gebärmuttermuskulatur. Sie können die Größe von Kirschkernen, aber auch von Kinderköpfen erreichen. In der Bundesrepublik wurde im Jahr 1971 einer Frau ein Myom entfernt, das 10 Kilo schwer war.

Myome treten einzeln, aber auch zahlreich auf. Sie sind die häufigsten aller Tumore im Bereich der weiblichen Geschlechtsorgane. Es handelt sich dabei jedoch um gutartige Geschwülste, die hauptsächlich bei Frauen zwischen dem 35. und dem 55. Lebensjahr auftreten, da ihr Wachstum an die Eierstockfunktion gebunden ist.

ERKENNEN: Die ersten Anzeichen sind zunächst nur verstärkte und verlängerte Monatsblutungen, die später zu unregelmäßigen Dauerblutungen übergehen. Nicht selten kommt es durch den hohen Blutverlust zu einer beträchtlichen Blutarmut, die mit Herzklopfen, Schwindel, Kopfschmerzen und Hautblässe verbunden ist. Je nach Größe, Sitz und Wachstumsrichtung des Myoms kommt es zu verschiedenen Druck- und Verdrängungserscheinungen. Die Patientin klagt über Kreuzschmerzen, Ischiasbeschwerden, Harndrang, über Schwierigkeiten beim Wasserlassen und beim Stuhlgang. Typisch ist auch das Entstehen von Krampfadern im Zusammenhang mit Myomen.

Durch hochgradige Blutarmut und durch die Neigung zu Thrombosen und Embolien kann ein Myom für eine Frau lebensgefährlich werden. Stellt sich Fieber ein, so ist das ein Beweis dafür, daß das Geschwulstgewebe vereitert und zerfällt. Dann ist meist bereits durch die Harnstauung eine Infektion in der Harnblase oder im Nierenbecken entstanden.

BEHANDLUNG: Beim geringsten Anzeichen eines Myoms muß ein Facharzt zu Rate gezogen werden. Wenn ein Myom nämlich auch als harmlose Geschwulst gilt, darf man doch nicht außer acht lassen, daß daraus jederzeit eine bösartige Geschwulst entstehen kann, die sich dann rapide vergrößert.

Die moderne Medizin bekämpft Myome mit zwei Methoden: Entweder wird die Patientin mit Röntgengeräten bestrahlt, oder man entscheidet sich zu einer Operation. Die Wahl zwischen den beiden Methoden muß die Frau dem zuständigen Arzt überlassen. Er allein kann entscheiden, was notwendig ist.

Nachwehen

Nachwehen treten nach Beendigung der Entbindung in den ersten Stunden und Tagen des Wochenbettes auf. Sie haben ihre Ursache in der Zusammenziehung der Gebärmutter, einem Vorgang, der die Rückbildung der Gebärmutter zur normalen Größe sowie die Blutstillung bezweckt.

ERKENNEN: Trotz erfolgreicher Entbindung kehren bei der jungen Mutter die gewohnten Vorgeburtswehen, oft mit sämtlichen Komplikationen, zurück.

BEHANDLUNG: Sofort den Arzt verständigen. Er wird der Wöchnerin be-

ruhigende Medikamente verordnen. In manchen Fällen sind die Nachwehen derart stark, daß der Mediziner mit Hormonzugaben eine Beruhigung der Gebärmutter erzielen muß.

Wechselbeschwerden

Aufgrund natürlicher Alterungsprozesse bleibt bei der Frau der monatliche Eisprung aus. Organismus und Seele können sich parallel zum Rückgang der Follikelhormonbildung nur schwer der neuen Situation anpassen. Wir sprechen von Wechselbeschwerden. Der Ausfall des Hormons wirkt auch auf den Stoffwechsel, so daß Frauen im Klimakterium oft Fett ansetzen.

ERKENNEN: Die Patientin klagt über Schwindelgefühle, Atemnot, Herz- und Kreislaufstörungen sowie Stuhlverstopfung. Typisch sind Spannungsgefühle in den Brüsten, Übergewicht, Kopf- und Nervenschmerzen, Schweißausbrüche, Blähungen, Sodbrennen, Gelenkschmerzen. Oft beginnt das Klimakterium mit derartigen Beschwerden schon um das 40. Lebensjahr. Die Frauen leiden an Komplexen und Depressionen. Arzt und Partner haben dann die Aufgabe, die Patientin seelisch aufzurichten.

BEHANDLUNG: Sehr gesund sind Gymnastik, Luft- und Sonnenbäder, Atemübungen, Hautpflege, Ganzwaschungen, Trockenbürsten der Haut, kalte Güsse und ansteigende Fußbäder. Zweimal in der Woche vor dem Schlafengehen ein Fichtennadelbad, reizlose Kost, Spaziergänge, mittags Bettruhe. Alkohol und Nikotin sind zu vermeiden. Ein Rezept für einen Tee gegen Wechselbeschwerden: 10 Gramm Baldrian, 20 Gramm Pfefferminztee und 20 Gramm Kamillenblüten mischen, davon einen Teelöffel mit einer Tasse siedendem Wasser aufgießen; dreimal täglich eine Tasse warm trinken. Jede Frau muß sich bewußt werden, daß das Klimakterium ihr Frausein nicht beeinträchtigt. Die Freuden der sexuellen Liebe werden nicht geringer. Im Gegenteil: Sie sind bei manchen Frauen nach dem Klimakterium ausgeprägter. Zur Vorsicht sollte jede Frau während des Wechsels in regelmäßigen Abständen ihren Arzt aufsuchen.

Die Harnblase

Die Harnblase ist ein birnenförmiger, aus glatter Muskulatur bestehender Hohlkörper, von Blasenschleimhaut ausgekleidet. Sie liegt im kleinen Becken hinter der Schambeinfuge und geht in die Harnröhre über. Hinter der Blase, zwischen ihr und dem Kreuzbein, liegt beim Mann der Mastdarm, bei der Frau sind noch Scheide und Gebärmutter dazwischengelagert. Dahinter unterhalb mündet, beiderseits die Wand schräg durchbohrend, je ein Harnleiter. Die Blase wird durch einen glatten Schließmuskel und einen dem Willen unterworfenen quergestreiften Schließmuskel verschlossen. Dieser ist von der Blase etwas entfernt und schließt an die Harnröhre an. Die männliche Harnröhre ist länger als die weibliche. Beim Mann spricht man von einer hinteren Harnröhre im Damm und von einer vorderen Harnröhre im Glied. Harnblase und Harnröhre dienen zur Ausleitung für die Ausscheidungsprodukte der Niere.

ERKRANKUNGEN DER HARNBLASE UND DER HARNLEITER

Bettnässen

Bettnässen tritt meist bei Kindern, selten bei Erwachsenen auf. Nach dem fünften Lebensjahr ist Bettnässen ein Zeichen seelischer Belastung. Das Kind leidet unter zu großer Verwöhnung, unter Lieblosigkeit der Eltern, unter Zurücksetzung oder Bestrafung.

ERKENNEN: Der Patient hat während des Schlafens keine Kontrolle über seine Harnabsonderung und erwacht meist erst dann, wenn es schon zu spät ist. Mitunter merkt er sein Bettnässen nicht und schläft weiter.

BEHANDLUNG: Regelmäßiges Schlafen und Essen gehört ebenso zur Behandlung wie die Gewöhnung des Kindes, zu bestimmten Zeiten in der Nacht Urin zu lassen. Notfalls muß man den Patienten in regelmäßigen Abständen wecken. Wichtig sind salzarme Kost, nach 16 Uhr keine Flüssigkeit mehr – also keine Suppen, Getränke, Soßen, Sehr zu empfehlen sind heiße Sitzbäder, Dampfkompressen auf die Blasengegend und Abhärtung durch Wassertreten am Morgen und am Abend zwischen zwei und fünf Minuten. Erwachsene brauchen täglich Oberkörperwaschungen, Kniegüsse, Halbbäder im Wechsel. Nach zwei Wochen Kniegüssen setzen tägliche Halbbäder ein. Parallel dazu sind Tees von Eichenrinde, Wermut und Johannisbeeren zu trinken. Große Bedeutung kommt auch der seelischen Behandlung zu.

Blasenentzündung

Zur Entzündung der Harnblase kommt es durch Erkältung oder durch einen Fremdkörper, wie etwa einen Blasenstein, oder durch Bakterienbesiedlung.

ERKENNEN: Ganz deutlich macht sich vermehrter Harndrang bemerkbar. Das Harnlassen verursacht Schmerzen. In ernsten Fällen sind dem Harn Blut und Eiter beigemengt.

BEHANDLUNG: Sofortige Kostumstellung auf gewürzlose Nahrung, unterstützt von Obst- und Milchtagen. Im Anfangsstadium Sitzbäder mit Haferstroh oder Zinnkraut, dazu warme Holzasche-Salz-Fußbäder und auch Dampfkompressen auf den Leib. Bei Besserung der Entzündung sind Ganz-

waschungen gestattet, ebenso kalte Leibauflagen, Halbbäder und zuletzt Schenkelgüsse. Trinken Sie zur inneren Unterstützung Tees aus Bärentraubenblättern, Haferstroh, Zinnkraut oder Wacholderbeeren, und zwar mehrmals am Tage. In schweren Fällen sollte der Arzt konsultiert werden.

Harnröhrenerkrankung

Meist handelt es sich bei der Harnröhrenerkrankung um eine Entzündung, die durch verschiedene Eitererreger erzeugt werden kann.

ERKENNEN: Der Ausfluß ist schleimig oder eitrig, und es besteht häufiger Drang zum Harnlassen. Dazu verursacht der Abgang des Harns schmerzhaftes Brennen.

BEHANDLUNG: Warme Sitz- und Vollbäder mit Haferstroh haben sich bei Harnröhrenerkrankungen bestens bewährt. Dazu über Nacht kalte Lendenwickel, die ein- bis zweimal erneuert werden müssen. Nach etwa drei bis fünf Tagen auf kalte Sitz- und Halbbäder wechseln. Zur weiteren Behandlungsunterstützung Obsttage einschalten oder überhaupt Safttage einlegen. Mehrmals am Tag Tees aus Ginster oder Zinnkraut trinken.

Harnträufeln

Harnträufeln oder Blasenschwäche ist durch eine Blasenmuskelschwäche bedingt. Der unwillkürliche Harnabfluß kann schon angeboren sein, aber auch durch Rückenmarkserkrankung oder Blasenkatarrh verursacht werden.

ERKENNEN: Der Patient hat keine hundertprozentige Kontrolle über sein Harnlassen.

BEHANDLUNG: Zur innerlichen Behandlung sind Johanniskraut, Schafgarbe und Bärentraubenblätter zu empfehlen. Äußerlich helfen Leibstuhldämpfe mit Zinnkraut, Dampfkompressen, Wechselsitzbäder, Wechselfußbäder und Ganzwaschungen vom Bett aus. Zur kalten Anwendung kann später auf Sitzbäder, Halbbäder, Kurzwickel und Schenkelguß übergegangen werden.

Harnvergiftung

Die Harnvergiftung oder Urämie wird durch eine Herabsetzung der Nierentätigkeit ausgelöst, wobei die harnfähigen Stoffe nicht genügend ausgeschieden, sondern in das Blut zurückgeführt werden. Die Folgen sind schwere Vergiftungserscheinungen.

ERKENNEN: Die Harnvergiftung äußert sich meist in verschiedenen, aber zusammen auftretenden Symptomen. So sind derartige Vergiftungsanzeichen Kopfschmerzen, dem Asthma ähnliche Atemnot, Erbrechen, Krampfanfälle, Sehstörungen, Blässe. Bei weiterem Fortschreiten der Krankheit ist das Auftreten von Be-

wußtlosigkeit und zunehmender körperlicher Verfall zu verzeichnen. Typisch ist: Schweiß und Atemluft riechen penetrant nach Harn.

BEHANDLUNG: Sofort zum Arzt – es besteht Lebensgefahr! Obst- und Milchtage einlegen und auf Rohkost umstellen. Dazu warme Bäder mit kalten Übergießungen und mehrmals am Tag Ganzwaschungen. Zur innerlichen Anwendung harntreibende Tees und Sarsaparillawurzel in gepulverter Form oder als Abkochung.

Harnverhalten

Nierenentzündungen und Schrumpfniere können zu einem Aufhören der Harnbildung führen bzw. kann auch eine Verlegung der ableitenden Harnwege durch Blasensteine, Blasenlähmung oder Schließmuskelkrampf die Ursache des Harnverhaltens darstellen.

ERKENNEN: Der Patient kann seinem notwendigen Harnlassen nicht nachkommen.

BEHANDLUNG: In jedem Fall ist zunächst ein Arzt zu konsultieren, da die Krankheit sehr gefährlich ist. Bei Aufhören der Harnbildung ist es günstig, durch Bäder eine Ableitung auf Haut und Darm zu erzielen. Dazu Hunger- und Dursttage, wobei auch später die Aufnahme von Flüssigkeit möglichst eingeschränkt werden muß.

4. Bewegungsorgane und Knochen

Die Knochen

Das Knochengerüst des Körpers ist die Grundlage des Bewegungsapparates. Das menschliche Skelett umfaßt etwa 245 Knochen, die meist durch Gelenke miteinander verbunden sind. Und so setzt sich das menschliche Skelett zusammen: Der Kopf besteht aus Hirn- und Gesichtsschädelknochen, die Wirbelsäule aus den Wirbeln, dem Kreuzbein und dem Steißbein. Der Brustkorb setzt sich aus 12 Rippenpaaren, dem Brustbein, den beiden Schlüsselbeinen und Schulterblättern zusammen, das Becken aus dem Darmbein, Sitzbein und Schambein. Die oberen Gliedmaßen bestehen aus den Oberarmknochen, der Elle, der Speiche, den Handwurzelknochen, den Mittelhandknochen, den Fingerknochen, die unteren Gliedmaßen aus den Oberschenkelknochen, den Schienbeinen, den Wadenbeinen, den Fußwurzelknochen, den Mittelfußknochen und den Zehenknochen. Jeder Knochen ist außen von einer Knochenhaut überzogen. Diese enthält außerordentlich feine Nervenfasern und ist sehr schmerz-

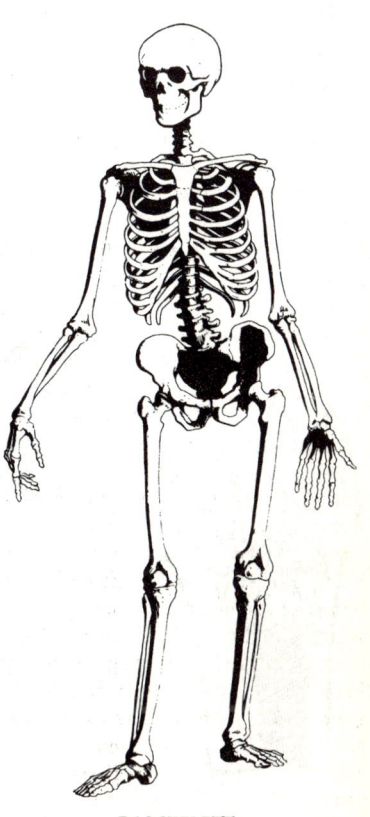

DAS SKELETT

257

empfindlich. Das Innere des Knochens besteht aus dem Knochenmark. Das rote Knochenmark dient der Blutneubildung, das gelbe ruht als Reserve und kann im Bedarfsfall in rotes Mark umgewandelt werden.

ERKRANKUNGEN DER KNOCHEN

Knochenabszeß

Auslösendes Moment für einen Knochenmarkabszeß ist immer eine Knochenmarkinfektion, wobei es zu Eiter- und Abszeßbildung innerhalb des Knochens kommt. Der Eiter sammelt

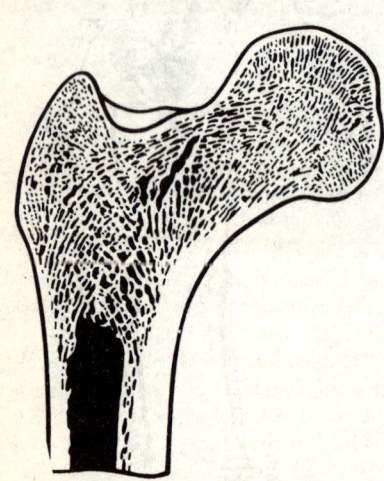

DER KNOCHEN

sich unter der Knochenhaut. In Gelenknähe kann es dadurch zu einem Durchbruch in das Gelenk kommen.

ERKENNEN: Schmerzhafte Schwellungen an den befallenen Stellen deuten auf die Erkrankung hin.

BEHANDLUNG: Günstig wirken sich kalte Wickel mit Zinnkrautabsud oder Lehmwasser aus, wobei die Wickel allerdings öfter erneuert werden müssen. Auch Diät- und Höhensonnenbehandlung können zum Heilerfolg beitragen und sonst vielleicht notwendiger operativer Entfernung entgegenwirken.

Knochenerweichung (Rachitis)

Gleich der Rachitis bei Kindern kann auch bei erwachsenen Menschen Knochenerweichung auftreten, die man dann auch die Rachitis Erwachsener nennt. Ihre Ursachen sind allerdings etwas vielfältiger. So kann der Grund für Knochenerweichung in kalkarmer Nahrung, in Magen-Darm-Krankheiten mit Durchfällen und Mangel an Vitamin D liegen. Auch in der Schwangerschaft und während der Wechseljahre kann Knochenerweichung auftreten.

ERKENNEN: Der Erkrankte klagt zunächst über Knochenschmerzen, Muskelschwäche und Appetitlosigkeit. Mit fortschreitender Krankheitsdauer werden die Knochen, besonders die Wirbelsäule und das Becken, verunstaltet und weich. Schwäche und Schmerzen beeinträchtigen den Bewegungsablauf.

BEHANDLUNG: Sofort zum Arzt! Milch, Kalkpräparate und Vitamin D erweisen sich immer als günstig. Dazu gilt es, den Unterleib zu kräftigen, was durch Lendenwickel, Sitz- und Halbbäder geschieht. Mehrmals am Tag soll auch Lebertran, Keimöl, weißes oder schwarzes Knochenmehl eingenommen werden.

Knochengeschwulst

Die Knochengeschwulst oder das Osteom stellt einen gutartigen Auswuchs des Knochens dar, der durch eine Reizung der Knochenhaut entsteht. In den meisten Fällen findet sich keine ersichtliche Ursache.

ERKENNEN: Durch Druck auf Nerven, Gefäße und Gelenke macht sich eine Knochengeschwulst durch Schmerzen und Beschwerden bei der Bewegung unangenehm bemerkbar.

BEHANDLUNG: Zur Beseitigung der Beschwerden genügen kalte Lehm- oder Lehmwasserwickel auf die erkrankten Gliedmaßen. Auch kalte Güsse sind von Vorteil. Völlig beseitigt kann eine Knochengeschwulst allerdings nur durch eine Operation werden.

Osteomyelitis

Osteomyelitis ist eine akute eitrige Entzündung, die alle Schichten des Knochens – Knochenhaut, Knochenrinde, Knochenmark – ergreifen kann. Die Erreger sind Eiterbakterien. Sie gelangen fast stets auf dem Blutweg in den Knochen. Allerdings kann es auch nach schweren, offenen Zertrümmerungsbrüchen häufig zu Osteomyelitis kommen. Sie tritt vornehmlich bei jüngeren Menschen auf. Dem Leiden gehen kleine Hautwunden, Hauteiterungen oder Infektionskrankheiten wie Mittelohrentzündung, Scharlach, Angina oder Lungenentzündung voraus. Meist sind davon die langen Röhrenknochen im Oberarm, Oberschenkel und Schienbein betroffen.

ERKENNEN: Die Krankheit beginnt ganz plötzlich mit hohem Fieber und Schüttelfrost. In mehreren Gelenken stellen sich Schmerzen ein. Nach etwa zwei Tagen setzt sich dann der Schmerz an einer ganz bestimmten Stelle fest. Hier verfärbt sich die Haut blaßblau. Im weiteren Verlauf entstehen Rötungen, Schwellungen und klopfende Schmerzen. Es bildet sich ein Abszeß, der nach wenigen Tagen nach außen durchbricht. Jetzt erst lassen das Fieber und die anderen Allgemeinerscheinungen nach.

Das Stadium der chronischen Fisteleiterung beginnt. Die Folge der Knochenmarkentzündung ist das Absterben eines Knochenstückes. Es dauert acht bis zwölf Wochen, bis es sich vom gesunden Knochen gelöst hat. Das tote Knochenstück stößt sich in Form von kleinen gezackten Splittern ab. Die Fistel ist meist von wildem Fleisch bedeckt. Sie schließt sich immer wieder und bricht abermals auf. Erst nach Entfernung des toten Knochens kann die Fistel ausheilen.

In schweren Fällen kann es gleich zu Beginn des Leidens zu einer Sepsis kommen. Die Knochenmarkentzündung kapselt sich aber auch manchmal ab und bleibt als Knochenabszeß jahrelang bestehen.

BEHANDLUNG: Eine naturheilkundliche Behandlung durch den Arzt kann bei schwerstem Verlauf der Krankheit zwar das Leben des Patienten retten, doch ist mit gravierenden Funktionsstörungen zu rechnen. Außerdem ist immer die Gefahr für einen Rückfall gegeben. Seit es das Penicillin gibt, konnten durch medikamentöse Behandlungen erstaunliche Erfolge im Kampf gegen die Osteomyelitis erzielt werden. Dennoch kann den chirurgischen Eingriff nichts ersetzen.

Knochentuberkulose

Knochentuberkulose tritt stets im Gefolge der Tuberkulose durch Verbreitung über den Blutweg auf. Bei Jugendlichen ist diese Krankheit besonders häufig.

ERKENNEN: Zunächst bilden sich hartnäckige Beschwerden, die sich in Gliederschmerzen, Kopfschmerzen und rheumatischen Schmerzen äußern. Auch örtliche Rötung und eine Verringerung des Umfanges der Gliedmaßen können auftreten. Der „kalte Abszeß", wie die Knochentuberkulose genannt wird, kann sich auch in weiterer Entfernung vom eigentlichen Herd bilden. Ursache dafür ist die Verbreitung der Erreger durch eines der großen Blutgefäße.

BEHANDLUNG: Neben der allgemeinen Behandlung der Tuberkulose, welche hier noch ausführlich beschrieben werden wird, sollten noch folgende örtliche Methoden angewendet werden: mehrmals täglich wechselnde Wickel mit Lehm oder auch Lehm- und Essigwasser. Dazu Bestrahlungen durch Höhensonne. Grundsätzlich ist eine salzfreie Kost einzuhalten.

Nekrose

Nekrose – auch Knochenbrand genannt – entsteht infolge lang anhaltender Entzündung der Knochen, weil dadurch in der Blutzufuhr bei den feinen Blutgefäßen, die den Knochen in seinem Innern ernähren, Stauungen eintreten. Durch die Entzündung wird also die Blutzufuhr verringert, mitunter gänzlich unterbrochen.

ERKENNEN: Der Patient klagt über heftige Schmerzen an der Entzündungsstelle. Bald darauf zeigt sich eine kalte Geschwulst, aus der später eitrige Stellen und Geschwüre entstehen. An der Hautoberfläche entstehen

Öffnungen, die oft nur aus engen Fistelgängen bestehen. Durch sie fließt dicker gelber Eiter aus. Es werden abgestorbene Knochenstücke ausgestoßen. Das Leiden ist langwierig.

BEHANDLUNG: Die angegriffene Entzündungsstelle braucht absolute Ruhe. Der Arzt wird dem Patienten eine Stärkungskur empfehlen, damit die allgemeine Konstitution gehoben und das Blut verbessert wird. Pfarrer Kneipp verordnete eine tägliche lauwarme Ganzabreibung oder ein lauwarmes Bad. Der Arzt wird die offenen Wunden ausspritzen. Dies geschieht entweder mit einem speziellen Desinfektionspräparat, mit Kamillentee oder einer Zinnkrautabkochung. Danach wird er dicke Umschläge verordnen. Diese sollen die offene Stelle fest umschließen. Sie müssen so oft wiederholt werden, bis Eiter und entzündete Knochenstückchen ausgeschieden werden. Erstes Gebot ist reizlose Kost, viel sauerstoffreiche Luft und Sonnenbäder. Der Patient sollte bei offenem Fenster schlafen und für täglichen Stuhl sorgen. Im Notfall muß mit einem Klistier die Ausscheidung geregelt werden. Führen diese Maßnahmen nicht zu dem gewünschten Erfolg, so muß der Arzt eine Regenerationskur einleiten, bei der in regelmäßigen Abständen erregende Kompressen angewendet werden, die jeweils vor dem Austrocknen sofort zu erneuern sind. Liegt das entzündete Knochenstück an der Hautoberfläche oder sehr nahe daran, so kann die Nekrose vom Chirurgen rasch und unkompliziert behandelt oder ganz entfernt werden.

Als besonderer Spezialist auf dem Gebiet der Nekrosebekämpfung galt zur Zeit des deutschen Naturheilers Bilz dessen langjähriger Freund und Kollege Dr. Meyner. Von ihm erzählt man, daß er viele seiner Patienten vor dem Messer des Chirurgen rettete, weil er nicht zuließ, daß entzündete Knochenstücke herausoperiert wurden. Er heilte mit Naturmethoden die Krankheit vollkommen aus, indem er vielfach Kneippsche Wassertherapien anwendete.

Die Gelenke

Die Gelenke dienen der Stellungsveränderung der einzelnen Knochen zueinander. Je mehr Knochen und je mehr Gelenke ein Körperteil besitzt, desto beweglicher ist er. Nur wenige Knochen sind fest verzahnt, wie etwa die Beckenknochen und Schädeldachknochen. Die Gelenke dienen aber auch der Federung. Sie fangen Stöße gegen die Knochen ab.

Zwischen den Knochenenden, die mit einer Knorpelschicht überzogen sind, befindet sich ein Gelenkspalt. Die Gelenkkapsel verbindet die Knochenenden und schließt das Gelenk nach außen hin ab. Feste Bänder verstärken die Gelenkkapsel. Jedes Gelenk hat eine Innenhaut, die mit Blutgefäßen angereichert ist, aber auch Nerven und Fettgewebe hat. Daher ist das Gelenk sehr schmerzempfindlich. Die sogenannte Gelenkschmiere garantiert das geräuschlose Gleiten der Gelenke. In manchen Gelenken befinden sich noch zusätzlich Knorpelscheiben, die als spezielle Puffer zwischen den Gelenkflächen dienen.

Die Medizin unterscheidet drei Arten von Gelenken im menschlichen Körper: Die Scharniergelenke erlauben die Bewegung um eine Querachse. Sie ermöglichen das Strecken und Beugen, etwa bei den Fingern und im Ellenbogen. Die Sattelgelenke können sich um zwei Querachsen bewegen, wie etwa die Gelenke zwischen Daumen und Handballen. Die Kugelgelenke haben die größte Bewegungsfreiheit, denn Sie ermöglichen die Bewegung nach allen Seiten hin. Typische Kugelgelenke sind Schultergelenk und Hüftgelenk.

ERKRANKUNGEN DER GELENKE

Gelenkrheumatismus

In akuter Form befällt der Rheumatismus vor allem Herz und Gelenke. Besonders feuchtes und kaltes Klima begünstigen seine Entstehung. Es handelt sich um eine Entzündung mit Ausschwitzungen und Blutüberfüllung im Herzmuskel, an den Herzklappen und in den Blutgefäßen sowie den Gelenkkapseln.

ERKENNEN: Meist tritt der akute Rheumatismus ein bis drei Wochen nach einer Angina, einer Rachenentzündung oder Bronchitis auf. Plötzlich entstehen in den verschiedensten Gelenken Schwellungen, die mit Schmerzen und Fieber verbunden sind. Die Krankheit springt auf immer neue, noch nicht befallene Gelenke über. Typisch sind die auffallende Blässe und der säuerlich riechende Schweiß der Erkrankten. Die Körpertemperatur schwankt während der Krankheit zwischen 38 und 41 Grad.

BEHANDLUNG: Umstellung der Nahrung auf Säfte, Rohkost, vegetarische Kost und Obst. Äußerlich sind Essigwasserwaschungen und Güsse auf die betroffenen Gelenke angebracht. Zur innerlichen Behandlung sind Weidenrinde, Pappelrinde, Mädelsüßkraut, Sandseggenwurzel, Binsen- und Schilfwurzel im Auszug günstig.

Chronischer Rheumatismus

Als Folge des akuten Gelenkrheumatismus kann es zum chronischen Rheumatismus kommen. Im Vordergrund des Krankheitsgeschehens stehen Schädigungen des Bindegewebes

und Entstellungen der Gelenke. Das Herz ist in vielen Fällen ebenfalls angegriffen.

ERKENNEN: Der Beginn ist schleichend und äußert sich mit Spannungsgefühl und Schmerzhaftigkeit eines oder mehrerer Gelenke. Diese Beschwerden können noch von Müdigkeit, Abgeschlagenheit und Appetitlosigkeit sowie leichtem Fieber begleitet sein. Die Gelenke sind durch Anschwellung in ihrer Beweglichkeit stark beschränkt. Allmählich entstehen krankhafte Gliedstellungen und Entartungen der Gelenke. Haut und Gelenke zeigen typische Schwunderscheinungen.

BEHANDLUNG: Zunächst sollen abgemagerte Patienten zunehmen und fettleibige auf ihr Normalgewicht abmagern. Dann wird auch hier die Nahrung auf Rohkost oder vegetarische Kost umgestellt.

Wichtig sind ableitende Tees (stoffwechselfördernde Tees) und dazu als gelenkwirksame Mittel Wasserpfeffer, Binsen-, Schilf-, Riedgras-, Sandseggenwurzel, Mädelsüßkraut und Stiefmütterchenkraut. Zur äußerlichen Anwendung und Linderung der Beschwerden sind Essigwasserwaschungen, Heublumenbäder, Heublumenhemden, Haferstrohbäder, Heusäcke, Lehmauflagen um die Gelenke wirksam.

Besonders erfolgreich jedoch sind Schlenzbäder, Moor- und Fango-Schlammpackungen, die wegen ihrer Hitze günstig einwirken. Dazu kommen kalte Essig- oder Ölwickel.

Gelenktuberkulose

Die Gelenkstuberkulose tritt besonders in jugendlichem Alter auf und wird entweder durch Bakterienaussaat über die Blut- und Lymphwege oder durch das Übergreifen einer bestehenden Knochentuberkulose begünstigt.

ERKENNEN: Die Krankheit beginnt schleichend, doch sind alsbald hartnäckige Beschwerden zu verspüren. So treten Schmerzen bei Belastung und Bewegung der Gelenke auf, dazu Gelenkergüsse, spindelige Auftreibung und Verdickung der Gelenke, wobei nachfolgend die größte Gefahr in der Zerstörung der Knochen besteht.

BEHANDLUNG: Ärztliche Behandlung ist notwendig. Wichtig ist eine zumindest vorübergehende Ruhestellung des betroffenen Gelenks und die Umstellung auf vitaminreiche, salzarme, vegetarische Kost. Zu den Mahlzeiten jeweils noch einen Löffel Lebertran einnehmen. Günstig sind ebenfalls Tees von Schachtelhalm, Hohlzahn und Vogelknöterich. Zur äußerlichen Unterstützung der Behandlung ist darauf zu achten, daß sich der Patient häufig an der frischen Luft und unter Sonnenlichteinwirkung bewegt. Ein Aufenthalt in hohen Gebirgslagen (über 2000 Meter) ist wegen der hier herrschenden natürlichen Höhensonnenbestrahlung besonders zu empfehlen. Außerdem empfehlen sich gegen Gelenktuberkulose Essigwasserganzwaschungen sowie Salzhemden und Salzwickel.

Gicht

Die Gicht ist eine Stoffwechselerkrankung. Hauptsächlich handelt es sich dabei um Harnsäure, die im Gewebe abgelagert wird. Meist findet sich die Harnsäure – durch erhöhten Harnsäurespiegel im Blut nachweisbar – im Knorpel und in dessen Nähe aufgespeichert. In Gelenknähe und Ohrknorpel bilden sich Knoten, die aus chemisch leicht nachweisbaren Harnsäurekristallen bestehen. Die Gicht ist bei bestimmter Veranlagung in den häufigsten Fällen eine Folge unzweckmäßiger und unnatürlicher Ernährung. Einseitigkeit in der Ernährung, wie zum Beispiel überwiegend Fleischkost, führt zu überreichlicher Harnsäurebildung, die durch Alkoholgenuß noch begünstigt wird.

ERKENNEN: Bereits zu Beginn der Erkrankung kommt es zu heftigen Schmerzen in einem kleinen Gelenk. Im Handgelenk etwa treten neben dem Schmerz noch eine Schwellung und deutlich sichtbare Rötung auf. Dazu gesellen sich häufige Fieberanfälle, unerklärbare Müdigkeit und ein Mangel an Appetit. Bei längerem Verlauf der Gicht tritt eine Versteifung und Verdickung der Gelenke auf. Gefährlich wird die Erkrankung dadurch, daß die Nieren schrumpfen können und der Blutdruck ansteigt.

BEHANDLUNG: Zunächst ist der Speiseplan zu überprüfen und auf vegetarische Kost umzustellen. Während eines schmerzhaften Anfalles empfehlen sich Heublumen-, Haferstroh- oder

Kartoffelsäcke sowie Heublumen- oder Haferstrohvollbäder mit Pakkungen, Ganzdampf-, Schlenzbäder, Heublumenhemden und Heublumenwechselfußbäder. Später soll der Übergang zur kalten Anwendung erfolgen. Das sind Ganz- und Oberkörperwaschungen, Güsse, Halbbäder, Wassertreten und Spanischer Mantel. Zur innerlichen Behandlung wird in der Naturheilkunde Herbstzeitlosentinktur oder Herbstzeitlosenwein in einer Dosis von dreimal täglich 10 bis 40 Tropfen verwendet. Dabei soll so lange gesteigert werden, bis Durchfall auftritt.

Meniskusverletzung

Zwischen dem Oberschenkelknochen und dem Schienbein liegt das Kniegelenk. Die von Knorpel überzogenen, abgerundeten und durch eine Furche getrennten Gelenkenden des Oberschenkels greifen in zwei flache Mulden des ebenfalls von Knorpeln überzogenen, ziemlich waagrecht verlaufenden Schienbeinkopfes. Zwei sichelförmige Knorpelscheiben dienen als Polsterung. Man nennt sie Meniskus. Wird dieser Meniskus bei Unfällen oder Stürzen, aber auch bei anderen Gewaltanwendungen am Knie verletzt, so kommt es zu teilweise sehr schmerzhaften Gehbeschwerden.

ERKENNEN: Stechender, heißer Schmerz im Kniegelenk. Schwierigkeiten beim Auftreten. Mitunter vollkommene Gehbehinderung. Sofort nach einem Unfall auf der Straße, auf der Skipiste oder im Haushalt bei derartigen Schmerzen und Anzeichen einen Arzt verständigen.

BEHANDLUNG: Wegen der mangelnden Blutversorgung des Kniegelenks ist die Heilungsaussicht solcher Verletzungen sehr gering. Um die Benutzung des Kniegelenks wieder vollkommen beschwerdefrei zu machen, wird oft der Knorpel operativ entfernt. Chirurgische Experten setzen dann als Ersatz einen Kunststoffknorpel ein. Falls nach einem Unfall nicht gleich ein Arzt zur Stelle ist, sollten lauwarme Wickel ans Kniegelenk gelegt oder Wechselbäder verabreicht werden, natürlich nur dann, wenn sich am Fuß keine offene Wunde befindet.

Schleimbeutelentzündung

Durch mechanische Überbelastung in Beruf oder Sport und durch Entzündungen kann es zur Schleimbeutelentzündung kommen. Die Schleimbeutel sind kleine, mit Gelenkschmiere gefüllte Säcke innerhalb des Bindegewebes in nächster Umgebung der Gelenke. Sie haben die Aufgabe, die Reibung zwischen Sehnen, Gelenkkapsel und Knochen zu mildern.

ERKENNEN: Es zeigen sich Schwellungen, Rötungen und Bewegungsbehinderungen. Mitunter tritt auch Fieber und ziehender Schmerz auf.

BEHANDLUNG: Suchen Sie unbedingt den Arzt auf. Nur er kann entscheiden, ob es sich um einen eitrigen Prozeß, um verschleppte Krankheitskeime oder eine rheumatische Entzündung handelt. Zusätzlich helfen kalte Essigwickel bei Ruhestellung des Gelenks. Das Ansetzen von Blutegeln bringt rasche Erleichterung. Auch die Homöopathie kann auf deutliche Erfolge verweisen.

Verrenkungen und Verstauchungen

Wenn durch äußere Gewalteinwirkung – Stoß oder Sturz – Kapsel und Bänder eines Gelenks gezerrt und überdehnt werden, dann sprechen wir von einer Verstauchung. Es kommt dabei zu einer Blutung in der Gelenkhöhle und Umgebung. Wird die Gelenkkapsel so stark eingerissen, daß der Gelenkkopf aus der Pfanne austritt und danach festsitzt, so handelt es sich um eine Verrenkung.

ERKENNEN: Bei der Verstauchung sind die Bewegungen schmerzhaft, aber noch ausführbar. Die Haut schwillt an und verfärbt sich blau. Bei der Verrenkung entsteht eine federnde Zwangshaltung. Die Lage des Gelenks hat sich deutlich verändert.

BEHANDLUNG: Wichtig ist die sofortige Ruhestellung des Gelenks. Niemals darf jemand versuchen, das Gelenk einzurichten. Ein guter Arzt oder ein erfahrener Chiropraktiker kann dies bewerkstelligen. Anschließend feuchtkühle Prießnitz-Auflagen, die häufig gewechselt werden müssen. Nach einigen Tagen erfolgen Schöpfbäder, Massagen und Bewegungsübungen. Bei Verstauchungen hat sich die Anlegung eines Druckverbandes bewährt. Heilerdeauflagen und wechselwarme Kneippgüsse mit anschließenden Massagen bewirken oft wahre Wunder. Das Glied mit dem verletzten Gelenk ist ruhigzustellen und hochzulagern. Wenn die Gelenkkapsel eingerissen ist, muß allerdings operiert werden.

Die Muskeln

Die Muskeln des Menschen – sein „Fleisch" – bestehen aus Bündeln von Muskelfasern, die sich entweder im Zustand der Ruhe oder der Tätigkeit befinden. Die Kraft und Bewegungskapazität eines Menschen wird durch Muskelfasern im Körper bestimmt. Es gibt glatte und quergestreifte Muskeln. Den quergestreiften Muskeln kann der Mensch Befehle erteilen. Sie sind seinem Willen unterworfen, ausgenommen die quergestreiften Muskeln des Herzens. Sie werden nicht von den motorischen Nerven, sondern aus sich selbst oder durch vegetative Nerven gesteuert. Die glatten Muskeln richten sich nicht nach unserem Willen. Sie erhalten ihre Antriebe vom vegetativen Nervensystem. Wird ein Muskel nicht regelmäßig verwendet, so verkümmert er und wird schwach. Wird er viel in Tätigkeit gesetzt, dann kräftigt er sich.

Jeder Muskel besteht aus den folgenden Teilen: den Muskelenden, die mittels Sehnen am Knochen haften, und dem Muskelbauch. Die Sehnen verlaufen zum Teil in bindegewebigen Hüllen – den sogenannten Sehnenscheiden –, die dem Muskel eine Führung geben. Muskeln und Sehnen sind an Stellen, wo sie über Knochen laufen, durch einen Schleimbeutel geschützt, der das Gleiten erleichtert. Je nach ihrer Funktion werden die Muskeln als Beuger, Strecker, Anzieher, Abzieher, Roller und Schließer bezeichnet.

ERKRANKUNGEN DER MUSKELN

Hexenschuß

Hexenschuß – auch Lumbago genannt – ist eine plötzlich auftretende, schmerzhafte Muskelerkrankung im Bereich der Lenden, deren Ursache häufig gewaltsames Abreißen oder

Einreißen einzelner Muskelfasern durch Überbeanspruchung bei Bewegung oder Heben von Lasten ist. Dabei tritt eine Blutung im verletzten Muskel auf. Grund für Hexenschuß kann aber auch eine Muskelverhärtung im Verlauf von Erkältungen und rheumatischen Erkrankungen sein.

ERKENNEN: Bei der geringsten Bewegung treten stechende Schmerzen im Bereich von Nacken, Rücken, Lenden oder Gesäß auf. Die Folge ist Steifhalten durch Unbeweglichkeit.

BEHANDLUNG: Bei energischer Behandlung kann der Hexenschuß binnen weniger Tage geheilt sein. Dazu dienen heiße Aufschläge, Heublumensäcke, Dampfkompressen und Essigwasserwaschungen. Bei Anzeichen von Besserung zusätzlich Lenden-, Schenkel-, Rücken- und Obergüsse sowie Kurzwickel und Halbbäder anwenden. Bei rheumatischer Ursache haben sich ansteigende Heublumenbäder, Schlenzbäder mit Heublumenzusatz und Packungen mit anschließender Abhärtung durch Güsse bewährt. Besonders wirksam sind außerdem Einreibungen mit Arnika und die Einnahme von Rheumatees aus Weidenrinde oder Birkenblättern.

Krampf

Als Krampf wird eine bleibende und sich nicht oder nur langsam lösende Zusammenziehung der Muskulatur bezeichnet. Krämpfe der glatten Muskulatur in Hohlorganen führen, wie bereits beschrieben, zu Koliken. Krämpfe der Skelettmuskulatur hingegen sind charakteristische Merkmale für Epilepsie oder auch Wundstarrkrampf, aber auch für übertrieben einseitige Beanspruchung der Muskulatur – wie etwa Schreibkrampf usw. Auch Verdauungsstörungen und Fieber können zu Krämpfen führen. Besonders Kinder sind anfällig für Krämpfe – die sogenannten Fraisen –, was in diesem Alter nicht beunruhigen sollte.

BEHANDLUNG: Bewußte Entspannung löst zunächst den Krampf. Kühle Waschungen, Wadenwickel und Einwirkung von Luft und Sonne führen zu einer Minderung der Krampfbereitschaft. Dazu sind Bindegewebsmassagen und die Einnahme von Lebertran empfehlenswert. Besonders gegen die Krampfbereitschaft von Kleinkindern hat sich neben Lebertran auch Keimöl bewährt.

Muskelentzündung

Die Muskelentzündung wird vielfach mit Muskelrheumatismus verwechselt. Sie wird durch einseitige Überanstrengung und eine darauffolgende Erkältung verursacht und wird zumeist von Fieber begleitet.

ERKENNEN: Nach einer oft nur oberflächlichen Verkühlung treten Muskelbeschwerden auf, die schwere

Krämpfe und ziehende Schmerzen verursachen. Abgeschlagenheit und Kopfschmerzen sind häufige Begleiterscheinungen.

BEHANDLUNG: Der Patient braucht vor allem Ruhe, viel sauerstoffreiche Luft und reizlose Kost. Auf die entzündeten Muskelteile sind beruhigende Umschläge aufzulegen. Gegen das Fieber empfiehlt sich eine beruhigende Ganzpackung von nicht zu langer Dauer. Bei chronischer Muskelentzündung wird der Arzt ähnliche Stärkungsmaßnahmen wie bei Rheumatismus in die Wege leiten.

Gegen Muskelentzündung erweisen sich am wirkungsvollsten spezielle Massagebehandlungen: ganz sanftes Streicheln und Kneten der betreffenden Muskelpartien, verbunden mit Wasserbehandlung. Pfarrer Kneipp riet seinen Patienten zu kalten Essigaufschlägen oder kühlenden Kräuterauflagen, die zusammenziehen und die Schmerzen lindern. Viel Bewegung ist angezeigt. Die früher übliche Auflage von Eis auf die entzündeten Muskeln ist nach den letzten Erkenntnissen der Medizin gefährlich und strikte abzulehnen.

Muskelkater

Der Muskelkater beruht auf Ansammlung von Stoffwechselschlacken im Muskelgewebe. Beim Muskelkater schmerzt das Muskelgewebe in verschiedener Intensität.

ERKENNEN: Nach größerer, ungewohnter körperlicher Anstrengung verspürt der Betroffene zumindest einen Tag lang Muskelschmerzen oder unangenehmes Ziehen in den Muskelpartien.

BEHANDLUNG: Bei Muskelkater muß kein Arzt in Anspruch genommen werden. Wichtig ist, daß der Betroffene die Überanstrengung vom Tag zuvor nicht unmittelbar wiederholt, aber nicht zu vollkommener Untätigkeit übergeht, sondern den überbeanspruchten Muskeln ein sinnvolles Training gönnt. Überaus empfehlenswert sind Gymnastikübungen, die mehrmals am Tag vorgenommen werden sollten. Der Besuch einer Sauna, heiße Wannenbäder und anschließende fachmännische Massage lassen den Muskelkater bald verschwinden. Im kosmetischen Fachhandel gibt es sehr gute Hautfunktionsöle und Massagetinkturen. Bei mehrmaligen Einreibungen damit läßt sich der Muskelkater rasch aus der Welt schaffen.

Muskelkrampf

Der Muskelkrampf ist meist eine Folge von Überanstrengung und von Übermüdung. Ärzte haben aber auch entdeckt, daß er eine typische Folgeerscheinung zu raschen Wachstums in den Pubertätsjahren sein kann. Das Leiden befällt vorwiegend die Fuß- und Beinmuskulatur. Dabei tritt wieder am öftesten der Wadenkrampf auf. Kommt es jahrelang trotz Behandlung mit einschlägigen Methoden nicht zur Besserung, sondern zu immer stärkeren Krampfanfällen, so ist eine strenge Durchuntersuchung vonnöten, weil dann die Ursachen bei Gehirn- und Rückenmarksstörungen zu suchen sind.

ERKENNEN: Bei allzu anstrengenden körperlichen Betätigungen – Arbeit, Spiel oder Sport – treten jähe Krampfzustände auf, die äußerst schmerzhaft sind und nur ganz langsam abklingen. Es kann aber auch nach einem anstrengenden Tag zu Muskelkrämpfen während des Schlafens in der Nacht kommen. Der Patient wacht dann mit entsetzlichen Schmerzen auf.

BEHANDLUNG: Der Krampf ist eine sich nicht oder nur langsam lösende Zusammenziehung von glatter und quergestreifter Muskulatur. Es ist daher wichtig, daß durch betonte Muskelentspannung ein gesunder Ausgleich geschaffen wird. Die Ärzte raten zu Wadenwickeln, kühlen Waschungen, Licht, Luft, Sonne, entspannenden Atemübungen, zu autogenem Training und zu Bindegewebsmassagen. Gesunde Ernährung hilft, dem Wadenkrampf vorzubeugen. Viele Sportler schwören auf das Einnehmen von Lebertran. Anhänger der Homöopathie setzen Magnesium phosphoricum, Silicea und Sepia ein. Da auch Kinder oft unter wiederholten Muskelkrämpfen leiden, hat ein österreichisches Ärzteteam 1968 in dieser Richtung gezielte Untersuchungen vorgenommen. Das Ergeb-

nis: Bei Kindern kann die Ursache für Muskelkrämpfe in Verdauungsstörungen, Stoffwechselstörungen und Rachitis gesucht werden. Kinder, die besonders für Muskelkrämpfe anfällig sind, leiden an der sogenannten Spasmophilie.

Muskelrheumatismus

Im Verlauf von Gelenkrheumatismus können auch in der Muskulatur echte rheumatische Entzündungen auftreten. Die Anfälligkeit für ein solches Leiden ist vererblich. Es wird vielfach durch Kälte, Nässe oder Zugluft ausgelöst. Oftmals ist die Ursache eine Fernwirkung von Giftstoffen aus chronischen Eiterherden – Mandeln, schlechten Zähnen – oder von giftigen Stoffwechselschlacken, die durch übermäßige oder unzweckmäßige Ernährung im Körper abgelagert werden. Bei Erkrankungen benachbarter Gelenke – also bei Gelenkrheumatismus – kommt es mitunter zu einem reflektorischen „Hartspann" der Muskulatur. So ist beispielsweise der vielverbreitete „Hexenschuß" auf eine Verletzung der Bandscheiben zwischen den Wirbelkörpern zurückzuführen. Durchblutungsstörungen der Muskulatur und übermäßige Belastung der Wirbelsäule und der Füße – z. B. bei Plattfüßen – sind ebenfalls Ursachen schmerzhafter Muskelverhärtungen. Neuesten medizinischen Erkenntnissen zufolge führen auch seelische Konflikte nicht selten zu schmerzhaftem Muskelrheumatismus.

ERKENNEN: Plötzlicher Beginn mit starken Schmerzen, die zur Bewegungsunfähigkeit der betroffenen Muskelgewebe führen können. Die Muskelpartien verhärten sich und werden steif. Dabei bilden sich bestimmte Druckpunkte. Besonders anfällig für Muskelrheumatismus sind Nacken, Hals, Schultergürtel, Zwischenrippenraum, Rücken, Lendengegend und Gesäß. Die einmal angegriffenen Muskeln neigen immer wieder leicht zu Rückfällen, wobei außerordentliche, ungewohnte Belastungen und Erkältungen eine bedeutende Rolle spielen. Der chronische Muskelrheumatismus unterscheidet sich vom akuten durch schleichende, allmählich auftretende Schmerzen.

BEHANDLUNG: Die wichtigste Aufgabe des Arztes ist es, die Ursachen und Krankheitsherde, die für den Muskelrheumatismus verantwortlich sind, zu beseitigen. Der Patient braucht Wärme. Daher verordnen die Naturheilexperten vor allem Heublumenvollbäder, Dampfbäder, Andampfungen, Dampfkompressen und Wannenbäder. Lassen dadurch die Schmerzen nach, muß eine kühle Behandlungsperiode eingeschaltet werden, damit die Durchblutung in Schwung kommt. Der Arzt verordnet Essigwasser-Ganzwaschungen, ein Heublumenhemd, Kurzwickel und Übergüsse. Sehr bewährt haben sich gegen den Muskelrheumatismus Massagen und Einreibungen.

Wichtig ist, daß der Patient systematisch abgehärtet wird. Er soll Gymnastik und als Ausgleich zum Beruf viel Sport betreiben. Auch die Ernährung ist streng zu kontrollieren. Zur Bekämpfung des Muskelrheumatismus muß eine Zeitlang vegetarische Grundkost eingehalten werden. Rohkost und Fasttage können mit Teekuren abgewechselt werden. Gegen Muskelrheumatismus wirken Tees aus Weidenrinde, Pappelrinde, Eschenrinde, Sandweggenwurzel, Schilfwurzel und Riedgraswurzel. Auch heute noch gibt es Ärzte und Naturheiler, die gegen diese Krankheit Blutegelkuren und Pflaster zur Umstimmung örtlicher Reizungen empfehlen. Vom einstigen Schröpfen ist man inzwischen abgekommen. Vertreter der Homöopathie hingegen schwören bei Muskelrheumatismus auf die Behandlung mit Aconitum, Nux moschata, Rhus toxicodendron und Stahysagria.

Muskelschwund

Aufgrund einer erblichen Veranlagung kommt es schon im Säuglingsalter, vorwiegend jedoch im Kleinkindalter, zum Schwinden der willkürlichen Muskeln. Die Kinder sind bewegungsträge. Sie können sich eines Tages nicht mehr ohne fremde Hilfe aufrichten. Mit den Händen versuchen sie, sich an Gegenständen weiterzutasten oder hochzuziehen. Der Prozeß schreitet langsam und qualvoll voran. Das Ende ist vollkommene Hilflosigkeit und Entkräftung. In den meisten Fällen beendet eine Infektion der Luft- oder der Harnwege das Leben der bedauernswerten Patienten. Bis heute hat die Medizin diese Krankheit noch nicht vollkommen ergründet und kennt daher auch keine vielversprechende Therapie.

ERKENNEN: Fast unmerklich – ohne jeden Schmerz – werden die Muskeln dünner und schwächer. Die Brauchbarkeit der einzelnen Gliedmaßen schwindet nach und nach. Zuerst sind die Muskeln der Finger angegriffen. Dann geht die Kraftlosigkeit auf die Hände, schließlich auf die Arme über. Zuletzt werden die Beine befallen. Natürlich gibt es in dieser Reihenfolge auch Abweichungen. Erst jüngste Forschungen haben ergeben, daß neben der Vererblichkeit des Muskelschwundes die Ursachen auch in Krankheiten zu suchen sind, bei denen der gesamte Organismus und Körperhaushalt gestört ist. Diese Krankheiten sind Syphilis, Typhus, Scharlach und Rheumatismus.

BEHANDLUNG: Die moderne Medizin versucht, dem Muskelschwund durch Elektrobehandlung und Spezialmassagen beizukommen. Doch in vielen Fällen wird damit kein Erfolg erzielt. Schon der deutsche Naturheiler Bilz riet einem Patienten, eine Anstrengung der Muskeln zu vermeiden. Er verschrieb wöchentlich drei Dampfbäder, Ganzpackungen und Dampfpackungen, Massageanwendungen an den Gliedmaßen, wobei er betonte, daß die Beine „kräftig zu reiben" seien. Pfarrer Kneipp verschrieb reizlose Kost, frische Luft, Schlafen bei offenem Fenster, Wassertreten und heiße Bäder. Auch heute noch werden in den Kneippkurhäusern bei Muskelschwund beachtliche Heilerfolge erzielt.

Sehnenscheidenentzündung

An Unterarmen, Händen, Unterschenkeln und Füßen kann es durch Beruf und Sport zu Sehnenscheidenentzündung kommen, wenn die Muskeln dieser Körperpartien extrem lange und intensiv belastet werden. Die langen Sehnen der Muskeln an Armen, Schenkeln, Händen und Füßen verlaufen zum Teil in einer Sehnenscheide, die an ihrer Innenseite eine schleimige Gleitmasse erzeugt. Damit wird die Beweglichkeit gewährleistet. Bei Anstrengung und Eindringen von Krankheitskeimen entsteht eine Entzündung.

ERKENNEN: Der Patient klagt über Schmerzen, wenn er die betroffenen Muskeln beansprucht. Wird die Entzündung eitrig, stellen sich Fieber, Schwellungen und Rötungen ein.

BEHANDLUNG: Ansteigende Teilbäder und eine radikale Ernährungsumstellung auf Rohkost bringen Erfolg. Die Durchblutung muß angeregt werden. Der Muskel muß ruhiggestellt werden. Feuchtkühle Packungen, feuchtkühle Prießnitzwickel, nächtliche warme Ölwickel, Wechselbäder und sanfte Massagen sind zu empfehlen. Als vorbeugende Maßnahme gilt: Jede Überbelastung von Hand, Fuß, Unterarm und Unterschenkel vermeiden!

Arme und Hände

Die Arme und Hände sind für den Menschen im täglichen Ablauf des Lebens zum Greifen, zum Arbeiten, zum Tragen und zur Kontaktnahme überaus wichtig. Gerade diese Körperteile sind recht oft von speziellen Leiden befallen.

ERKRANKUNGEN AN ARMEN UND HÄNDEN

Nagelbettentzündung

Die Nagelbettentzündung ist eine Erkrankung des Hautgewebes rund um den Finger- oder Zehennagel. Die Medizin kennt dafür auch die Bezeichnung Panaritium. Die Entzündungserreger gelangen durch kleine Verletzungen mehr oder weniger tief ins Fingergewebe. Seitlich und unter der Nagelschicht kommt es zu Eiterungen.

ERKENNEN: Das Nagelbett zeigt eine deutliche Rötung. Das Gewebe schwillt an und schmerzt. Der Patient verspürt oft ein Pochen an der entzündeten Stelle. Sehr rasch entwickelt sich Eiter.

BEHANDLUNG: Hausfrauen, die am meisten von der Nagelbettentzündung betroffen sind, nehmen die Erkrankung oft zu leicht und verschleppen sie. Der Hausarzt ist unbedingt aufzusuchen. Nagelbetteiterung kann nämlich unter Umständen zu Sehnenscheiden-, Knochenhaut- und Lymphstrangentzündungen führen. Wenn die regionalen Lymphknoten entzündet werden, droht Blutvergiftung. Bei stark vereiterten Nägeln hilft nur eine radikale Kur. Der Arzt muß den Nagel entfernen. In leichteren Fällen wird er die Nagelecken mit einem Gazestreifen polstern, bis der Nagel wieder herausgewachsen ist. Im Anfangsstadium helfen besonders heiße Seifenwasserbäder und das Auflegen einer Harzsalbe. Auflagen von Bockshornklee wirken sich auf die Eiterung überaus positiv aus. Anhänger der Naturheilmethode schwören bei Nagelbetteiterung und Nagelbettentzündung auf Leinsamenumschläge auf Hände und Arme sowie auf Heilerde- und Lehmumschläge. Pfarrer Kneipp empfahl heiße Kamillenbäder und Osterluzeiabkochungen. Homöopathen begegnen der Nagelbettentzündung mit Belladonna, am Beginn mit Silicea, bei drohender Eiterung mit Mercurius solubilis und zur raschen Reifung des Eiterprozesses mit Myristica sebifera.

Nagelfalzentzündung

Die Medizin bezeichnet die Nagelfalzentzündung als Paronychie. Verschiedene Hautleiden greifen gern auf die Nägel über. In erster Linie handelt es sich dabei um Pilzerkrankungen. Allerdings kann Paronychie auch durch zu enges Schuhwerk und durch einen eingewachsenen Nagel entstehen. Der Nagel ist die Hornschutzplatte an den Enden der Finger und der Zehen. Er ruht auf dem Nagelbett und wächst von der Nagelwurzel aus, die man als helle, halbmondförmige Sichel durch den Falz hindurchschimmern sieht. In diesem Nagelfalz können sich Bakterien und Pilze ausweiten, die zu einer Eiterung führen.

ERKENNEN: Rund um den Nagel, vor allem in der Nähe des Nagelfalzes, kommt es zu Rötungen, zu Schwellungen, zu klopfendem Schmerz und

später zu Eiterungen. Tiefe Entzündungen führen zu Entzündungen der regionalen Lymphknoten mit Blutvergiftung. Wird der Krankheitsverlauf nicht rasch zum Stillstand gebracht, so entsteht eine eitrige Einschmelzung des Gewebes. Dem Patienten drohen dann Verstümmelung oder Versteifung des betroffenen Fingers.

BEHANDLUNG: In vielen Fällen – bei zu starker Vereiterung – ist der Arzt gezwungen, den Nagel zu entfernen und eine Neubildung abzuwarten. In leichteren Fällen kann der Mediziner die Nagelecken und den Falz mit einem Gazestreifen polstern, bis der Nagel wieder herausgewachsen ist. Im Anfangsstadium hilft schon ein heißes Seifenwasserbad und das Auflegen einer Harzsalbe. Viele Ärzte raten bei Paronychie zu heißen Wickeln mit Heublumen oder zu Auflagen mit Leinsamen oder Bockshornklee. Sehr empfohlen wird vielerorts, die ganze Hand in heißer Kernseifenlauge zu baden. Allein der Arzt kann entscheiden, ob die Nagelfalzentzündung durch Wärmebehandlung beseitigt werden kann oder ob ein chirurgischer Eingriff vorgenommen werden muß. Niemals darf der Laie selbst am Nagelfalz herumdrücken. Durch solchen Leichtsinn hat schon mancher Patient seinen Finger verloren. Naturheilanhänger empfehlen die Behandlung mit Lehm- oder Heilerdeumschlägen, aber auch Bäder mit Osterluzeiabkochungen. Auch heiße Kamillenbäder können zum Erfolg führen. Die Homöopathie setzt gegen Paronychie Silicea

D 3, Apis D 3 oder Belladonna D 4–6 ein. Handelt es sich bereits um eine Eiterung, so behandelt der Experte mit Myristica sebifera D 3.

Zur Vorbeugung gegen das lästige Nagelfalzleiden empfiehlt sich regelmäßige und peinliche Pflege der Nägel. Diese Pflege erstreckt sich auf die Reinhaltung der Nägel durch Waschen, Bürsten und ständiges Kürzen der vorderen nachgewachsenen Ränder. Sorgen Sie für eine vitamin- und mineralstoffreiche Ernährung. Tragen Sie kein zu enges Schuhwerk. Gönnen Sie den Finger- und Fußnägeln regelmäßig heiße Bäder mit Heublumen, warme Essigbäder mit Salzzusatz. Lassen Sie die Hände und Beine darin etwa 15 Minuten. Dann gießen Sie kalt nach. Das macht den Nagel und den Nagelfalz widerstandsfähig gegen jede Pilz- und Bakterieneinwirkung.

Die Beine und Füße

Die Beine und Füße sind die Fortbewegungsorgane des menschlichen Körpers. Sie sind daher starken Belastungen ausgesetzt und gegen verschiedenste Leiden anfällig. Nicht zu vergessen, daß gerade in den Füßen – und zwar an den Fußsohlen – viele wichtige Nervenströme verlaufen, die bei Störungen schwere organische Reaktionen im ganzen Körper auslösen können. Sehr schlecht ist es, wenn die Füße kalt sind und nichts dagegen unternommen wird.

ken können schmerzhafte Veränderungen der Nägel hervorgerufen werden.

ERKENNEN: Der Nagel wächst ins Fleisch, liegt mit einer Fläche nicht mehr frei.

BEHANDLUNG: Gesundes Schuhwerk und häufiges Barfußlaufen sind die Grundlagen der Behandlung. Bei Entzündungen Zinnkrautfußbäder anwenden. Den Nagel stets nur in der Mitte beschneiden und in schweren Fällen die Nagelplatte teilweise mit einem Nagelfalz entfernen.

ERKRANKUNGEN DER BEINE UND FÜSSE

Eingewachsener Nagel

Durch zu enges Schuhwerk, Platt- oder Spreizfuß, aber auch durch zu tiefes Herausschneiden der Nagelek-

Frostbeulen

Bereits bei geringgradiger, aber wiederholter Einwirkung von Kälte können Frostbeulen entstehen. Besonders häufig sind davon Hände und Füße betroffen.

ERKENNEN: An den betreffenden Stellen bilden sich rote oder blaurote, juckende Flecken, die sich teigig verdikken. Später ist ein geschwüriger Zerfall möglich.

BEHANDLUNG: Zur Besserung des Blutumlaufes heiße Bäder von Eichenrinden- oder Zinnkrautabkochung. Tritt eine Eiterung auf, sofort mit Heilerdeaufschlägen behandeln und dazu Waschungen mit Kamillen- oder Osterluzeiaufguß anwenden.

Fußschweiß

Fußschweiß wird nicht nur unangenehm empfunden, sondern in der Naturheilkunde auch als Ausleitung bei Selbstvergiftung des Körpers angesehen. Häufig tritt er auch bei Nervosität, Blutarmut und Stoffwechselerkrankungen auf.

BEHANDLUNG: Günstig wirkt sich das Barfußlaufen im Sommer aus. Sonst sind täglich warme Holzasche-Salz-Fußbäder mit nachfolgendem Knieguß angezeigt. Bei Besserung kann diese Behandlung durch Kaltanwendung im Abstand von zwei bis drei Tagen ersetzt werden. Dazu Fußdampfbäder, Kurzwickel, Spanischer Mantel zur allgemeinen Behandlung. Auch die Kost sollte auf reizlose Nahrung umgestellt werden. Salbeitee und

Schafgarben- bzw. Holundersaft haben sich bei der innerlichen Behandlung bewährt. Strümpfe, möglichst aus Wolle, sollten in dieser Zeit der Behandlung jeden Tag gewechselt werden.

Kalte Füße

Zumeist treten kalte Füße in Verbindung mit anderen Krankheiten oder körperlichen Störungen auf. Der Anlaß dafür kann auch in mangelnder Blutversorgung bei Blutarmut, Gefäßerkrankungen und Kreislaufstörungen zu suchen sein. Auch Störungen der Schilddrüse und Störungen bei der Umstellung in den Wechseljahren sind fast immer mit kalten Füßen verbunden. Weitere Folgen davon sind Kopfschmerzen, Blutandrang zum Kopf, Schlaflosigkeit, Brust- und Herzbeschwerden und Katarrhe.

ERKENNEN: Tagsüber und nachts sind die Füße stark unterkühlt.

BEHANDLUNG: Am Beginn der Behandlung täglich warme Fußbäder mit Holzasche und Salz und anschließend daran ein Knieguß. Danach kurzes Wassertreten und ein kleiner Spaziergang. Später Übergang zu Wechselfußbädern. Im Sommer sind häufiges Barfußlaufen und viel Bewegung im Freien zu empfehlen. Tägliche Ganzwaschungen, die auch durch ein

Halbbad am Morgen ersetzt werden können, runden die Behandlung zur Unterstützung des Kreislaufes ab.

Krampfadern

Krampfadern werden auch Varizen genannt. Stoffwechselstörungen, langes Stehen, beengende Kleidung, Fettsucht, aber auch Vererbung können zu Stauungen in den Beinen und damit zu Krampfaderbildung führen.

ERKENNEN: Das Leiden beginnt mit stechenden und brennenden Schmerzen in den Füßen. Dann zeigen sich die ersten häßlichen Adern an den Beinen, die an manchen Stellen fingerdick werden. Weitere Folgen sind Blutstauung und Ödembildung, sehr oft Venenentzündung.

BEHANDLUNG: Vorsichtige Massagen und Behandlungen mit Schlangengift durch den Naturheilexperten führen zum Erfolg. Auch die Elektro-Akupunktur weist auf Erfolge hin. Wechselwaschungen, Aufgüsse und Spaziergänge sind ein altbewährtes Mittel, ebenso Bauchmassage und naßkalte Einpackungen mit Essigstrümpfen. Gymnastik und Heilatmung unterstützen den Erfolg. Der Stuhlgang muß normalisiert werden. Die Beine müssen auf Polstern hoch gelagert werden. Stellen Sie die Ernährung für einige Zeit auf Rohkost um. Bei Krampfadern ist unbedingt ein Arzt zu Rate zu ziehen! In schweren Fällen muß operiert werden.

O-Beine und X-Beine

Die rachitische Verkrümmung der Beine eines Menschen wird vom Mediziner – aber auch im Volksmund – O-Beine und X-Beine genannt. O-Beine und X-Beine sind eine Vitaminmangelerkrankung, die besonders unter Kindern verbreitet ist. Die Ursache liegt im Mangel an Vitamin D, das vor allem im Milchfett, Eigelb und Lebertran vorkommt. Das Ergosterin, eine chemische Vorstufe des Vitamin D, ist in der menschlichen Haut vorhanden. Durch die ultravioletten Strahlen der Sonne wird dieses Ergosterin in das wirksame Vitamin D umgewandelt, das für die richtige Verwertung von Kalk und Phosphor im Knochen verantwortlich ist. Bei Mangel an Vitamin D mißlingt die Verkalkung der wachsenden Knochen, und feste Knochen werden entkalkt. Gleichzeitig läßt die Widerstandskraft des Säuglings gegen Infektionen wesentlich nach.

ERKENNEN: Bevor sich beim Kind O-Beine oder X-Beine einstellen, fallen die Kleinen ihren Eltern durch Müdigkeit, Verdrießlichkeit, Appetitlosigkeit, durch starkes Schwitzen und durch Blässe auf. Die Muskeln, vor allem die Beinmuskeln, werden schlaff. Das Kind macht im Sitzen, Gehen und Stehen keine Fortschritte. Der Harn beginnt stark nach Ammoniak zu riechen. Die Milchzähne erscheinen gleichzeitig mit der Bildung von O-Beinen und X-Beinen verspätet und unregelmäßig und sind darüber hinaus oft schadhaft.

BEHANDLUNG: Sowohl bei der Behandlung als auch bei der Verhütung von O-Beinen und X-Beinen kann man in den meisten Fällen mit Erfolgen rechnen. Bleibende Veränderungen können natürlich nicht mehr aufgehoben werden. Solange der rachitische Vorgang im Körper des Kindes existiert, sind die Mädchen und Jungen gegen Ernährungsstörungen und Lungenentzündungen wenig widerstandsfähig. Die schweren O-Bein-Bildungen, die zu Verkrüppelung führen, gibt es heute fast nicht mehr. Dagegen sind die mittleren und leichten Grade der O-Bein-Bildung noch immer verbreitet. Ihre Vermeidung ist möglich, wenn die Mutter regelmäßig mit dem Kind zur Mütterberatung kommt, wo man sehr genau etwaige rachitische Mißbildungen verfolgt und bekämpft.

Eltern müssen unbedingt wissen, daß das Ausheilen von O-Beinen und X-Beinen bei Kindern vor allem im Frühjahr erfolgen kann, wenn die Sonne mit besonderer Stärke vom Himmel strahlt. Dabei kann es allerdings mitunter bei den Patienten zu Krämpfen kommen. Entweder handelt es sich dann um allgemeine Körperkrämpfe oder um örtliche Muskelkrämpfe. Manche Kinder leiden bei der Ausheilung von rachitischen O-Beinen an jähem Atemstillstand. Die Mutter behilft sich dann bis zum Eintreffen des Arztes, indem sie die Brust des Patienten abklopft, am besten mit einem nassen Tuch.

Die moderne Medizin behandelt O-Beine und X-Beine im Anfangsstadium mit Injektionen von Calcium und von Vitamin D, das auch oral verabreicht wird. Wichtig ist, den Kindern viel Sonnenlicht und frische Luft zukommen zu lassen. Die Kost muß zweckmäßig abgestimmt werden und vitaminreich sein. Rasche Hilfe bringen Lebertran, Vitamin-D-Präparate und regelmäßige Höhensonnenbestrahlung. Vitamin D muß jedoch vom Arzt sehr überlegt und unter strengster Kontrolle gegeben werden, weil es vor allem Säuglingen schaden kann, wenn es im Übermaß verabreicht wird.

Wer O-Bein-Bildungen von vornherein verhindern möchte, sollte sich mit dem Kinderarzt besprechen. Wenn er es für nötig hält, wird er dem Säugling im ersten Lebensjahr alle drei bis vier Monate einen Vigantol®-Stoß von je 10 Milligramm geben. Diese Mengen vermischt der Mediziner mit Milch und flößt sie dem Kind mit einem Löffel ein. Auch hier sind Sonnenlicht und sauerstoffreiche Luft zur Vorbeugung enorm wichtig.

Offenes Bein

Von einem offenen Bein spricht die Medizin, wenn ein Patient im Zuge starker Krampfadernbildung unter sogenannten Krampfadergeschwüren zu leiden beginnt. Der Fachausdruck dafür lautet: Ulcus cruris. Es handelt sich dabei um einen Zerfall der Haut im Krampfaderbereich infolge von Ernährungsstörungen. Zugleich aber basiert das Leiden auch auf einer anlagemäßigen Schwäche der Venenwandungen. Dazu kommt es entweder durch häufige Verstopfungen, durch langes Stehen, durch einschnürende Bekleidungsstücke, durch Schwangerschaft und Wochenbett.

ERKENNEN: Der Patient beobachtet starke Erweiterungen und Aussakkungen der Blutadern, vor allem am Ober- und Unterschenkel. Die Blutstauung führt zu schmerzhaften Wadenkrämpfen, Ekzemen der Haut und Unterschenkelgeschwüren. Die Gefahren bestehen einerseits in Blutungen aus geplatzten Knoten und andererseits in der Ausbildung einer Thrombose und Embolie. Krampfadergeschwüre sind oft tiefgreifend. Sie nässen dauernd und heilen schwer.

BEHANDLUNG: In extremen Fällen muß der Chirurg den betroffenen Teil des Beines amputieren. Die schweizerische Medizin hat vor Jahren Präparate auf den Markt gebracht, die injiziert werden. Damit können Krampfadergeschwüre eingedämmt werden. Der Patient muß nachts das ganze Bein mit kaltem Heublumen- oder Zinnkrautabsud befeuchten. Dies geschieht am besten mittels getränkter Tücher. Erfahrene Ärzte empfehlen tägliche Auflagen von Bockshornklee, Quark und Lehm. Bei besonders schmierigen Geschwüren und Ekzembildungen kann die Hautoberfläche durch Auflagen von Osterluzeiabkochung, aber auch durch Wechselfußbäder mit Zinnkrautabkochungen beruhigt werden. Manche Patienten schwören auch auf Essigtuchauflagen.

Dadurch wird der Kreislauf entlastet. Leichte Wassergüsse fördern die Ausscheidung von Körpergiften aus Blut und Niere.

Der Arzt wird im Falle eines offenen Beines die Ernährung des Patienten sofort auf Rohkost und vitaminreiche Kost umstellen. Er wird viel Bewegung und Sonne verschreiben und zu starkem Hochlagern der kranken Beine raten. Auch gegen dieses Leiden – wie bei Krampfadern – existieren chemotherapeutische Präparate aus Roßkastanie und Medikamente mit Vitamin B 1. Die Homöopathie bekämpft die Krampfadergeschwüre mit Hepar sulfuris D 5–6, Lycopodium D 3–6, Natrium muriaticum D 6 und Calcium fluoratum. Die Biochemie setzt Kalium phosphoricum D 6 und Natrium phosphoricum D 6 ein.

Plattfuß

Der menschliche Fuß hat ein Längsgewölbe – von der Ferse nach der Zehe gerichtet – und ein Quergewölbe, das hinter dem Mittelfußknochen liegt. Die Abflachung dieser Fußgewölbe ist eine typische Zivilisationskrankheit, die beispielsweise bei den barfußgehenden Völkern nicht vorkommt. Der angeborene Plattfuß ist zwar möglich, aber sehr selten. Im Laufe des menschlichen Lebens entwickelt sich der Plattfuß bei angeborener Gewebsschwäche durch große Belastung oder durch Verletzungen. Die Belastungen sind Gehen, schwerer

Beruf, stehender Beruf, Fettleibigkeit. Es gibt verschiedene Arten des Plattfußes, die je nach der Form des erkrankten Fußes benannt werden: Senkfuß, Knickfuß, Knick-Plattfuß, Spreizfuß. Beim Senkfuß ist das Längsgewölbe gestreckt oder ganz eingebrochen. Beim Knickfuß ist der innere Fußrand gesenkt, der äußere gehoben. Beim Knick-Plattfuß weist der Patient eine Kombination von Senkfuß und Knickfuß auf. Beim Spreizfuß ist das Quergewölbe eingebrochen. Es besteht eine Vorwölbung gegen die Sohle. Der Plattfuß zählt zu den häufigsten Fußmißbildungen.

ERKENNEN: Der belastete Fuß berührt mit der ganzen Sohle die Unterlage. Dies ist deutlich an einem Abdruck des feuchten Fußes auf einem Stück Papier zu erkennen. Schmerzen treten an verschiedenen Stellen auf: an allen Stellen des Fußes, an den Waden, den Oberschenkeln, der Hüfte und sogar im Kreuz. Auch die Heftigkeit des Schmerzes wechselt. Typisch ist, daß die Schmerzen verschwinden, wenn sich der Patient hinlegt. Der Gang ist schwerfällig und stampfend. Die Füße sind auswärts gerichtet. Fußschweiß und nächtliche Wadenkrämpfe treten häufig auf.

Beim Plattfuß unterscheidet die Medizin drei Grade der Erkrankung:
1. Die geringe Formveränderung bei mäßigen Schmerzen und fallweisem Ermüdungsgefühl.
2. Der verkrampfte Plattfuß. Er wird durch die angespannten Muskeln krampfhaft in seiner Fehlstellung gehalten. Der leichteste Versuch, den

inneren Fußrand zu heben, ist mit großen Schmerzen verbunden.
3. Der knöchern fixierte und veraltete Plattfuß. Die Muskeln und Bänder schrumpfen. Es entsteht ein starrer „Schaukelfuß", wie er allgemein genannt wird. Der Gang des Patienten ist steif. Der Fuß kann volle Leistung erbringen und schmerzt kaum.

BEHANDLUNG: Sind die Verbildungen des Plattfußes noch nicht zu schwer, so kann der Patient durch gymnastische Übungen und durch systematischen Sport eine Besserung oder Heilung herbeiführen. Für den Plattfuß im Anfangsstadium eignen sich Massagen, Wasseranwendungen und Barfußgehen. Ist der Plattfuß bereits zu weit ausgebildet, so nützen derlei naturheilkundliche Methoden allein nichts mehr. Dann muß der Patient unbedingt einen Arzt aufsuchen. Jetzt kommen nämlich nur noch Einlagen, orthopädische Schuhe oder eine Operation in Frage. Der Fußfachmann rät zu regelmäßigen warmen Fußbädern. Dadurch werden nämlich die Fußmuskeln geschmeidig gehalten. Wichtig ist die Aufklärung von Erwachsenen und Kindern über eine vernünftige Vorbeugung gegen den Plattfuß. Vernünftiges Schuhwerk, regelmäßige Fußgymnastik, regelmäßiges Barfußgehen und das Vermeiden allzu starker körperlicher Belastungen können im Entwicklungsalter einer Plattfußbildung vorbeugen. Außerdem gibt es „Bettsandalen" mit durchgezogenen Bändern, die über Nacht mit Hilfe eines Spreizfußballens den Fuß wieder in die normale natürliche Lage zurückzwingen. Natürlich muß der Patient wissen: Auf dieser Basis kommt er nur mit viel Geduld weiter. Mit solchen Maßnahmen kann er den Plattfuß nicht einfach über Nacht aus der Welt schaffen.

Venenentzündung

Ursache einer Venenentzündung kann eine Thrombose in einer Vene sein. Unter Thrombose versteht man den Verschluß einer Vene durch ein Blutgerinnsel. Dieses Ereignis tritt häufig nach Operationen ein. Venenentzündung ist aber auch oft die Folge von Schwangerschaft und Krampfadern.

ERKENNEN: Das Bein schwillt an, wird rot und schmerzt. Die entzündete Vene ist als derber Strang zu tasten. Fieber und allgemeine Unpäßlichkeit sind typisch.

BEHANDLUNG: Sofort den Arzt verständigen! Außerdem Hochlagerung des Beines. Jede Bewegung des Beines ist verboten. Kalte Lehmpackungen, die nach dem Trockenwerden zu erneuern sind, sind zu empfehlen. Sehr wirksam ist das Ansetzen von Blutegeln. Tiefes Atmen beschleunigt die Heilung. Der drohenden Thrombose wird in der Klinik durch moderne gerinnungshemmende Mittel entgegengewirkt. Stellen Sie die Ernährung auf Rohkost und Saftfasten um. Klistiere zur Darmentleerung sind wichtig. Vor dem ersten Aufstehen nach drei bis sechs Wochen muß ein Zinkleimverband angelegt werden, um das Bein ruhigzustellen.

5. Die Haut

Allgemeines

Die Haut ist ein wichtiges Organ des Menschen. Sie spielt gerade in der Naturheilkunde für viele Heilvorgänge eine bedeutende Rolle. Die Haut besteht aus drei Schichten: der Oberhaut, der Lederhaut und dem Unterhautzellgewebe. Die Oberhaut – Epidermis – bildet aus der Tiefe heraus immer neue Zellen, die an der Oberfläche verhornen und durch Abschuppung abgestoßen werden. Die Lederhaut besteht aus einem dichten Netz von Bindegewebsfasern und elastischen Fasern. Sie ist reich an Nerven und Haargefäßen. Das Unterhautzellgewebe setzt sich aus lockerem Binde- und Fettgewebe zusammen. Die Oberhaut schützt den Körper nach außen, die Lederhaut ist in den Blutkreislauf einbezogen und dient der Wärmeregulierung, der Blutverteilung und dem Stoffwechsel sowie hormonalen Vorgängen. In ihr befinden sich viele Schweißdrüsen, die durch Gänge mit der Außenwelt in Verbindung stehen. Auch die Talgdrüsen treten von hier aus mit den Haaren an die Oberfläche. Von der Lederhaut werden die Öl- und Fettsäuren zum Hautschutz abgesondert. Gerade durch die Schweißdrüsen wird die Haut zu einem wichtigen Ausscheidungs- und Ableitungsorgan.

Durch ihre feinsten Nervenendungen ist die Haut ein wichtiges Sinnesorgan für Gefühlswahrnehmungen. Sie nimmt Wärme, Schmerz und Ertastetes wahr.

Die Haut ist ein lebenswichtiges Organ, da über sie teilweise die Atmung erfolgt. Wird über die Hälfte ihrer Fläche zerstört, so ist der Patient dem Tod geweiht. Jeder größere Hautausfall – entweder durch Verbrennungen oder andere Hautschädigungen – ist daher lebensgefährlich. Die Hautatmung ist kein Gaswechsel im Sinne einer Atmung, sondern ein Abdunstungsvorgang. Die Poren müssen daher immer offen und „atmungsfähig" bleiben, um die Ausleitung zu gewährleisten.

Abszeß

Eine Eitergeschwulst oder Eiterbeule kann an jeder Stelle des menschlichen Körpers durch Infektion mit Krankheitserregern entstehen. Die vorangehende akute Entzündung löst durch eitrige Einschmelzung von Körpergewebe den sogenannten heißen Abszeß aus. Das heißt, der Körper versucht, mit Hilfe der weißen Blutkörperchen die eingedrungenen Krankheitserreger unschädlich zu machen, wobei Stoffe entstehen, die zur Gewebseinschmelzung führen.

ERKENNEN: Inmitten einer derben, entzündlichen Schwellung ist eine weiche Stelle als Zeichen des Eiterherdes elastisch tastbar.

BEHANDLUNG: Der Abszeß muß aufgeweicht werden, damit der Eiter abfließen kann und eine Vernarbung ermöglicht wird. Die sichersten Behandlungsmethoden bestehen in Wärmewickeln oder Bockshornklee-, Heublumen- oder Lehmauflagen. Niemals am Abszeß herumdrücken! Damit könnten Sie sich schwere Infektionen einhandeln. Überlassen Sie die Kontrolle des Eiterabflusses dem medizinischen Fachmann.

Furunkel

Als Furunkel werden begrenzte Eiterungen in einem Haarbalg der Haut bezeichnet. Durch Eindringen von Eitererregern können sie einzeln oder in mehreren Exemplaren an verschiedenen Körperstellen gleichzeitig auftreten. Stets liegt dabei eine Abwehrschwäche vor, die durch falsche Ernährung, wie bei Fettsucht, hervorgerufen wird. Auch Verstopfung und übermäßiges Schwitzen begünstigen die Bildung von Furunkeln.

ERKENNEN: Zunächst bildet sich eine kleine vorspringende Pustel mit gerötetem Hof, die oft von einem Haar durchbohrt ist. Unter Hitze, Schwellung und Schmerzen greift die Entzündung auf das Nachbargewebe über. An der Oberfläche des Furunkels tritt schließlich eine Pustel auf, der sich in der Tiefe ansammelnde Eiter bricht mit einer kraterähnlichen Öffnung durch. Jetzt erscheint am Grund ein fester gelber oder grüner Pfropf, der sich erst nach Tagen ablöst. Gefährlich sind Gesichtsfurunkel, da sie zu Sepsis oder eitriger Gehirnhautentzündung führen können.

BEHANDLUNG: Zuerst Umstellung der Kost auf gesunde Ernährung mit Rohkost, Hefe und anderen Nahrungsmitteln, die Vitamin B enthalten. Dazu Regelung des Stuhlganges und Kräftigung der Haut durch Ganzwaschungen, Halbbäder, Heublumenvollbäder, Güsse, Luft- und Sonnenbäder. An der betreffenden Stelle selbst ist es angezeigt, Auflagen aus

Leinsamen oder Bockshornklee zu verwenden und Schlenzbäder durchzuführen. Mit Heilerde und Knoblauch kann ein Furunkel auch von innen her behandelt werden. Nur mit sauberen Händen zum Furunkel greifen. Niemals gewaltsam daran herumdrücken!

Gürtelrose

Bei der Gürtelrose handelt es sich um eine durch ein besonderes Virus hervorgerufene Nervenentzündung. Nach der Infektion, die schon in der Jugend erfolgen kann, lebt der Erreger im Menschen weiter und kann durch Verletzung, Fieber, Sonneneinwirkung oder Kälte immer wieder aktiviert werden.

ERKENNEN: Dem eigentlichen Krankheitsbild gehen Kribbeln und starke Schmerzen voraus. Dann bildet sich entlang der Hautnerven im Gesicht oder entlang der Zwischenrippen ein halbseitiger, streifenförmiger Bläschenausschlag. Nach Rückgang der Bläschen und der rötlichen Hautverfärbung können die Schmerzen noch lange anhalten.

BEHANDLUNG: Im Anfangsstadium ist es oft notwendig, schmerzstillende Mittel einzunehmen. Die eigentliche Behandlung der Gürtelrose beginnt mit einer Umstellung auf vegetarische Rohkost. Dazu unbedingt tägliche Darmentleerung durch Klistiere. Erfolg bringen Heublumenbäder, Lehmwasserhemden im täglichen Wechsel und fünf- bis sechsmalige Essigwasserwaschungen in der Behandlung. Örtlich sind Lehm- und Quarkauflagen angezeigt. Es sollte unbedingt der Arzt verständigt werden.

Hautentzündung

Hautentzündung oder Dermatitis entsteht durch eine entzündliche Reaktion der Haut auf innere oder äußere Schädigungen. Speziell Krankheiten wie Verdauungsstörungen, Fettsucht, Zuckerkrankheit oder Asthma können eine Hautentzündung auslösen.

ERKENNEN: Zunächst bilden sich Flecken oder Knötchen, die in Pusteln oder Bläschen übergehen. Dazu kommt unerträglicher Juckreiz, der zum Kratzen zwingt und das Leiden noch verschlimmert.

BEHANDLUNG: Auflagen von Zinnkrautabkochungen, Lehm oder Quark, bei Nässen der Bläschen trockene Heilerde auflegen und Oliven- oder Leinölverbände anlegen. Dazu Blutreinigungstee, Obstkuren und vegetarische Ernährung.

Herpes

Als Herpes werden kleine Bläschen mit wasserheller Flüssigkeit bezeichnet, die am Körper auftreten und durch ein besonderes Virus hervorgerufen werden.

ERKENNEN: Zunächst leichtes Brennen und Jucken an den Übergängen von Haut und Schleimhaut, an den Geschlechtsorganen oder am Auge. Dann Auftreten der Bläschen, die bald eintrocknen. Im weiteren Verlauf kann Fieber auftreten.

BEHANDLUNG: Zur Beschleunigung der Heilung ist ein Einpudern der betroffenen Hautstellen mit Heilerde anzuraten.

Insektenstiche

Stiche von Insekten können an der betroffenen Körperstelle zu Überempfindlichkeits- und Abwehrerscheinungen führen. Aber auch der allgemeine körperliche Zustand kann in Mitleidenschaft gezogen sein, da selbst Infektionen auf diese Art übertragen werden.

ERKENNEN: Schwellungen, Spannungen, Rötungen und Jucken der Haut an der Stichstelle sind die häufigsten Merkmale der Einwirkung von Tiergiften. Auch zu allergischen Anfällen mit Ausschlag und Kopfschmerz kann es kommen.

BEHANDLUNG: Im Normalfall werden kalte Aufschläge oder Aufschläge mit Lehm ausreichend sein. Bei stärkeren Fällen empfiehlt sich die Anwendung heißer Heublumenwickel.

Krätze

Ausgelöst wird die Krätze durch eine Hautmilbe, die sich Gänge in die Haut bohrt. Die Übertragung erfolgt durch Berührung von Mensch zu Mensch – in seltenen Fällen auch indirekt durch Wäsche.

ERKENNEN: Leicht erkennbar ist die Krätze durch den typischen Milbengang, der etwa 5 Millimeter bis 2 Zentimeter lang ist, in einer geraden oder geknickten, leicht erhabenen Linie verläuft und durch eingedrungenen Schmutz einem schwarzen Strich in der Haut gleicht. Als Reaktion auf den Milbenbefall bildet die Haut entzündliche Knötchen, die zumeist zerkratzt werden. Die Folge sind kleine, rotbraun gefärbte Krusten. Auffallend und unangenehm ist dann ein durch Wärme ausgelöster Juckreiz. Hauptsächlicher Sitz der Krätze am menschlichen Körper sind die Falten zwischen den Fingern, die Beugeseite der Handgelenke, die Streckseite der Ellbogen, die Umgebung der Brustwarzen und die männlichen Geschlechtsteile; auch die Streckseite der Knie kann befallen werden. Der Kopf bleibt immer von der Krätze verschont. Ohne Behandlung ist eine Heilung von Krätze unmöglich; diese kann nach länger bestehender Krankheit ungewöhnliche Ausmaße annehmen.

BEHANDLUNG: An drei Tagen hintereinander ist der gesamte Körper mit Perusalbe gründlich einzureiben, worauf am vierten Tag ein warmes Vollbad genommen wird. Dazu ist grüne Seife zu verwenden, die im Anschluß an das Bad kalt abgeschwemmt wird. Die Wäsche, im besonderen auch die Bettwäsche, ist täglich zu wechseln, wobei die gebrauchten Wäschestücke gründlich auszukochen sind.

Nackenkarbunkel

Von einem Nackenkarbunkel spricht man, wenn mehrere Furunkel mit verschiedenen Durchbruchsöffnungen dicht nebeneinander im Nacken aufbrechen. In der Umgebung des ersten Furunkels können sich weitere Furunkel bilden, oder es folgen mehrere Aussaaten nacheinander. Die Erkrankung zieht sich oft über Monate hin. Die Ansammlung mehrerer Furunkel entsteht durch Infektion einer Talgdrüse mit Eiterbakterien. Stets liegt zusätzlich aber auch eine Abwehrschwäche vor, sei es als Folge falscher Ernährung – zu fetter Kost etwa – oder als Folge einer Stoffwechselerkrankung, wie etwa der Zuckerkrankheit oder der Fettsucht. Häufige Verstopfung und übermäßiges Schwitzen fördern das Auftreten von Nackenkarbunkeln.

ERKENNEN: Die Symptome sind die gleichen wie bei Furunkeln. Zuerst bildet sich im Nacken eine kleine, vorspringende Pustel mit einem geröteten Hof, die oft von einem Haar durchbohrt ist. Die Entzündung greift unter Hitze, Schwellungen und mit Fieber auf das Nachbargewebe über und bildet einen neuen Eiterherd. An der Oberfläche des Karbunkels tritt schließlich eine deutliche Pustel auf. Der sich in der Tiefe ansammelnde Eiter bricht mit einer kleinen kraterförmigen Öffnung durch. Nun erscheint am Grund ein festhaftender gelber oder grüner Pfropf, der sich erst nach wenigen Tagen ablöst. Im Nacken verursachen Furunkelansammlungen besondere Schmerzen. Nach der Abheilung bleiben recht oft auf der Nackenhaut deutliche Narben, die jahrzehntelang nicht verschwinden oder ein ganzes Leben zu sehen sind.

BEHANDLUNG: Im ersten Stadium der Nackenkarbunkel kann das Fortschreiten durch Betupfen mit Jodtinktur gehemmt werden, aber auch durch Einreiben mit Schmierseife oder durch starke Sonnen- bzw. Höhensonnenbestrahlung. Zur Reifung jedoch werden die Karbunkel mit feucht-heißen Auflagen aus Heilerde, Leinsamen oder Bockshornklee bedeckt, aber auch mit Harzsalbe eingerieben. Niemals darf der Patient selbst an den Karbunkelkratern drücken oder einen Laien drücken lassen. Unbedingt zum Hausarzt gehen! Er wird das Reifen der Karbunkel überwachen und dann den Eiterpfropfen zur gegebenen Zeit herausdrücken und die offene Wunde desinfizieren. Vermeiden Sie tierische Fette, Fleisch, Süßigkeiten, alle blähenden und stopfenden Speisen. Ratsam ist vegetarische Kost, Hefe, Blutreinigungstee, Sonnen- und Luftbäder und Schwefel in homöopathischen Dosierungen.

Nässende Flechte

Die nässende Flechte – auch Ekzem genannt – ist eine Hautentzündung auf einer dazu veranlagten, überempfindlichen Haut. Daher zählt man die nässende Flechte auch zu den allergischen Erkrankungen. Erbliche Anlagen und Konstitution – zarte Haut blonder oder rothaariger Menschen – spielen dabei eine wesentliche Rolle. Als auslösende Ursachen kommen andere Krankheiten in Betracht: Anämie, Verdauungskrankheiten, Zuckerkrankheit, Fettsucht, Asthma, Jucksucht, Kreislaufstörungen, aber auch äußere Reize verschiedener Art: Chemikalien, Arzneimittel, Waschmittel, Schmutz oder bestimmte Nahrungsmittel.

ERKENNEN: Auf der Haut bilden sich anfangs einzelne Flecken und Knötchen, die dann in Bläschen, Pusteln und nässende Herde übergehen. Der oft unerträgliche Juckreiz zwingt zum Kratzen. Dadurch verschlechtert sich der gesundheitliche Zustand. Zumeist klagt der Patient über Fieber, Kopfschmerzen, Erbrechen, Durchfall. Die kleinen Bläschen platzen auf, Flüssigkeit tritt aus; daher die Bezeichnung „nässende Flechte". Das Ekzem ist unscharf abgegrenzt und neigt zu langwierigem Verlauf. Daher kommt es oft zu Rückfällen. Die Krankheit kann auch chronisch werden.

BEHANDLUNG: Der Arzt wird bemüht sein, alle in Frage kommenden Reize für die nässende Flechte zu beseitigen. Oft muß er nach inneren Erkrankungen suchen, die bisher unbekannt waren. Die Ernährung muß umgestellt werden auf Saftfasten und Rohkost; erst allmählich ist vegetarische Vollkost erlaubt. Eiweiß wird in Form von Sauermilch, Joghurt oder pflanzlichem Eiweiß zugeführt. Keine Butter verwenden! Ausreichender und regelmäßiger Stuhlgang ist wichtig. Die örtliche Behandlung der nässenden Flechte kann nur ein Facharzt übernehmen. Er wird das richtige Mittel im richtigen Zeitpunkt zu finden wissen. Akute, stark entzündliche Erscheinungen verlangen milde Mittel und schonende Behandlung. Die Naturheilkunde empfiehlt kalte Umschläge mit Arnikawasser, Kamillen- und Zinnkrauttee. Auch Auflagen mit Heilerde und Quark wurden schon erfolgreich angewendet. Sonnenbäder sind schädlich. Zum Waschen darf der Patient nur alkalifreie Seifen verwenden. Die Haut sollte mit Olivenöl, Essigwasser, Alkohol und Johanniskrautöl gepflegt werden. Bei hartnäckigen Leiden verabreicht der Arzt Eigenblut- oder Milchinjektionen. Anerkannte Homöopathen und Anhänger der Biochemie haben Erfolge mit Kalium chloratum D 6, Natrium sulfuricum D 6 und Kalium phosphoricum D 6 erzielt.

Nesselsucht

Nesselsucht – in der Medizin auch Urticaria genannt – ist eine Abwehrreaktion der Haut gegen äußere oder innere Einwirkungen von Giftstoffen. Es kommt zu einer Reizung der Nerven, der Blut- und der Lymphgefäße. Nesselsucht zählt zu den allergischen Erkrankungen. Im Gegensatz zu den vielgestaltigen Erscheinungen des Ekzems ist bei der Nesselsucht die jukkende Quaddel die Antwort der Haut auf schädliche Einwirkungen von außen wie Ungeziefer, rauhe Wäsche, schlecht verträgliche Textilien, Seife oder auf innere Störungen (Arzneien, Nahrungsmittel, Würmer und Stoffwechselerkrankungen). Bei Menschen mit einschlägiger Veranlagung können Gifte in Pflanzen, Tieren, Medikamenten, im Kaffee oder in Tomaten, Erdbeeren und im Eigelb schon in kleinsten Mengen die Nesselsucht verursachen. Es entstehen Quaddeln, nämlich rötlich oder blaß erhabene Hautstellen, die stark jucken. Bei überempfindlichen Menschen können bereits Kälte, Wärme und Lichtreiz Quaddelbildung hervorrufen.

ERKENNEN: Ganz unerwartet treten an bestimmten Stellen der Haut – nur sehr selten am ganzen Körper – Quaddeln auf, die heftig jucken und brennen. Sie sind linsen- bis handtellergroß, prall, scharf begrenzt und weiß oder rot gefärbt. Man kann sie aber nicht aufkratzen. Parallel zu diesem Ausschlag klagt der Patient über Fieber, Abgeschlagenheit, Erbrechen und Durchfall. Die einzelnen Quaddeln sind oft nur kurze Zeit sichtbar, mitunter verschwinden sie schon nach wenigen Stunden. Allerdings kann sich auch eine chronische Form bilden. In diesem Fall treten im Laufe von Monaten oder von Jahren immer wieder neue Ausschlagphasen auf. In jedem Fall ist bei Auftreten der Nesselsucht der Arzt zu Rate zu ziehen. Falls sich nämlich eine Quaddel im Hals oder auf dem Kehlkopf bildet, so besteht für den Patienten Erstickungsgefahr.

BEHANDLUNG: Der Hautarzt muß sofort bei Auftreten der Nesselsucht die Bildung neuer Quaddeln verhindern und die Ursache des Ausschlages finden. Der Patient soll fasten oder nur Rohkost zu sich nehmen. Der Darm muß gereinigt werden. Manche Mediziner ordnen örtliche Behandlung mit Lehmauflagen an. Naturheiler schwören auf Essigwasserwaschungen und Einreibungen mit Johanniskrautöl. Zur inneren Anwendung werden heute meist Kalkpräparate und Antihistaminkörper eingesetzt. Der Stuhlgang muß geregelt werden, notfalls mit Klistieren. Auch Eigenblutbehandlungen haben sich bewährt. Die Homöopathie verweist auf die Wirksamkeit von Apis D 13, Acidum formicium D 6–22, Calcium carbonicum Hahnemanni D 3–6 und Dulcamara D 2.

Orangenhaut

Die Orangenhaut wird in der Fachmedizin und in der Kosmetik Cellulitis genannt. Es können auch Männer davon befallen werden, hauptsächlich aber leiden Frauen darunter. Sowohl schlanke als auch dicke Patientinnen bekommen Cellulitis. Vornehmlich werden davon das Gesäß, die Schenkel, die Außenseiten der Knie und das unterste Drittel der Beine betroffen. Von Cellulitis befallene Haut sieht aus, als wäre sie gepolstert. Und so entsteht das Leiden: Aus dem Blut und den Lymphbahnen dringen Flüssigkeiten in das Bindegewebe mit den Fetteinschlüssen ein und drängen es auseinander. Die Fettzellen werden mit weiterem Fett beladen. Jetzt saugen sich die Zellen mit Wasser voll. Das Fasergewebe wuchert, im Gewebe bilden sich Gallertmassen. Es kommt zur „Sklerose". Das erweiterte Fasergeflecht bildet breite, sich überschneidende Bänder. Die stark angeschwollenen Fettzellen treten hervor.

ERKENNEN: Die Betroffenen bemerken an sich Hautstellen, die aussehen wie die Oberfläche einer Orange. Daher der Ausdruck „Orangenhaut". Über die Ursache der Cellulitis gehen die Meinungen der Fachleute auseinander. Wahrscheinlich spielt die Sekretion von Hormonen eine Rolle.

BEHANDLUNG: Die medizinische Kosmetik kennt gegen Cellulitis eine äußerliche und eine innerliche Behandlung. Die Meinungen von Ärzten bezüglich der besseren und wirkungsvolleren Methode gehen weit auseinander. Die einen bekämpfen Cellulitis mit Vitaminen und harntreibenden Mitteln. Andere wieder versuchen eine nicht ungefährliche Hormonbehandlung. Die Behandlung mit Corti-

son-Derivaten ist riskant und wird vielfach abgelehnt. Bei der äußerlichen Behandlung von Cellulitis unterscheidet der Wissenschaftler zwischen Injektionen von Chophytol und anderen Präparaten, Ionisierung mit Hilfe von elektrischen Apparaten, Friktion mittels Hormondrüsenpräparaten, Massage und Sport. Bundesdeutsche Ärzte haben bereits Experimente angestellt, Cellulitis mit Ultraschall und mit Reizströmen zu besiegen. Es ist erwiesen, daß es wichtig ist, bei diesem Leiden die Muskulatur zu aktivieren. Allerdings kommt es auch nach der scheinbaren Heilung immer wieder zur Neubildung von Cellulitis. Ein wirksames Heilmittel gegen diese Krankheit wurde bisher noch nicht entdeckt.

Phlegmone

Phlegmone ist eine zur Eiterung führende Entzündung des Unterhautzellgewebes. Sie geht von infizierten Wunden aus und verbreitet sich flächenhaft fortschreitend.

ERKENNEN: Die Haut ist im Bereich des Entzündungsherdes gerötet, stark angeschwollen, heiß und druckempfindlich. Bei Fingerdruck bleibt für längere Zeit eine Vertiefung. Das Allgemeinbefinden ist meistens schwer beeinträchtigt: Fieber, Pulsbeschleunigung, Erbrechen, trockene Zunge, Schüttelfrost. Das Gewebe schmilzt schließlich ein und wird durch Eiter zersetzt. Die Phlegmone neigt dazu, auf die gesunde Umgebung und in die Tiefe – auf Muskeln und Gelenke – überzugehen. Es kann sich auch eine Allgemeininfektion – die sogenannte Sepsis – entwickeln.

BEHANDLUNG: Beginnende Phlegmone kann durch heiße Bäder, Lehmpflaster, Ruhigstellung und Hochlagerung auf einer Schiene zum Rückgang gebracht werden. In jedem Fall ist ärztlicher Rat einzuholen. Durch Chemotherapie gelingt es dem Arzt, auch schwere Fälle zu heilen. Nicht immer läßt sich aber eine Operation vermeiden. Dieser Eingriff besteht in einer breiten Spaltung der Phlegmone in Narkose. Naturheilexperten empfehlen die Behandlung mit heißen Bockshornkleeauflagen, Zinnkrauttee-Verbänden und Bäder mit Osterluzeitee. Auch Lehm- und Heilerdepackungen haben schon oft zu raschem Erfolg geführt. In der Medizin wird aber heute zumeist eine Penicillinbehandlung vorgenommen. Die Homöopathie bedient sich der Mittel Apis D 3, Belladonna D 4, Hepar sulfurius D 3–12 und Lachesis D 8–10.

Pickel

Unter dem Sammelbegriff Pickel versteht die Medizin Hautfinnen, Akne und Mitesser. Hormonale Einflüsse und mangelhafte Tätigkeit der Verdauungsorgane spielen für das Zustandekommen dieser Hautkrankheit eine wichtige Rolle. Sie tritt zur Zeit der Geschlechtsreife auf und kann bis in das dritte Lebensjahrzehnt bestehenbleiben. Tritt die Pickelkrankheit erst weit nach der Geschlechtsreife auf, so spricht der Hautfachmann von einer Spätakne.

ERKENNEN: Die Haut wird nach und nach von Hautunreinheiten überzogen. Es bilden sich Mitesser, Knötchen, Pusteln und Krusten. Nach der Abheilung bleiben oft recht kleine, eingezogene Narben. Pickel treten hauptsächlich im Gesicht, an der Brust und am Rücken auf. Bei Frauen verschlechtert sich der Zustand zur Zeit der kritischen Tage im Monat.

BEHANDLUNG: Bei Vernachlässigung einer entsprechenden Behandlung bleiben entstellende Narben zurück. Stets sind längere Kuren und entsprechende Hautpflegeverfahren notwendig. Der Patient braucht vollwertige Ernährung mit viel Rohkost und täglich zwei bis drei Zitronen. Meiden Sie fette Speisen, Eier, Käse, scharfe Gewürze, Schokolade, Bohnenkaffee und Alkohol. Für guten und regelmäßigen Stuhlgang ist zu sorgen. Sehr bewährt haben sich heiße Auflagen mit anschließender kalter Abwaschung, Gesichtsdämpfe, Auflagen von Lehm und Heilerde. Auch Sonnenbestrahlung bis zum Schälen der Haut wird vielfach empfohlen. Zum Waschen verwenden Sie nur Wasser mit Zusatz von etwas Borax oder Mandelkleie und milde Seifen: Tölzer Seife, Keratinseife und Teerschwefelseife. Tagsüber sollten Sie auf die Pickel Schwefelpuder auftragen. Reiben Sie nach dem Waschen mit verdünnter Hamamelistinktur oder mit spirituösen Wässern nach. Besorgen Sie sich Blutreinigungstee aus der Apotheke. Experten der Homöopathie schwören auf Sulfur D 6, Jodum D 6, Pulsatilla D 4–6, Berberis aquifolia D 1 und Sepia D 4–10. Die Biochemie bekämpft Pickel mit Silicea D 6, Calcium phosphoricum D 6 und Calcium sulfuricum D 6.

Schuppenflechte

Die Ursache der Schuppenflechte – auch Psoriasis genannt – ist bisher noch immer unbekannt. Sicherlich besteht eine erbliche Veranlagung. Außerdem scheint eine Störung des Fettstoffwechsels im Körper eine wesentliche Rolle zu spielen.

ERKENNEN: Auf der Haut bilden sich kleine, frischrote und scharf begrenzte, später etwas erhabene Herde, die mit silberglänzenden, trockenen und festhaftenden Schuppen bedeckt sind. Nach Abheben der Schuppen entsteht eine punktförmige Blutung. Die hauptsächlichen Hautstellen für Psoriasis sind: Ellbogen, Knie, Kreuzbeingegend, Nägel, der behaarte Kopf. Der Patient leidet unter keinen allgemeinen Beschwerden, er klagt nur über leichten Juckreiz. Die Schuppenflechte hinterläßt keine Narben. Das Leiden taucht immer wieder in großen Schüben auf.

BEHANDLUNG: Die Aussicht auf eine Dauerheilung ist sehr schlecht. Der Patient sollte alle tierischen Fette vermeiden und die Fettzufuhr überhaupt auf maximal 20 Gramm täglich beschränken. Die Dauerkost muß knapp, eiweiß- und salzarm sowie gewürzfrei sein. Ei und Quark sind erlaubt. Die Schuppen entfernt der Patient am besten mit Schmierseife und Bürste. Danach wird die Haut mit Johanniskrautöl eingerieben. Sehr zu empfehlen sind tägliche Bäder mit Zinnkraut oder Weizenkleie. Planmäßige Sonnenbestrahlung hilft sehr, ein Sonnenbrand muß jedoch vermieden werden. Typische Heilbäder für Psoriasis sind Schwefel- und Jodbäder. Der Stoffwechsel muß angeregt werden. Heute werden vielfach große Erfolge mit ärztlicher Teerbehandlung und mit nachfolgender Ultraviolettbestrahlung – der sogenannten Goekkermann-Therapie – erzielt.

Sonnenbrand und Sonnenstich

Sommer für Sommer setzen sich Millionen Menschen unüberlegt zu lange der Sonne aus, zumeist weil sie schön braun werden wollen. Die Haut kann dabei, wenn zu wenig Vorsicht an den Tag gelegt wurde, einen schweren Sonnenbrand erleiden.

ERKENNEN: Wenige Stunden nach dem Sonnenbad tritt eine starke Hautrötung ein, verbunden mit Juckreiz und heftigem Brennen. In schweren Fällen bilden sich Hautbläschen. Es gesellen sich Kopfschmerzen, Durchfall und Fieber hinzu, manchmal auch Schüttelfrost. Nach wenigen Tagen löst sich die Oberhaut in großen Fetzen ab.

BEHANDLUNG: Der allzu Sonnenhungrige muß, falls er einen Kollaps in der Sonne erleidet, sofort in den Schatten gebracht werden. Er wird mit einem Handtuch bedeckt und am ganzen Körper mit kaltem Wasser besprengt. Es empfehlen sich auch kalte Auflagen auf Herz, Kopf und Nakken. Die verbrannten Hautstellen werden zart mit Leinsamenbrei eingerieben. Auch Aufschläge mit Pfefferminztee schaffen Linderung. Einige Zeit muß jegliche Sonneneinstrahlung vermieden werden. Bis zum totalen Abklingen des Sonnenbrandes können viele Wochen vergehen.

Sonnenbäder sollten immer in vernünftigem Maß genossen werden, nur dann sind sie gesund. Sonnenstich kann zum Tod führen oder Lähmungen und Hirnhautentzündungen nach sich ziehen. Besonders Kinder sollten ohne Kopfbedeckung niemals in die pralle Sonne gehen. Wichtig ist ein allmähliches Gewöhnen an die Sonne. Lassen Sie am ersten Tag die Füße, am zweiten die Beine, am dritten den Rücken, am vierten die Brust und erst zuletzt das Gesicht bräunen. Die ersten Sonnenbäder sollten mit fünf Mi-nuten beginnen und täglich jeweils um fünf Minuten gesteigert werden.

Verbrennung

Durch heiße Flüssigkeiten, Dämpfe, Flammen und elektrischen Strom werden Hautschädigungen verursacht, deren Ausmaß von der Dauer und Stärke der Einwirkung auf die Haut abhängt. Es handelt sich dabei um Entzündungen der Haut. Wir unterscheiden drei Grade von Verbrennungen: Erster Grad: Rötung der Haut unter großen Schmerzen. Zweiter Grad: Blasenbildung und starke Schmerzen. Dritter Grad: Schwarzfärbung der Haut, ebenfalls verbunden mit starken Schmerzen. Bei ausgedehnten Verbrennungen zweiten und dritten Grades kommt es auch zu Fieber, Pulsjagen, Schlaflosigkeit, Kreislaufschwäche, Verwirrungszuständen und Krämpfen.

BEHANDLUNG: Bei Verbrennungen ersten Grades: Legen Sie einen trockenen, keimfreien Verband an. Niemals Fett, Öl, Brandsalben oder Brandbinden auflegen. Dadurch wird die Behandlung im Krankenhaus erschwert. Bei Verbrennungen zweiten und dritten Grades: Niemals die Brandblasen öffnen. Die Wunden keimfrei und trocken verbinden. In allen drei Fällen den Arzt zu Rate ziehen. Bei leichten Verbrennungen kann sich der Patient mit Hilfe der Naturheilkunde selbst helfen: Fügen Sie einem Fläschchen Leinöl frische Johanniskrautblüten bei, stellen Sie die Mischung in die Sonne, schütteln Sie täglich und filtrieren Sie nach 14 Tagen. Dieses Öl schafft bei Verbrennungen wohltuende Erleichterung. Handelt es sich um großflächige Verbrennungen, so werden warme Dauerbäder als lindernd empfunden, wobei allerdings ständig der Kreislauf zu kontrollieren ist. Der Patient wird in einem Leinentuch – wie in einer Hängematte – in die Wanne gelegt.

6. Die Nerven

Allgemeines

Das Nervensystem verbindet gemeinsam mit dem Blut alle Organe zur Ganzheit des Organismus. Blut und Nervensystem stimmen die Bedürfnisse und die Tätigkeit der einzelnen Organe aufeinander ab. Das Nervensystem hat die besondere Aufgabe, innere und äußere Reize aufzunehmen, zu leiten und zu übertragen. Die Reizaufnahme besorgen die Sinnesorgane, die Reizleitung die Nervenfasern und die Reizübertragung die Nervenzentren. Beim Nervensystem werden zwei grundlegende Abschnitte unterschieden: das Zentralnervensystem, dazu gehören Gehirn und Rückenmark, und das periphere Nervensystem, das wiederum aus den Hirnnerven, den Rückenmarksnerven und dem vegetativen Nervensystem besteht. Bedeutung und Arbeit der Nerven werden in diesem Werk in dem Kapitel „Kopf und Gesicht" unter „Das Gehirn" eingehend behandelt.

ERKRANKUNGEN DER NERVEN

Ischias

Schmerzzustände und Entzündungen des großen Beinnervs werden zusammengefaßt als Ischias bezeichnet. Als Ursachen für dieses häufige Leiden kommen Erkältungen, Rheumatismus, Herdkrankheiten – Zähne, Mandeln, Nebenhöhlen – und Vitamin-B-Mangel, Arterienverkalkung, Zuckerkrankheit, Bandscheibenvorfall oder Wirbelsäulenschäden in Betracht.

ERKENNEN: Das Leiden beginnt mit einem „Hexenschuß": Schmerzen und Bewegungsbehinderungen in der Gegend der Lendenwirbelsäule. Diese Schmerzen ziehen dann an der Rückseite des Oberschenkels über das Knie bis zur Wade oder in den Fuß. Die Patienten können oft nur gebeugt gehen, um das kranke Bein zu schonen.

BEHANDLUNG: Strenge Bettruhe und Wärmebehandlung: Schwitzpackungen, feucht-heiße Aufschläge, Bäder, Sonnenbestrahlung. Übergang auf Rohkost ist notwendig. Für den Vitamin-B-Bedarf sind Vollkornbrot, Hefe und Vollkornbrei zu empfehlen. Sehr bewährt haben sich Einreibungen mit Binsenkrautöl, Akonitsalbe, Arnikatinktur, Bienengiftsalbe. Oft kann auch der Chiropraktiker eine überraschende Heilung erzielen. Zur Nachbehandlung eignen sich Moor-, Schlamm-, Schwefel- oder Thermalbäder. Als Getränk eignet sich Tee aus zwei Teilen Gundelrebe, Hauhechel und Rainfarnblume. Zwei Eßlöffel mit einem halben Liter kochendem Wasser überbrühen, zehn Minuten ziehen lassen. Täglich zwei Tassen schluckweise trinken.

Nervenentzündung

Nervenentzündung – in der Medizin auch Neuritis, Polyneuritis oder Nervenrheumatismus genannt – entsteht durch mechanische Druckwirkung, durch Herdinfektion und Kälte. Meist wirken alle drei Ursachen zusammen. Die durch Druck gereizten Nerven sind besonders kälteempfindlich. Daher nimmt die Häufigkeit der Nervenentzündungen in der kalten Jahreszeit beträchtlich zu. Viele Ärzte sind überhaupt der Ansicht, daß die Nervenentzündung in manchen Bereichen des Körpers schon allein durch starke Abkühlung entsteht. Allerdings konnte in den vergangenen Jahren durch Labortests erkundet werden, daß auch Nikotin, Alkohol und chemische Gifte die Nervenentzündung fördern und zum Ausbruch kommen lassen können. Meistens aber kommt es zu dem Leiden durch Gifte von Infektionen, nach Grippe, nach Diphtherie, durch Syphilis, bei Stoffwechselstörungen, bei Gicht, bei Zuckerkrankheit und bei Beri-Beri. In der medizinischen Praxis unterscheidet man zwischen Neuralgie und Neuritis. Als Neuralgie bezeichnet man Schmerzzustände im Bereich von Empfindungsnerven, die mit gesteigerter Empfindlichkeit der Haut einhergehen, aber niemals mit Empfindungslosigkeit oder Lähmungen. Die Neuralgie ist demnach nur ein Reizzustand, der durch äußere Reize ausgelöst wird und dann höchstens noch zunehmen kann. Bei der Neuritis bestehen Reiz- und Lähmungserscheinungen: Schmerzen, abnorme Hautempfindungen, Muskelzuckungen, Muskelschwäche, Muskellähmungen, Empfindungslosigkeit der Haut. Von diesen Störungen können nur einzelne Nerven oder große Anteile des Nervensystems betroffen sein. Von einer Polyneuritis spricht man, wenn gleichzeitig mehrere Nervengebiete befallen sind. Am häufigsten tritt der Nervenrheumatismus beim Ischiasnerv auf.

ERKENNEN: Heftige Schmerzen im Nervenverlauf, ein ständiges Kribbeln. Die Haut im betreffenden Bereich fühlt sich pelzig an. Die Muskulatur kann nicht die gewohnten Leistungen erbringen. Oft ist der Patient vor Schmerz unfähig, gewisse Körperteile zu bewegen.

BEHANDLUNG: Die moderne Medizin hat gegen Nervenentzündung vielfach recht wirksame Medikamente, die fast alle in Form von Injektionen verabreicht werden. Auch Bestrahlungen wirken mitunter rasch. Die Behandlungsmethoden sind nur oft sehr teuer und werden im notwendigen Ausmaß nicht immer von den Krankenkassen getragen. Der Arzt wird im allgemeinen strenge Ruhe verordnen. Verfechter von Naturheilmethoden waschen die schmerzenden Stellen mehrmals täglich mit Essigwasser, nehmen warme Teilbäder, Dampfkompressen oder Heublumensäcke. Bessert sich der Schmerz, sollte man kalte Wickel, Salzwasserwickel und Essigwasserauflagen nachwirken lassen. Vegetarische Kost ist sehr zu empfehlen. Vibrationsmassagen und Eigenblutbehandlungen haben sich bei vielen Patienten bewährt. Die Homöopathie setzt gegen das Leiden Belladonna D 3–4, Aconitum D 3–6, und Magnesium phosphoricum D 6 ein.

Nervengeschwulst

Die Nervengeschwulst wird in der Medizin auch Neurom genannt. Es handelt sich dabei um die geschwulstartige Vermehrung von Nervenzellen. Sehr oft entstehen auf diese Weise sogenannte Hirngeschwülste. Aus Erfahrung weiß man, daß es vor allem bei Beinamputierten bald nach der erfolgten Amputation zu Nervengeschwülsten an den freien Nervenenden kommen kann, die zu erheblichen Schmerzen führen und durch Medikamente kaum beseitigt werden können.

ERKENNEN: Der Patient, der unter einer Nervengeschwulst leidet, klagt über starke Stechschmerzen, die das Denken beeinträchtigen. Die Intensität dieser Schmerzen kann bis zur Lähmung führen.

BEHANDLUNG: Gegen Nervengeschwülste kennt die moderne Medizin nur eine einzige wirksame Methode: die operative Entfernung des Neuroms. Zur Nachbehandlung werden oft sogenannte Nervenmassagen durchgeführt. Es handelt sich dabei um Vibrationsmassagen des Nervenverlaufgebietes.

Nervenschmerz

Der Nervenschmerz – auch Neuralgie genannt – zählt zu den meistverbreiteten Leiden unserer Zeit in Mitteleuropa. Er entsteht durch die Reizung von Empfindungsfasern bei führenden Nerven oder von Nervenumgebungen und Nervenumhüllungen. Die Schmerzen sind lästig und quälend; sie können durch äußere Einwirkung ausgelöst werden und jederzeit zunehmen. Am häufigsten tauchen Nervenschmerzen in den Beinen, im

Kopf, in den Oberarmen und im Mund auf.

ERKENNEN: Die quälenden Schmerzen schwellen an und klingen wieder ab. Sie treten bei manchen Patienten periodisch auf. Im Versorgungsgebiet der erkrankten Nerven kommt es zu Ausfällen und Empfindungsstörungen. Die Haut kribbelt und fühlt sich pelzig an. Gesichts- und Beinnerven sowie der Zwischenrippennerv sind von den oft unerträglichen Schmerzen besonders betroffen.

BEHANDLUNG: Der Arzt wird die Nervenschmerzen auf verschiedenen Ebenen zu bekämpfen versuchen. Er wird mit Injektionen arbeiten, wird dem Kranken Wärme und Ruhe empfehlen und vor allem bemüht sein, die Ursache des Nervenschmerzes herauszufinden. Es könnte sich um einen äußeren Druck auf den Nerv handeln, aber auch um Einwirkung von giftigen Stoffen nach Eiterungen. Die Beschwerden könnten die Folge von Infektionskrankheiten sein, oder es könnte eine Stoffwechselerkrankung vorliegen. Nervenschmerzen treten aber auch als Folge von Überanstrengung auf, oder sie gehen einer Gürtelrose voraus. Der deutsche Naturheiler Bilz bekämpfte und linderte Nervenschmerzen mit Dampfkompressen und mit Dampfbädern. Er riet zu viel frischer Luft und verschrieb leichte körperliche Bewegung. Vertreter der Homöopathie ziehen gegen den Nervenschmerz mit Stannum D 4–10, Verbascum D 2 und mit Colocynthis D 6–12 in den medizinischen Kampf.

Nervenschock

Der Nervenschock – auch nur als Schock bezeichnet – entsteht durch das plötzliche Versagen aller Funktionen des Nervensystems, einschließlich der Regelung und Aufrechterhaltung des Blutkreislaufes. Starke seelische Eindrücke, das Erleben eines Unfalles oder eines schrecklichen Geschehens sind auslösende Ursachen. Allerdings werden nicht alle Menschen in allen Lebenslagen einen Nervenschock erleiden. Es muß eine sogenannte Schockbereitschaft des gesamten Organismus bestehen. Sehr oft kann ein Schock auch durch äußere Einwirkungen entstehen: etwa durch einen kräftigen Schlag oder Tritt gegen das Sonnengeflecht in der Magengegend, bei einer Hodenquetschung, bei Verbrennungen, bei allzu großer Kälteeinwirkung, bei Hitze, bei Verwundungen. In diesem letzten Fall spricht der Arzt von einer speziellen Art des Nervenschocks: dem Wundschock, bei dem unmittelbar nach der Verletzung eine absolute Schmerzlosigkeit gegeben ist.

ERKENNEN: Der Nervenschock kann sich in ganz verschiedener Weise zeigen. Bei manchen Menschen äußert er sich in einer Ohnmacht, bei anderen wieder als schwerer Kollaps durch plötzliche Ansammlung von Blut in den Bauchgefäßen. Dazwischen liegen jedoch verschiedenste Arten von Nervenschocks.

BEHANDLUNG: Menschen, die einen Nervenschock erlitten haben, sollten unverzüglich in ein Krankenhaus eingeliefert werden und in ständiger Behandlung bleiben. Vordringliche Aufgabe des Mediziners ist es, die schwere Kreislaufstörung im Körper so rasch wie möglich zu beheben, damit der Organismus nicht zu sehr beansprucht wird und das Nervensystem sich beruhigt. Die Gliedmaßen werden in trockene, heiße Tücher gepackt. Manche Ärzte raten zu einer Leibauflage mit heißen Tüchern. Wenn die Glieder richtig erwärmt sind, werden sie kühl gewaschen. Pfarrer Kneipp empfahl kalte Teilwaschungen und Senfwickel um Waden und Brust. Manche Mediziner injizieren Kampferpräparate, verordnen den Patienten ein wenig Bohnenkaffee, geben Herzmittel und empfehlen, Abkochungen von Arnikawurzeln zu trinken. Die Homöopathie arbeitet seit vielen Jahren erfolgreich mit Ammonium carbonicum D 1–3, Lachesis D 8–10 und Veratrum album D 3.

Nervenschwäche

Nervenschwäche – auch Neurasthenie genannt – entsteht, wenn das Nervensystem schon bei geringer Belastung erschöpft ist. Allerdings handelt es sich dabei um eine leichte Erschöpfung. Anfällig für Nervenschwäche können Menschen mit angeborener konstitutioneller Schwäche sein. Nervenschwäche stellt sich aber auch oft nach Unterernährung, nach falsch durchgeführten Abmagerungskuren,

nach Überarbeitung und nach schweren Krankheiten mit langer Genesungszeit ein. Auch blutarme Patienten leiden meist unter Nervenschwäche. Der Naturheiler Bilz behauptete, daß auch zu heiße Speisen und Getränke, der übermäßige Genuß von Alkohol, Kaffee, Tee und Nikotin sowie allzu starke Gewürze die Nervenschwäche fördern. Untersuchungen in Labors in der Bundesrepublik haben ergeben, daß auch allzu häufiger Geschlechtsverkehr zur Nervenschwäche führen kann.

ERKENNEN: Nervenschwäche ist vor allem durch nervöse Reizbarkeit zu erkennen. Die Patienten erregen sich leicht und wirken leidenschaftlich, fallen jedoch nach kurzer Zeit schwach in sich zusammen. Sie erschrecken häufig unbegründet, leiden an starkem Herzklopfen, schlafen schlecht oder kaum, klagen über Schweißausbrüche und fallen den Mitmenschen durch Gemütsverstimmungen und durch hastiges Benehmen auf. Handeln und Denken sind überstürzt. Es können sich sogar vorübergehend an verschiedenen Körperstellen Schmerzen bemerkbar machen. Der Patient neigt zu Schwindelanfällen, ja sogar zur Ohnmacht. Speziell Frauen erleiden hysterische Krämpfe. Mit der Nervenschwäche geht sehr oft Abmagerung einher. Der Kranke bekommt eine welke Haut und ist sehr bleich im Gesicht.

BEHANDLUNG: Je früher ein Fachmann gegen dieses Leiden vorgeht, desto schneller kann es zu einer Heilung kommen. Die Medizin schreibt bei Nervenschwäche unbedingte Ruhe vor. Große Erfolge wurden bisher mit regelmäßigen Fichtennadelbädern und mit Lendenwickeln erzielt. Pfarrer Kneipp riet zu leichten Güssen und zu Wassertreten. Auch heute noch müssen Nervengeschwächte in den Kneippanstalten barfuß laufen, Luftbäder nehmen und leichte Gymnastik betreiben. Massagen helfen vielen Menschen zur Regenerierung.

Anhänger der Naturheilkunde schwören bei Nervenschäden auf den Genuß von Baldriantee, von Tee aus Lavendel- und Weißdornblüten, aber auch aus Hopfendolden und Melisse. Auch Anistee bringt Beruhigung. Die moderne Pharmazie verfügt – dank einiger epochaler Erfindungen der Wiener Medizinischen Schule – über wirkungsvolle Präparate zur Stärkung der geschwächten Nerven. Vertreter der Homöopathie arbeiten bei Nervenschwäche mit Kalium phosphoricum D 6, Silicea D 6–12 und mit Ferrum phosphoricum D 6–12.

Schlafstörungen

Herzschwäche, Wechselbeschwerden, Harndrang, Durchblutungsstörungen, Prostataerkrankungen, Magen- und Darmleiden sowie Nervenentzündungen können zu Schlafstörungen führen. Die häufigsten Ursachen allerdings sind Streß, Übermüdung, nervöse Störungen allgemeiner Art, zu viel Nikotin, Alkohol und Kaffee. Weitere Feinde des Schlafes sind Angst, Furcht und Sorgen.

ERKENNEN: Der Patient liegt stundenlang wach im Bett und ist am Morgen todmüde. Manche Menschen schlafen schwer ein, andere erwachen frühzeitig, wieder andere mitten in der Nacht und können schwer wieder einschlafen.

BEHANDLUNG: In erster Linie wird der Arzt ein vorhandenes Grundleiden behandeln müssen. Niemals sollten Schlafmittel verabreicht werden. Wirksamer sind nasse Socken, Spaziergänge am Abend, Wassertreten, Ganzwaschungen. Und hier ein idealer Kräutertee für einen guten Schlaf: 10 Gramm Orangenblätter, 20 Gramm Baldrian und 20 Gramm Melisse vermischen und abends einen Teelöffel in eine Tasse siedendes Wasser geben. Langsam trinken. Ein altes Hausmittel: Abends eine Zwiebel in eine Tasse Milch legen, das Ganze gut erwärmen und ziehen lassen. Die Milch darf aber nicht überkochen. Dieser Trunk ist kurz vor dem Schlafengehen einzunehmen. Er schmeckt nicht sonderlich, aber er wirkt.

Trigeminusneuralgie

Der Trigeminus ist ein Gehirnnerv, der als Empfindungsnerv Kopf und Gesicht und als Bewegungsnerv die

Kaumuskulatur versorgt. Zu Trigeminusneuralgie kommt es meist bei älteren Menschen über 60. Die Ursache dafür können Zahn-, Kiefer- und Nebenhöhlenentzündungen sein.

ERKENNEN: Der Patient klagt über heftige Schmerzen im Ober- und Unterkiefer. Die Schmerzen werden beim Sprechen unerträglich.

BEHANDLUNG: Viele Patienten haben durch Einreibungen mit Melissengeist, mit Dampfkompressen, Gesichtsdampf und Gesichtsgüssen schnelle Erleichterung gefunden. Die Homöopathie setzt Belladonna D 3–6, Cedron D 4–6 und Verbascum D 2 ein. Die Biochemie schwört auf Natrium sulfuricum D 6 und Silicea D 12. Sehr bewährt haben sich Nadelungen der Oberarme nach Baunscheidt.

Seelische Krankheiten sind oft eng mit Erkrankungen der Nerven verbunden. Da es schwer ist, die Seele in unser System einzuordnen, behandeln wir ihre Erkrankungen als Teil der Nervenstörungen. Es muß aber darauf hingewiesen werden, daß seelische Konflikte und Fehlreaktionen nicht immer als bloße Nervenstörungen aufzufassen sind.

Die Seele

Die lebendige Ganzheit des Menschen entsteht durch die innige Verbindung von Leib und Seele. Der Körper wird erst dadurch zum existenten Wesen. Zwischen Leib und Seele sind zahlreiche Wechselbeziehungen festzustellen. Das geistig-seelische Leben ist an das Vorhandensein körperlicher Organe wie Gehirn, Nervensystem, Hormondrüsen gebunden. Die Seele bedarf des Körpers und seiner geordneten Funktionen, um voll und ungestört wirksam zu werden. Das Seelenleben wird tiefgreifend durch Vererbung und durch körperliche Funktionsstörungen beeinflußt. Andererseits sind wieder gewisse Vorgänge wie etwa Trauer, Angst und Freude mit gewissen körperlichen Symptomen verbunden.

Der Mensch von heute ist starken Umwelteinflüssen ausgesetzt: sowohl im Beruf als auch im Privatleben. Sind Frau und Mann noch so stark: Mitunter wird der Druck auf das Seelenleben zu viel. Es entstehen seelische Belastungen, die zu Krisen führen. An sich ist das noch kein Krankheitszustand, doch der Betroffene bedarf einer sofortigen entsprechenden Behandlung und positiven Beeinflussung, damit aus dieser Krise nicht eine Krankheit wird, die ihrerseits in einem schweren, lang andauernden, körperlichen Leiden enden kann.

Das bedeutet: Die kleinste seelische Störung kann gefährliche organische Schäden oder einen vollkommenen seelischen Zusammenbruch verursachen. Naturheilkundliche Methoden können dem vorbeugen. Nichts ist so wichtig in der heutigen Zeit, als die seelische Ruhe und das innere Gleichgewicht allen Stürmen der Zivilisation zum Trotz zu bewahren.

Seelische Störungen, die im Grunde keine Krankheiten sind, lassen sich natürlich nicht über einen Leisten biegen. Die inneren Belastungen eines Menschen hängen von seiner Umwelt und seinen speziellen Problemen ab. Die aber sind gerade bei jung und alt grundverschieden.

Alle aber müssen sich merken: Wenn es möglich ist, daß durch seelische Störungen Krankheiten entstehen können, dann muß es auch möglich sein, durch vernünftige Seelenbetreuung solche Krankheiten hintanzuhalten.

Merken Sie sich immer: Ein ausgeglichenes Seelenleben kommt immer dem leiblichen Wohl zugute. Das wußten schon die Römer, deren Weisheit lautete: „In einem gesunden Körper muß auch eine gesunde Seele wohnen!"

Die Seele wird übermäßig beansprucht, wenn ein Mensch zu viele einschneidende Erlebnisse hat und sie nicht verarbeiten kann, wenn er Katastrophen erlebt, eine Reifekrise durchsteht, wenn er tiefe Kränkungen oder Niederlagen erdulden muß. Mit vernünftigen Methoden und dem Rat von Fachleuten kann er sich mit den Erfahrungen der Naturheilkunde helfen. Bei bedenklicher Entwicklung seelischer Belastungen ist aber unverzüglich ein Mediziner aufzusuchen. Organische Leiden, die durch seelische Störungen entstehen, sind im vorliegenden Werk unter den entsprechenden Krankheiten zu suchen.

STÖRUNGEN DER SEELE

Angst

Es gibt fast kein Leben ohne Angst. Angst ist mit unseren Lebensfunktionen eng verknüpft, daher kann sie auch körperliche Symptome und Fehlreaktionen hervorrufen. Die Angst kann nie beseitigt werden, sie muß überwunden werden. Ein wesentlicher Bestandteil der Naturheilkunde ist es, dem Patienten zu helfen, seine Angst zu überwinden. Die Seelenheilkunde kennt verschiedene Arten von Ängsten: Platzangst, Schwangerschaftsangst, Erkrankungsangst, Verletzungsangst, Sprechangst und Flugangst.

ERKENNEN: Bei allen Arten von Ängsten können folgende Symptome auftreten: Erblassen, Ohnmacht, Herzkrampf, Herzklopfen, Magendrücken, Erbrechen, Durchfall, Zittern, Kreislaufstörungen. Bei Platzangst kann der Patient nicht in einem überfüllten oder bevölkerten Raum verweilen. Er gerät im Theater, im Kino oder in der Kirche in Panik. Er fühlt sich erst wieder von seiner Furcht befreit, wenn er den Raum verlassen hat. Sehr oft können Menschen auch keine Plätze und Straßen überschreiten; diese Krankheit nennt man Agoraphobie, die Angst vor leeren Plätzen. Viele Frauen leben in der ständigen Angst, ein Kind zu bekommen, und haben Angst vor jeder Berührung mit einem Mann. Weit verbreitet ist die ständige Angst, zu erkranken, besonders die Krebsangst. Sehr viele Frauen und Männer fühlen sich ständig seelisch belastet, weil sie sich fürchten, eine Verletzung zu erleiden. Andere wieder haben jedesmal Angst, wenn sie den Mund öffnen und zu anderen sprechen sollen. Und viele Menschen geraten regelmäßig vor jedem Flug in Panik.

BEHANDLUNG: Da es sich bei Ängsten um eine deutliche Belastung des Unterbewußtseins handelt, muß sich der Patient spontan einmal selbst helfen, um die Angst zu besiegen. Er kann dies tun, indem er die auslösenden Faktoren seiner Angst beseitigt: volle Räume meiden, kein Flugzeug besteigen, möglichst wenig sprechen, möglichst gesund und vorsichtig leben, um Krankheiten und Verletzungen aus dem Weg zu gehen, sexuelle Kontakte meiden. Das ist aber keine Lösung. Frauen und Männer müssen versuchen, ihr seelisches Gleichgewicht durch autogenes Training und Autosuggestion wiederherzustellen. Parallel dazu empfehlen sich Gymnastikübungen, Wanderungen in freier Natur, Schwimmen und Barfußgehen nach Kneipp. Nehmen die Ängste bedenkliche Formen an, die den Eindruck einer Krankheit erwecken, so muß unverzüglich ein Psychotherapeut zugezogen werden.

Depressionen

Die Depression ist ein ganz bestimmter Gemütszustand, der seinen Ausdruck in einer traurigen, niedergedrückten und pessimistischen Verstimmung findet. Diese Seelenbelastung ist meist vollkommen frei von Sinnestäuschungen, kann aber zu Denkhemmungen führen; weiters treten Trübsinn und Melancholie auf. Zu Depressionen kann es aus verschiedensten Ursachen kommen: Streit, Mißerfolg am Arbeitsplatz, Liebeskummer, Enttäuschungen, geistige Überanstrengung, mangelnde körperliche Betätigung, aber auch Störungen in der Hormonversorgung.

ERKENNEN: Menschen, die unter Depressionen leiden, sind niedergeschlagen, leiden fallweise unter Schwermut und sind schwer in heitere Stimmung zu bringen. Die Leistungsfähigkeit ist herabgesetzt. Kleine Probleme bedrücken den Patienten schwer. Er achtet nicht mehr auf sein Äußeres. Es treten Verdauungsstörungen auf. Harmlose Bemerkungen werden überbewertet. Unvernünftige Reaktionen des Kranken machen den Mitmenschen Sorge.

BEHANDLUNG: Depressive Menschen sollten sich vorerst körperlich gründlich erholen. Also: Abschalten und Urlaub machen, schöne Dinge sehen und erleben, neue Menschen kennenlernen. Ist der Körper ausgeruht und die Seele entlastet, verschwinden die Depressionen oft blitzartig. Ist dies nicht der Fall, so ist es bei vielen Menschen zu erwägen, den Beruf zu wechseln oder sich mit dem Chef auszusprechen. Oft tut auch eine Aussprache mit dem Ehepartner gut. Wichtig für jung und alt sind sportliche Betätigungen im Rahmen der konstitutionellen Gegebenheit: also Gymnastik, Schwimmen, Wandern. Auch Massagen bewähren sich bestens. Nimmt die Depression bedenkliche Formen an, dann muß der Arzt zu Rate gezogen werden.

Sehr oft entstehen heutzutage seelische Belastungen speziell bei älteren Menschen durch Einsamkeit. Das Alleinsein wirkt sich nachteilig auf den gesamten Lebensablauf des Menschen aus. Körperliche Leiden werden verstärkt, Heilungen bei Krankheiten verzögern sich. Es kommt zu Depressionen. Vereinsamung kann Menschen zur Verzweiflung und zu unvernünftigen Handlungen treiben, die Leben und Gesundheit gefährden.

ERKENNEN: Vereinsamte Menschen zeigen bestimmte Verhaltensweisen: Zurückgezogenheit, Schweigsamkeit, Hemmungen, Verlust der Lebensfreude, Schlaflosigkeit, Trübsinn.

BEHANDLUNG: Es liegt an den Mitmenschen, dem Patienten seine Vereinsamung überwinden zu helfen. Allein ist das nur sehr schwer möglich. Nur besonders starke Charaktere finden eine Beschäftigungstherapie, die sie die Einsamkeit vergessen läßt: Malen, Musizieren, Lesen. Wichtig ist, daß einsame Menschen Kontakte suchen, was heute bei jungen Leuten in Clubs und bei älteren Leuten durch die vielen Seniorenvereinigungen nicht schwer ist. Die Mitmenschen müssen mithelfen, den Einsamen in ihre Mitte zu bekommen. Oft hat er von sich aus Angst und Hemmungen oder Bedenken. Besuchen Sie den einsamen Menschen, laden Sie ihn ein, rufen Sie ihn an, damit er langsam wieder ein normales, gesellliges und glücklicheres Leben führen kann.

Frauen und Männer, die in verantwortlichen Berufen arbeiten oder die im Privatleben großen Belastungen ausgesetzt sind und unter ständigem Streß stehen, leiden sehr oft an der sogenannten Managerkrankheit. Ihr Leben ist unentwegt von inneren und äußeren Spannungen erfüllt. Es kommt zu nervöser Überreizung infolge Überarbeitung, Übermüdung, Wetterfühligkeit. Die Managerkrankheit kann zu schweren Durchblutungs- und Herzstörungen führen.

ERKENNEN: Der Managerkranke klagt über Herzschmerzen, die fallweise auftreten und die Angstgefühle hervorrufen. Der Schmerz macht sich als Druck oder Krampf bemerkbar. Typisch auch ein Stechen und Brennen in der Herzgegend, mitunter auch über dem Brustbein. Sehr oft erfolgt eine Schmerzausstrahlung in die linke Schulter und in den linken Arm. Es treten häufig Kopfschmerzen auf. Der Managerkranke ist schlecht gelaunt, reizbar und fühlt sich gehetzt. Managerkrankheit kann in der Folge zu Herzanfällen, Kreislaufstörungen und Angina pectoris führen.

BEHANDLUNG: Beim geringsten Anzeichen der Managerkrankheit müssen Nikotin, Alkohol, starker Kaffee und starker Tee gemieden werden. Üppiges Essen und körperliche Überanstrengung sind zu meiden. Probleme müssen beiseite geschoben werden. Machen Sie Urlaub, vergessen Sie Ihren Arbeitsplatz, so gut das möglich ist. Sollten Sie sich durch familiäre Probleme belastet fühlen, packen Sie die Koffer und fahren Sie allein fort. Grundbedingung für eine Besserung des Zustandes ist ein geruhsames Leben. Die Nahrung muß so zusammengestellt werden, daß Blähungen und Verstopfungen im Verdauungsapparat vermieden werden, damit das Herz entlastet wird. Sehr zu empfehlen sind ansteigende Armbäder, kalte Teilwaschungen, Trockenbürstenmassagen, Luftbäder, Gymnastik und Spaziergänge in sauerstoffreicher Luft. Wenn im Zuge der Managerkrankheit – verursacht durch Kreislaufschwäche – Ohnmachtsanfälle auftreten, so muß der Patient flach gelagert werden. Der Kopf sollte tiefer als der übrige Körper liegen. Beklemmende Kleidungsstücke gehören sofort geöffnet. Frischluftzufuhr ist angebracht. Der Patient ist durch Decken vor Abkühlung zu schützen. Seine Körperhaut soll frottiert und gebürstet werden. Bei akutem Auftreten der Managerkrankheit ist unverzüglich der Arzt zu verständigen.

Neurosen

Neurosen sind der körperliche und funktionelle Ausdruck einer seelischen Belastung. Viele normale Lebensfunktionen – Kreislauf, Drüsenausscheidung, Verdauung, Stoffwechsel – sind durch das Lebensnervensystem eng mit dem seelischen Erleben verbunden. Neurosen entstehen, wenn die Fähigkeit des Menschen gestört wird, seine Erlebnisse normal zu verarbeiten. Sie spiegeln daher die ernsthaften Konflikte einer Persönlichkeit wider. Neurosen können aber auch bei Reifestörungen an Leib und Seele oder bei besonderen Belastungen durch die Umwelt entstehen, wobei verschiedene Arten auftreten können.

Die Organneurose

Bei der Organneurose treten in bestimmten Organen, besonders in Herz, Magen und Geschlechtsorganen, abnorme Empfindungen und Störungen auf, obwohl gar kein organischer Schaden vorliegt. Der Arzt kann dann immer nur funktionelle Störungen nachweisen. Die Ursache dafür ist im vegetativen Nervensystem zu suchen. Beobachtungen in bundesdeutschen Kliniken haben ergeben, daß sich in der heutigen Zeit sehr viele „Unfallneurosen" entwickeln. Nach einem Verkehrsunfall, bei dem ein Mensch mit heiler Haut davongekommen ist, treten allerlei bedenkliche Beschwerden auf, weil der Betroffene sich unterbewußt einen finanziellen Vorteil von einem eingehandelten Leiden erhofft. Ähnliche Fälle werden immer wieder bei Rentnern und Pensionären beobachtet, die plötzlich Neurosebeschwerden bekommen, weil sie sich einen Hilflosenzuschuß oder andere Begünstigungen erhoffen.

ERKENNEN: Bei Organneurosen können ganze Organsysteme, aber auch einzelne Organe und Körperteile betroffen sein. Das bedeutet: Der Patient bekommt aufgrund seelischer Belastungen im Herzen, im Magen und im Darm Beschwerden. Es treten Krampfaderschmerzen und Pulsbeschleunigung, Darmbeschleunigung oder Darmkrämpfe auf. Der Patient beginnt zu stottern und hat epilepsieartige Anfälle. Mitunter kommt es sogar zu Lähmungen an Gliedmaßen.

BEHANDLUNG: Gegen Organneurosen helfen Gymnastikübungen, Massagen, Kneippkuren, Atemübungen und autogenes Training. Auch mit Akupunktur und Akupressur können rasche Erfolge erzielt werden. Allerdings muß der Patient beim Auftreten der Beschwerden unverzüglich einen Arzt aufsuchen. Denn nur der Fachmann kann sagen, ob es sich um Organneurosen oder um ein organisches Leiden handelt.

Die Psychoneurose

Psychoneurosen entstehen durch seelische Belastung und äußern sich in verschiedenen krankhaften Seelenzuständen: neurotischen Depressionen, Zwangsneurosen, Rauschgift-, Alkohol- und Nikotinsucht, Angstneurosen.

ERKENNEN: Psychoneurosen machen sich beim Patienten durch häufiges Erblassen oder Erröten, durch übermäßiges Schwitzen, Erbrechen, durch Verkrampfung, durch Weinanfälle, Durchfall, Gewichtsab- und Gewichtszunahme bemerkbar. Körperliche Fehlreaktionen entstehen aller-

dings nur, wenn mit diesen Beschwerden auch Lebensangst, unbefriedigter Ehrgeiz und allgemeine Unzufriedenheit einhergehen.

Erkennen der einzelnen Psychoneurosen:

ANGSTNEUROSE: s. unter Angst.

ZWANGSNEUROSE: Der Patient versucht, durch verschiedene zwanghafte Handlungen Ängste zu beschwichtigen. Er wäscht sich unentwegt, zuckt mit den Augen, grübelt vor sich hin und neigt zu übertriebener Gewissenhaftigkeit und mangelnder Entschlußfähigkeit.

NEUROTISCHE DEPRESSION: Sie macht sich durch Absinken der Leistungsfähigkeit und der Lebensfreude bemerkbar. Es kommt zu Minderwertigkeitsgefühlen, Selbsthaß und Pessimismus.

SUCHTNEUROSEN: Rauschgiftsucht und Alkoholsucht sind der Ausdruck der inneren Unsicherheit eines Menschen. Der Patient flüchtet in eine gefährliche Traumwelt.

BEHANDLUNG: Bei Verdacht auf Psychoneurosen ist sofort der Arzt aufzusuchen. Sehr wichtig zur Behebung des seelischen Druckes sind lange und ruhige Aussprachen mit vertrauenswürdigen Mitmenschen. Probleme müssen durchdiskutiert und von der positiven Seite beleuchtet werden. Der Patient braucht viel Ruhe und Erholung. Aufenthalte in Kurheimen sind sehr zu empfehlen. Bei kritischen Fällen von Psychoneurosen muß die Behandlung durch einen einschlägigen Mediziner durchgeführt werden.

Schlafwandel

Private Sorgen und Überforderung im Beruf bringen es sehr oft mit sich, daß Jugendliche und Erwachsene unter Phänomenen leiden, die allgemein unter der Bezeichnung „Schlafwandel" eingestuft werden. Der Patient erhebt sich nachts im Schlaf aus seinem Bett und geht mit offenen – aber nicht mit sehenden – Augen umher. Er legt dabei zwar großes Geschick an den Tag, kann dabei aber dennoch böse Unfälle erleiden. Am nächsten Morgen weiß er von seinem Ausflug nichts. Früher nannte man diesen Zustand Mondsucht oder Nachtwandel. Es handelt sich beim Schlafwandeln um einen außergewöhnlichen Dämmerzustand, in dem Bewegungserscheinungen vom Tag noch nicht zur Ruhe gekommen sind. Daher bewegt der Patient seine Glieder und spricht auch mitunter im Schlaf. Durch starken Lichtreiz – hervorgerufen etwa durch den Vollmond – wird dieser Bewegungsdrang nachts ausgelöst.

ERKENNEN: Der Schlafwandler darf auf keinen Fall während seines gefährlichen Ausfluges angesprochen oder angerufen werden. Die Organe, die unter Einwirkung eines Traumbildes tätig sind, würden durch das zurückkehrende Bewußtsein ihren vollen Dienst versagen. Daher läßt man einen Schlafwandler niemals allein im Raum schlafen. Außerdem versperrt man seine Tür und schließt das Fenster des Ruheraumes.

BEHANDLUNG: Der deutsche Naturheiler Bilz riet den Angehörigen von Schlafwandlern, rund um das Bett des Patienten Gefäße mit kaltem Wasser aufzustellen. Die Methode bewährt sich prächtig. Wenn der Schlafwandler sich erhebt und in ein Gefäß tritt, wacht er auf der Stelle auf und legt sich wieder hin. Pfarrer Kneipp riet zu Ganzwaschungen oder zu einem Halbbad am Morgen. Sehr gut helfen auch nasse Socken vor dem Schlafengehen. Viel Erfolg erzielte Kneipp mit seinem berühmten Barfußlaufen im nassen Gras. Heute weiß man: Der Schlafwandler braucht eine Stärkungskur für den ganzen Körper, damit der normale Nervenzustand wiederhergestellt werden kann. Abends kein warmes Nachtmahl, nur kühle Speisen. Schlafwandler dürfen nicht zu spät essen und sollen sehr wenig zu sich nehmen. Empfehlenswert ist, wenn der Patient abends vor dem Schlafengehen einen Einlauf erhält. Der Stuhlgang verringert die Neigung zum Schlafwandel.

7. Das Blut

Allgemeines

Das Blut ist ein flüssiges Gewebe, das sich in den Blutgefäßen befindet. Der Organismus kann nur leben und Leistung erbringen, wenn er von Blut durchströmt wird. Das strömende Blut verbindet gemeinsam mit dem Nervensystem alle Organe zur Ganzheit des Organismus. Es transportiert Sauerstoff, Nährstoffe, Kohlensäure, Schlacken und Wirkstoffe. Es wehrt Infektionen und Fremdkörper ab und reguliert den Wasser- und den Wärmehaushalt. Ein erwachsener Mensch hat etwa fünf bis sechs Liter Blut. Bei Verlust der halben Menge besteht Lebensgefahr. Das Blut besteht aus 60 Prozent Blutflüssigkeit und aus 40 Prozent darin schwimmenden Blutzellen. Die Blutflüssigkeit wieder wird aus dem Serum und dem Blutfaserstoff zusammengesetzt. Die Blutzellen mit dem ausgefällten Blutfaserstoff bilden den Blutkuchen. Das Blutserum ist eine graugelbe Flüssigkeit. Sie setzt sich aus 90 Prozent Wasser, 7 Prozent Eiweißkörpern, einem Prozent Salze sowie Zucker, Fetten, Milchsäure, Hormonen und Fermenten zusammen.

Es gibt drei Arten von Blutkörperchen:

Ein Kubikmillimeter Blut enthält 4,5 bis 5 Millionen rote Blutkörperchen, 5000 bis 8000 weiße Blutkörperchen und 500.000 Blutplättchen. Die roten Blutkörperchen transportieren den Sauerstoff von der Lunge in das Gewebe, die weißen Blutkörperchen wehren Infektionen ab. Die Blutplättchen sind für die Blutgerinnung im Falle einer Verletzung zuständig.

Wir unterscheiden vier Hauptblutgruppen: die Blutgruppen 0, A, B und AB. Wichtig ist auch noch das Blutmerkmal Rh (für den Rhesusfaktor). 25 Prozent aller Menschen besitzen ihn nicht, d. h. sind Rh-negativ. Jeder von uns sollte seine Blutgruppe kennen und irgendwo aufgeschrieben bei sich tragen. Dies kann ihm bei einem Unfall unter Umständen das Leben retten, wenn eine Bluttransfusion notwendig ist.

Der Blutkreislauf (siehe auch Kapitel 2, „Der Rumpf", unter „Das Herz") gliedert sich in drei Abschnitte. Es gibt den großen Kreislauf – auch Körperkreislauf genannt –, den kleinen Kreislauf – auch als Lungenkreislauf bezeichnet – und den Pfortaderkreislauf. Jeder hat eine bestimmte Funktion. Wichtig – vor allem für alternde und kranke Menschen – ist die regelmäßige Überprüfung des Blutdruckes, der die Intensität der Herzfunktion widerspiegelt. Die Höhe des Blutdrucks eines Menschen sollte ungefähr der Zahl entsprechen, die sich aus der Addition seines Alters mit der Zahl 100 ergibt.

ERKRANKUNGEN DES BLUTES

Anämie

Anämie oder Blutarmut wird durch eine Verminderung des Blutfarbstoffes und der Zahl der roten Blutkörperchen ausgelöst. Grund dafür kann eine verringerte Ausschüttung von roten Blutkörperchen aus dem Knochenmark oder vermehrte Zerstörung von roten Blutkörperchen sein. Neben einmaligem schwerem oder dauerndem geringem Blutverlust führen Gifte zum Abbau und zur verminderten Neuproduktion der roten Blutkörperchen. Schon längere Unterbrechung der natürlichen Lebensweise, Fernhalten von Licht, Luft und lebenswichtigen Nährstoffen kann Blutarmut auslösen. Jede Anämie führt zu Sauerstoffmangel der Körpergewebe, auf den das Zentralnervensystem am empfindlichsten reagiert.

ERKENNEN: Neben der oft täuschenden Hautblässe (nicht alle blassen Menschen müssen Anämie haben) sind Müdigkeit, Kopfschmerzen, Appetitlosigkeit, Neigung zu kalten Händen und Füßen, Atemnot, Ohrensausen, Schwindelanfälle und Regelstörungen typische Anzeichen von Blutarmut. Letztlich kann Anämie nur durch eine klinische Untersuchung mit Messung des Blutfarbstoffgehaltes direkt nachgewiesen werden.

BEHANDLUNG: Sind innere Faktoren die Ursache der Blutarmut, muß der gesamte Körper angeregt werden. Vornehmlich dazu geeignet ist der vermehrte Aufenthalt in frischer Luft und in der Sonne sowie eine naturgemäße Ernährung mit vielen Vitaminen. Besonders geeignet sind Nahrungsmittel wie Spinat, Hagebutten, Tomaten, Lauch, Kopfsalat, Feigen, Blutwurst, Leber und Niere, die wegen ihres Eisengehaltes und der Vitamine A, C, B12 anzuraten sind. Auch eisenhaltige Wässer – Pyrmont, Schwalbach oder Liebstein – dienen dem Aufbau der Blutkörperchen auf natürlichem Weg. In schweren Fällen von Blutarmut empfiehlt sich ein Tee in folgender Zusammensetzung: drei Teile Brennessel, je ein Teil Schafgarbe, Wermut, Tausendguldenkraut, je zwei Teile Wacholderbeeren und Pfefferminze, mit heißem Wasser aufgießen, 15 Minuten ziehen lassen und dreimal täglich eine Tasse einnehmen.

Dazu sind weißes und schwarzes Knochenpulver, roter Traubensaft, Spinatsaft, Brennesselsaft oder Löwenzahnsaft, zu den Mahlzeiten eingenommen, wirksame Aufbaustoffe

Arterienverkalkung

Arterienverkalkung oder Arteriosklerose tritt sowohl als Krankheit als auch als Altersveränderung in Erscheinung. Allerdings kann sie durch erbliche oder konstitutionelle Einflüsse auch verfrüht oder verstärkt auftreten. Hoher Blutdruck, Fettsucht, Infektionskrankheiten, Nikotin und Rheumatismus begünstigen die Arterienverkalkung.

ERKENNEN: Erkrankte Blutgefäße können an ihrer Verhärtung, Erweiterung und Schlängelung erkannt werden. Am gefährlichsten ist die Arterienverkalkung der Hauptschlagader, der Herz-, Gehirn-, Bauch-, Nieren- und Beingefäße. Schwächezustände, Herzbeschwerden, Angstgefühle, Kopfschmerzen und Schlaflosigkeit sind typische Anzeichen der Krankheit, wobei sich die Beschwerden nach dem befallenen Gefäßgebiet richten. Eine Rückbildung erkrankter Gefäße ist zwar nicht mehr möglich, doch ist bei vernünftiger Lebensweise trotz Arteriosklerose die Erreichung eines hohen Lebensalters möglich.

BEHANDLUNG: Gesunde, rein pflanzliche Kost und striktes Nikotinverbot sind die Grundlagen der Behandlung.

Dazu Luftbäder, leichte Gymnastik, Bewegung, einfache Wasseranwendung zur Förderung des Blutkreislaufes, insbesondere Ganzwaschungen, Arm-, Fuß-, Wechselfußbäder, Knie- und Schenkelgüsse, Atemgymnastik. Alte Hausmittel haben sich bei Arterienverkalkung besonders bewährt: Säfte und Tees von Knoblauch, Weißdorn, Blasentang, Ackerschachtelhalm, Hohlzahn und Mistel. Ein besonderer Tee gegen Arterienverkalkung besteht aus zwei Teilen Blasentang, drei Teilen Mistel, je zweieinhalb Teilen Schachtelhalm und Weißdornfrüchten. Diesen Tee gut abkochen und täglich drei Tassen trinken.

Bluthochdruck

Bluthochdruck stellt entweder ein eigenes Krankheitsbild dar, oder er ist die Folge anderer Leiden, wie etwa chronischer Nierenentzündung, Arterienverkalkung, Zuckerkrankheit, Fettsucht und vieler anderer. Von einer Blutdruckerkrankung spricht die Medizin, wenn keine andere Grundkrankheit vorliegt und der Blutdruck dauernd erhöhte Werte zeigt.

ERKENNEN: Es gibt zwei Formen des Bluthochdruckes. Beim roten Hochdruck ist die Haut gut durchblutet, das Gesicht ist gerötet, die Höhe des Blutdruckes schwankt. Beim blassen Hochdruck ist die Haut schlecht durchblutet, die Blutdruckhöhe ist beständig. Typische Anzeichen sind verminderte Herzleistung, Verdauungsbeschwerden, gestörte Gehirndurchblutung, Schwindel, leichte Ermüdbarkeit, Kopfdruck, Gefäßkrämpfe in Schultern, Fingern und im Nacken. Beim roten Bluthochdruck bleiben die ernsten Störungen lange aus. Die Normalisierung des Blutdruckes kann in aller Ruhe erfolgen. Beim blassen Hochdruck liegt meist eine schwere Schädigung der Nieren vor.

BEHANDLUNG: Unbedingt den Arzt zu Rate ziehen! Der Patient muß sich entspannen, soll Atemübungen und autogenes Training durchführen. Auch heute noch werden Blutegel und Prießnitz-Kuren angewendet. Der Patient muß ausreichend schlafen und vollkommen auf Nikotin, Alkohol, Kaffee und andere Reizmittel verzichten. Ideal ist eine knappe Diät, vegetarische Kost mit viel Obst, fett- und kochsalzarme Nahrung, nur Weizenkeimöl, Leinöl oder Sonnenblumenöl. Butter und Schlachtfette sind gefährlich. Vitamine müssen reichlich zugeführt werden. Auch nach Normalisierung des Bluthochdruckes ist natürlich das Beibehalten einer gesunden Lebensführung notwendig. Sehr zu empfehlen sind Spaziergänge in Wäldern, daheim Fichtennadelbäder und Gymnastik. Olivenblättertee, Mistel und Knoblauch haben sich in der Bekämpfung des Bluthochdrucks bewährt. Als vorbeugende Maßnahme sollte jeder seinen Blutdruck ständig kontrollieren lassen und aufschreiben.

Blutniederdruck

Störungen in der Kreislaufregulation führen zu schlechter Durchblutung des Gehirns und zu Blutniederdruck.

ERKENNEN: Die geistige und körperliche Leistungsfähigkeit läßt nach. Typisch sind Ermattung am frühen Morgen, Schwindelanfälle und Ohnmacht. Blutniederdruck ist meist ungefährlich, ganz im Gegensatz zu Bluthochdruck.

BEHANDLUNG: Sehr bewährt haben sich Kneippgüsse, Atemgymnastik und Turnübungen am frühen Morgen bei offenem Fenster. Mäßiger Genuß von Kaffee hilft. Auch Bürstenmassagen führen zur Normalisierung des Blutdruckes. Ideal sind nach den Hauptmahlzeiten dreimal täglich 10 bis 20 Tropfen Weißdorn-Urtinktur mit Wasser. Voraussetzung für den Erfolg ist eine gesunde Lebensweise, Sport und Urlaubsaufenthalte am Meer oder im Mittelgebirge.

Kollaps

Bei versagender Herzkraft oder mangelnder Blutfüllung wird durch Verfall des Kreislaufes eine Schädigung der lebenswichtigen Gehirnzentren ausgelöst, was als Kollaps bezeichnet wird. Ein solcher Kreislaufkollaps kann nach schweren Operationen, nach starken Blutverlusten sowie nach fieberhaften Erkrankungen auftreten.

ERKENNEN: Neben Müdigkeit und Abgespanntheit treten beim Kranken Schweißausbrüche auf der Stirn, kalte Hände und Füße, schwacher, beschleunigter Puls und oberflächliche Atmung auf. Eingefallene Augen und manchmal tiefe Bewußtlosigkeit sind weitere Anzeichen für den Kollaps.

BEHANDLUNG: Wichtig ist zunächst das Einhüllen der Arme und Beine in trockene, heiße Tücher sowie die Auflage von heißen Tüchern auf den Leib. Sind Gliedmaßen und Körper wieder erwärmt, empfehlen sich kalte Teilwaschungen und anschließend Senfwickel um Waden und Brust. Nach Erwachen aus einer allfälligen Bewußtlosigkeit ist dem Kranken starker Bohnenkaffee oder eine Abkochung aus Arnikawurzeln in kleinen Schlucken einzuflößen. Ein Kreislaufkollaps erfordert aber ärztliche Behandlung.

Kreislaufstörung

Zu einer Störung und Schwäche des Blutkreislaufes kann es kommen, wenn nach Überanstrengung, Verwundung, Verbrennung oder seelischer Erschütterung plötzlich eine abnorme Weitstellung der herzfernen Blutgefäße eintritt. Die Versorgung des Herzens mit Blut ist dann nicht mehr gewährleistet.

ERKENNEN: Bei Kreislaufstörungen ist immer eine Neigung des Erkrankten zu Schwindel, Ohnmacht, Herzbeschwerden und schwankendem, meist niedrigem Blutdruck festzustellen. Typisch ist auch, daß keinerlei organische Schädigungen am Herzen oder am Gefäßsystem nachweisbar sind. Sichtbares Zeichen für Kreislaufschwäche ist auch die eingefallene Gesichtshaut. Das Gesicht macht einen spitzen Eindruck, und die Haut fühlt sich feuchtkalt an.

BEHANDLUNG: Wichtig ist eine gesunde, salzarme und reizlose Kost mit hohen Anteilen an Gemüse und Leber, welche die notwendige Versorgung mit Vitamin B sicherstellen. Dazu natürliche Anregung des Kreislaufs durch Ganzwaschungen, kalte Tauchbäder, Halbbäder, Güsse, Wechselfußbäder und kalte Armbäder. Innerlich helfen Präparate von Besenginster oder Maiglöckchen.

Leukämie

Unter Leukämie versteht man die krankhafte Vermehrung der weißen Blutkörperchen, Leukozyten genannt, durch eine geschwulstähnliche Wucherung im Knochenmark, in den Lymphknoten und in der Milz. Die Krankheit kann sowohl durch vererbte familiäre Veranlagung als auch durch Röntgen- und Radiumbestrahlung entstehen. Besonders in den letzten Jahren hat die Anzahl der Leukämiefälle sprunghaft zugenommen; jüngere Menschen sind dabei vor allem gefährdet.

ERKENNEN: Bereits Jahre, bevor sich eine Veränderung im Blutbild zeigt, treten Druck- und Völlegefühl im linken Oberbauch, hervorgerufen durch die vergrößerte Milz, auf. Der Erkrankte fühlt sich matt und schwach, er leidet unter Gewichtsabnahme, Nachtschweiß, Kopfschmerzen, Ohrensausen, Schwindel, Herzklopfen, Beklemmungen und Hautjucken. Auch eine leichte Erhöhung der Körpertemperatur ist in fast allen Fällen vorhanden. Bei der ärztlichen Untersuchung wird dann immer ein Milztumor und eine stark vermehrte Menge von Leukozyten im Blutbild festgestellt. Wird die Leukämie nicht rechtzeitig erkannt und behandelt, führt die Krankheit nach einem Verlauf von ca. vier Jahren unweigerlich zum Tod.

BEHANDLUNG: Sofort zum Arzt! Vegetarische Kost, Rohkost und Säfte, die durch Hochdruckpressung aus frischen Pflanzen gewonnen wurden, haben manchmal einen günstigen Einfluß. Dazu sind tägliche Ganzwaschungen, Teilwickel und Teilgüsse in vorsichtiger Anwendung angezeigt.

Metastasen

Metastasen sind Tochtergeschwülste, die bei Krebs aus der Hauptgeschwulst entstehen. Diese neuen Herde bilden sich oft in anderen Organen und Körperteilen als die Hauptgeschwulst. Die Erklärung dafür ist eine Zellverschleppung auf dem Blut- und auf dem Lymphweg. In der Bundesrepublik Deutschland stirbt jeder sechste Mensch an Krebs. In fast allen Ländern steht der Krebs als Todesursache an zweiter Stelle hinter den Herzkrankheiten und Kreislaufleiden. Die weite Verbreitung der Krankheit erfordert eine genaue Aufklärung der gesamten Bevölkerung über die ersten Krankheitssymptome. Nur so kann eine wirksame Vorbeugung und Heilung einsetzen.

ERKENNEN: Metastasen erkennt der Patient mitunter selbst, mit Sicherheit aber der Arzt, meist durch Betasten des Körperteiles, der plötzlich Verhärtungen aufweist. Handelt es sich um Metastasen in inneren Organen, so kann nur ein Röntgenbild Aufschluß geben. Metastasen treten nur dann auf, wenn es auch ein Muttergeschwür gibt, auf dessen Vorhandensein körperliche Schwäche, Arbeitsunlust, Appetitlosigkeit wechselnd mit Heißhunger, Blässe und Abneigung gegen Fleisch schließen lassen. Blut im Erbrochenen oder im Stuhl sind ebenfalls Alarmzeichen für mögliche krebsartige Veränderungen im Körper. Auch Schluckbeschwerden, Durchfall, erschwertes Wasserlassen sollten zu denken geben.

BEHANDLUNG: Beim geringsten Verdacht auf Metastasen wird der Arzt eine Röntgenaufnahme und die Einweisung in ein Krankenhaus veranlassen. Es gilt – wenn dies noch nicht geschehen ist –, die Metastasen selbst, vor allem aber auch das Muttergeschwür zu orten.

Sepsis

Sepsis – auch Blutvergiftung oder Allgemeininfektion genannt – liegt dann vor, wenn sich innerhalb des Körpers ein Herd gebildet hat, von dem aus ständig oder ab und zu krankmachende Keime in den Blutkreislauf gelangen und Krankheitserscheinungen auslösen. Sie entsteht nur, wenn die Abwehrkräfte des Körpers zu schwach sind, um die Keime abzutöten.

ERKENNEN: Die Kranken sind überaus geschwächt und leicht benommen. Morgens tritt nur leichtes Fieber auf, abends steigt es unter Schüttelfrost bis auf 42 Grad Celsius an. Auf der blassen Haut zeigen sich punkt- und flächenförmige Blutungen, vor allem der typische „rote Strich", der sich nach und nach von der Wunde zum Herzen zieht und auf eine Entzündung der Lymphbahnen zurückzuführen ist. Typisch sind eine trockene Zunge und Schweißausbrüche. Herz und Blutkreislauf sind schwer mitgenommen. Die Sepsis führt im Inneren des Körpers zu Organentzündungen und Organblutungen.

BEHANDLUNG: Sofort den Arzt verständigen oder den Patienten ins nächste Krankenhaus bringen. Es besteht Lebensgefahr, wenn der „rote Strich" das Herz erreicht. Bis zum Einsetzen der ärztlichen Hilfe sind Heublumenwickel, Bockshornkleeauflagen und sofortiges Fasten vonnöten. Da der Vorbote einer Sepsis meist eine Lymphdrüsen- und Lymphgefäßentzündung ist, so wird angeraten, schon beim ersten Auftreten schmerzhafter roter Stränge an der Haut und bei gleichzeitiger Drüsenvergrößerung am Hals den Arzt zu alarmieren.

8. Der Stoffwechsel

Allgemeines

Der Körper braucht zu seinem Aufbau, zu seiner Erhaltung und zu seiner Leistung Energie. Der menschliche – wie auch der tierische – Organismus ist auf die Zufuhr von Nahrungsstoffen angewiesen. Diese werden in den Verdauungsorganen zu einfachsten Bausteinen abgebaut, den Körpergeweben zugeführt und dort teils in körpereigene Substanzen umgewandelt, teils unter Energiebildung verbrannt. Die unbrauchbaren Abfallprodukte werden ausgeschieden. Die Stoffwechselprozesse laufen in jeder einzelnen Zelle des Organismus ab. Mit dem Blut erhält die Zelle Nährstoffe und Sauerstoff. Die Nährstoffe werden unter Verwendung von Sauerstoff verbraucht. Kohlensäure und Wasser werden als Schlacken wieder an das Blut abgegeben. Der geregelte und funktionierende Stoffwechsel ist für die Gesundheit des Menschen von grundlegender Bedeutung. Es ist daher wichtig, daß für eine gesunde Lebensführung, für vernünftige Ernährung, viel frische Luft und Bewegung gesorgt wird. Jede Störung im Stoffwechsel hat negative Folgen für den gesamten Organismus.

ERKRANKUNGEN DES ALLGEMEINEN STOFFWECHSELS

Fettsucht

Durch unzweckmäßige Lebensweise, ein Überangebot an fettreicher Kost und geringe körperliche Leistung kommt es zu Ablagerungen von Fett in bestimmten oder allen Teilen des Körpers: zur Fettsucht.

BEHANDLUNG: Entfettungskuren unter ärztlicher Kontrolle müssen das Angebot an Nährstoffen regeln und den Verbrauch des inneren Stoffwechsels anregen. In leichten Fällen genügt schon die Umsetzung auf kalorienarme, vegetarische Kost unter Vermeidung tierischer Fette. In schweren Fällen sind längere Fastenperioden zur Entlastung des Stoffwechsels notwendig, dazu Einschränkung der Kochsalzaufnahme. Neben Rohkostkuren und Obstfasttagen müssen Gymnastik und Bewegung zur Unterstützung des Stoffwechsels unternommen werden. Kurzwickel, Spanischer Mantel, aufbauende Güsse und Blitzgüsse unterstützen die Behandlung. Dazu ein besonderer Entfettungstee: Erdrauch und Blasentang zu je zwei Teilen mit je eineinhalb Teilen Faulbaumrinde und Kreuzdornbeeren vermengen. Dazu je ein Teil Attichwurzel, Fenchel und Anis. Zwischen den Mahlzeiten können auch Säfte aus Wolfstrapp und Brunnenkresse eingenommen werden.

Magersucht

Menschen, die zu wenig ausgebildete oder gar keine Fettpolster besitzen und deren Muskulatur schwach entwickelt ist, werden als magersüchtig bezeichnet. Es kann sich dabei um einen Dauerzustand handeln, der auf abnormen Stoffwechsel oder auf Störungen der Schild- bzw. der Hirnanhangdrüsen zurückzuführen ist. Der Zustand kann aber auch vorübergehend sein und auf Hunger, einer zehrenden Krankheit oder Unterernährung beruhen. Das Appetit- und Hungergefühl des Patienten ist vollkommen verändert. Der Hunger oder der allzu rege Appetit unterliegt meist inneren Spannungen und seelischen Belastungen. Mediziner haben entdeckt, daß die Magersucht durch hormonale Ausfälle in der Nebennierenrinde, in der Schilddrüse und im Hypophysenvorderlappen entsteht. Bei jungen Mädchen beispielsweise wird die Magersucht oft in den Entwicklungsjahren durch Angst vor der Geschlechtsreife verursacht. Aus seelischen Gründen ist der Eßtrieb – wie übrigens auch bei manchen Geisteskranken – vollkommen erloschen. Ohne energische Behandlung kann Magersucht unter Umständen zum Tod führen. Es ist daher unbedingt bei den geringsten Anzeichen der Hausarzt oder ein Spezialist zu Rate zu ziehen.

ERKENNEN: Die Erscheinungen bei Magersucht sind die gleichen wie die der „trockenen Abmagerung" infolge von Unterernährung. Die körperliche und geistige Leistungsfähigkeit nimmt ab. Der Patient wirkt müde und ist besonders kälteempfindlich. Er klagt über Schwindelanfälle, ist niedergeschlagen. Man kann Störungen seiner Geschlechtsfunktionen beobachten. Die Abmagerung führt bei manchen Leuten zu einem greisenhaften Gesichtsausdruck. Fettpolster und Muskulatur schwinden nach und nach. Die Haut am ganzen Körper wird faltiger, fettarm und trocken. Der Herzschlag verlangsamt sich, der Blutdruck ist niedrig. Die Körpertemperatur sinkt ab; wenn der Arzt nicht rechtzeitig beigezogen wird, können Patienten bis zum Skelett abmagern und – wenn sie sich keiner Behandlung unterziehen – qualvoll zugrunde gehen.

BEHANDLUNG: Sofort zum Arzt! Eine zwangsweise Überfütterung – vielfach auch Mastkur genannt – hat sich im Laufe der Jahrzehnte als sinnlos und sogar als schädigend erwiesen. Der Appetit soll durch regelmäßige und nahrhafte Kost und der Stoffwechsel durch verschiedene naturgemäße Anwendungen angeregt werden. Manche Ärzte verschreiben Sole- oder Seebäder. Anhänger der Kneippkur raten meist zu täglichen Ganzwaschungen, zu abwechselndem Schenkel-, Knie- und Armguß und zu eifrigem Wassertreten. Der Appetit wird auf harmlosem Weg durch sogenannte „Bittertees" aus Wermut, Tausendguldenkraut oder Enzianwurzel angeregt.

Müdigkeit

Müdigkeit ist der körperliche Zustand der Erschöpfung, der nach Ruhe verlangt. Kommt es auf natürliche, gesunde Weise zu diesem Ruhebedürfnis, so sollte man ihm nachgeben. Müdigkeit kann aber auch der Ausdruck von körperlichen und seelischen Störungen sein. Patienten, die an Blutarmut, an Stoffwechselstörungen und an Mangelkrankheiten leiden, sind permanent müde. Aber auch Frauen und Männer, die von Neurosen und von Melancholie geplagt werden, haben ein stetes Schlafbedürfnis und sind erschöpft und matt.

ERKENNEN: Müde Menschen sitzen schlampig, gehen langsam, lassen die Schultern hängen, können mitunter nur mit Mühe die Augen offenhalten und sind fahl im Gesicht. Viele wetterfühlige und sensible Menschen klagen auch über Kopfschmerzen oder über heftigen Druck in der Stirngegend, vor allem dann, wenn die Müdigkeit verdrängt wurde.

BEHANDLUNG: Ein müder Mensch sollte sich, wenn es seine Zeit und seine Pflichten zulassen, sofort hinlegen und ein wenig ruhen. Er muß nicht unbedingt schlafen. Der Körper kann sich liegend auch in wachem Zustand regenerieren. Besonders schädlich ist es, Müdigkeit ständig mit Hilfe von Cola und Koffein besiegen zu wollen. Wenn man diese Methode längere Zeit anwendet, dann kommt es ganz bestimmt zu gefährlichen psychischen oder Schlafstörungen. Muß man hin und wieder die Müdigkeit vertreiben oder lindern, so hilft ein kurzes und heißes Bad mit anschließendem kaltem Abguß. Ältere Leute und Kinder sollten, um Müdigkeit zu vermeiden, nach dem Mittagessen etwas ruhen oder gar schlafen. Medizinische Laboruntersuchungen mit Testpersonen haben ergeben, daß es für den Menschen am gesündesten ist, wenn er etwa um 22 Uhr abends zu Bett geht und um 6 Uhr morgens aufsteht. Die uralte Regel vom „Schlaf vor Mitternacht", der so gesund sein soll, wurde somit wissenschaftlich bestätigt.

Ödem

Ödem nennt die Medizin die Ansammlung von Flüssigkeit in den Lymphspalten der Körpergewebe oder der Organe. Der Volksmund spricht dabei von Wassersucht. Gewebe und Organe werden mit Blutflüssigkeit durchtränkt. Dringt diese in vorgebildete Höhlen wie Herzbeutel, Brust oder Bauch, so führt es zum nichtentzündlichen Erguß, auch Hydrops genannt. Allgemeine Ödembildung findet sich bei schweren Nieren- und Herzerkrankungen. Örtliche Ödembildung stellt der Arzt meist bei Entzündungen, bei Blut- und Lymphstauungen fest.

ERKENNEN: Ein Nierenödem erkennt der Mediziner an einer schweren Anschwellung der Augenlider; Herzwassersucht kennzeichnet sich durch eine Anschwellung der Beine. Wer an einem Ödem leidet, wirkt aufgequollen und ungesund. Als Begleiterscheinungen treten Beschwerden in den einzelnen Organen wie Lunge, Herz und Niere auf.

BEHANDLUNG: Das Ödem muß auf Diätbasis behandelt werden. Die Ärzte verschreiben Hunger- und Dursttage. Aber es gibt – je nach Schwere der Erkrankung – auch Obsttage, Kartoffeltage, Reistage und Rohkosttage. Salzarme, vegetarische Kost und Einschränkungen beim Trinken sind das mindeste, was dem Patienten abverlangt wird. Die Ableitung der fremden Flüssigkeit erfolgt von den Nieren mit Hilfe von Tees aus Birkenblättern, Spargelsprossen, Petersiliensamen, Petersilienwurzeln, Selleriewurzeln, Zwiebel, Wacholderbeeren, Attichwurzeln, Rosmarin, Liebstöckelkraut, Goldrute, Hauhechelwurzeln, Brennessel, Geißraute, Ackerschachtelhalm.

Das Herzödem im speziellen wird mit Pflanzen bekämpft, die den Herzmuskel kräftigen: Maiglöckchen, Meerzwiebel, Fingerhut. Dazu verordnet der Arzt schweißtreibende Maßnahmen. Wichtig ist, daß ein etwaiges Grundleiden erkannt und gleichzeitig behandelt wird.

Homöopathie und Biochemie behandeln Ödeme mit Arsenicum D 4–12, Phosphorus D 6–12, Natrium muriaticum D 6 und Kalium sulfuricum D 6. Die moderne Pharmazie verfügt über eine Reihe von Medikamenten. Zusätzlich aber arbeitet die Medizin mit Vitamin-B-Zufuhr durch Hefe, mit Keimdiät und mit Säften aus Brunnenkresse und Brennessel.

Pellagra

Pellagra ist eine Vitaminmangelerkrankung. Sie befällt Menschen, die mit ihrer Nahrung zu wenig Vitamin B 2 – Nikotinsäureamid – aufnehmen. Das Leiden tritt in sogenannten Schüben auf und kann bis zur Lähmung führen. Pellagra tritt vor allem in Norditalien und Ägypten auf, also in Gegenden, wo der Kohlehydratbedarf hauptsächlich durch Maismehl gedeckt wird.

ERKENNEN: Der Patient klagt über Kopfschmerzen, allgemeine Schwäche und Schwindelzustände. Es können Lähmungen auftreten. Mitunter kommt es zu Krämpfen. Auch Delirien, Magen- und Darmstörungen sind möglich. Typisch ist Appetitlosigkeit, gekoppelt mit heftigen Durchfällen. Dazu gesellen sich als charakteristisches Krankheitszeichen Hautrötungen und Juckreiz, besonders an Gesicht und Händen, also an jenen Körperstellen, die dem Licht ausgesetzt sind. Bei vielen Patienten bilden sich im Zuge von Pellagra Pusteln und Blasen auf der Haut, die unter bräunlich-gelblich-grüner Verfärbung ausheilen. Die Haut wird hart und rissig.

BEHANDLUNG: Der Arzt wird sofort für eine Zufuhr von Vitamin B2 sorgen. In welcher Form dies geschieht, wird sich erst bei der Untersuchung erweisen. Der Patient sollte jegliche Lichteinwirkung wegen der Empfindlichkeit der Haut vermeiden. Wichtig ist eine vitaminreiche Vollkost, viel Hefe, Vollkornbrot, Milchzulagen und Leber. In fortgeschrittenen Fällen wird der Mediziner auch Injektionskuren verordnen, die längere Zeit hindurch vorgenommen werden müssen.

9. Infektionen

Allgemeines

Der menschliche Organismus ist nicht immer und nicht für alle Mikroorganismen in gleicher Weise anfällig. Der gesunde Mensch besitzt normalerweise gewisse Schutzkräfte gegen das Eindringen und Ausbreiten von Infektionen. Kräftezustand, Ernährung, durchgestandene Erkrankungen und seelische Einflüsse sind ausschlaggebend für den Widerstand des Organismus gegen diese Infektionen.

Die Infektion ist die Ansteckung des Körpers mit lebenden Krankheitserregern. Die dadurch entstehende Infektionskrankheit ist ein sichtbarer Ausdruck für eine Auseinandersetzung des Körpers mit Krankheitserregern, die sich im Körper angesiedelt haben. Erst nach Ablauf der Inkubationszeit treten die typischen Krankheitszeichen auf. Die Inkubationszeit – die Vorbereitungszeit – einer Krankheit beginnt mit dem Eindringen der Erreger und dauert bis zum Auftreten der Krankheitserscheinungen. Bei einer Infektionskrankheit ist wichtig, daß der Kranke behandelt, aber auch ein Ausbreiten der Seuche verhindert wird. Es müssen also vorbeugende Maßnahmen durchgeführt werden. Dem Anhänger naturheilkundlicher Methoden sei hier ausdrücklich gesagt, daß bei Verdacht auf eine Infektionskrankheit unverzüglich ein Arzt zu verständigen und zu Rate zu ziehen ist. Die naturheilkundlichen Methoden können bestenfalls im Einvernehmen mit dem Mediziner unterstützend oder als Erste Hilfe bis zum Eintreffen des Arztes angewandt werden.

Viele einst sehr gefürchtete Infektionskrankheiten konnten im Laufe von Jahrzehnten durch intensive Vorbeugemaßnahmen – Impfungen – eingedämmt oder ganz ausgerottet werden. Etliche Krankheiten gibt es in unseren Gebieten seit langem nicht mehr. Wir werden an sie erst wieder erinnert, wenn wir größere Auslandsreisen unternehmen und uns dann speziellen Schutzimpfungen unterziehen müssen. In unseren Breiten stellen Cholera, Fleckfieber, Lepra, Malaria, Maltafieber, Pest und Pocken keine bedrohliche Gefahr mehr dar.

Die Infektionskrankheiten

Bangsche Krankheit

Die Bangsche Krankheit wird von Kühen übertragen, die an vorzeitigem Verkalben leiden. Die Bangbakterien werden durch Berührung oder durch den Genuß von roher, nicht pasteurisierter Milch übertragen.

ERKENNEN: Das Leiden beginnt ganz plötzlich mit Kopfschmerzen, Mattigkeit und Schweißausbrüchen. Das Fieber hält lange an. Trotz sehr hoher Temperatur ist jedoch oft das Allgemeinbefinden nicht zu sehr gestört.

BEHANDLUNG: Sofort den Arzt verständigen. Es besteht gesetzliche Meldepflicht. Zusätzlich sind Obsttage, Rohkost, vegetarische und salzarme Kost anzuraten. Das hohe Fieber muß behandelt werden. Manchen Patienten helfen Schlenzbäder. Die Homöopathie setzt Chininum arsenicosum D 4 und Ferrum phosphoricum D 6 sowie Lachesis D 10 ein. Vorbeugend sollte keine rohe, nicht pasteurisierte Milch getrunken werden.

Diphtherie

Diphtherie ist eine durch Diphtheriebakterien hervorgerufene Entzündung, die hauptsächlich den Rachen, die Mandeln, den Kehlkopf und die Luftröhre befällt. Sie kann sich aber auch in Wunden sowie an der Nasenschleimhaut, der Augenbindehaut und der Scheidenschleimhaut bilden.

ERKENNEN: Über der entzündeten Schleimhaut bildet sich weißlicher bis grau-grünlicher Faserstoffbelag, der festsitzt und nicht wegwischbar ist. Die Krankheit beginnt mit Fieber, Mattigkeit, Kopfschmerzen und Erbrechen, bei Kindern oft mit Leibschmerzen. Der Kreislauf wird stark in Mitleidenschaft gezogen, ebenso das Herz. Die Medizin unterscheidet zwischen Nasendiphtherie, Mund- und Rachendiphterie, Augendiphtherie, Kehlkopfdiphterie, Haut- und Wunddiphtherie, Nabeldiphtherie, Mittelohrdiphtherie und Scheidendiphtherie.

BEHANDLUNG: Bei den ersten Anzeichen den Arzt alarmieren. Es besteht gesetzliche Meldepflicht. Seit der Entdeckung eines Heilserums durch Emil von Behring ist die Sterblichkeit bei Diphtherie stark zurückgegangen. Allerdings fängt das Serum bloß das frei im Körper kreisende Gift ab, es kann die Erreger nicht abtöten. Hat das Gift bereits den Herzmuskel oder das Nervensystem erreicht, wirkt das Serum nicht mehr. Bei Verdacht auf Angina ist ebenfalls zur Vorsicht der Arzt zu holen, da immer die Gefahr besteht, daß daraus Diphtherie wird.

Grippe

Die Grippe wird von besonderen Viren verursacht und tritt meistens in Epidemien auf. Erkältungen bahnen der Grippe ihren Weg, wobei die Übertragung in der Hauptsache durch Tröpfcheninfektion erfolgt. Die Anfälligkeit ist zu jeder Jahreszeit vorhanden, doch tritt die Krankheit in den Monaten zwischen Dezember und April am häufigsten auf.

ERKENNEN: Die Grippe beginnt schlagartig mit starkem Krankheitsgefühl und hohem Fieber, das oft von Schüttelfrost begleitet ist. Bald danach treten Schmerzen in den Augenhöhlen, der Stirn, im Kreuz und in den Gliedern auf. Ein besonderes Merkmal ist der überaus schmerzhafte Reizhusten mit Wundgefühl hinter dem Brustbein. Schnupfen, Kratzen im geröteten Hals, Fieberblasen und sogar Nasenbluten sind weitere Symptome. Diese Anzeichen verschwinden nach wenigen Tagen wieder, wobei allerdings ein Krankheitsgefühl mit Abgespanntheit, rascher Ermüdbarkeit und Neigung zu Schweißausbrüchen zurückbleibt. Die Gefährlichkeit der Erkrankung erweist sich aber dadurch, daß Komplikationen nicht nur häufig, sondern geradezu typisch für die Grippeinfektion sind. So können zu den geschilderten Merkmalen zusätzlich noch Mittelohr- und Stirnhöhlenentzündung, Bronchitis, Lungenentzündung, Rippenfellentzündung, Gehirnhautreizung, Nervenentzündung und Herzschädigungen auftreten. Tödlichen Ausgang nimmt die Grippe, wenn ein Zusammenbruch des Kreislaufs durch die Giftwirkung des Erregers eintritt.

BEHANDLUNG: Bei den ersten Anzeichen ist sofort Bettruhe einzuhalten und der Arzt zu verständigen. Dazu einige Tage lang fasten. Zur innerlichen Behandlung der Grippe helfen Tees aus Wermut, Zinnkraut, Spitzwegerich oder anderen ableitenden Pflanzen. Wegen der Ansteckungsgefahr sollten Kranke von den anderen Familienmitgliedern getrennt werden.

Keuchhusten

Keuchhusten – auch Pertussis genannt – ist eine ansteckende Kinderkrankheit, die durch Keuchhustenbakterien übertragen wird. Er befällt vor allem die Luftwege und verläuft um so schwerer, je jünger die Kinder sind. Ausführlich beschrieben wurde er bereits im Kapitel „Der Hals".

ERKENNEN: In leichten Fällen kommt es zu einem Katarrh der oberen Luftwege. Nach ein bis zwei Wochen tritt das Keuch- und Krampfhustenstadium auf. Die Hustenanfälle wiederholen sich immer öfter und quälen den Patienten sehr oft nachts. Große Schleimmengen werden entleert. Mit den Hustenstößen kommt es oft zu Blutungen aus Nase und Mund, aber auch in der Augenbindehaut. Im Laufe der Wochen läßt das Hustenstadium nach und geht in ein allgemein-katarrhalisches Stadium über. Mitunter bekommt der Patient auch Masern. Weitere Komplikationen: Mittelohr- und Lungenentzündung.

BEHANDLUNG: Bei stärkerem Husten sofort den Arzt verständigen. Bei Keuchhusten besteht gesetzliche Meldepflicht. Unterstützend helfen zweistündige Ganzwaschungen, morgens Lendenwickel, Fasten. Keine Fette und Süßigkeiten! Sehr zu empfehlen sind Tees aus echten Kastanienblättern, Quendel, Thymiankraut, Sonnentau und Männertreu. Ein idealer Keuchhustentee: ein Teil Sonnentau, eineinhalb Teile Thymian, je zwei Teile Holunderblüten und Eibischwurzel, ein Teil Anis, ein Teelöffel davon gemischt auf eine Tasse Wasser, sechs bis zwölf Stunden kaltstellen und kurz vor dem Trinken aufkochen. Die Homöopathie empfiehlt Belladonna D 3–6, Hepar sulfuricus D 3 und Coccus cacti D 2.

Kindbettfieber

Sämtliche infektiöse Krankheitsprozesse, die von der Geburtswunde in der Gebärmutter ihren Ausgang nehmen, fallen unter die Bezeichnung Kindbettfieber. Bestimmte Krankheitserreger dringen dabei durch den wunden Geburtskanal im Laufe oder unmittelbar im Anschluß an die Geburt ein und gelangen im schlimmsten Fall von den Geschlechtsteilen in den allgemeinen Blutkreislauf. Somit stellt das Kindbettfieber immer eine besondere Art der Blutvergiftung dar. Schuld daran kann mangelhafte Desinfektion des Arztes oder der Hebamme sein, aber auch eine Selbstinfektion durch eigene Keime der Frau.

ERKENNEN: Gewöhnlich steigt die Körpertemperatur am dritten oder vierten Wochenbettag auf 38 bis 39 Grad an. Der Wochenfluß der Patientin wird übelriechend oder auch eitrig. Dazu kommen Schüttelfrost, Kopfschmerzen, Abgeschlagenheit, Appetitlosigkeit und eine spürbare Druckempfindlichkeit der Gebärmutter. Todesfälle sind dank der Einführung von Antibiotika zwar selten geworden, doch kann eine Bauchfellentzündung oder, in schweren Fällen, eine Blutvergiftung noch immer schreckliche Folgen haben.

BEHANDLUNG: Falls sich die junge Mutter nicht im Krankenhaus befindet, sofort den Arzt holen. Unterstützend helfen Ganz- und Teilwaschungen sowie Abreibungen mit 20prozentigem Weinessig von 15 bis 20 Grad

Celsius. Dazu kommen Darmeinläufe mit physiologischer Kochsalzlösung. Es können ohne weiteres mehrere Liter dazu verwendet werden. Günstig wirken Wechselsitzbäder mit Zinnkrautabkochung und kalte Kompressen auf Stirne, Herz und Leib. Die Kompressen sollen allerdings bei Erwärmung errneuert werden. Abgesehen davon sind auch Essigwasserwaschungen in Abständen von zwei Stunden zur Behandlung von Kindbettfieber empfehlenswert. Ausschwitzungen im Unterleib werden günstigerweise durch Lenden- und Kurzwickel aufgesaugt. Während der Fieberperiode ist zudem vollständiges Fasten oder wenigstens die Beschränkung auf Obstsäfte und Obst bei der Ernährung von Vorteil.

Kinderlähmung

Die Kinderlähmung – auch Poliomyelitis genannt –, hervorgerufen durch die kleinste bekannte Virusart, ist ihrer schrecklichen Folgen wegen eine der meistgefürchteten Infektionskrankheiten. Der Name besteht eigentlich nicht zu Recht, weil auch Erwachsene von ihr befallen werden können. Da die Kinderlähmung hauptsächlich in Gebieten mit hohem hygienischem Standard vorkommt, wird sie gern auch als Zivilisationsseuche bezeichnet. Die Übertragung von Mensch zu Mensch ist nur selten nachzuweisen. Häufiger ist die Infektion durch Fliegen, infizierte Lebens-mittel und verunreinigte Hände, da die Viren der Kinderlähmung vor allem in Abwässern vorkommen. Allerdings wird nur ein Bruchteil der Menschen, die mit dem Virus in Berührung kommen, wirklich krank. Begünstigt wird die Erkrankung durch Überanstrengung, Durchnässung, Sonneneinwirkung, Verletzungen, Impfungen, Schwangerschaft und Operationen, wobei besonders die Mandeloperation anfällig macht. Die Erreger befallen die Nervenzellen und zerstören diese, besonders in der grauen Masse des Rückenmarks.

ERKENNEN: Das Anfangsstadium der Kinderlähmung beträgt in der Mehrzahl der Fälle etwa ein bis zwei Tage. Dabei treten Fieber, Kopfschmerzen, allgemeine Schwäche, Appetitlosigkeit, Darmstörungen und Schweißausbrüche auf. Nach dieser Zeit klingen die Beschwerden wieder ab, und die Erkrankung scheint vorüber. Nach einigen Tagen aber leitet ein Anstieg der Körpertemperatur das typische Krankheitsgeschehen ein. Die Symptome der ersten Tage treten verstärkt auf. Dazu kommen noch Steifheit des Nackens, Überempfindlichkeit der Haut und Lichtempfindlichkeit der Augen. Nach etwa drei Tagen treten schlaffe Lähmungen auf, möglicherweise erwacht der Kranke am Morgen gelähmt. Besonders betroffen sind die Beine, deren Haut trocken und kühl wird – ein Ausdruck der schlechten Durchblutung. Lebensgefährlich wird die Krankheit, wenn Lähmungen der Atmungsorgane auftreten. Doch meist beginnt nach einigen Tagen bereits wieder die Rückbildung der Lähmungen. Ob eine völlige Genesung eintritt, hängt von der Schwere des Falls ab, doch darf nach zwei Jahren andauernder Lähmungserscheinungen auf eine vollkommene Wiederherstellung nicht mehr gehofft werden.

BEHANDLUNG: Beim geringsten Verdacht den Arzt verständigen. Es besteht gesetzliche Meldepflicht. Eine ursächliche, gegen die Erreger der Erkrankung gerichtete Behandlung gibt es nicht. Allein die Impfung kann heute Schutz gegen Kinderlähmung bieten. Ist jemand von der heimtückischen Krankheit befallen, gibt es dennoch folgende Vorgangsweise, die zum Erfolg verhilft oder doch wenigstens die Folgen weniger gravierend macht: Neben der Fieberbehandlung sollte außer Obst dem Kranken keine Nahrung gegeben werden. Dazu sind täglich Klistiere mit etwa einem halben Liter kaltem Wasser sowie am Vormittag und am Nachmittag je ein Kurzwickel bis zur Dunstentwicklung zu geben. Darauf Nachwaschen mit kaltem Wasser oder mildem Essigwasser bis zur Schweißbildung. Die Waschung kann übrigens jede oder jede zweite Stunde wiederholt werden. Dabei ist darauf zu achten, daß nur einmal am Tag Schweiß erzeugt wird. Kalte Leib- und Wadenwickel mehrmals täglich sind wirkungsvoll, wenn sich der Leib warm anfühlt oder eine Steigerung des Fiebers vermerkt wird. Im nicht fieberhaften Lähmungsstadium zielt die Behandlung auf die Reinigung und Stärkung des Körpers zur Überwindung der Lähmungen ab. So sind etwa Kurzwickel, Heublumenhemden, Salzbäder mit kalter Abwaschung ein bis zweimal in der Woche angezeigt. Essigwickel für die gelähmten Glieder sind günstig, sollten später aber von Güssen abgelöst werden. Weitere erfolgversprechende Behandlungsarten sind kurze, kalte Halbbäder, Blitzgüsse und die besonders wichtigen Bewegungsübungen. Hier dienen zur Unterstützung Unterwasser- und Bindegewebsmassagen sowie Massagen des ganzen Körpers. Wichtig ist auch, nach der fiebrigen Periode dem Patienten gesunde, kräftige Kost zu verabreichen.

Masern

Masern – die Mediziner sagen auch Morbillen – sind eine weitverbreitete, höchst ansteckende Viruskrankheit. Die direkte Übertragung von Mensch zu Mensch erfolgt durch Tröpfcheninfektion. Gelegentlich allerdings können Masern auch durch strömende Luft im Raum verschleppt und übertragen werden. Die Krankheit beginnt mit katarrhalischen Erscheinungen wie Schnupfen, Husten und starker Lichtempfindlichkeit. Zu dieser Zeit ist sie besonders ansteckend. Erst nach dieser Phase tritt der typische Hautausschlag auf. Nach der Genesung ist der Patient für sein ganzes Leben immun. Säuglinge erkranken meist nicht, da sie Schutzstoffe aus dem Blut der Mutter in sich haben, sofern die Mutter an Masern erkrankt war. Dieser Schutz gegen die Masern endet etwa im fünften Monat nach der Geburt. Am häufigsten erkranken Kinder im Alter zwischen dem zweiten und dem fünften Lebensjahr. Die Inkubationszeit beträgt elf Tage. Bei Erwachsenen kommt die Erkrankung äußerst selten vor. Masern-Patienten sind besonders für Diphtherie, Keuchhusten und Tuberkulose anfällig, sie neigen zu Mittelohr- und Lungenentzündung.

ERKENNEN: Nach der Inkubationszeit, in der es keine typischen Anzeichen für die Krankheit gibt, folgt ein plötzlicher, starker Temperaturanstieg. Der Patient leidet unter Schnupfen, Husten, Bindehautentzündung, Kopfschmerzen und allgemeiner Unpäßlichkeit. Am zweiten Tag dieses Stadiums zeigen sich stecknadelgroße weiße Flecken mit gerötetem Hof auf der Wangenschleimhaut gegenüber den Zähnen. Die Flecken bleiben einige Tage lang bestehen und sind typisch für die Masernerkrankung; sie erleichtern die Frühdiagnose, die für die Behandlung von größter Wichtigkeit ist. Am dritten Tag tritt auf der Mund- und Rachenschleimhaut eine fleckige Rötung auf. Das Fieber ist inzwischen wieder etwas zurückgegangen. Dafür schnellt es am vierten oder fünften Krankheitstag wieder in die Höhe. Gleichzeitig beginnt der Masern-Hautausschlag. Er zeigt sich zuerst hinter den Ohren und breitet sich dann im Laufe von zwei, drei Tagen über Gesicht, Hals, Rumpf und über die Gliedmaßen aus. Dieser Ausschlag besteht aus hellroten, linsengroßen,

scharf begrenzten und zackigen Flekken, die mitunter zu größeren Flecken zusammenfließen. Gleichzeitig mit dem Hautausschlag verschlechtert sich das allgemeine Krankheitsbild des Patienten: Der Husten wird bellend, die Appetitlosigkeit nimmt zu. Es kommt zu eitrigen Absonderungen aus Nase und Augen. Die Drüsen schwellen an. Die Beschwerden schwinden erst nach zwei bis fünf Tagen. Dann beginnt auch der Ausschlag zu verblassen. Dennoch bleibt er noch ein bis drei Wochen in Form von gelblich-braunen Flecken auf der Haut zu sehen. Schließlich schuppt sich die Haut ab. Wenn das Fieber allmählich zurückgeht, besteht keine Ansteckungsgefahr mehr.

Wie bei so vielen Infektionskrankheiten sind auch bei den Masern alle Grade möglich: Viele Kinder verspüren nur eine leichte Unpäßlichkeit, andere wieder schweben in Lebensgefahr. Die Masern setzen die Widerstandskraft des Organismus gegenüber anderen Krankheiten stark herab, so daß man in vielen Fällen mit Komplikationen rechnen muß. Besonders wird von den Eltern Gehirnhautentzündung oder Kehlkopfentzündung gefürchtet. Masern sind nach medizinischer Erfahrung für Kinder unter drei Jahren und für Patienten in schlechtem Ernährungszustand gefährlich.

BEHANDLUNG: Gegen das Masern-Virus gibt es keine chemischen Mittel. Es hat also keinen Sinn, dem Patienten etwa Tabletten mit Sulfonamiden zu verschreiben. Diese sind nur – wie auch Antibiotika – bei eitrigen Komplikationen sinnvoll. Das Wichtigste ist die sofortige Verständigung des Arztes, am besten des Kinderfacharztes. Außerdem muß man unbedingt für ständig feuchte Zimmerluft sorgen und den Patienten gewissenhaft pflegen. Das bedeutet: Wadenwickel, wenn das Kind sehr unruhig wird und wenn es nicht schlafen kann. Leichte Kost ist Grundbedingung: Obstsäfte und leichte vegetarische Kost tun dem Körper gut. Die starke Entzündung der Augen erfordert, daß die Kranken vom Fenster abgewendet liegen. Allerdings ist eine totale Verdunkelung des Raumes nicht notwendig und wird von vielen Ärzten sogar abgelehnt. Der Husten wird mit Hustensäften oder mit hustenreizmildernden Medikamenten bekämpft. Auch gegen die Kopfschmerzen kann der Patient Tabletten verordnet bekommen. Säuglinge werden im Falle einer Masernerkrankung normal ernährt, nur gibt man Flaschenkindern statt Vollmilch Magermilch mit Fencheltee. Größeren Kindern bringt Tee von Veilchenblättern und von Spitzwegerich Linderung. Auch die Homöopathie setzt eine Reihe von schmerzlindernden Drogen gegen Masern ein, die aber gerade bei Kindern mit großer Vorsicht anzuwenden sind und ausschließlich von einem Experten verordnet werden sollten.

Die Isolierung des Kranken kommt in den meisten Fällen zu spät. Fast jedes masernkranke Kind steckt während des Vorstadiums andere Kinder an. Säuglinge, die älter als vier Monate sind, und auch Kinder mit Tuberkulose können – weil sie durch Masern besonders gefährdet sind – im Falle von Maserngefahr vorbeugend durch Einspritzung von Erwachsenenblut vor der Krankheit geschützt werden. Man bedient sich dabei des Blutes der Mutter, wenn sie in ihrer Jugend an Masern erkrankt war. Dieser Schutz hält allerdings nur etwa drei Wochen an.

Milzbrand

Der Milzbrand – auch Anthrax genannt – wird durch den Milzbrandbazillus übertragen, der an krankem Vieh, in Häuten und Borsten festgestellt werden kann. Daher ist Milzbrand eine typische Krankheit bei Schlachthausarbeitern, Landwirten, Viehhaltern und Bürstenbindern. Kommt es zu einem Milzbrandkarbunkel, so besteht die Gefahr einer Sepsis. Darmmilzbrand durch den Genuß von verseuchtem Fleisch oder verseuchter Milch ist selten und verläuft fast immer tödlich.

ERKENNEN: An einer Verletzung – meist an der Hand, am Vorderarm und im Gesicht – bildet sich ein rotes Knötchen mit einem schwarzen Mittelpunkt, der sich in ein blutiges Bläschen verwandelt und unter Bildung schwarzen Schorfes austrocknen kann. Das Gewebe ringsum schwillt deutlich an. Der Krankheitsprozeß kann sich unter Bildung weiterer Bläschen ausdehnen. Es gibt den Lungenmilzbrand, den Hautmilzbrand und den Darmmilzbrand. Der Lungenmilzbrand verläuft als schwere Lungenentzündung. Beim Darmmilzbrand kommt es zu heftigen Durchfällen mit Erbrechen.

BEHANDLUNG: Sofort den Arzt alarmieren. Es besteht gesetzliche Meldepflicht. Unterstützend helfen Kreuz- und Kurzwickel, Übergüsse, Arm- und Kniegüsse. Als Tees sind zu empfehlen: Bockshornkleetee, Spitzwegerichtee und Fencheltee.

Mumps

Mumps – auch Ziegenpeter oder Parotitis epidemica genannt – ist eine ansteckende, zumeist jedoch gutartige Infektionskrankheit, die durch ein Virus in Form von Tröpfcheninfektion übertragen wird. Anfällig sind hauptsächlich Knaben und Männer im Alter von 4 bis 30 Jahren. Die Inkubationszeit beträgt rund 18 Tage. Das Virus befällt die Ohrspeicheldrüse, die Bauchspeicheldrüse und die Hoden.

ERKENNEN: Mattigkeit, Kopfschmerzen. Unter mäßigen Allgemeinstörungen kommt es zu einem Fieberanstieg auf 39 Grad. Es entwickelt sich eine schmerzhafte Anschwellung der Ohrspeicheldrüse, die nach zwei bis drei Tagen das charakteristische Abheben des Ohrläppchens verursacht. Die Haut über der vergrößerten Drüse ist niemals gerötet. Die ganze Umgebung

ist stark angeschwollen, so daß meist eine Kieferklemme entsteht: Der Patient kann den Mund unter Schmerzen nur noch einen Spalt breit öffnen. Meistens greift die Entzündung nach einigen Tagen auf die andere Gesichtshälfte über. Mumps heilt für gewöhnlich nach einer Dauer von acht bis vierzehn Tagen ab. Sehr oft kommt es zu Komplikationen, vor allem bei erwachsenen Männern, die eine Hodenentzündung bekommen können. Mumps wiederholt sich bei ein und derselben Person im Leben nur sehr selten, meist ist man nach einer einmaligen Erkrankung gegen das Virus immun.

BEHANDLUNG: Sofort den Arzt benachrichtigen! Er wird vorerst nur pflegende Maßnahmen verordnen: sorgfältige Mundpflege, feuchtwarme Umschläge, warme Öl- oder Schmalzumschläge, Auflegen von Lappen mit Bor- oder Jodsalbe. Bei einer allfälligen Hodenentzündung müssen die Hoden auf einem kleinen weichen Kissen zwischen den Beinen hochgelagert werden. Der Patient braucht unbedingt Bettruhe. Die Naturheilkunde rät zu Heublumen- und Bockshornkleeauflagen auf die Ohrspeicheldrüse und auf die Hoden. Mehrmals täglich kurze Ganzwaschungen. Lendenwickel, Fasten und Stuhlgangregelung. Vertreter der Homöopathie schwören auf die Wirkung von Mercurius solubilis D 4, die der Biochemie auf Kalium chloratum D 6. Der Naturheiler Pfarrer Sebastian Kneipp riet seinen Patienten zu täglich einem Bettdampfbad mit beruhigendem Halsumschlag und einer darauffolgenden Ganzabreibung, frischer Luft im Zimmer, reizloser Kost und täglichem Klistieren. Naturheiler Bilz hielt sich ebenfalls an diese Ratschläge und berichtet von raschen Heilerfolgen durch sanftes Massieren der geschwollenen Drüsen und des Halses.

Eine Isolierung des Kranken bis 14 Tage nach der Entfieberung ist zu empfehlen. Allerdings kommt diese Absonderung für die anderen Kinder in der Familie meist zu spät.

Papageienkrankheit, Vogelkrankheit

Die Papageienkrankheit – vom Mediziner auch Psittakosis genannt – ist eine Viruskrankheit, die durch die zerstäubte Ausscheidung kranker Vögel übertragen wird. Die Krankheit wurde vor noch nicht langer Zeit durch Vögel aus Übersee nach Europa eingeschleppt. Der Erreger lebt hauptsächlich auf Papageien und Sittichen. Die Erkrankung kann sowohl von kranken als auch von gesunden Tieren ausgehen. Die kranken Tiere sind meist an Durchfall und Schnupfen zu erkennen. Gefährdet von der Papageienkrankheit sind naturgemäß Menschen, die viel mit Papageien und Sittichen zu tun haben. Die Statistik beweist, daß Erwachsene dem Leiden gegenüber anfälliger sind als Kinder. Psittakosis tritt meistens in den Wintermonaten auf. Die Inkubationszeit beträgt sieben bis vierzehn Tage.

ERKENNEN: Zuerst treten Kopfschmerzen mit Fieber auf. Das Fieber steigt an. Es kommt zu typhusähnlichen, schweren allgemeinen Krankheitserscheinungen. Die Kopfschmerzen werden unerträglich. Dazu gesellen sich Kreuzschmerzen, Gliederschmerzen, Durchfall, starkes Durstgefühl, mitunter auch Nasenbluten und Heiserkeit. Das Fieber hält meist ein bis zwei Wochen an. Der Patient zeigt große Schwäche. Er wirkt benommen und reagiert auf Gespräche verwirrt. Damit ist der Höhepunkt der Krankheit erreicht. Es folgen Hustenanfälle, Atemjagen und die Absonderung von Hustenschleim. Das beweist, daß auch die Lunge in starkem Maße angegriffen wurde, was sich im Röntgenbild sofort nachweisen läßt. Kreislauf und Herz sind durch die Papageienkrankheit schwer belastet.

Die Krankheit dauert durchschnittlich drei bis vier Wochen. Die Heilung erfolgt nur schrittweise, da die Gefahr schwerer Komplikationen gegeben ist. Es kann zu Venenentzündungen, zu einer Rippenfellentzündung, zu Mittelohr- und Ohrspeicheldrüsen- oder einer Nierenentzündung kommen. Zwischen dem zehnten und vierzehnten Krankheitstag ist der Patient am meisten gefährdet, weil das Herz versagen kann. Früher betrug bei Papageienkrankheit die Sterblichkeit zwischen 20 und 40 Prozent. Heute ist diese Prozentzahl bedeutend niedriger, weil die Ärzte mit geeigneten Medikamenten Herz und Kreislauf entlasten können, wenn sie rechtzeitig von der Krankheit Kenntnis haben.

BEHANDLUNG: Sofort den Arzt verständigen. Es besteht gesetzliche Meldepflicht. Die Behandlung der Papageienkrankheit richtet sich in erster Linie nach den Besonderheiten des jeweiligen Krankheitsbildes. Wie schon erwähnt: Der Arzt muß in erster Linie auf Herz und Kreislauf achten. Naturheilexperten raten unterstützend zu sofortiger Obstdiät, zu Fasten und zu heißen Fußbädern bei Fieberanstieg.

Der Patient sollte mehrmals täglich Waschungen mit Essigwasser vornehmen. Kaltwasser-Klistiere werden nicht von allen vertragen. Zur Vorbeugung einer Ansteckung werden die importierten Papageien und Sittiche streng überwacht. Dennoch kann es passieren, daß ein krankes Tier eingeführt wird.

Paratyphus

Der Typhuserreger ist einer der wichtigsten Vertreter einer Bakteriengruppe, zu der rund 200 verschiedene Arten gehören. Es handelt sich dabei durchwegs um bewegliche Stäbchenbakterien, die ihrer Gestalt nach voneinander nicht unterschieden werden können. Nur das biochemische und serologische Verhalten der Bakterien ist verschieden. Beim Typhus sind die Stuhl-, Urin- und Blutuntersuchungen deshalb so wichtig, weil der Arzt durch sie den ganz speziellen Erregertypus feststellen kann. Auf diese Weise werden Infektionsquellen ermittelt und epidemische Probleme geklärt. Viele Erreger der Typhus-Paratyphus-Gruppe spielen eine ursächliche Rolle bei Tierkrankheiten, in erster Linie bei Schweinen, Schafen, Rindern, Geflügel und Katzen. Der Erreger des Paratyphus A ist in Mitteleuropa sehr selten; er ist in südlichen Ländern zu beobachten. Hingegen treffen wir den Erreger des Paratyphus B bei uns sehr häufig an. Diese Krankheit wird vornehmlich durch Menschen übertragen.

ERKENNEN: Paratyphus ähnelt dem Bauchtyphus. Eine korrekte Unterscheidung der beiden Leiden ist nur durch genaue Blutuntersuchungen möglich. Der Patient klagt über Benommenheit. Auf seiner Haut zeigen sich rosa Fleckchen. Der Arzt stellt eine angeschwollene Milz fest. Die Erkrankung beginnt ganz plötzlich mit starkem Schüttelfrost. Die Temperaturkurve verläuft nicht so gesetzmäßig wie beim normalen Typhus. Der Patient klagt über Leibschmerzen, über Aufstoßen und allgemeine Übelkeit. Mitunter tritt Brechdurchfall auf. Starker Wasserverlust des Körpers kann zu choleraähnlichen Austrocknungserscheinungen führen. Allgemein ist der Verlauf des Paratyphus milder, die Krankheitsdauer kürzer, und Komplikationen sowie Rückfälle sind seltener als beim normalen Typhus. Die Sterblichkeit bei Paratyphus beträgt heute etwa ein Prozent.

BEHANDLUNG: Sofort den Arzt holen. Es besteht gesetzliche Meldepflicht.

Besonders gefährdet durch Paratyphus sind ältere Menschen, Fettleibige, Trinker und Tuberkulosekranke. Zusätzlich ist auch eine korrekte allgemeine Behandlung wichtig: häufiger Lagewechsel im Bett; am besten gibt der Pfleger dem Kranken ein Luftkissen, damit das Kreuzbein nicht durchliegt. Je nach dem Zustand des Patienten kommen verschiedene Wasseranwendungen und kühle Bäder in Betracht. Anfangs muß flüssig-breiige und vitaminreiche Kost gegeben werden. Anhänger der Naturheilkunde empfehlen bei Paratyphus kalte Waschungen und kalte Bäder, kalte Kopfumschläge und Eigenblutbehandlung. Bei Nachlassen des Fiebers empfiehlt sich ein Spanischer Mantel, ein Kurzwickel oder ein Oberaufschlag mit Essigwasser und einem Heublumenabsud. Die Diät muß mit einer Obstkur und späterer vegetarischer Vollkost durchgeführt werden. Zur Nachkur eignen sich Halbbäder mit Bittertee. Die Homöopathie nennt als probate Mittel gegen Paratyphus Baptisia D 1–3, Ferrum phosphoricum D 3–6, Crataegus und Arsenicum D 4–6.

Was aber kann zur Vorbeugung gegen Paratyphus getan werden? Die Kranken müssen isoliert und ihre Ausscheidungen sorgfältig desinfiziert werden. Wichtig ist die Ermittlung der Infektionsquelle. Bakterienausscheider müssen überwacht werden. Sie dürfen auf keinen Fall in Lebensmittelbetrieben arbeiten. Genesende gelten als nicht mehr ansteckend, wenn mehr als drei Stuhluntersuchungen im Abstand von je einer Woche

negativ geblieben sind. In Epidemiezeiten sind vorbeugende Schutzimpfungen angebracht. Es wird vierfacher Impfstoff mit abgetöteten Typhus-Paratyphus-A-und-B sowie mit Cholerabakterien injiziert, und zwar dreimal in Abständen von je einer Woche. Der Impfschutz tritt nach drei bis vier Wochen ein und kann nach Jahresablauf durch eine einzige Injektion wieder für ein Jahr verlängert werden. Geimpfte erkranken seltener an Paratyphus. Zumindest nimmt, wenn sie dennoch erkranken, das Leiden einen harmloseren Verlauf.

Röteln

Röteln – auch Rubeola genannt – sind eine ansteckende Viruskrankheit, von der hauptsächlich Kinder, mitunter aber auch Erwachsene befallen werden können. Die Übertragung erfolgt durch Tröpfcheninfektion. Die Ansteckungsgefahr erlischt mit dem Verblassen des Ausschlages. Die Inkubationszeit beträgt zwei bis drei Wochen.

ERKENNEN: Die Krankheit beginnt mit mehr oder weniger hohem Fieber, mit einem masernähnlichen Ausschlag, allgemeinen Lymphknotenschwellungen und mäßigen katarrhalischen Erscheinungen. Die Drüsen am Hinterhaupt und im Nacken schwellen an. Es bildet sich am ganzen Körper ein kleinfleckiger, rosaroter Ausschlag. Komplikationen sind selten.

BEHANDLUNG: Sofort den Arzt alarmieren. Empfehlenswert sind unterstützende kalte Waschungen oder warme Bäder mit kalten Abgüssen, Fasten und Klistiere.

Sehr gefährlich ist die Rötelerkrankung bei schwangeren Frauen, und zwar in den ersten drei Schwangerschaftsmonaten. Die Röteln werden dann mit höher Wahrscheinlichkeit auf die Leibesfrucht übertragen und führen zu Mißbildungen des Kindes wie Taubheit, Augenfehlern, Herzfehlern. Bei Kindern ist die Rötelerkrankung nach 10 Tagen wieder vorbei.

Rückfallfieber

Rückfallfieber – auch Febris recurrens genannt – ist eine Infektion durch Spirochäten, die über Läuse und Zecken erfolgt.

ERKENNEN: Der Patient hat hohes Fieber, ist benommen und klagt über Kreuzschmerzen. Nach fünf bis sechs Tagen erfolgt ein Fieberanfall mit Durchfällen und Schweißausbruch. Nach ein bis zwei Wochen gibt es wieder einen Fieberanfall. Er dauert bis zu einer Woche. Diese Rückfälle, die der Krankheit den Namen geben, können sich bis zu zehnmal wiederholen und werden immer schwächer.

BEHANDLUNG: Sofort den Arzt alarmieren. Es besteht gesetzliche Meldepflicht. Wasserbehandlungen sind eine gute Unterstützung: drei- bis fünfmal täglich Ganzwaschungen und Kurzwickel.

Ruhr

Die Ruhr wird durch Ruhrbakterien – es gibt mehrere Typen – und durch einzellige Darmlebewesen (Amöben) übertragen. Die Ansteckung erfolgt über Lebensmittel und Getränke, wobei Fliegen als Zwischenträger von den Ausscheidungen kranker Menschen zu den Lebensmitteln eine Rolle spielen, besonders in warmen Ländern und zu warmer Jahreszeit.

ERKENNEN: Der Patient klagt über Appetitlosigkeit, Leibschmerzen, häufige Durchfälle mit schmerzhaften Darmkrämpfen; dabei kommt es zu Entleerung von Schleim und Blut. Als Begleiterscheinung kommt es mitunter zu Lungen-, Nerven- und Gelenksentzündungen.

BEHANDLUNG: Sofort den Arzt verständigen. Es besteht gesetzliche Meldepflicht. Nebenher wirken Kuren mit Rizinusöl und anschließendes Teefasten. Auch Apfeltage und Heidelbeer-Kuren sind zu empfehlen. Heiße Essigauflagen auf den Leib und bei Fieber kalte Waschungen lindern das Leiden. Auch Pfefferminztee, Gänsefingerkrauttee, Kamillentee und Tormentilltee helfen, wenn sie schluckweise getrunken werden. Die Homöopathie setzt Mercurius corrosivus D 6 und Aloe D 3–6 ein, die Biochemie Ferrum phosphoricum D 6 in viertelstündlichem Wechsel mit Kalium chloratum D 6.

Scharlach

Scharlach ist eine epidemisch auftretende, ansteckende Erkrankung. Die Übertragung erfolgt durch Berührung mit Kranken oder mit deren Sachen. Meist besteht nach überstandener Krankheit ein dauernder Schutz.

ERKENNEN: Meist erkranken Kinder an Scharlach, bei Erwachsenen ist der Verlauf schwerer. Zwei bis fünf Tage nach der Ansteckung setzt Fieber ein. Es kommt zu Schüttelfrost, Erbrechen, Apppetitlosigkeit, Schluck- und Halsbeschwerden mit düsterroter Verfärbung des Gaumens und der Mandeln. An Rumpf und Gliedern bildet sich ein kleinfleckiger roter Ausschlag. Die Mundpartie bleibt frei. Eine Woche nach Krankheitsbeginn tritt ein neuerlicher Fieberanfall auf. 14 Tage nach dem Ausschlagsbeginn erfolgt die Abschuppung der Haut. Die dunkelrote Zunge bekommt jetzt geschwollene Knötchen. Man nennt dies eine Himbeerzunge. Sehr oft gibt es Komplikationen: Mittelohrentzündung, Nierenentzündung, Herzmuskelentzündung und Gelenksrheumatismus.

BEHANDLUNG: Sofort den Arzt alarmieren. Es besteht gesetzliche Meldepflicht. Unterstützend helfen nasse Hemden, zwei- bis dreimal pro Tag ein Salzhemd, Ganzwaschungen und Halbbäder, bei Schüttelfrost ein heißes Heublumenhemd. Ideal sind Obstsafttage, Fasten und vegetarische Kost. Die Homöopathie setzt Belladonna D 3–6 und Mercurius corrosivus D 6 ein.

Syphilis

Die Syphilis – auch Lues oder Lustseuche genannt – ist eine chronische Infektionskrankheit, die sich über den ganzen Körper verbreitet, wenn keine sofortige Frühbehandlung erfolgt. Außerhalb des menschlichen Körpers geht der fadenförmige Syphiliserreger durch Austrocknung zugrunde. Die Ansteckung erfolgt von Mensch zu Mensch auf direktem Wege. Neun von zehn Fällen der Syphilis werden beim Geschlechtsverkehr übertragen, die Krankheit kann aber auch durch Küsse, Eßbestecke oder Trinkgefäße übertragen werden. Jeder Erkrankte kann immer wieder neuerlich infiziert werden und ist keineswegs immun. Die Ansteckung erfolgt nur, wenn in der Haut oder in der Schleimhaut eine – wenn auch geringfügige – Verletzung vorliegt. Die Inkubationszeit beträgt drei Wochen.

ERKENNEN: Als erste Anzeichen tritt an der Stelle, an welcher die Erreger in den Körper gelangten, ein Geschwür auf. Von dort dringen die Erreger über die Lymphbahnen ins Blut und werden in alle Körperteile verschleppt. Erstes Stadium: Es treten Hautausschläge auf, Knötchen, die braunrötlich sind, schuppen und sich rasch verbreiten. Dieser sogenannte „harte Schanker" sitzt an den Geschlechtsteilen von Mann und Frau. An Zunge, Mandeln und Rachen bilden sich Geschwüre. Es folgen Fieber, Kopfschmerzen, Gelenkschmerzen, Gelbsucht. Durch den Wassermanntest und den Nelsontest kann die Krankheit durch Blutuntersuchungen erkannt werden. Zweites Stadium: Die Ausschläge werden größer. Wird nicht behandelt, dauert der Zustand ca. vier Jahre an. Die Pusteln befallen auch Kopf und Gesicht. Veränderungen an Fingern und Zehen, weiße Hautflecken in der Nackengegend sowie Haarausfall treten auf. Drittes Stadium: Nun werden die inneren Organe angegriffen. Es entsteht das sogenannte Gumma, ein Geschwür, das Muskeln, Knochen, Rachen und Nasengerüst durchbohrt. Die Zunge verändert sich. Jetzt erst wird das Nervensystem angegriffen. Fünf bis fünfzehn Jahre nach der Ansteckung folgen Paralyse, Gehirnentzündungen und Rückenmarkleiden.

BEHANDLUNG: Beim geringsten Verdacht zum Arzt. Es besteht gesetzliche Meldepflicht. An Syphilis erkrankte Personen dürfen nur von Fachärzten behandelt werden. Es ist sehr schwer, die Krankheit im Anfangsstadium mit Sicherheit festzustellen. Früher versuchte man, mit Quecksilber, Wismut, Arsen und Jod Heilungen herbeizuführen. Heute bedient man sich überwiegend des Penicillins. Nur in vereinzelten Fällen verordnet man eine Kombination von mehreren Mitteln. Der Heilprozeß hängt vom Lebensalter und von den Körperkräften des Patienten ab. Peinliche Sauberkeit des Kranken ist oberstes Gebot. Geschlechtsverkehr ist untersagt, solange die Syphilis nicht ausgeheilt ist. Erst zwei Jahre nach der Schlußuntersuchung, die eine Heilung von Lues bestätigt, darf ein lediger Patient heiraten. Frauen, die die Krankheit hatten, müssen bei Schwangerschaft vier Monate vor der Entbindung mit Penicillin behandelt werden, da sonst die Gefahr besteht, daß das Kind syphilisverseucht zur Welt kommt.

Tollwut

Tollwut ist eine Viruskrankheit, die durch den Biß eines Haustieres – Hund oder Katze – oder eines Wildtieres übertragen wird. Der Erreger geht bei Erwärmung rasch zugrunde, verträgt hingegen die Kälte sehr gut. Das Virus wird mit dem Speichel des kranken Tieres auf den Menschen übertragen. Nicht immer ist ein Biß notwendig, oft genügt auch das Belekken einer Wunde oder einer geringfügigen Hautabschürfung. Die erkrankten Tiere fallen meist durch ihre Bösartigkeit und durch ihre Beißlust auf.

Man unterscheidet zwei Arten von Tollwut: Wenn auf das melancholische Anfangsstadium des Patienten nicht erst das Erregungsstadium, sondern sofort die Lähmung erfolgt, dann handelt es sich um die sogenannte „stille Tollwut". Diese Art des Leidens verläuft, wenn es einmal ausgebrochen ist, fast immer tödlich. Durch eine Schutzimpfung, die sofort nach einem verdächtigen Biß oder nach einer verdächtigen Berührung mit einem Tier durchgeführt werden, ist die Sterblichkeit in den letzten Jahrzehnten recht gering geworden. Es besteht daher bereits beim geringsten Krankheitsverdacht für Patienten und Arzt eine amtliche Meldepflicht der Gesundheitsbehörde gegenüber. Man bemüht sich seit vielen Jahren zusätzlich zur Bekämpfung der Tollwut beim Menschen darum, auch die Tollwut unter den Tieren einzudämmen, damit die Menschen weniger gefährdet sind. Ein verdächtiges Tier soll nicht sofort getötet, sondern eingesperrt und genau beobachtet werden. Wenn ein Tier, das jemanden gebissen hat, stirbt oder getötet werden muß, ist der Kopf zur Untersuchung des Gehirns an ein Wundschutzinstitut einzuschicken. Solche Institute befinden sich in Berlin, Hamburg, aber auch in Wien und Marburg. Experten erkennen die Erkrankung beim Tier an der Veränderung des Gehirns.

ERKENNEN: 15 bis 60 Tage nach dem Biß treten beim Patienten die ersten Krankheitserscheinungen auf: leichte Temperatursteigerungen, Gemütsverstimmungen, Kopfschmerzen, Angstträume und heftige Schmerzen an der Bißstelle, Unruhe und Reizbarkeit.

Das nächste Stadium nennt der Mediziner das Erregungsstadium: Beim Patienten zeigen sich Schluckbeschwerden, Atemstörungen, Krämpfe, Sinnesverwirrung und Speichelfluß. Es kommt unter Angst- und Erregungszuständen zu regelrechten Wutanfällen. Die geringste Berührung, das geringste Geräusch oder Licht kann den Patienten zur Raserei treiben. Das Schlucken und mitunter bereits der Anblick von Wasser lösen heftige Schluckmuskelkrämpfe aus. Der Kranke wird immer unruhiger und tobt. Schließlich wandeln sich seine Wutanfälle in Benommenheit. Das Fieber steigt bis zu 42 Grad an. In dieser Phase kann bereits der Erstickungstod eintreten. Meist aber kommt es noch zu einer Lähmungsphase. Die Lähmungserscheinungen zeigen sich zuerst im Gesicht, dann an der Zunge, in der Folge an der Speiseröhre und an der Atemmuskulatur. Stunden oder Tage danach stirbt der Patient.

ERKENNEN: Gleich nach dem Biß ist unverzüglich ein Arzt zu informieren, der dann entweder selbst die Tollwutschutzimpfung vornimmt oder den Patienten in ein Krankenhaus einweist. Nach Absprache mit dem Arzt unterziehen sich manche Patienten noch einer zusätzlichen Naturheilbehandlung. Die Wunde wird mit Essigwasser gewaschen, Volldämpfe sorgen für Schweißausbrüche. Pfarrer Kneipp riet, heißen Tee von Gänsefingerkraut in Milch gekocht dreimal täglich auf die Wunde zu legen und zusätzlich in Wasser eingeweichtes Gänsefingerkraut auf die Krampfstellen zu drücken. Doch sind diese Behandlungsmethoden durch die wirklich einzigartige Entdeckung der Tollwutschutzimpfung längst überholt und werden heute kaum mehr an Patienten durchgeführt, es sei denn in Gegenden, wo wirklich keine Möglichkeit zu einer sofortigen Impfung gegeben ist und die Zeit bis dahin genützt werden soll.

BEHANDLUNG: Sofort den Arzt informieren. Es besteht gesetzliche Meldepflicht. Unterstützend sind Brech- und Abführmittel zu empfehlen. Während des Fiebers soll der Patient fasten, später vegetarische Kost einnehmen. Essigwasserwaschungen erleichtern die Muskelschmerzen, ebenso Kurzwickel und Spanischer Mantel.

Trichinose

Die Trichinose – auch Trichinenkrankheit – wird durch die Trichinella spiralis hervorgerufen. Schwein, Bär, Dachs, Hund, Katze, Fuchs und Marder beherbergen die Krankheitserreger in ihrem Fleisch, die durch Erhitzen über 70 Grad allerdings abgetötet werden. Durch Genuß von verseuchtem, ungenügend gekochtem Schweinefleisch entwickeln sich im Magen und Darm des Konsumenten junge Darmtrichinen, die über die Blutgefäße in die Muskulatur wandern. Durch die gesetzliche Fleischbeschau wird verhindert, daß trichinöses Fleisch in den Handel kommt.

ERKENNEN: Schmerzen und Schwellungen der befallenen Muskeln. Der Patient klagt über Benommenheit, Fieber, Schweiß und Kreislaufstörungen. Es treten Bronchitis und Lungenentzündung auf. Binnen vier bis sechs Wochen sterben viele Patienten. Überlebt der Kranke, so sterben die Trichinen ab und verkapseln sich.

Tuberkulose

Die Tuberkulose mit ihren vielfältigen Verlaufsformen ist eine besonders gefürchtete Infektionskrankheit, die sich in vielen Fällen über viele Jahre hinzieht, oft über das ganze Leben. Wenn ihre Verbreitung auch durch moderne medizinische Mittel zurückgedrängt wurde, muß man heute noch von einer Volkskrankheit sprechen. Rund ein Prozent der europäischen Bevölkerung leidet an aktiver Tuberkulose.

Kaum ein Mensch entgeht der tuberkulösen Infektion. Sie erfolgt im frühesten Lebensalter. Diese Erstinfektion wird fast niemals entdeckt, oder nur durch einen Zufall. Die Ansteckung wird gefördert durch Schlafmangel, Unterernährung, Keuchhusten, Masern, Grippe, Zuckerkrankheit. Die Übertragung erfolgt von Mensch zu Mensch, und zwar in erster Linie durch Tröpfcheninfektion. Aber auch Zimmer- und Straßenstaub übertragen die Bakterien. Im akuten Stadium der Tuberkulose scheidet der Kranke mit Auswurf,

Eiter, Urin und Kot Tuberkulosebakterien aus. Diese Tuberkulose ist ansteckend. Bei der geschlossenen Tuberkulose hingegen ruht die Krankheit; es verlassen keine Bakterien den Körper des Kranken, doch kann jederzeit eine offene Tuberkulose entstehen. Von aktiver Tuberkulose sprechen wir, wenn der Kampf des Organismus gegen die eingedrungenen Tuberkulosebakterien noch nicht abgeschlossen ist. Bei der inaktiven Tuberkulose ruht die Krankheit bis zu einem Ausbruch, oder sie ist geheilt.

ERKENNEN: Die Medizin unterscheidet drei Stadien der Tuberkulose. Beim ersten Stadium handelt es sich um den oben erwähnten Erstinfekt, bei dem die Tuberkulosebakterien zumeist eingekapselt werden und verkalken. Die verkalkten Herde sind im Röntgenbild festzustellen. Im zweiten Stadium durchbrechen die eingekapselten Bakterien ihren Schutzwall und strömen in die Blutbahn. Sie werden in den ganzen Körper verschleppt. Das dritte Stadium ist die eigentliche Lungenschwindsucht und erfaßt Menschen im Entwicklungsstadium oder im fortgeschrittenen Alter. Die Krankheitserscheinungen sind ähnlich einer Grippe mit Husten und Auswurf, Appetitlosigkeit, Gewichtsabnahme, Nachtschweiß. Es entsteht ein kirschkerngroßer Entzündungsherd in der Lunge, der entweder aufgesaugt wird oder vernarbt. Ist die Widerstandskraft des Körpers herabgesetzt, bildet sich eine Kaverne, eine Höhle, von der sich die Krankheit auf alle Lungenteile ausdehnen kann.

BEHANDLUNG: Beim geringsten Verdacht auf Tuberkulose den Arzt verständigen. Es besteht gesetzliche Meldepflicht. Bei früh erkannter Tuberkulose sind die Heilungschancen groß. Die Grundlage der Tuberkulosetherapie ist eine Allgemeinbehandlung mit Bettruhe, Schonung, Freiluftkuren, Klimabehandlung und Regelung der Ernährung, viel Schlaf und Aufenthalte in Kurheimen. Das beweist, wie wichtig bei Tuberkulose das Zusammenspiel von Chemotherapie, mitunter Chirurgie und Naturheilkunde ist. Als Vorbeugung wird schon Kindern eine Tuberkuloseschutzimpfung gegeben.

Typhus

Typhus tritt meist im Spätsommer oder Herbst in kleineren und größeren Epidemien auf. Fast immer handelt es sich um eine Nahrungsmittel- oder Trinkwasserinfektion. Die Erreger, Salmonellen genannt, halten sich ziemlich lange und können sich sogar in manchen Nahrungsmitteln, wie etwa in der Milch und im Kartoffelsalat, vermehren. Auf diese Weise kommt es leicht in Hotels oder Heimen zu Gruppenerkrankungen, deren Umfang sich nach dem Verbraucherkreis der infizierten Nahrungsmittel richtet. Bei Verunreinigung von Trinkwasseranlagen mit den Ausscheidungen von Typhuskranken oder von Bazillenausscheidern ist meistens eine Massenepidemie die Folge. Durch verunreinigte Hände ist auch eine direkte Keimübertragung möglich, beispielsweise beim Pflegepersonal von Typhuskranken. Die Inkubationszeit beträgt ein bis drei Wochen. Die Salmonellen durchdringen in den unteren Darmabschnitten die unverletzte Darmschleimhaut und wandern in die Lymphknoten des Gekröses. Von hier aus werden sie teils auf dem Lymphweg in die Nachbarschaft, teils auf dem Blutweg in alle Organe getragen. Sie werden dann über die Galle mit dem Stuhl und über die Nieren mit dem Harn ausgeschieden. Die für die Krankheit typischen Veränderungen spielen sich im Lymphgewebe der Darmschleimhaut ab. Es kommt zu Schwellungen, Schorfbildungen und zu geschwürigem Gewebszerfall mit der Gefahr einer Darmblutung oder eines Durchbruchs in die freie Bauchhöhle. Die Typhusbakterien können darüber hinaus in sämtlichen Organen des Körpers örtliche Entzündungen hervorrufen. Die Giftstoffe der Nervenfieber-Bakterien schädigen in erster Linie das Herz, das Gehirn, die Nerven, die Nieren und die Leber.

ERKENNEN: Die Krankheit beginnt allmählich mit Mattigkeit, Kopfschmerzen, Teilnahmslosigkeit, Appetitlosigkeit, Verstopfung und langsam ansteigender Temperatur. Das Fieber beginnt meist erst drei Wochen nach der Ansteckung. Typisch ist auch das zeitweilige Frösteln. Mitunter tritt auch Nasenbluten auf. Erst in der zweiten Krankheitswoche kommt es zu charakteristischen Typhus-Anzeichen. Der Patient hat sehr hohes Fieber – etwa um 40 Grad –, zeigt eine stark belegte Zunge, ist zeitweise sehr benommen, leidet unter hartnäckiger Verstopfung und hat kleine blaßrote Flecken auf der Haut des Rumpfes. Der Mediziner nennt diesen Ausschlag Roseolen. Das Fieber bleibt 8 bis 14 Tage unverändert bestehen und schwächt den Körper sehr. Die plötzlich einsetzenden Durchfälle sind erbsenbreiig, der Leib wirkt aufgetrieben. Bewußtseinstrübung ist ein typisches, nun auftretendes Merkmal. Während des hohen Fiebers wechselt völlige Teilnahmslosigkeit mit schwersten Erregungszuständen.

Der Arzt stellt mit Hilfe einer bakteriologischen und serologischen Untersuchung eine sichere Typhus-Diagnose. Die Nervenfiebererreger müssen im Blut festgestellt werden. Dies ist schon in der ersten Krankheitswoche möglich.

Die Störungen der Verdauungsorgane sind anfänglich recht gering. Die Zunge ist stark belegt, nur die hochroten Ränder und die Spitze bleiben frei davon. Später sieht die Zunge braun wie Leder aus. In der dritten und vierten Woche kommt es oft zu Darmblutungen. Der Puls bleibt langsam. Das plötzliche Umschlagen zu schnellem Puls deutet eine große Gefahr für den Patienten an. Meist folgt bald eine lebensbedrohende Blutung durch das Durchbrechen eines Darmgeschwüres in die Bauchhöhle. Die Patienten schwitzen trotz Fieber nicht. Die Mundhöhle ist auffallend trocken. Gleichzeitig entstehen oft Mandelentzündungen und Bronchitis.

Ohne Komplikationen kann Typhus nach drei bis fünf Wochen ausgeheilt sein. Der Patient verliert sehr an Gewicht und erleidet leicht einen Rückfall. Typhus kann aber auch heute noch binnen einer Woche zum Tod führen. Der Herzmuskel wird fast bei jeder dieser Erkrankungen geschädigt. Sehr oft versagt auch der Kreislauf. Überall im Körper kann es durch die Krankheit zu Entzündungen kommen: besonders in der Lunge, in der Niere, im Knochenmark und in der Bauchspeicheldrüse.

BEHANDLUNG: Sofort den Arzt holen. Es besteht gesetzliche Meldepflicht. Verständlicherweise sind ältere und fettleibige Menschen besonders gefährdet. Komplikationen gibt es fast immer bei Trinkern und bei Tuberkulosekranken. Schon nach drei oder vier Tagen Behandlung mit Chloramphenicol bessert sich der Zustand des Patienten. Doch das Präparat allein ist zuwenig. Der Patient muß im Bett häufig die Lage wechseln. Damit das Kreuzbein nicht durchliegt, sollte man Wasserpolster oder Luftringe unterlegen. Kühle Bäder können nach Beratung mit dem Arzt angewendet werden. Die Kost muß breiig-flüssig und sehr vitaminreich sein. Bakterienausscheider werden mit Antibiotika betreut. Für den Fall, daß sich durch Typhus eine chronische Gallenblasenerkrankung einstellt, muß die Gallenblase operativ entfernt werden.

Die Erkrankten müssen isoliert werden. Ihre Ausscheidungen werden peinlich desinfiziert. Die vordringliche Aufgabe des Arztes ist es, nach einer Erkrankung die Infektionsquelle festzustellen, um ein weiteres Ausbreiten der Epidemie zu verhindern. Als geheilt gelten Personen, deren Stuhlbefunde – die einmal pro Woche durchgeführt werden – dreimal negativ waren. In Epidemiezeiten werden Schutzimpfungen vorgenommen.

Windpocken

Windpocken sind eine typische Kinderkrankheit. Nach der Gesundung ist dauernde Immunität vorhanden.

ERKENNEN: 14 bis 17 Tage nach der Ansteckung treten Fieber, Kopf-, Rücken- und Gelenksschmerzen auf, dazu allgemeines Krankheitsgefühl. Ein bis zwei Tage später zeigt sich dann der Windpockenausschlag, der an der Haargrenze des Kopfes beginnt und den ganzen Körper erfaßt. Es handelt sich um stecknadelkopf- bis linsengroße Flecken, in deren Mitte binnen weniger Stunden wasserhelle Bläschen aufschießen. Der Bläscheninhalt trübt sich und trocknet ein. Die Krusten fallen binnen zweier Wochen ab. Mitunter kommt es zu örtlichen Hautblutungen. Der Ausschlag kann auch auf die Schleimhäute der Augen und des Mundes übergreifen, manchmal die Harnröhre, die Scheide und den After heimsuchen.

BEHANDLUNG: Da es bei Windpocken zu gefährlichen Folgeerscheinungen wie Gelenksentzündung, Mittelohrentzündung, Lungenentzündung,

Hirn- und Rückenmarksentzündungen kommen kann, ist unverzüglich der Arzt zu verständigen, wie bei allen Kinderinfektionskrankheiten.

Wundrose

Der Erreger der Wundrose – auch Erisypel genannt – ist eine bestimmte Kettenkokkenart, die durch kleine Wunden in der Haut oder Schleimhaut in den Körper gelangt.

ERKENNEN: Schüttelfrost, hohes Fieber mit Schweißausbruch, Schwellung und Rötung des befallenen Hautbezirkes, Spannungen und Schmerzen. Auch Blasenbildung ist möglich. Bei starker Ausdehnung ist das Krankheitsbild sehr bedenklich. Besonders gefürchtet ist die Gesichtswundrose, weil die Krankheit auf das Gehirn und auf die Hirnhäute übergreifen kann.

BEHANDLUNG: Sofort den Arzt verständigen. Unterstützend sind Auflagen von Lehm und Quark, Umschläge mit heißen Heublumentüchern um die erkrankte Hautpartie, dazu Fasten, Obstkuren, Klistiere zur Darmreinigung und Schlenzbäder anzuwenden. Sehr wohltuend sind Zinnkraut- und Spitzwegerichtee als Getränk. Die Homöopathie setzt Apis D 3 und Cantharis D 6 ein.

Wundstarrkrampf

Der Tetanusbazillus, der sich überall in der Außenwelt befindet – vor allem im mistgedüngten Erdreich – dringt durch eine Wunde in den Körper, wandert bis zum Gehirn und entfaltet dort seine gefährliche Wirkung – den Wundstarrkrampf. Die Inkubationszeit beträgt zwei bis zwanzig Tage.

ERKENNEN: Krampfartige Zusammenziehung der Kaumuskeln ist typisch. Das Gesicht nimmt einen starren, lächelnden Ausdruck an. Nach wenigen Stunden oder Tagen greifen die Krampfspannungen auf den Nakken und den Rücken über. Auch die Beine können erfaßt werden. Starke Schweißbildung und kaum Fieber.

BEHANDLUNG: Bei den ersten Anzeichen sofort zum Arzt! Die Krankheit dauert vier bis sechs Wochen und ist lebensgefährlich. Die schlimmste Krise ist in den ersten fünf Tagen. Als vorbeugend gilt die aktive Tetanus-Schutzimpfung. Nichtgeimpfte können bei verdächtigen Wunden passiv geimpft werden, der Schutz währt aber nur wenige Wochen. Die aktive Impfung wird in drei Phasen vorgenommen. Als Grundregel gilt: verunreinigte Wunden immer sorgfältig behandeln und mit Anserinetee-Lappen umwickeln.

IV.

Heilkräuter von
A bis Z

*Die wichtigsten und wirkungsvollsten Kräuter der Naturheilkunde,
ihr Vorkommen, Aussehen und ihre Anwendung gegen Krankheiten*

So wirken die Heilkräuter

Schon in ältesten Zeiten verfügten die Heilkräuter über einen hervorragenden Ruf. Das beweisen jahrtausendealte mündliche Überlieferungen und schriftliche Aufzeichnungen über die Naturheilkunde. Seit undenklichen Zeiten kannten die Menschen die Wirkung verschiedenster Pflanzen im Einsatz gegen Krankheiten und nutzten sie. Bis heute haben die Heilkräuter trotz des großen Fortschrittes der Medizin und Pharmazie nichts an Wert eingebüßt. Im Gegenteil: Die Pharmazie könnte ohne die Heilpflanzen nicht existieren, weil diese den wichtigsten Rohstoff für viele Medikamente bilden.

Der berühmte schweizerische Kräuterpfarrer Johann Künzle, der seinen Mitmenschen immer wieder die Heilkräuter in Erinnerung rief, schrieb kurz vor seinem Tod: „Die Kräuter sind die ersten, einfachsten und wohlfeilsten Heilmittel gegen viele Krankheiten. Sie sind der menschlichen Natur vom Schöpfer angepaßt."

Und Pfarrer Sebastian Kneipp mahnte: „Bleibt den Heilkräutern treu! Bekennt Euch zu ihnen! Sie können niemals schaden, sondern immer nur nützen...!"

Was aber macht die Heilkräuter so wertvoll? Worin liegt das Geheimnis dieser Pflanzen?

Die Wirksamkeit der Heilpflanzen beruht auf der Besonderheit ihrer Inhaltsstoffe. Diese sind sehr verschiedener Art. Fast niemals enthält eine Heilpflanze nur einen einzigen Wirkstoff, sondern eine ganze Reihe. In der Naturheilkunde kommt es meist auf den Hauptwirkstoff an, aber auch auf die besondere Aufbereitung der Pflanze sowie auf die Mischung verschiedener Kräuter, wobei mehrere Hauptwirkstoffe aufeinander abgestimmt werden.

Heilpflanzen beinhalten Inhaltsstoffe verschiedener Art: dickflüssige Schleime, die durch Lösen, Ausziehen oder Ausschütten von Pflanzenstoffen in kaltem oder heißem Wasser gewonnen werden, ätherische Öle, die fetthaltig sind, Seifenstoffe, die mit Wasser Schaum bilden, mineralische Kieselsäure, die im Wasser unlöslich ist.

Bitterstoffe, Gerbstoffe, Alkaloide, Glykoside, Pflanzenfarbstoffe, Salizylsäure, blutstillende und abführende Wirkstoffe.

Wichtig ist die Erkenntnis, daß bei der einen Pflanze der entscheidende Wirkstoff in der Blüte, bei der anderen im Blatt, bei einer wieder dritten im Stengel oder in der Wurzel seinen Sitz hat. Darum ist das genaue Studium der Heilkräuter so wichtig, um sie auch richtig anwenden zu können.

So bereiten Sie
die Heilkräuter zu

Wer Heilkräuter zur naturkundlichen Behandlung verwendet, muß die verschiedenen Arten der Zubereitung kennen. Wir unterscheiden zwischen Abkochung, Aufguß, kalt ansetzen, Inhalation, Saft, Fluidextrakt und alkoholischer Tinktur.

Bei der Abkochung geben Sie die angegebene Menge Kräuter in kochendes Wasser. Bei geringer Hitze muß nun eine bestimmte Zeit weitergekocht werden. Dann nehmen Sie das Gefäß vom Herd, geben einen Deckel darauf und lassen die Flüssigkeit je nach Angabe ziehen und abkühlen. Die Kräuter werden durch ein Haarsieb oder durch ein Tuch gesiebt.

Der Aufguß ist die häufigste Zubereitung von Kräutertees. Geben Sie zuerst die Kräuter in den Topf und gießen Sie kochendes Wasser darüber. Nun wird die Flüssigkeit zugedeckt, je nach Angabe stehenlassen und dann durchseihen.

Für das Kaltansetzen werden die Kräuter in Wasser, Wein oder Alkohol gelegt. Nach einer bestimmten Zeit filtrieren Sie das Getränk.

Für die Kräuterinhalation machen Sie je nach Angabe eine Abkochung oder einen Aufguß und bringen dann den Topf auf den Tisch. Mit Hilfe eines großen Trichters aus Papier oder mit einem Tuch lenken Sie die Dämpfe dann ins Gesicht.

Um einen Kräutersaft herzustellen, müssen Sie die frischen und feingehackten Pflanzen pressen und abseihen.

Fluidextrakte und alkoholische Tinkturen können nur von einem Experten zubereitet werden. Am besten kaufen Sie diese in Apotheken und Drogerien.

Wenn Sie kein geübter Pflanzenkenner sind, kaufen Sie Kräuter in der Apotheke. Manche Pflanzen enthalten Giftstoffe, andere können leicht mit Giftpflanzen verwechselt werden.

Wichtig ist, daß Tees aus Heilkräutern besser nicht mit Zucker, sondern mit Honig gesüßt werden. Zuckerkranke dürfen auch künstlichen Süßstoff verwenden. Es ist auch eine Geschmacksverbesserung mit ein wenig Zitronensaft, Orangensaft, Pfefferminze und Anis erlaubt.

So werden
die Heilkräuter dosiert

Bei der Anwendung von Heilkräutern muß immer auf Alter, Geschlecht, Körperverfassung, Gewohnheit und Lebensweise des Patienten eingegangen werden. Ein schwacher Mensch darf nicht soviel Kräutertee zu sich nehmen wie ein starker. Auch Kinder müssen mit geringeren Mengen behandelt werden. Und noch eines: Teekuren mit Kräutern haben vor allem im Frühjahr und im Herbst heilsame Wirkung.

Die normale Tagesportion für einen Patienten beträgt im allgemeinen ein bis zwei Tassen Kräutertee. Frauen und Männer im Alter zwischen 24 und 60 Jahren sollten sich daran halten. Im Alter von 14 bis 23 Jahren ist es angebracht, nur zwei Drittel dieser Tagesportion einzunehmen. Patienten zwischen sieben und 13 Jahren konsumieren die Hälfte der normalen Tagesportion, Kinder zwischen vier und sechs Jahren nur ein Drittel und Kinder zwischen ein und drei Jahren noch geringere Mengen. Patienten über 60 trinken die halbe Tagesportion.

Frauen setzen während der Periode mit dem Kräutertee aus.

Diese Heilkräuter sollten in jeder Hausapotheke zu finden sein:

Augentrost, Baldrian, Betonie, Bitterklee, Bibernelle, Birke, Brennessel, Eibisch, Eichenrinde, Erdbeerblätter, Hagebutte, Holunderblätter, Holunderblüten, Johanniskraut, Kalmus, Kamille, Lindenblüten, Lungenkraut, Malve, Minze, Mistel, Raute, Rosmarin, Salbei, Schafgarbe, Spitzwegerich, Tausendguldenkraut, Veilchen, Wacholderbeeren, Walnußblätter, Wermut, Wollblume, Zinnkraut. Diese Kräuter sind als Tees hochwirksam. An Kräuterölen gehören in die Hausapotheke: Johanniskrautöl, Kampferöl, Lavendelöl, Mandelöl, Nelkenöl, Olivenöl.

Wer Kräuter im Hause aufbewahrt, muß wissen, daß sie nach etwa einem Jahr an Wirkung und Geruch stark verlieren.

So werden Kräutertees getrunken

Tees aus Kräutern werden anders konsumiert als normale Tees, die der Durstlöschung oder der Geschmacksfreude dienen. Kräutertees müssen immer langsam und schluckweise eingenommen werden. Bei einer normalen Tagesration von ein bis zwei Tassen empfiehlt es sich, am Morgen eine viertel bis halbe Tasse zu trinken und den Rest in einzelnen Schlucken über den ganzen Tag hin zu verteilen. Dadurch werden dem Magen immer nur kleine Mengen zugeführt, und die Wirkung ist gleichmäßiger und anhaltender. So können die Inhaltsstoffe der Kräuter vom Körper besser verarbeitet werden.

Und nun lernen Sie das vielfältige Angebot der Natur an helfenden Kräutern kennen. Auf separaten Farbtafeln sowie Abbildungen im Text finden Sie zusätzlich die wichtigsten Kräuter, die die moderne Naturheilkunde verwendet.

Die Heilkräuter

Abbiß (Succisa pratensis)

ANDERE BEZEICHNUNG: Abbißkraut, Abbißmünze, Teufelsabbiß, Wiesenabbiß.

STANDORT: Trockene Wiesen, frisch abgehauene Wälder, in Hecken und Gebüschen.

AUSSEHEN: Runder, nackter Stengel, ungefähr 60 cm hoch; Blätter schmal mit festem Rand.

BLÜTE: Kleine Büschel, die aus vielen blauvioletten, kleinen Blümchen bestehen.

BLÜTEZEIT: Mai–August. Sammelzeit: Sommermonate.

VERWENDUNG: Wurzel und Kraut.

ANWENDUNG: Eine Handvoll zerkleinerter Wurzeln und eine halbe Handvoll Blätter mit 1 l kaltem Wasser aufgesetzt und 15 Minuten gekocht, geben einen guten Tee zur Blutreinigung und gegen Fallsucht und Schwangerschaftsbeschwerden. Von diesem Tee wird tagsüber nach Belieben schluckweise getrunken. Werden hingegen die Wurzeln allein gekocht, so ist der Absud ein sehr gutes Gurgelwasser gegen langwierige Halsgeschwüre. Setzt man eine Handvoll zerquetschte oder zerschnittene Wurzeln auf 1 l Branntwein oder Spiritus an und läßt das Ganze 2 bis 3 Wochen in der Wärme destillieren, so erhält man eine gute Tinktur gegen Husten, Halsleiden, chronische Hautleiden und Masern (täglich 2–3 Teelöffel).

Ackerdistel (Cirsium arvense)

STANDORT: Wächst als Unkraut in unseren Gärten oder an Ackerrändern.

AUSSEHEN: Die Ackerdistel wird etwa 10 cm hoch. Die Stengel sind rund, hohl und saftig, die Blüten gelb und köpfchenartig. Die weißen, haarigen Samen segeln mit dem ersten Wind davon und fassen schnell wieder Wurzeln.

BLÜTE: Gelb.

VERWENDUNG: Kraut, Stengel, Blätter und Blüten.

ANWENDUNG: Vielfach wird die Akkerdistel mit Essig und Öl als Salat gegen Gelbsucht, Würmer und Leberleiden gegessen. Das ganze Kraut – zerquetscht – ergibt eine ideale Auflage gegen Brandwunden und Insektenstiche. In die Schuhe gelegt, heilt das zerstoßene Kraut Fußschmerzen. Allerdings muß der Patient einen ganzen Tag darauf gehen. Gegen Kopfschuppen reiben Sie den Haarboden öfters mit dem ausgepreßten Saft der Ackerdistel ein. Bei Geschwulsten und frischen Wunden helfen Einreibungen mit dem Saft des zerquetschten Krauts. Diese Anwendungen helfen auch bei Magenschmerzen und Kreuzschmerzen. Die gebräuchlichste Anwendung ist der Ackerdistel-Tee; da er aber pur Erbrechen und Magengrimmen verursachen würde, mischen Sie am besten die Dosis mit Salbei: auf einen Teil Ackerdistel zwei Teile Salbei. Dieser Tee hilft gegen Leber-, Gallen- und Nierenleiden sowie gegen Würmer.

Alant (Inula helenium L.)

ANDERE BEZEICHNUNG: Galantwurzel, Glockenwurzel, Helenenkraut, Heilwurz.
STANDORT: Meistens in Gärten angebaut.
AUSSEHEN: Der Stengel wird oft über 1 m hoch, oben ästig und gefurcht. Die Blätter sind groß, breit, stehen aufrecht auf langen Stielen, sind länglich herzförmig, stumpf gezähnt, auf der Oberfläche rauh und auf der Unterfläche weiß und filzig. Die Wurzel ist lang, auch knollig und faserig.
BLÜTE: Gelb, einer kleinen Sonnenrose ähnlich.
BLÜTEZEIT: Juli–September. Sammelzeit: Wurzel: November–Mitte Dezember. Blüte: Frühjahr.
VERWENDUNG: Wurzel und Blüte.

ANWENDUNG: $\frac{1}{2}$ Teelöffel der feingeschnittenen, frischen oder getrockneten Wurzel wird mit heißem Wasser aufgegossen (2–3 Tassen pro Tag). Mit Honig verrührt, wirkt Alant erleichternd bei Atemnot, fördert den Auswurf und reinigt das Blut. Auch Schwindsüchtigen und solchen, die mit Nierengrieß behaftet sind, bringt dieses Heilmittel große Erleichterung. Der aus der Wurzel bereitete Wein, Alantwein genannt, wird gegen Magenschwäche getrunken. Alantwein, mit dem aus der Wurzel gekochten Absud übergossen und dann nochmals mit Honig aufgekocht, schützt die Frauen vor Frühgeburt.

Setzt man je 20 g Wurzel, Anissamen, Wermut, Tausendguldenkraut und 80 g große, entkernte Rosinen auf $1\frac{1}{2}$ l 60%igen Branntwein durch 10–12 Tage bei Zimmertemperatur an, so gibt dies ein sehr gutes Mittel gegen Kolik und Magenbeschwerden; außerdem stärkt diese Tinktur die Verdauung und treibt die Gase ab (täglich 1 kleines Likörglas).

Akelei, gemeine (Aquilegia vulgaris)

STANDORT: In bergigen Wäldern und Gebüschen, auf feuchten Wiesen und in Gärten.

AUSSEHEN: Die Wurzel- und Stengelblätter sind aus dreimal drei Lappen zusammengesetzt und am Rand grob gekerbt.

BLÜTE: Steht überhängend auf einem langen Stiel, ist glockenförmig, blau oder rosa, gefüllt oder einfach. 5spornig.

BLÜTEZEIT: Mai–Juni. Sammelzeit: Sommer, Herbst.

VERWENDUNG: Blätter und Samen.

ANWENDUNG: Der aus zerquetschtem Samen bereitete Tee (8–10 g auf 1/2 l Wasser) dient als Gurgelwasser bei Halsentzündungen und gegen Mundfäule bei Kindern. (In Zwischenräumen von 15 Minuten gurgeln.) Gebärende Frauen erhalten durch 8 g Samen, in 1/4 l Wein gekocht, ein schmerzstillendes Mittel. 6 g Samen, in einem Teeaufguß von Benediktenkraut gekocht, helfen gegen Pocken und Flecken bei Kindern (halbstündlich 1 Teelöffel).

Ein harntreibendes und die Menstruation förderndes Mittel erhält man, wenn man Blätter in 3 Teilen Wein und in 1 Teil Wasser kocht. Der auf diese Weise erhaltene Tee stillt Leibschmerzen und kann bei Gelbsucht angewendet werden, weil er urintreibend wirkt (1 Tasse morgens und abends).

1 Tasse Wegwartentee, der man 2 Messerspitzen des aus dem Samen der Akelei bereiteten Pulvers zusetzt, vertreibt die Gelbsucht und hilft bei Milzerkrankungen (1 Woche lang täglich morgens und abends 1 Tasse).

Aloe (Aloe vulgaris)

STANDORT: Südliches Europa, bei uns in Treibhäusern.

AUSSEHEN: 60 cm hoher, 4–7 cm dicker, runder Stengel. Blätter dick und fleischig, blaßgrün und häufig weißgefleckt, abstehend, ausgebuchtet, gesägt und dornig.

BLÜTE: Röhrige, sechsspaltige, rote, hängende Blüte, welche lange Trauben bildet.

BLÜTEZEIT: Juni. Sammelzeit: Das ganze Jahr.

VERWENDUNG: Blätter.

ANWENDUNG: Der aus 1/4 oder 1/2 Blatt (je nach Größe) unter Beigabe von je 1 Teelöffel Fenchel (gemahlen) und Wacholderbeeren gekochte Absud wird seit jeher gegen gestörte Verdauung angewendet (1 kleine Tasse tagsüber schluckweise). Er fördert die Menstruation und wird gegen Blutandrang zum Kopf, zum Herzen und zur Lunge gebraucht. Besonders empfehlenswert ist das aus getrockneten Blättern bereitete Pulver, in warmem Wasser aufgelöst und mit Honig vermischt; diese Mischung leistet bei den oben angegebenen Leiden sehr gute Dienste (an 2 Tagen 1–2 Messerspitzen, später jeden 3. Tag 1 Messerspitze). Aloe darf nur in kleinen Portionen (4/10–1 g) und nicht andauernd genommen werden, da sie sonst Blutüberfüllung in den Mastdarmgefäßen hervorruft und Hämorrhoidal-Blutungen veranlaßt und überhaupt auf die Gesundheit nachteilig einwirken kann.

Äußerlich wird der aus den Blättern gekochte Absud zum Auswaschen eitriger, tiefsitzender Geschwüre angewandt und zu Auflagen benutzt, da er reinigend und zugleich heilend wirkt.

Andorn (Marrubium vulgare)

ANDERE BEZEICHNUNG: Berghopfen, Brustkraut, Helfkraut.
STANDORT: An Wegen, Zäunen und auf Schutthaufen.
AUSSEHEN: Ästiger, weißfilziger Stamm; ovale, runzelige, grauweiße, behaarte Blätter. Die Pflanze verbreitet einen angenehmen Geruch. Die Blätter sind scharf und bitter von Geschmack.
BLÜTE: Weiße, kleine Blümchen mit rauhhaarigem Kelch.
BLÜTEZEIT: Juni–September. Sammelzeit: Juni–Mitte September.
VERWENDUNG: Das blühende Kraut, im Schatten getrocknet.

ANWENDUNG: Bei Verschleimung der Lungen und des Darmkanals, ganz besonders bei trockenem Husten, chronischem Krampfhusten, Bronchitis mit zähem Schleim bewirkt der Tee den Auswurf (2 kleine Tassen tagsüber; schluckweise, Honigzusatz). Bei Verstopfung, bei Leberschwellung,

Gelbsucht und beginnender Wassersucht sowie bei Bleichsucht, Hämorrhoidalleiden und schwacher oder unterdrückter Menstruation wirkt der Tee mit Honigzusatz sehr gut (morgens und abends 1 Tasse, 10–15 g auf 1/2 l Wasser).

Angelika (Angelica sylvestris)

ANDERE BEZEICHNUNG: Engelwurz, Brustwurz, Heiliggeistwurz, Zahnwurzel.
STANDORT: In Gebirgen, auf Wiesen, an Flüssen.
AUSSEHEN: Üppige Staude, mannshoch, unten große, oben kleinere, gefiederte Blätter, mit sehr dickem, hohlem, glattem und verzweigtem Stengel. Geruch und Geschmack moschusartig. Leicht mit Roßkümmel und Schierling (Giftpflanze!) zu verwechseln!
BLÜTE: Grünliche oder gelblichweiße Dolde.
BLÜTEZEIT: Juli–August. Sammelzeit: Blätter: Mai–Anfang Juli, Wurzeln und Samen: November–Anfang Dezember.
VERWENDUNG: Wurzeln, Blätter und Samen.

ANWENDUNG: Der aus den Wurzeln bereitete Tee (1 Teelöffel kleingeschnittene Wurzeln mit 1 Tasse Wasser kalt ansetzen, nach einer Weile kurz aufkochen) wirkt urintreibend und blutreinigend (täglich 1 Tasse; schluckweise). Angelika wirkt gegen

Blähungen, Magenkatarrh bzw. -entzündung, Darmentzündung, Dickdarmentzündung, aber auch gegen Katarrhe, Lungen- und Halsleiden. Ein Mischtee aus Angelikawurzeln und Wermutblättern ist ein besonders gutes Mittel gegen Magenbeschwerden (täglich 2 kleine Tassen) sowie gegen Sodbrennen (Magenbrennen). Als Gurgelwasser, bei Krankheiten des Kehlkopfes und des Halses angewendet, wirkt der Absud reinigend und heilend. Die kleingeschnittene Wurzel (50–70 g: 1 l) mit Wein oder Branntwein durch 1–2 Tage angesetzt, dient als Hausmedizin bei Magen- und Verdauungsbeschwerden.

Die Wurzel zu Pulver gestoßen, wirkt bei allen vorstehend angeführten Übeln noch kräftiger (täglich 2–3 Messerspitzen in der Suppe oder in warmem Wasser).

Das frische Kraut wird auch zu Kräuterkissen gebraucht. Der aus dem Kraut bereitete Absud wird vielfach als stärkendes Mittel Bädern zugesetzt.

Angelika-Spiritus: Krampflösend (10–15 Tropfen 2–3mal pro Tag einnehmen). Einreibung bei rheumatischen Beschwerden.

Anis (Pimpinella anisum)

STANDORT: Bei uns in Gärten angebaut.
AUSSEHEN: 1/2 m hoher, aufrechtstehender, ästiger Stengel; Blätter rundlich, gezähnt, die mittleren gefiedert,

die obersten nadelförmig. (Nur angebauten Anis verwenden, da Verwechslung mit dem sehr giftigen Schierling möglich!)

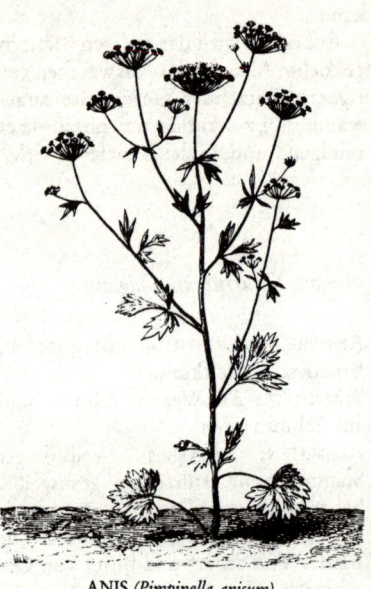

ANIS (Pimpinella anisum)

BLÜTE: Weiß oder rosa, zusammengesetzte, lockere Dolde, eiförmige Früchte, in denen 2 haarige Körner liegen.
BLÜTEZEIT: Juli–August. Sammelzeit: Samen: August–September.
VERWENDUNG: Samen.

ANWENDUNG: Aus Anissamen bereiteter Tee (1 Teelöffel Anis für 1 Tasse, 10 Minuten ziehen lassen) wirkt anregend auf die Verdauungsorgane, Blähungen vertreibend und schleimlösend (Honigzusatz). Er wirkt bei

354

Brustkrampf und Mangel an Auswurf sowie bei Koliken der Kinder. Er dient ferner bei unterdrückter oder mangelhafter Menstruation als bluttreibendes Mittel und fördert bei stillenden Frauen die Milcherzeugung. Gegen Schlaflosigkeit wird der Samen gekaut.

Zur Bereitung von Anistinktur nimmt man auf 1 l Branntwein 30 g Anis und 30 g Fenchel (beides gemahlen oder gestoßen) und setzt einige Zitronenschalen und etwas Zucker hinzu. Bei vorstehenden Leiden sowie bei Magenschwäche wird ein Gläschen dieser Tinktur bald Linderung bzw. Heilung bringen. Anisöl wird aus zerquetschtem Samen und darübergegossenem Provenceröl gewonnen (8–10 Tropfen auf Zucker).

Apfel (Malus communis)

STANDORT: Bei uns überall angepflanzt.
AUSSEHEN: Baum von verschiedener Größe, ovale, lederartige Blätter.
BLÜTE: Rosa.
BLÜTEZEIT: April und Mai. Sammelzeit: Frühjahr und Herbst.
VERWENDUNG: Blüte und Frucht (süßsäuerlicher Geschmack).

ANWENDUNG: Der aus den Blüten oder der Frucht bereitete Tee wird besonders gern von den Engländern als Abendtee genossen. Dieser Tee dient nicht nur als durststillendes und kühlendes Getränk, er ist auch ein Heilmittel bei Husten und Schnupfen. (Herstellung: Blüten oder dünne Apfelscheiben, die man mit kochendem Wasser übergossen hat, läßt man 10 Minuten zugedeckt stehen. Nachdem die Flüssigkeit durchgeseiht ist, fügt man nach Belieben Zitronensaft und Zucker hinzu.)

Ein Apfel, kurz vor dem Schlafengehen gegessen, bewirkt guten, ruhigen Schlaf und fördert die Verdauung. Gebratene Äpfel sind bei Verstopfung und trägem Stuhlgang sehr zu empfehlen. Für Rekonvaleszente ist Apfelkompott eine kühlende, nahrhafte und beruhigende Speise. Ein großer, ausgehöhlter Apfel, mit Kandiszucker gefüllt und gebraten, wird von Kindern gern gegessen und ist bei Heiserkeit sehr zu empfehlen.

Apfelwein hat eine besonders wohltuende Wirkung und wird Fettleibigen zur Kur empfohlen. Bei alten Hautausschlägen, Nieren- und Harnblasenkrankheiten wirkt er sehr vorteilhaft und ist für Neurastheniker, mit etwas Zucker vermischt, ein gern genommenes und beruhigendes Getränk. Im Sommer liefert uns Apfelwein, auf Waldmeister, Erdbeeren, Pfirsiche usw. angesetzt, eine erfrischende, wohlschmeckende und sehr gesunde Bowle. Zucker und Apfelsinensaft werden nach Belieben hinzugefügt. Mit Himbeersaft vermischt, gibt Apfelwein ein kühlendes Getränk, welches den Durst vorzüglich stillt.

Arnika (Arnica montana)

ANDERE BEZEICHNUNG: Fallkraut, Mutterwurz, Wohlverleih.
STANDORT: Auf trockenen Wiesen, an Bergabhängen, im Hochgebirge und auf der Heide.
AUSSEHEN: Auf einem 30–40 cm hohen, drüsenhaarigen Stengel steht die rosettenförmige Blume. Die Blätter sind zungenförmig, zugespitzt und fünfnervig.
BLÜTE: Gelb oder rotgelb.
BLÜTEZEIT: Juni–August. Sammelzeit: Blumen: Juni–Juli, Wurzeln: im April/Mai, September/Oktober.
VERWENDUNG: Blüten und Wurzeln (stark aromatischer Geruch).

ANWENDUNG: Arnika-Tinktur ist jedem bekannt. Die verdünnte (1 : 2 mit abgekochtem, kaltem Wasser) Tinktur dient zum Einreiben bei Blutstauungen, Gicht, Rheumatismus, Rückenschmerzen und Verstauchungen. Um Hautschäden zu vermeiden, mehrmals täglich die betreffenden Hautstellen mit einer fetten Creme einreiben. Man bereitet die Tinktur, indem man auf ein mit Arnikablüten gefülltes Glas (weite Öffnung) guten Spiritus gießt und das gut zugebundene oder verkorkte Glas zum Destillieren in die Sonne stellt. Die verdünnte Tinktur wird zum Auswaschen von Wunden angewendet (auf 1 l Wasser 3 Eßlöffel Tinktur). Nach dem Auswaschen wird die Wunde zusammengedrückt und mit einer Leinenbinde einmal umwickelt. Auf diese wird ein in Tinktur getauchter, mehrfach zusammengefalteter Leinenlappen gelegt, der nach dem Trocknen, mindestens aber alle 2 Stunden erneuert wird. Bildet sich Eiter, so muß die Wunde immer wieder mit dieser Lösung ausgewaschen werden. Bei Heiserkeit nimmt man 20 Tropfen auf 2–3 Löffel Wasser und gurgelt alle 10 Minuten damit. Diese Lösung (2–3 Löffel) ist allen Leuten zu empfehlen, die sehr viel sprechen müssen.

Der aus den Blumen oder Wurzeln bereitete Tee oder die Tinktur – 10–15 Tropfen maximal! – hilft bei Kreislaufstörungen infolge Herzmuskelschwäche, wirkt krampflösend und kreislaufanregend. Alle innerlichen Anwendungen dürfen nur vom Arzt verordnet werden. Eine Überschreitung der Dosis kann schwere Störungen hervorrufen. Das aus den Wurzeln bereitete Pulver dient als Niesmittel.

Bei großer Übelkeit genügen 3–4 Tropfen Arnikatinktur in 5 Löffeln Wasser. Verdünnte Arnikatinktur, zu gleichen Teilen mit Birkenwasser vermischt, ist unübertroffen zur Pflege der Kopfhaut. Diese Mischung fördert den Haarwuchs und entfernt die lästigen Kopfschuppen (bei Anwendung dieser Mittel muß aber das Haar wöchentlich zweimal mit Klettenwurzelöl eingerieben werden).

Attich (Sambucus ebulus L.)

ANDERE BEZEICHNUNG: Kraut- oder Zwergholunder.
STANDORT: An Wegen, Rainen und Waldrändern.

AUSSEHEN: 1 m hoch, krautartig; Blätter groß, gesägt, den Blättern des gewöhnlichen Holunders ähnlich.
BLÜTE: Purpurne Dolde; Frucht: Schwarze Beeren.
BLÜTEZEIT: Juli–August. Sammelzeit: Oktober.
VERWENDUNG: Wurzeln und Beeren, Blätter.

ANWENDUNG: Die Wurzel ist ein stark wassertreibendes Mittel und dient zur Reinigung der Nieren (täglich 1 Tasse Tee schluckweise einnehmen). Der Tee wird aus der zu Pulver gestoßenen Wurzel bereitet (1 Messerspitze). Die Wirkung des Attichtees wird noch unterstützt, wenn man täglich 8–10 Wacholderbeeren kaut. Durch Genuß von Attichtee werden Giftstoffe durch den Urin ausgeschieden.

Aus den Beeren kocht man Mus, welches ebenfalls wassertreibend und als Abführmittel wirkt und als Zusatz zu Blutreinigungstee benutzt wird.

Augentrost *(Ephrasia officinalis)*

ANDERE BEZEICHNUNG: Augenkraut, Hirnkraut.
STANDORT: Auf Wiesen, an trockenen Abhängen und trockenen Ufern.
AUSSEHEN: Der Stengel ist 10–15 cm hoch, pyramidalästig, weich behaart; Blätter breit, eiförmig bis nadelförmig, am Rand gesägt.
BLÜTE: Rachenförmig, anfangs weiß, später weiß mit violetter Oberlippe.

BLÜTEZEIT: Juli–Oktober. Sammelzeit: Juli–Oktober.
VERWENDUNG: Kraut.

ANWENDUNG: Der aus getrocknetem Kraut bereitete Tee (½Teelöffel für 1 Tasse, nicht länger als 1–2 Minuten ziehen lassen) reinigt die Augen und stärkt die Sehkraft (täglich 3mal waschen; kalt anwenden). Abends vor dem Schlafengehen lege man sich auf jedes Auge ein vierfach zusammengelegtes und in diesen Tee getauchtes Leinenläppchen, befestige es mit einer Binde und lasse es liegen, bis es trocken ist. Bei empfindlichen Augen noch mit lauwarmem Wasser verdünnen. Gleichzeitig nehme man an mehreren Tagen 1 Messerspitze dieses Pulvers in der Suppe oder in Wasser. Der Augentrost verbessert wegen des Bitterstoffes, den er enthält, auch die Magensäfte und trägt zur besseren Verdauung bei.

Baldrian *(Valeriana officinalis)*

ANDERE BEZEICHNUNG: Katzenkraut, Augenwurz, Wendwurzel.
STANDORT: In Europa überall auf sumpfigen Wiesen, in Wäldern, Gräben und an Abhängen.
AUSSEHEN: Kurzer Wurzelstock, hoher, gefurchter, ästiger Stengel; Blätter verschieden.
BLÜTE: Dolde, rötlichweiße Blüten.
BLÜTEZEIT: Juni–Juli. Sammelzeit: September–Oktober.
VERWENDUNG: Wurzel.

ANWENDUNG: Ein aus der Wurzel (gehackt oder zu Pulver zermahlen) bereiteter Tee (1–2 Teelöffel mit heißem Wasser aufgießen, jede zweite Stunde ein Schluck), lindert nervöse, einseitige Kopfschmerzen und löst krampfartige Zustände, die durch Blähungen verursacht werden. Bei allen nervösen oder krampfartigen Zuständen, besonders bei nervöser Erschöpfung, Überarbeitung und Schlaflosigkeit, bei Migräne und Blähungen leistet Baldrian gute Dienste, ebenso bei Krämpfen der Kinder, welche von Würmern herrühren. Ferner findet er Anwendung bei nervösen Herzbeschwerden, Koliken, nervöser Magenverstimmung, Magenkrampf, krampfartigem Erbrechen und nervösem Schwindel. Man nimmt entweder täglich 2–4mal 1 Messerspitze zu Pulver zerstoßene Wurzeln in Suppe oder einem Getränk oder schluckweise den Tee, der aus 2 Teelöffeln getrockneten Wurzeln und $1/4$ l Wasser im Aufguß bereitet ist. Es ist ratsam, nach 2–3 Wochen statt Baldrian Melisse oder Raute anzuwenden, dann später wieder Baldrian. Bei allen oben aufgeführten Krankheitserscheinungen wende man auch die bekannte Baldrian-Tinktur an (täglich 3mal 20 Tropfen in einem Teelöffel Wasser oder auf Zucker).

Basilikum (Ocimum basilicum L.)

ANDERE BEZEICHNUNG: Basilienkraut, Königskraut.
STANDORT: In Gärten angebaut, als Küchenkraut benutzt.

AUSSEHEN: 15–50 cm hohe Pflanze mit langgestielten, eiförmigen, ein wenig zugespitzten, ganzrandigen oder gezähnten Blättern und sehr kräftigem, aromatischem Geruch.
BLÜTE: Weiß bis rosa oder purpur, achselständige Trugdolden am Stengelende.
BLÜTEZEIT: Ende Juli–September.
Sammelzeit: Juli–Zweite Septemberhälfte. (Vor dem Aufblühen der Blüten.)
VERWENDUNG: Kraut.

ANWENDUNG: Die stark aromatische, dem Thymian ähnlich riechende Pflanze, zu Tee (1 Teelöffel im Aufguß, ungesüßt) bereitet, wirkt bei Blähungen, Nierenerkrankungen und Harnbrennen sehr heilsam. Fieberkranken dient der Teeaufguß (kalt) als stärkendes und kühlendes Getränk. Als Gurgelwasser angewendet, hilft er bei Mundfäule und Bräune; mit Honigzusatz lindert er (lauwarm) den Husten. Die zerquetschten Blätter beseitigen den Schnupfen, wenn man sie in die Nase steckt.

Rosenwasser, in welchem Samenkörner von Basilikum mehrere Stunden gelegen haben, dient zur Auflage bei wunden Brustwarzen; es heilt sie sehr schnell.

Beifuß (Artemisia vulgaris)

ANDERE BEZEICHNUNG: Johanneskraut, Gänsekraut, wilder Wermut.
STANDORT: In Gärten, trockenen Gräben und auf Feldrainen.

AUSSEHEN: 1–1¹/₂ m hohe Staude mit dreifach fiederspaltigen Blättern und eigentümlicher graugrüner Färbung. Die ganze Pflanze hat einen starken, wermutartigen Geschmack; daher auch wilder Wermut genannt.
BLÜTE: Kleine, gelbe Blütenköpfchen.
BLÜTEZEIT: Juni–Oktober. Sammelzeit: Sommermonate.
VERWENDUNG: Blätter und Blüten (würziger Geruch).

ANWENDUNG: Tee von Beifuß dient als vorzügliches und kräftiges Heilmittel bei allgemeiner Schwäche und Schwäche der Verdauungsorgane (täglich 1 Tasse). Bei chronischen Durchfällen, Verschleimung, Bleichsucht und Menstruationsbeschwerden bringt dieser Tee sicher Hilfe (anfangs täglich 1–2mal stündlich 1 Eßlöffel, später täglich 1–2 kleine Tassen). Auch bei Wassersucht und Gelbsucht sowie bei krampfartigen Erscheinungen und Wechselfieber ist dieser Tee sehr zu empfehlen. 30 g Beifußkraut, je 5 g Kalmus- und Enzianwurzel, 10 g Zitronenschalen und 3 g Zimtrinde mit 1¹/₂ l Branntwein angesetzt, dann der Wärme ausgesetzt (sehr oft schütteln) gibt eine Tinktur, welche ebenfalls gegen die oben erwähnten Leiden angewendet werden kann. Wegen des Bitterstoffes, den Beifuß enthält, gibt er, mit Rainfarn vermischt, ein sicher wirkendes Mittel gegen Spulwürmer. Bei Rheumatismus, Verrenkungen und Quetschungen wird die aus Beifuß gewonnene Tinktur, zur Hälfte mit Arnikatinktur vermischt, zum Einreiben benutzt.

Beinwell (Symphytum officinale.)

ANDERE BEZEICHNUNG: Wallwurz, Beinwurz.
STANDORT: Feuchte Wiesen, an Gräben, Bächen und Flüssen.
AUSSEHEN: ¹/₄–³/₄ m hoher, kantiger, mit steifen Haaren besetzter Stengel. Große, spitze Blätter.
BLÜTE: Glockenförmig, dunkel- oder blaßrot, weiß oder weißlichgelb.
BLÜTEZEIT: Mai–September. Sammelzeit: Frühjahr und Herbst.
VERWENDUNG: Wurzel und Blätter.

ANWENDUNG: Im Frühjahr liefern die jungen Blätter einen gesunden Salat. Der aus der getrockneten Wurzel bereitete Tee (2 Teelöffel für 1 Tasse Aufguß, 2–4 Tassen täglich) wirkt bei Bronchialkatarrh, Lungenentzündung und Bluthusten. Gegen letzteres Übel und gegen Durchfall nehme man anfangs täglich 1 Tasse, später halbstündlich 2–3 Eßlöffel. Beinwell, in einer Mischung von Wasser und Wein gekocht, ist ein wichtiges Mittel zur Lösung des Schleimes bei Lungenentzündung (stündlich 1 Eßlöffel). Der kalte, aus den Wurzeln zubereitete Tee ist ein gutes Mittel gegen Durst. Er ist allen Fieberkranken sehr zu empfehlen (halbstündlich 1 Eßlöffel). Bei Verschleimung der Brust und bei heftigem Husten trinke man tagsüber 1–2 Tassen dieses Wurzeltees (warm); die hartnäckigste Verschleimung wird dadurch gelöst. Gegen krampfhafte Unterleibsschmerzen genügen morgens und abends 3 Eßlöffel dieses Tees. Auflagen mit der in Bier gekochten schleimigen Wurzel heilen

Wunden, gebrochene Glieder, verhärtete Geschwülste, mit Blut unterlaufene Quetschungen. Bei frischen Wunden wirkt der Saft der Wurzel blutstillend.

Benediktenkraut (Cnicus benedictus)

ANDERE BEZEICHNUNG: Bitterdistel.
STANDORT: An sonnigen, trockenen Stellen, nie auf fettem Boden; bisweilen lästiges Unkraut auf Äckern.
AUSSEHEN: 30–40 cm hohes Kraut; ästiger, klebrig behaarter, filziger Stengel. Die Blätter sind ausgebuchtet, stachelspitzig, an der Spitze mit fiederspaltigem Dorn.
BLÜTE: Gelblichweiß, filzig.
BLÜTEZEIT: Juni–August. Sammelzeit: Juni, Juli, August.
VERWENDUNG: Kraut (im Schatten getrocknet, kleingeschnitten).

ANWENDUNG: Ein leichter Teeaufguß (1 Teelöffel auf 1 Tasse) ist allen Darm-, Leber-, Magen-, Nierenleidenden (nicht bei Nierenentzündung) zu empfehlen. Für Leidende, die durch viele Medikamente ihren Magen und Darm geschwächt haben, ist dieser Tee ein vorzügliches Stärkungsmittel. Er ist auch ein gutes Mittel zur Reinigung des Blutes und dient ferner der Appetitanregung und der Verdauung. Außerdem bewirkt er ein behagliches, leichtes Gefühl im ganzen Körper und verbessert die Laune. Wird der Tee noch zur Hälfte mit Schafgarbe und Tausendguldenkraut vermischt, so ist die Wirkung noch besser (täglich 1 Tasse schluckweise, warm). Schwachen Menschen kann er als Belebungsmittel gereicht werden; Rekonvaleszenten ist er ein vorzügliches Schutzmittel gegen Rückfall in die überstandene Krankheit. Auch der empfindlichste Magen wird einen ganz leichten Teeaufguß vertragen.

Berberitze (Berberis vulgaris L.)

ANDERE BEZEICHNUNG: Sauerdorn, Essigdorn.
STANDORT: Als Zierstrauch in Gärten angepflanzt. In Flußzonen, an sonnigen Berghängen und in lichten Wäldern der alpinen Zone.
AUSSEHEN: Ein allgemein bekannter, mit Dornen besetzter Strauch, dessen Holz einen gelben Farbstoff enthält. Die Blätter sind eiförmig, glatt, gestielt und stehen in Bündeln zusammen. Kleine rote Beeren.
BLÜTE: Gelbe, herabhängende Traube.
BLÜTEZEIT: Mai–Juni. Sammelzeit: August–September; Wurzeln: November–März.
VERWENDUNG: Wurzeln und Beeren (süßlicher Geruch).

ANWENDUNG: Die Beeren und der daraus gepreßte Saft finden häufig im Haushalt Verwendung. Die Beeren werden mit Zucker eingemacht gegessen. Der aus den ausgepreßten Beeren zu Essig bereitete Saft wirkt als mildes Abführmittel. Aus der getrockneten

Rinde der Wurzel bereiteter Tee (1 Teelöffel kurz aufkochen, 5 Minuten ziehen lassen; 1–2 Tassen täglich, ungesüßt, schluckweise trinken) bewirkt Kreislaufverbesserung, Blutdrucksenkung, Linderung bei Lebererkrankung, Förderung der Nierentätigkeit (nicht bei fieberhafter Nierenentzündung). Eine Mischung von Berberitze, Birkenblättern, Wacholder und Wermut (gleiche Teile) ist ein sehr wirksames Mittel bei Leberleiden.

Bertramswurzel, deutsche
(Anacyclus officinarum)

ANDERE BEZEICHNUNG: Bertramskamille, Zehrwurz, Speichelwurz.
STANDORT: Auf Schutthaufen und Mauern sowie an steinigen, waldigen Orten, in vielen Gegenden Deutschlands angebaut.
AUSSEHEN: Einzelne, aufrechtstehende Stengel, kleine, zerstreut stehende, bläulichgrüne, haarige Blätter.
BLÜTE: Körbchenblüte: Strahlenblatt weiß, Scheibenblatt gelb.
BLÜTEZEIT: Juli–September. Sammelzeit: Herbst.
VERWENDUNG: Wurzel.

ANWENDUNG: Die Wurzel, in gleichen Teilen Wasser und Essig oder Rotwein gekocht, ist wegen ihrer speichelziehenden Eigenschaft ein gutes Mittel gegen Zahnschmerzen (stündlich 1 Eßlöffel). Die Wurzel kann auch gegen Zahnschmerz gekaut werden. Außerdem ergibt sie – in gleichen Teilen Wasser und Wein gekocht – einen Tee, der gegen Trockenheit in der Mundhöhle verwendet wird (2 kleine Tassen tagsüber, schluckweise). Ebenso kann der Tee bei Verdauungsschwäche und hartnäckiger Verstopfung eingenommen werden. Auch bei Nervenschwäche wirkt er kräftigend und anregend. Die Wurzel, in Wasser gekocht, gibt einen Absud, der zu Auflagen benützt wird. Er löst harte Geschwülste und wirkt schmerz- und krampfstillend. Das aus der Wurzel bereitete Pulver (2 Messerspitzen), in einer Tasse Brennesseltee getrunken, hilft bei Verstopfung, Wechselfieber und besonders bei chronischem Rheumatismus (1 kleine Tasse morgens und abends). Setzt man 75 Gramm Wurzel auf $3/4$ bis 1 l Branntwein an und läßt die Mischung 8–14 Tage in der Wärme ziehen, so erhält man eine sehr gute Tinktur, welche bei allen erwähnten Leiden vorzüglich hilft (täglich 2mal 15–20 Tropfen auf Zucker).

Bibernelle, große (Pimpinella magna)

ANDERE BEZEICHNUNG: Steinbibernelle und schwarze, gemeine Bibernelle, Pfefferwurz.
STANDORT: In ganz Europa auf feuchten Wiesen, Weiden, in Gärten, auf Anhöhen.
AUSSEHEN: 6–10 cm hoher Stengel mit gefiederten Blättern (gelappt und am Rande stumpf gezähnt). Am oberen Teil des Stengels stehen nur einige kleine Blättchen.

BLÜTE: Rötlichweiße Blütendolde; braune Früchte.
BLÜTEZEIT: Juni–Oktober. Sammelzeit: Sommermonate.
VERWENDUNG: Die Wurzel als Tee und als Pulver.

ANWENDUNG: Der Tee aus einer Mischung von gleichen Teilen Wasser und Wein mit einem Löffel Honig ist ein stärkendes Mittel nach überstandener Krankheit und dient zum Auflösen und Ausleiten der noch im Körper befindlichen Giftstoffe. Noch kräftiger wirkt die Wurzel als Reinigungsmittel, wenn sie in Verbindung mit Salbei und Tausendguldenkraut ganz in Wein gekocht wird (Lunge, Brust und Blase). Nieren- und Blasensteine werden durch sie abgetrieben; auch Gichtleidenden ist sie besonders zu empfehlen. Man kann die Wurzel als allgemeines Treibmittel betrachten, das Giftstoffe aus dem Körper entfernt (stündlich 1 Eßlöffel).

Birke (Betula vernucosa, Betula puhescens)

ANDERE BEZEICHNUNG: Maibaum.
STANDORT: In den europäischen Wäldern.
AUSSEHEN: Schlanker Baum mit weißer Rinde, zarte, dünne Zweige; dreieckig zugespitzt, doppeltgesägte, kahle Blätter.
BLÜTE: 3–4 cm lange, braune Kätzchen.
BLÜTEZEIT: März/April. Sammelzeit:

Mai–Mitte Juli, Saft: erste Maihälfte, Rinde: Mai–Juni.
VERWENDUNG: Blätter, Rinde, Saft (harziger Geruch).

ANWENDUNG: Der aus den Blättern bereitete Tee (1 Teelöffel für 1 Tasse, nie im Aufguß kochen) ist schon von alters her als ein sicher wirkendes harntreibendes Mittel bekannt und ist deshalb ein vorzügliches Mittel gegen Wassersucht. Bei Gicht und Hautausschlägen bewährt sich der Tee ebenfalls. Junge, frische Blätter werden auf schlecht heilende Wunden aufgelegt; nach 2–3 Stunden den Verband wechseln. Bei Gicht bewähren sich Voll- und Teilbäder mit Birkenblättern. Birkenrindentee wird gegen Wechselfieber verordnet. Wenn man im Frühjahr (Ende Februar, Anfang März) die Birkenstämme anbohrt, fließt reichlich Saft heraus. Dieser dient zur Frühjahrskur und wirkt besonders vorteilhaft bei Skorbut, chronischen Hautausschlägen, Verschleimungen, Grießleiden (täglich 4–6 Eßlöffel). Um den Saft vor dem Gären zu schützen und frisch zu erhalten, legt man in jede Flasche 4–6 Gewürznelken und etwas Zimt. Birkensaft, mit verdünnter Arnikatinktur vermischt, kann als Haarwasser mit bestem Erfolg benützt werden.

Bitterklee (Menyanthes trifoliata)

ANDERE BEZEICHNUNG: Fieberklee, Wasserklee.
STANDORT: An Fluß-, See- und Teich-

rändern, Wassergräben, Sümpfen und Mooren.

AUSSEHEN: Die Pflanze hat einen 20–30 cm hohen Stengel; glatte, eirunde, dreizählige, langgestielte Blätter, ganzrandig.

BLÜTE: Trichterförmige Blüten von weißrötlicher Farbe; Rispe.

BLÜTEZEIT: Mai–Juli. Sammelzeit: Mai–Juni.

VERWENDUNG: Blätter (bitterer Geschmack).

ANWENDUNG: Der Tee fördert die Verdauung. Gleichzeitig dient er als Blutreinigungsmittel. Mit Wermut, Salbei oder Tausendguldenkraut, zu gleichen Teilen vermischt, wirkt er besonders als Darm-, Magen-, Gallen- und Lebertee (Aufguß, täglich 2–3 Tassen ungesüßt, schluckweise trinken). Aus Bitterklee erhält man außerdem eine vorzügliche Magentinktur, die nach reichhaltigen Mahlzeiten die Verdauung außerordentlich fördert (8–10 Tropfen auf Zucker). Bei Erkältung und Leberleiden nimmt man nach Bedarf 20 Tropfen.

Bockshornklee (Trigonella foenum graecum L.)

ANDERE BEZEICHNUNG: Griechisches Heu.

STANDORT: Als Heil- und Futterpflanze angebaut.

AUSSEHEN: 30–40 cm hoher Stengel, wenig verästelt, Blätter dreizählig.

BLÜTE: Gelb oder gelblichweiß.

BLÜTEZEIT: Juni–Juli. Sammelzeit: August.

VERWENDUNG: Samen; am besten in der Apotheke in Pulverform kaufen.

ANWENDUNG: Der Samen wird zu Pulver gemahlen. Der aus dem Pulver mit kochendem Wasser bereitete Brei, ähnlich dem Leinsamen, wird auf einen Leinenlappen gestrichen und warm bei offenen Wunden oder aufzuweichenden Geschwüren (Blutgeschwüre, Furunkel), Geschwülsten, Drüsenschwellungen, Gicht, Ischias, Neuralgien aufgelegt. Gleichzeitig muß Bitterkleetee oder Wermuttee getrunken werden. Die Wirkung von Bockshornklee ist weit kräftiger als die von Leinsamen. Bei Brustschmerzen, Lungenverschleimung, Fieberhitze wird er innerlich als Tee mit sehr gutem Erfolg angewendet (1 Teelöffel Pulver in $1/4$ l Wasser kalt ansetzen, ein paar Stunden ziehen lassen, kurz aufkochen). Tee von Bockshornklee mit Honigzusatz ist ein sehr gutes Hilfsmittel bei Lungenerweiterung und bei Erstickungsanfällen (öfters 1 Eßlöffel). Die nach Schlaganfällen häufig auftretende Lähmung der Zunge (siehe auch Bertramswurzel) wird durch Bockshornklee in der Regel sehr schnell beseitigt (täglich 2–3 kleine Tassen, warm). Als Gurgelwasser benützt, wirkt Bockshornklee bei entzündlichen Vorgängen des Rachens und der Mundschleimhaut. Bei Mastdarmvorfall und nicht zu stillendem Durchfall wirkt der Tee (schleimig gekocht) vorzüglich als Klistier. Seine Wirkung ist langsam und schmerzlos, aber gründlich reinigend.

Brennessel (Urtica dioica L.)

STANDORT: Unkraut, wächst überall.

AUSSEHEN: 60–80 cm hohe Staude mit vierkantigem Stengel und herzförmigen Blättern mit gezacktem Rand, welche besonders auf der unteren Seite mit Brennhaaren versehen sind.

BLÜTE: Blütentraube, kleine, wassergraue, unscheinbare Blümchen.

BLÜTEZEIT: Juli–Herbst. Sammelzeit: Mai–Ende Juli, im Schatten trocknen lassen.

VERWENDUNG: Wurzeln, Kraut.

ANWENDUNG: Der aus Blättern und Wurzeln bereitete Tee (2 Teelöffel für 1 Tasse Wasser im Aufguß; 2–3 Tassen pro Tag) löst Verschleimungen der Brust und Lunge. Bei Erstickungsanfällen ist er ebenfalls ein sehr gutes Hilfsmittel. Auch bei Verdauungsstörungen, Magenkrämpfen, Magen-Darm-Geschwüren wirkt er gut. Als Gurgelwasser kann dieser Tee bei Halsverschleimung, Mundinfektion, Zahnfleischentzündung verwendet werden. Ein nur aus Blättern bereiteter Tee gibt einen vorzüglichen und wohlschmeckenden Frühstücks- oder Abendtee, der, mit etwas Sauerampfer, Spitzwegerich und Tausendguldenkraut vermischt, gleichzeitig blutreinigend wirkt (Zucker und Milchzusatz nach Belieben). Brennesseln, fein gehackt und mit Petersilie vermischt, geben ein gutes Nähr- und Gesundheitsmittel, wenn sie als Gewürz Speisen zugesetzt werden (z. B. Klößen).

Werden Leute von Gicht oder Rheumatismus geplagt, so sollen sie die schmerzhaften Teile des Körpers mit Brennesseln peitschen; diese reizen die Haut und fördern die Genesung. Lungen- und Asthmaleidenden ist ebenfalls das Peitschen mit Brennesseln als Linderungsmittel zu empfehlen. Aus Brennesseln kann man einen sehr wohlschmeckenden und harmlosen Essig herstellen. Zu diesem Zweck füllt man einen Steintopf mit frischen Blättern gut ³/₄ voll und übergießt sie mit einem Gemisch von Wasser und Essig (⁴/₅ : ¹/₅). Den mit Pergamentpapier gut zugebundenen Topf setze man einige Wochen der Sonnenwärme oder einer anderen Wärme aus (Pergamentpapier mit Luftlöchern versehen). Nachdem die Flüssigkeit gegoren ist, wird sie abgeschüttet und in Flaschen abgefüllt. Auf diese Weise erhält man einen vorzüglichen Kräuteressig, der sich jahrelang hält. Ein Zusatz von Apfelabfällen oder Falläpfeln verbessert den Essig.

Ein vorzügliches Haarwasser, welches den Haarboden kräftigt und den Haarwuchs fördert, stellt man auf folgende Weise her: Von jungen, kräftigen, getrockneten und zerriebenen Nesseln werden 4 Hände voll mit 1 Liter Wasser und 1 Liter gutem Essig 5 Minuten gekocht; nachdem die Flüssigkeit erkaltet ist, wird sie durchgesiebt und abgeschüttet. Dieses Haarwasser wirkt noch kräftiger, wenn man eine Handvoll zerschnittene Brennessel- und Klettenwurzeln zusetzt; dann muß die Flüssigkeit 15 Minuten gekocht werden. Bei täglicher Benutzung von Brennessel-Haarwasser versäume man nicht, 1–2mal wöchentlich die Kopfhaut mit

Klettenwurzelöl einzureiben, weil sonst die Haare spröde werden.

Brombeere (Rubus fruticosus)

STANDORT: Waldränder, Lichtungen, Kahlschläge.

AUSSEHEN: Strauch mit bogenförmig gekrümmten oder gestreckten Zweigen, welche mit Dornen besetzt sind. Blätter fünf- oder dreizählig.

BLÜTE: Weiß.

BLÜTEZEIT: Juni–September. Sammelzeit: Blüten, Blätter: April–Ende Mai, Wurzeln: Februar–März, Beeren: zur Reifezeit.

VERWENDUNG: Wurzel, Blätter, Blüten und Frucht.

ANWENDUNG: Die Blätter geben, besonders mit gleichen Teilen Erdbeerblättern und Waldmeister und ein wenig Thymian vermischt, einen sehr guten Frühstücks- oder Abendtee, der dem chinesischen Tee nicht nachsteht. Er ist durststillend, kühlend und wirkt leicht auflösend und harntreibend. Ein Teeaufguß der Blüten ist ein altbekanntes Mittel zum Gurgeln bei Halsentzündung. Der Wurzeltee wirkt stuhl- und harntreibend (täglich 1 Tasse).

Die Beeren sind sehr wohlschmeckend und eine angenehme, gesunde Speise. Da der Brombeerstrauch auch in den nordischen Ländern sehr gut gedeiht, so ist er für obstarme Gegenden eine wahre Wohltat. Diese Beeren fördern die Verdauung und dienen, mit Zucker und Zimt oder Wein genossen, als Stärkungsmittel bei Magenschwäche. Im Haushalt werden die Beeren roh und eingekocht verwendet. Eingekochte Brombeeren, in Wasser gelöst, geben ein kühlendes und erfrischendes Getränk für Kranke und Rekonvaleszente (1 Eßlöffel auf 1 Glas Wasser). Ferner dienen die Beeren zur Bereitung einer Tinktur, die zur Stärkung des Magens dient (1 Handvoll Beeren auf 1 Liter Branntwein mit einem Zusatz von etwas Honig oder Zucker, täglich 1 kleines Likörglas).

Brunnenkresse (Nasturtium officinale R. Bn.)

ANDERE BEZEICHNUNG: Bachkresse, Wasserkresse.

STANDORT: Wächst überall an klaren Quellen, Bächen und Teichen. In manchen Gegenden wie Salat angebaut und in den Handel gebracht.

AUSSEHEN: Die Pflanze hat mehrere 10–20 cm lange, ästige Stengel. Blätter unpaarig gefiedert; Wurzelblättchen rundlich, Stengelblättchen nadelförmig.

BLÜTE: Weiß, klein.

BLÜTEZEIT: Juni–September. Sammelzeit: Frühling–Sommer, evtl. Herbst.

VERWENDUNG: Frisches Kraut (rettichartiger Geschmack), niemals trocknen lassen!

ANWENDUNG: Im Frühling sind die Heilkräfte der Pflanze am stärksten.

Der aus den Blättern bereitete Salat ist sehr blutreinigend und magenstärkend. Ganz besonders ist er bei Blutarmut, Nierenleiden und Lungenkrankheiten, sogar bei eitrigem Auswurf zu empfehlen (auch gegen Verstopfung). Brunnenkressensalat wird

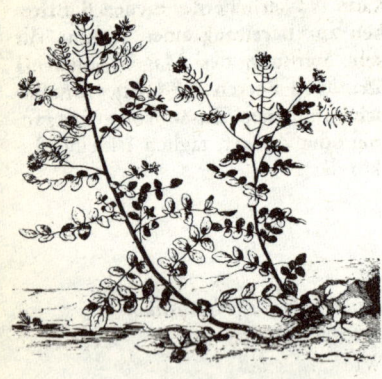

BRUNNENKRESSE *(Nasturtium officinale R. Bn.)*

auf folgende Weise hergestellt: Gut ausgelesene, gewaschene Blätter mischt man mit dem Saft einer Zitrone, 3–4 Eßlöffel Salatöl, einer kleinen, feingeschnittenen Zwiebel, etwas Salz und Pfeffer. Den so zubereiteten Salat läßt man 3 Stunden ziehen. Der reine Saft darf nicht eingenommen werden, da er Entzündungen im Magen oder Hals auslösen kann. Verdünnten Saft nur kurzfristig einnehmen, da es sonst zu Nierenentzündungen kommen kann. Schwangeren ist er überhaupt verboten. Chronische Hautausschläge heilt ein aus den Blättern der Brunnenkresse bereiteter Tee (täglich 2 Tassen und Auflagen mit Tee auf dem kranken Körperteil).

Dill *(Anethum graveolens)*

ANDERE BEZEICHNUNG: Dille, Dillenkraut.
STANDORT: Bei uns in Gärten angebaut.
AUSSEHEN: 30–50 cm hoch, schlanker Stengel; doppeltgefiederte, schmale Blätter mit fadendünnen Blättchen.
BLÜTE: Große, flache, gelbliche Dolde.
BLÜTEZEIT: Juni–September. Sammelzeit: Blätter, Blüten während der Blütezeit, Samen Anfang August–Ende September.
VERWENDUNG: Samen, Blätter (würziger Geruch).

ANWENDUNG: Dillsamen, mit gleichen Teilen Wasser und Wein oder nur in Wein abgebrüht, stillt Leibschmerzen und Blähungen, ist urintreibend und fördert bei stillenden Frauen die Milcherzeugung (täglich 1–2 kleine Tassen). Dillkraut, mit kochendem Wasser übergossen, ist ein vorzügliches Schlafmittel; diesen Absud benutzt man auch zu Dampfsitzbädern bei Gebärmutterschmerzen.

Dornschlehe *(Prunus spinosa)*

ANDERE BEZEICHNUNG: Schlehdorn, Schwarzdorn.
STANDORT: Sonnige Hügel, in Dornhecken und Gebüschen.
AUSSEHEN: 2–3 Meter hoher Strauch mit dornigen Ästen und ovalen, zugespitzten, hellgrünen Blättern. Frucht: Dunkelbraune Beeren.

BLÜTE: Weiß, wie unsere gewöhnliche Pflaume, nur etwas kleiner.
BLÜTEZEIT: April–Mai. Sammelzeit: Frühjahr und Herbst.
VERWENDUNG: Blüten (angenehmer Geruch; herber, zusammenziehender Geschmack).

ANWENDUNG: Der aus den Blüten bereitete Tee reinigt und stärkt das Blut und den Magen; dient auch als leichtes Abführmittel. (Die Blüten werden 1 Minute gekocht, und von dem Absud wird in 3–4 Tagen 1 Tasse tagsüber schluckweise getrunken). Der Absud, nochmals mit Honig aufgekocht, wirkt schleimlösend und ist bei Entzündungen der Atmungsorgane sehr heilsam. Gegen Fettsucht trinkt man Tee von Schlehe und Zinnkraut (täglich 2–3 Tassen). Auch kann man gegen Fettsucht einen Tee, der aus einer Mischung von Schlehe, Rosmarin, Salbei und Wermut besteht, anwenden (täglich 1–2 Tassen). Die in Rotwein gekochten Beeren haben einen angenehmen Geschmack und sind gegen die rote Ruhr sehr wirksam. Sie dienen auch zur Bereitung von Essig und Branntwein.

Eberesche (Sorbus aucuparia L.)

ANDERE BEZEICHNUNG: Vogelbeere.
STANDORT: An Wegen und in Alleen angepflanzt.
AUSSEHEN: Mittelgroßer Baum, gefiederte, hellgrüne Blätter (Früchte: zinnoberrote Beeren).
BLÜTE: Weiß, Blütentrauben.

BLÜTEZEIT: Mai–Juni. Sammelzeit: Blüten Mai–Juni, Beeren: Fruchtreife, September–Oktober.
VERWENDUNG: Blüten und Beeren.

ANWENDUNG: Frische, gekochte Blüten geben einen wohlschmeckenden Tee, der den chinesischen Tee ersetzen kann (Milch und Zucker nach Belieben). Die getrockneten Beeren sind sehr wirksam gegen Nierensteine (2mal täglich 10–12 Stück). Aus frischen Beeren kann Gelee bereitet werden.

Ehrenpreis (Veronica officinalis)

ANDERE BEZEICHNUNG: Grundheil, Wundheilkraut.
STANDORT: In Wäldern, an Rainen und sonnigen Stellen.
AUSSEHEN: Kriechender, langhaariger und an der Spitze gerader Stengel; verkehrt ovale, am Rand gesägte Blätter.
BLÜTE: Kleine, blaue Ähre.
BLÜTEZEIT: Mai–Juni. Sammelzeit: Während der Blüte.
VERWENDUNG: Blühendes Kraut, im Schatten sehr gut trocknen (1/2 Teelöffel für 1 Tasse Aufguß).

ANWENDUNG: Der Tee ist ein Schutzmittel gegen Lungenleiden. Bei Brust- und Lungenverschleimung, Brustbeklemmung, Gicht, Rheumatismus und beginnenden Katarrhen, wo Schleim gelöst werden soll, ist Ehrenpreis ein ausgezeichnetes Mittel.

Seine Wirkung ist noch stärker, wenn er mit Zinnkraut, Wegtritt oder Tausendguldenkraut vermischt verwendet wird. Ehrenpreis wirkt auch schleimlösend, wenn er mit Eichenrinde vermischt wird (morgens nüchtern und abends 1 Tasse Tee oder tagsüber schluckweise 2 Tassen). Trinkt man längere Zeit täglich 1 Tasse starken Tee aus Ehrenpreis, so heilt man damit nervöse Kopfschmerzen.

Eiche, Stieleiche
(Quercus pedunculata)

STANDORT: Europäischer Waldbaum.
AUSSEHEN: Großer Baum mit aschgrauer, rissiger, an den oberen Ästen glatter, rötlicher Rinde, die Blätter sind fast stiellos, dunkelgrün und am Rand ausgebuchtet.
BLÜTE: Gelbe Kätzchen.
BLÜTEZEIT: Mai. Sammelzeit: Rinde: Mai–Juni, Früchte: September–Oktober.
VERWENDUNG: Die ganz jungen Blätter, die Rinde der kleineren Äste und die Frucht (Blätter haben zusammenziehenden Geschmack).

ANWENDUNG: Der aus den Blättern bereitete Tee wirkt stärkend auf die Gefäße, besonders auf den Unterleib bei Ruhr und Cholera. Den Brechreiz beseitigt er sehr bald. Die junge Rinde, eine halbe Stunde lang gekocht, gibt einen heilkräftigen Absud, der zu Auflagen benutzt wird bei Bruchleiden, geschwollenem Hals, geschwollenen Drüsen und kropfartiger Vergrößerung der Schilddrüse. Der Absud wird innerlich zur Heilung von Mastdarmfisteln angewendet. Bei letzteren und bei Mastdarmvorfall werden häufige Sitzbäder und zuweilen auch Klistiere von diesem Absud empfohlen. Der Absud gilt ferner als blutstillendes Mittel bei Bluthusten und Bluterbrechen. Eine Handvoll Rinde, in 1 l Milch gekocht, gibt ein vorzügliches Mittel bei Vergiftungen (fortgesetzt trinken, bis Erbrechen eintritt, sofort Arzt!). Eichelkaffee, aus der Frucht bereitet (schälen und rösten) und mit Milch vermischt, ist besonders schwachen, blutarmen und an englischer Krankheit leidenden Kindern und überhaupt entkräfteten Menschen zu empfehlen. (Eicheln im Herbst sammeln, die Kerne geschält und zerkleinert gut braun rösten, danach sofort im Mörser zerstoßen. Das Eichelpulver mit heißem Wasser aufstellen und 10 Minuten kochen, abseihen, süßen, Milch dazugeben.) Aus der Frucht (getrocknet und zerquetscht) kann ebenfalls Tee gekocht werden; dieser wirkt bei den angeführten Leiden, besonders zur Blutreinigung, fast noch besser und kräftiger als der aus Blatt und Rinde bereitete Tee.

Eisenkraut (Verbena officinalis)

STANDORT: Auf trockenen Wiesen, in Gräben, lichten Wäldern und an Waldrändern.
AUSSEHEN: 30–40 cm hoher, vierkan-

tiger, rauher Stengel; längliche, scharf gesägte Blätter.

BLÜTE: Klein, weiß, am Rand violett (Dolde).

BLÜTEZEIT: Sommer. Sammelzeit: Sommer und Herbst.

VERWENDUNG: Blätter und Wurzeln (im Schatten trocknen lassen).

ANWENDUNG: Die Blätter werden in gleichen Teilen Wasser und Wein oder nur in Wein gekocht. Dieser Tee ist reinigend und heilend bei Leber-, Nieren- und Milzleiden, bei beschwerlichem Atmen und Keuchhusten; er beseitigt auch den Schüttelfrost (schluckweise trinken). Bei Stein- und Grießleiden wirkt ein Tee aus Blättern und Wurzeln vorzüglich. Er zersetzt die Steine und treibt sie ab (täglich 1 Tasse schluckweise). Der Tee dient ferner bei Halskrankheiten als Gurgelwasser und ist ein gutes Mundwasser, da er übelriechenden Atem beseitigt und krankes Zahnfleisch heilt. Geht bei Blasenkrankheiten Blut im Urin ab, so ist er auch hier ein gutes Heilmittel; ebenso bei Gelbsucht, weil er die Säfte und das Blut reinigt. Gegen Wassersucht wendet man die in einer Mischung von Wasser und Wein gekochte Wurzel an (2–3 kleine Tassen). Mit einer Abkochung von Blättern reinigt und heilt man Wunden und Geschwüre (täglich 4–6mal waschen, nach jeder Waschung die Wunde oder das Geschwür mit einem in den Absud getauchten Lappen verbinden; sobald er trocken ist, muß er wieder angefeuchtet werden). Eisenkraut hilft auch gegen Nervosität, Schlaflosigkeit und Angstzustände.

Engelsüß (Polypodium vulgare L.)

ANDERE BEZEICHNUNG: Süßfarn, Baumfarn, Steinfarn.

STANDORT: Felsspalten, schattige Wälder, Baumwurzeln.

AUSSEHEN: Blätter, die in der Quere zerteilt sind, die einzelnen Lappen sind länglich, stumpf und am Rand etwas gesägt. Auf beiden Seiten der Mittelrippe, und zwar auf der Unterseite des Lappens, befinden sich in zwei Reihen die Samenkapseln, die wie rundliche, braune Flecken aussehen.

SAMMELZEIT: Wurzel ab September. Sofort frisch verwenden oder in einem kühlen Raum trocken und im Dunkeln aufbewahren.

VERWENDUNG: Wurzel.

ANWENDUNG: Der aus der Wurzel bereitete Tee wirkt auflösend bei katarrhalischem Husten. Er fördert und bewirkt den Auswurf und wird speziell bei Lungenleiden angewandt, da er nicht nur auflösend, sondern auch stärkend auf die Brustorgane wirkt (täglich 1–2 kleine Tassen, schluckweise).

Enzian (Gentiana lutea L., Gentiana accaulis)

ANDERE BEZEICHNUNG: Gemeiner Enzian, Bitterwurzel.

STANDORT: Typische Gebirgspflanze auf Bergwiesen und Almen. Alpenvorland.

AUSSEHEN: Etwa 60 cm hoher, runder, glatter Stengel; Blätter gegenständig, eiförmig, zugespitzt, glatt und fünfrippig; die unteren gestielt, die oberen stiellos.

BLÜTE: Gelb, zuweilen rot gefleckt, blau.

BLÜTEZEIT: Juli–August. Sammelzeit: Wurzel: Herbst, frühes Frühjahr.

VERWENDUNG: Wurzel (aromatisch bitterer Geschmack).

ANWENDUNG: Die Wurzel, in Branntwein oder Spiritus angesetzt, gibt eine Tinktur, die ein vorzügliches Magenmittel ist und zur Förderung eines gesunden Appetites und guter Verdauung dient. Bei Magenkatarrh, Magendrücken, Übelkeit und Ohnmachtsanfällen sowie bei großer Schwäche oder bei starkem Frost- und Hungergefühl nimmt man 1 Kaffeelöffel dieser Tinktur in $1/2$ Glas warmem Wasser. Die Hauptwirkungen der Tinktur sind: Stärkung und Unterstützung der Magensäfte, der Nerven und des Blutes gegen Krämpfe. Nervenschwache und alte Leute sollten täglich 20–25 Tropfen auf Zucker oder in Wasser nehmen, das stärkt die Nerven und erwärmt den Magen.

Enzianwein stärkt den Magen und fördert die Verdauung. (In $1^{1/2}$ l Weiß- oder Rotwein legt man eine Wurzel von der Dicke eines Bleistiftes und läßt sie mehrere Tage ziehen.) Gegen die oben angeführten Leiden kann auch ein aus der Wurzel bereiteter Tee angewendet werden ($1/2$ Teelöffel kleingeschnittene Wurzeln mit $1/4$ l Wasser aufgießen; täglich schluckweise).

Erdbeere (Fragaria vesca L.)

ANDERE BEZEICHNUNG: Walderdbeere.

STANDORT: In Gebüschen und auf sonnigen Wiesen oder angebaut.

AUSSEHEN: Kleines Pflänzchen; Blätter oval, am Rand gesägt, unten graugrün, oben leicht behaart.

BLÜTE: Weiß, auf ziemlich langen Stielen.

BLÜTEZEIT: April–Juni. Sammelzeit: Mai–Juli.

VERWENDUNG: Blätter und Frucht (würziger Geschmack).

ANWENDUNG: Getrocknete Blätter, mit Waldmeister, Wacholder und etwas Thymian oder mit Brombeerblättern und Hagebutten (letztere 10 Minuten kochen) vermischt, gibt einen Ersatz für chinesischen Tee, der (nach Belieben kalt oder warm) ein sehr durststillendes Getränk ist. Die Beeren sind sehr wohlschmeckend und gesund, sie werden roh mit Zucker, Wein oder Milch gern gegessen. Rekonvaleszenten, welche an großer Schwäche und Entkräftung nach schwerer Krankheit leiden, können sie zu Kuren dienen (täglich 2mal $1/4$ l rohe Milch mit $1/8$ l Erdbeeren oder täglich 2mal $1/8$ l Erdbeeren mit 1 Glas Wein und einem Stück Brot). Diese Kur wirkt nicht nur kräftigend, sondern auch blutreinigend. Die Erdbeeren nehmen innere Hitze fort und können bei Grieß-, Stein- und Leberleiden täglich öfters, in gleichmäßigen Portionen, gegessen werden. Bei Gelbsucht oder Kreuzschmerzen kann der Genuß von Erdbeeren nicht genug empfohlen werden. Bei manchen Menschen verursachen sie einen nesselartigen Ausschlag, der jedoch ungefährlich ist. Auch eingekochte Früchte kann man zur Kur benützen.

Grind, Krätze usw. Die Beeren wirken nicht nur abführend, sondern sie bewirken auch Erbrechen. Daher ist ihr Gebrauch nicht zu empfehlen.

Faulbaum (Rhamnus frangula L.)

ANDERE BEZEICHNUNG: Pulver-Kreuzdorn, gemeiner Faulbaum.
STANDORT: In Wäldern und Gebüschen.
AUSSEHEN: Mittelhoher Strauch, Zweige glatt, braun und weiß gefleckt; die Blätter stehen wechselweise, sind gestielt, eiförmig und vorne etwas gezähnt.
FRUCHT: Schwarzblaue Beeren.
BLÜTE: Kleine, weißlichgrüne Blumen.
BLÜTEZEIT: Mai–Juni. Sammelzeit: Rinde: Mai–Juni.
VERWENDUNG: Getrocknete Rinde (bitterer Geschmack).

ANWENDUNG: Die Rinde des Stammes und der stärkeren Zweige wird in den Monaten Mai und Juni abgelöst und getrocknet. Eine Abkochung der Rinde wirkt als abführendes Mittel, das besonders bei Hämorrhoiden Schmerzen vorbeugt (1 Teelöffel zerkleinerte Rinde mit 1 Tasse Wasser kalt ansetzen, dann kurz aufkochen). In größeren Gaben soll der Tee nicht angewendet werden, da er schwere Koliken und Durchfälle erzeugt. Waschungen mit einer Abkochung der Rinde sind ein gutes Mittel gegen

Fenchel (Foeniculum vulgare All.)

ANDERE BEZEICHNUNG: Fenikl, Fenkel.
STANDORT: Im südlichen Europa, bei uns in Gärten angebaut.
AUSSEHEN: Stengel 80–120 cm hoch, blaugrüne, tief eingeschlitzte, gefiederte Blätter.
BLÜTE: Dolde, kleine, goldgelbe Blume.
BLÜTEZEIT: Juli–Oktober. Sammelzeit: Herbst; darf nicht in der Sonne getrocknet werden.
VERWENDUNG: Samen (aromatischer, süßlicher Geruch).

ANWENDUNG: Ein Löffel Fenchelsamen, in einer Tasse Milch 5–10 Minuten gekocht, gibt einen Tee, der, möglichst warm getrunken, bei Grippe, Kolik und krankhaften Zuständen ein sehr gutes und schnell wirkendes Heilmittel ist. Er ruft Wärme hervor, nach der die Krämpfe bald nachlassen und verschwinden. Bei Jodvergiftung ist Fenchelmilch besonders zu empfehlen (halbstündlich 1 Eßlöffel). Bei Kinderkrankheiten (Krämpfe) ist Fencheltee ein vorzügliches Hausmittel. Bei stillenden Frauen dient er zur Milcherzeugung. Der gedörrte, in einem Mörser zerstoßene oder in einer Kaffeemühle gemahlene Samen gibt ein

Pulver, das blähungsvertreibend wirkt (wie Gewürz auf Speisen streuen). $\frac{1}{2}$ Eßlöffel Pulver, in $\frac{1}{4}$ l Wasser gekocht, gibt ein ausgezeichnetes Augenwasser (täglich 3–4mal die Augen

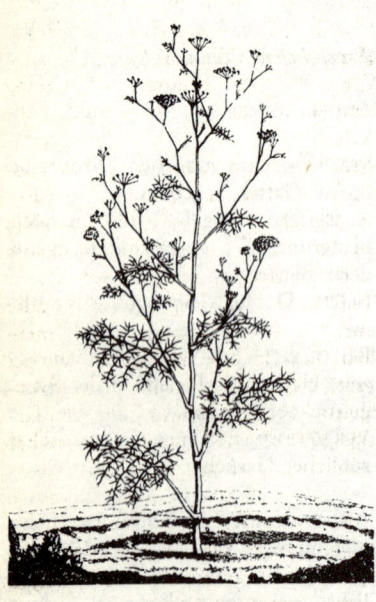

FENCHEL (Foeniculum vulgare All.)

waschen). Will man aber reinigend und stärkend auf die Augen einwirken, so mache man Augendämpfe. Zu diesem Zweck werden einige Eßlöffel Fenchelpulver in kochendes Wasser geschüttet, dann überdeckt man den Kopf mit einem Tuch und hält ihn 20 Minuten lang über das Gefäß (erst 1 Stunde nach Beendigung der Behandlung an die Luft gehen).

Fichte (Picea abies).

ANDERE BEZEICHNUNG: Gemeine Fichte.
STANDORT: Europa.
AUSSEHEN: Nadelbaum, rotbraune Rinde; hellgrüne, vierkantige, spitze Nadeln, die in zwei Reihen stehen. Große, hängende Zapfen mit breiten, flachen, abgerundeten Schuppen.
BLÜTE: Rötliche Kätzchen (harziger Geruch und Geschmack).
BLÜTEZEIT: Frühjahr. Sammelzeit: Nadeln: Juni, August; Zapfen: im Herbst.
VERWENDUNG: Nadeln und Zapfen.

ANWENDUNG: Einen stark aromatischen Absud stellt man aus 1–1½ kg Fichtennadeln oder kleingehackten Fichtenzapfen her, wenn man diese mit 5 l kaltem Wasser aufsetzt und ½ Stunde kochen läßt. Dieser Absud, dem warmen Badewasser zugesetzt, bringt bei Brustleiden und Atemnot Linderung und Stärkung, bei Hautausschlägen und Geschwüren baldige Heilung. Solche Bäder sind auch bei Rheumatismus und Gicht sehr zu empfehlen. Da der Absud eine reinigende und schweißtreibende Wirkung besitzt, wird er auch bei Fußleiden und starken Entzündungen Hilfe bringen. Bei Fußschweiß nehme man wöchentlich 2–3 Fichtennadel-Fußbäder in Verbindung mit Walnußblättern und gekochter Eichen- und Weidenrinde (20 Minuten). Diesem Bad läßt man Wassergehen oder -treten folgen (1 Minute). Asthmatiker und Lungenkranke, die mit dem Dampf dieses Absudes inhalieren, werden Erleichterung und Kräftigung verspüren. Bei Halsentzündung, brandigen Beulen, Gicht und Rheumatismus wende man Auflagen und Wickel mit diesem Absud an, diese sind auch Nervenkranken zu empfehlen. Bei Halsentzündungen benutzt man als vorzügliches Gurgelwasser einen aus jungen Zapfen bereiteten Tee (kalt anzuwenden, 2–3 Zapfen, $\frac{1}{2}$ l Wasser). Innerlich angewendet, wirkt dieser Tee harnabsondernd und blutreinigend; er ist auch ein gutes Mittel zur Stärkung des Halses und der Brust. Schwindsüchtige, Brust- und Rückenmarkleidende benützen Fichtenzapfenöl zum Einreiben der Brust und des Rückens, da es diese Körperteile kräftigt. Das Öl bereitet man auf folgende Weise: 3–4 zerkleinerte, junge Fichtenzapfen werden mit etwas Spiritus übergossen. Nachdem diese Mischung 8 Tage gezogen hat, füge man $\frac{1}{4}$ l Öl hinzu (durchlöcherter Verschluß!). Kneipp empfahl, auf Spaziergängen durch Fichtenwälder frisch ausgeschwitztes Harz von der Größe einer Erbse zu schlucken. Dieses Harz übt angeblich eine sehr kräftigende Wirkung auf den ganzen Organismus aus (vorzugsweise Leuten mit schwacher Brust zu empfehlen).

Gänsefingerkraut (Potentilla anserina)

ANDERE BEZEICHNUNG: Anserine, Silberkraut.
STANDORT: Wiesen, grasige Waldplätze, Wegränder.

AUSSEHEN: Wurzelstock; mehrere langgliedrige, kriechende Stengel. Blätter gestielt und gefiedert, am Rand gesägt.
BLÜTE: Blütenstengel nackt, in der Regel nur eine gelbe Blüte.
BLÜTEZEIT: Mai–Juli. Sammelzeit: Kraut, Blätter: Mai–Juli. Wurzeln: März, April, Oktober.
VERWENDUNG: Blätter, Wurzeln, Kraut.

ANWENDUNG: Anserine wird vorzugsweise bei allen krampfartigen Erscheinungen verwendet. Besonders gut wirkt eine Abkochung des Krauts in Milch mit einem Zusatz von je 2 Teelöffeln Baldrian, Melisse, Raute und Wasserminze (warm). Bei Unterleibs- und Hustenkrämpfen sowie bei Herzbeklemmungen hilft diese Abkochung sehr gut, ebenso bei krampfartigem Kopfweh. Pfarrer Kneipp hat einmal durch in Milch gekochte Anserine einen an Starrkrampf erkrankten Arbeiter vom Tod gerettet.

Die Abkochung kann in größerem Quantum getrunken werden, ohne dem Körper nachteilig zu sein; in Milch gekocht, ist die Wirkung stärker als in Wasser. Ein ausgezeichnetes Magenmittel: Anserinenblätter, mit gemahlenem oder gestoßenem Fenchel oder Kümmel vermischt und in Milch 10 Minuten gekocht. Mag das Magenleiden krampfartig oder kolikartig sein, die Wirkung trifft sofort ein. Anserine löst den Krampf, Fenchel beruhigt gleichzeitig den Magen, und Kümmel für den Geschmack. Anserinenblätter können frisch oder getrocknet verwendet werden.

Gauchheil (Anagallis arvensis)

ANDERE BEZEICHNUNG: Goldhühner-
darm, Sperlingskraut, Blutströpfchen.
STANDORT: In Weinbergen, Gärten,
auf Äckern.
AUSSEHEN: Kleines Pflänzchen, vier-
kantiger Stengel, ovale, breite Blätter.
BLÜTE: Hellrot (öffnet sich nur bei
Sonnenschein).
BLÜTEZEIT: Juni–Oktober. Sammel-
zeit: Sommermonate.
VERWENDUNG: Ganze Pflanze.

ANWENDUNG: Die Pflanze, in Wein
gekocht, hilft bei Leberleiden, Gelbsucht, Wassersucht, Nieren- und
Steinleiden. Absud von Gauchheil
vertreibt das Podagra, wenn Auflagen
oder Fußbäder gemacht werden.
Gauchheil läßt bei Verletzungen und
Wunden keine Entzündung aufkom-
men (Auflage, dazu 1–2 Tassen des
Absudes trinken). Mit Honig vermischt, ist er ein Stärkungsmittel für
die Augen (täglich Waschungen).

*Geißbart (Spiraea ulmaria,
Aruncus sylvester)*

ANDERE BEZEICHNUNG: Bienenkraut,
Bocksbart,   Sankt-Johannis-Wedel,
Krampfkraut.
STANDORT: Feuchte Wiesen, an Bä-
chen, Flüssen oder Teichen.
AUSSEHEN: Aufrechter, kantiger Sten-
gel, bis 1,5 m hoch; unterbrochen ge-
fiederte, am Rand doppelt gesägte

Blätter mit ziemlich großen Neben-
blättern.
BLÜTE: Gelb-weiße, rispige Trugdolde.
BLÜTEZEIT: Juni–August, zuweilen
noch im Oktober. Sammelzeit: Blütezeit. Wurzel: Frühjahr und Herbst.
VERWENDUNG: Blätter, Blüte, vorzugsweise die Wurzel. Alles im Schatten trocknen.

ANWENDUNG: Gegen Durchfall bereitet man aus den Blättern einen vorzüglichen Tee (1–2 Teelöffel für 1 Tasse
im Aufguß). Der aus den Blüten bereitete Tee (Zubereitung wie Tee aus den
Blättern) hat eine harn- und schweißtreibende sowie krampfstillende Wirkung und wird auch bei Wassersucht
mit gutem Erfolg angewendet (täglich
1–2 Tassen). Die Wurzel besitzt zusammenziehende Kräfte. Ein Tee daraus wird folgendermaßen zubereitet:
1–2 Teelöffel kleingeschnittene Wurzeln 6 Stunden kalt ansetzen, kurz
aufkochen, 1–2 Minuten ziehen lassen,
2–3 Tassen täglich trinken. Er wird
gegen Ruhr, zu Einspritzungen in Fi-
stelgeschwüren und als ein angeblich
sicher   wirkendes   Volksheilkun-
de-Mittel gegen die sonst fast unheil-
bare Tollwut (dazu Heublumenwik-
kel, warm) verwendet (täglich 2–4
Tassen). Das Mittel ist in Rußland ge-
bräuchlich und hat seine Heilkraft mit
den besten Erfolgen bewiesen. Ein
von einem tollwütigen Tier Gebisse-
ner muß aber auf jeden Fall sofort
zum Arzt gebracht werden!

Ginster, deutscher (Genista germanica)

ANDERE BEZEICHNUNG: Gilbkraut, Färberginster.
STANDORT: In ganz Deutschland auf hochliegenden Wiesen, in trockenen Wäldern.
AUSSEHEN: Holziger, dunkelgrüner Strauch mit eckig-runden Ästen. Die Blätter stehen wechselweise, sind ungestielt und am Rand mit feinen Härchen besetzt.
BLÜTE: Gelbe, ungestielte Blüten bilden eine Rispe.
BLÜTEZEIT: Juni–August. Sammelzeit: Sommermonate.
VERWENDUNG: Kraut, junge Schößlinge und Samen.

ANWENDUNG: Ginster, in Wasser oder in gleichen Teilen Wasser und Wein gekocht, gibt einen guten Tee gegen Grieß- und Steinleiden. Noch kräftiger wirkt dieser Tee, wenn Ginster nur in Wein gekocht wird (Honigzusatz). Nierensteine werden durch ihn zerteilt und ausgeleitet; gleichzeitig werden die Nieren und Gedärme gereinigt und von allen ungesunden Stoffen befreit. Der zugesetzte Honig löst, reinigt, stärkt und hilft bei der Beförderung der Ausscheidung. Dieser Tee kann auch bei großer Entkräftung, die eine Folge überstandener Krankheit ist, zur Stärkung bestens empfohlen werden (täglich 1 Tasse).

Gundelrebe (Glechoma hederacea L.)

ANDERE BEZEICHNUNG: Gundermann.
STANDORT: An Zäunen und auf Grasplätzen; feuchte, gute Böden.
AUSSEHEN: Kleine, rankige Pflanze mit fein behaarten Zweigen; Blätter nierenförmig, am Rand eingekerbt.
BLÜTE: Blaßblau, rachenförmig.
BLÜTEZEIT: April–Juni. Sammelzeit: Blütezeit.
VERWENDUNG: Blätter (widerlicher Geruch und Geschmack). Im Schatten trocknen.

ANWENDUNG: Bei Lungen- und Brustleiden, Katarrh der ableitenden Harnwege sowie bei Steinleiden wirkt der Tee vorzüglich (täglich 1–2 kleine Tassen mit Honigzusatz). Mit Wermut vermischt, vertreibt er Gelbsucht. Bei Geschwüren wirken Waschungen und Auflagen mit diesem Tee sehr gut. Mundspülungen mit Tee, der aus Wasser und Wein 1 : 1 bereitet ist, stillen Zahnschmerzen.

Hauhechel (Ononis spinosa L.)

ANDERE BEZEICHNUNG: Stallkraut, Hachelkraut.
STANDORT: Auf unfruchtbaren Feldern, trockenen Wiesen und an Wegrändern.
AUSSEHEN: Etwa 40 cm hohe Pflanze; dorniger, rotbrauner, behaarter Stengel; Blätter kurz gestielt, keilförmig, länglich, an der Spitze abgerundet, sä-

geartig gezähnt, auf beiden Seiten behaart.

BLÜTE: Rötliche oder auch weißliche Schmetterlingsblüte.

BLÜTEZEIT: Juni–September. Sammelzeit: Frühjahr und Spätherbst.

VERWENDUNG: Wurzel, getrocknet.

ANWENDUNG: Gegen Gicht und chronischen Rheumatismus dient ein aus den Wurzeln bereiteter Tee (2 Teelöffel kleingeschnittene Wurzeln in 1 Tasse kaltem Wasser ansetzen, kurz aufkochen, nicht zuckern!). Von diesem Tee kann man täglich 2–3 Tassen trinken, da er vollständig unschädlich für die Nieren und den Gesamtorganismus ist. Mit Zusatz von zerkleinerten Wacholderbeeren und Hagebutten, Petersilie und Zinnkraut wirkt er harntreibend.

Hauswurz (Sempervivum tectorum L.)

STANDORT: Auf Mauern, Dächern und Felsen.

AUSSEHEN: Rosette aus dicken, fleischigen Blättern, aus der Mitte tritt der Blütenstengel hervor.

BLÜTE: Rötlichweiß, kurze Rispe oder Dolde.

BLÜTEZEIT: Juli, August. Sammelzeit: Blätter: Anfang März–Ende Oktober.

VERWENDUNG: Blätter.

ANWENDUNG: Wer von diesem Tee 2–3 Wochen regelmäßig 1 Tasse trinkt, wird von seiner vortrefflichen Wirkung überzeugt werden. Gegen zu starke Menstruation ist der Tee ein sehr gutes Hilfsmittel. Frauen, die mit diesem Übel belastet sind, sollen zuerst 1–2 Tassen in einem Zeitraum von 2 Stunden trinken, später jedoch jede Stunde 1 Eßlöffel des Tees nehmen. Gegen Erbrechen nehme man stündlich 1 Eßlöffel voll. Gegen heftiges Erbrechen der Kinder und ängstliches Erschrecken im Schlaf gebe man täglich 2–3mal 1 Teelöffel Saft, den man durch Pressen der Blätter gewinnt. Hauswurzsalbe bewährt sich sehr gut bei Quetschungen, Stoß- und Schlagwunden und Insektenstichen; sie kühlt und hilft gegen Blutandrang. Die Salbe bereitet man aus gestoßenen oder zerquetschten Blättern, die in gutem, reinem Schweinefett so lange gekocht werden, bis aller Saft ausgezogen ist (nach der Zubereitung durch ein Sieb treiben). Heilwirkung der Salbe 1 Jahr.

Heckenrose (Rosa canina)

ANDERE BEZEICHNUNG: Wilde Heckenrose, Hundsrose, Hagebuttenstrauch.

STANDORT: In ganz Europa in Gärten, an Wegen und Zäunen.

AUSSEHEN: 1½–2 m hoher Strauch; Stengel und Zweige sind mit sichelförmigen, zurückgebogenen Stacheln besetzt. Die Blätter stehen wechselweise, sind gestielt und unpaarig gefiedert.

BLÜTE: Große, einzelstehende, rosafarbene Blüte.

BLÜTEZEIT: Juni, Juli. Sammelzeit: Blätter, Blüte: Blütezeit. Früchte: Oktober, November, nach dem Frost.

VERWENDUNG: Blüte und Früchte (süßsäuerlicher Geschmack), Blätter.

ANWENDUNG: Ein aus nicht ausgekernten Hagebutten oder nur aus Kernen (durch Abspülen von den Härchen befreien!) bereiteter Tee (75 g, $\frac{1}{2}$ l Wasser, $\frac{1}{2}$ Stunde kochen und mit etwas Honig vermischen) ist ein vorzügliches, schmerzstillendes Mittel gegen Grieß, Nieren- und Blasensteine. Aus den Früchten bereitet man wohlschmeckende Saucen, sie können auch eingekocht werden. Der aus den Blättern bereitete Tee hat eine mild zusammenziehende Wirkung und kann Lungenkranken, die an leichtem Bluthusten leiden, besonders empfohlen werden. Aus den ausgekernten Früchten der Hagebutte wird eine heilkräftige Magentinktur hergestellt (1 Handvoll Früchte auf $\frac{3}{4}$ l Branntwein). Diese ist besonders bei starker Abmagerung abwechselnd mit Wermuttropfen zu empfehlen.

Heidelbeere (Vaccinum myrtillus L.)

STANDORT: In Wäldern.

AUSSEHEN: Kleiner, 20–30 cm hoher Strauch; Blätter stehen abwechselnd, sind kurz gestielt, zugespitzt und an beiden Seiten glatt.

BLÜTE: Glockenförmig, rötlichweiß.

BLÜTEZEIT: Mai–Juni. Sammelzeit: Blätter vor der Fruchtreife, Wurzeln vor der Blütezeit. Beeren: Fruchtreife.

VERWENDUNG: Blätter, Früchte und Wurzeln.

ANWENDUNG: Der Blättertee bringt bei Wassersucht Erleichterung und wird bei Rachenkatarrh zum Ausspülen benutzt. Der aus frischen Blättern gepreßte Saft wird mit großem Erfolg bei Mundfäule angewendet. Die Beeren werden im Haushalt zu erfrischenden, kühlenden Suppen und zu einem wohlschmeckenden Kompott verwendet. Getrocknete Beeren (gekaut) stillen leichte Durchfälle. Bei heftigen, andauernden, mit großen Schmerzen verbundenen Durchfällen, bei denen auch Blut abgeht, nehme man 1 Eßlöffel Heidelbeertinktur mit $\frac{1}{8}$ l warmem Wasser (nach 8–10 Stunden wiederholen). Je nach Heftigkeit des Durchfalles nimmt man als kleinste Dosis 10–15 Tropfen auf Zucker, als mittlere 25–30 Tropfen und als stärkste 1 Teelöffel in 5–7 Eßlöffel warmem Wasser oder Wein. Gleichzeitig lege man ein in warmes Essigwasser getauchtes und ausgewrungenes Tuch auf den Unterleib. Herstellung: $\frac{1}{4}$ l getrocknete Heidelbeeren werden mit $\frac{3}{4}$–1 l Branntwein angesetzt. Möglichst lange ziehen lassen, hält sich jahrelang. Aus Heidelbeeren bereiteter Wein liefert, mit Wasser verdünnt, ein sehr erfrischendes Getränk. Das aus der getrockneten Wurzel bereitete Pulver hat eine reinigende und heilende Wirkung, wenn man es in Wunden und auf Geschwüre streut.

Heublumen

Ein Gemisch von getrockneten Blüten, Blatteilen, Samen, Blütenstaub von den auf Wiesen angebauten Pflanzen (sonst als Heu verwendet). Enthält zahlreiche Grasarten und Teile von Heilpflanzen. Verwendet werden die Pflanzenteile, die sich auf dem Heuboden unter dem Heu angesammelt haben, als oft zentimeterdicke Schicht von kleinsten Pflanzenteilen.

ANWENDUNG: 3–5 Handvoll Heublumen übergießt man mit kochendem Wasser und läßt sie 10–15 Minuten ziehen (durchseihen). Der warme Absud wirkt auflösend, ableitend und stärkend und wird zu Auflagen und Wickeln verwendet; er kann auch dem Badewasser zugesetzt werden. Heublumen sind vorzugsweise anzuwenden bei Flechten, Hautausschlag, Vereiterung, Geschwüren, Blutvergiftung (Umschläge, bis der Arzt kommt), Fußverstauchung, Fußschweiß, Gicht, Kniegelenksentzündung, Rheumatismus; ebenso bei Lähmungen, Leber- und Nierenkrankheiten, krampfhaften Unterleibserscheinungen; Heublumenbäder sind auch bei Frostbeulen und erfrorenen Gliedern, Heublumen-Fußdämpfe bei Wassersucht sehr wirkungsvoll (gleichzeitig trinke man bei den oben erwähnten Leiden Heublumentee). Bei starken Erkältungen, chronischem Husten oder sonstigen inneren Schmerzen schaffen Heublumendämpfe auf Kopf und Brust sehr wohltuend Abhilfe: 2–3 Handvoll Heublumen werden mit kochendem Wasser übergossen und zugedeckt.

Dann entkleidet man den Oberkörper, setzt sich vor das etwas tiefer stehende Gefäß und läßt sich mit einer Wolldecke überdecken; eventuell ist eine weitere Decke zum möglichst luftdichten Abschluß um den Körper zu legen. Damit die Decke nicht unmittelbar auf den Kopf zu liegen kommt, verbindet man zwei Hölzer (Besenstiele) mit einem $1/2$ m langen Querholz und stellt diese vor sich unter die Decke. Nun schiebt man den Deckel nach und nach zur Seite, rührt mit einem Holzlöffel zuweilen den Absud um und läßt den Dampf auf Kopf und Brust beziehungsweise auf die schmerzenden Stellen einwirken (10–15 Minuten). Wenn nötig, ist kochendes Wasser nachzugießen. Nach dem Dampfbad muß eine sofortige Abwaschung des Oberkörpers folgen. Der Kopf wird nicht abgewaschen, sondern nur abgetrocknet und mit einem leichten Tuch umhüllt. Statt Heublumen kann auch Haferstroh auf dieselbe Weise angewendet werden.

Himbeere (Rubus idaeus L.)

STANDORT: Sonnige Waldlichtungen, Kahlschläge, in Gärten; guter, trockener Boden bevorzugt.
AUSSEHEN: Ziemlich hoher, aufrechter, ästiger Strauch. Untere Stengelblätter gefiedert, obere dreizählig, auf der Unterseite filzig. Stacheln.
BLÜTE: Weiß.
BLÜTEZEIT: Mai–Juni. Sammelzeit: Sommermonate.

VERWENDUNG: Blüte (vor dem Aufbrechen pflücken und im Schatten trocknen), Blätter und Frucht (angenehmer Geruch, süßsäuerlicher Geschmack).

ANWENDUNG: Der aus den Blättern gekochte Absud wird bei Flechten, Hautausschlägen und entzündeten Augen für Auflagen benützt. Bei starken Erkältungen und bei Katarrh der Atmungsorgane wirkt er, mit Honigzusatz, auflösend; ebenso ist er bei Grippe ein vorzügliches, schweißtreibendes und schleimlösendes Mittel. Bei Zahngeschwüren dient der Absud als Mund- und bei Halskrankheiten als Gurgelwasser. Innerlich als Tee angewendet, stillt er zu starke Menstruationsblutung. Zerquetschte Blätter wirken als Auflagen kühlend bei Hitze im Magen und in der Leber. Gequetschte Blüten, mit Honig vermischt, aufgekocht und durchgeseiht, vertreiben Rotlauf (Rose, besonders Gesichtsrose. (Nach Bedarf täglich 2–3 Tassen, warm.) Die reifen Früchte, mit Zucker genossen, dienen Rekonvaleszenten als Erfrischungs- und Stärkungsmittel. Bei Fieber wirken sie kühlend, bei starkem Gewichtsverlust kräftigend. Der aus den Früchten gepreßte Saft ist sehr durststillend und erfrischend. In Apfel- oder Traubenwein genossen, wirkt er herzstärkend und belebend; daher ist er besonders älteren Leuten als tägliches Stärkungsmittel zu empfehlen. Der aus den Früchten bereitete Sirup, mit Wasser verdünnt, hat eine vorzügliche Wirkung bei Masern, Scharlach, Ruhr, allen hitzigen Fiebern. Den Essig vermischt man mit etwas Himbeersaft. Dieser Himbeeressig ist sehr erfrischend. Himbeerbranntwein dient als schmerzstillendes Mittel bei Leibschmerzen. Die eingekochten Früchte werden in der Küche auf die verschiedenste Weise verwendet.

Hirtentäschel (Capsella bursa pastoris)

STANDORT: Auf Äckern, in Gärten, auf Brachland.

AUSSEHEN: Kleine, krautartige Pflanze. Frucht: Kleine Schötchen, einem Hirtentäschchen ähnlich.

BLÜTE: Etwa 10 cm lange Rispe, kleine, schmutzigweiße, unansehnliche Blüten.

BLÜTEZEIT: März–Herbst. Sammelzeit: April–September.

VERWENDUNG: Kraut. Im Schatten trocknen, in dunklen Gläsern aufbewahren.

ANWENDUNG: Das Hirtentäschel ist eine blutstillende Heilpflanze. Bei Magen-, Darm-, Nasen-, Wundblutungen und Gebärmutterblutungen zu empfehlen. Ohne ärztliche Hilfe darf aber keines dieser Leiden (außer leichtem Nasenbluten) behandelt werden. 4 Teelöffel des getrockneten Krauts im Aufguß, 2 Tassen täglich, auf ärztlichen Rat hin auch mehr. Gegen zu starke Monatsblutung, besonders in den Wechseljahren, trinkt man täglich von einer Mischung aus Zinnkraut, Mistel und Sandelholz 3 Tassen Tee zu gleichen Teilen; 1 Teelöffel für 1 Tasse Aufguß (schluckweise). Ist die Blutung damit noch nicht zu stillen, so koche man den Tee mit Zusatz von Pflanzenleimgelatine und trinke sofort 1 Tasse, dann halbstündlich 2 Eßlöffel (warm). Bei äußeren Verletzungen und Quetschungen wasche man zunächst die Wunde mit Tee aus, dann lege man einen in Tee getauchten Leinenlappen auf die Wunde, worauf innerhalb von 12 bis 14 Stunden Heilung eintreten wird.

Holunder (Sambucus nigra)

STANDORT: In Gärten, auf Kahlschlägen, am Waldrand.

AUSSEHEN: Strauch oder Baum mit grauer, warziger Rinde. Holzige Zweige, die ein sehr weiches, schwammiges Mark enthalten. Blätter gegenständig gefiedert, einzelne Blättchen oval und nadelförmig, Rand gezähnt, schwarzblaue Beeren.

BLÜTE: Große Dolde, kleine weiße Blümchen.

BLÜTEZEIT: Juni–Juli. Sammelzeit: Blätter: April–Mai. Blüten: Blütezeit. Wurzel: Februar–November. Rinde: Februar/März oder November.

VERWENDUNG: Blätter, Blüten, Rinde, Wurzeln, Beeren.

ANWENDUNG: Der frische Holunder eignet sich besonders als Frühlingskur zur Blutreinigung. Er scheidet Schlakken und Abfallstoffe auf natürliche Weise aus dem Blut aus und entfernt Ausschläge. Zu diesem Zweck trinke man täglich morgens nüchtern, eine Stunde vor dem Frühstück, 1 Tasse Tee von 6 bis 8 zerschnittenen, aufgebrühten Blättern. Dieser Tee, mit Honigzusatz, wirkt gegen innere Hitze (4–5 Wochen täglich 1/2 Tasse). Gegen Hautunreinheiten benutzt man den aus Holunderblättern gepreßten Saft (täglich 2–3 Eßlöffel). Die getrockneten Blüten oder gekochten Beeren, zur Hälfte mit Lindenblüten vermischt, unter Zusatz von 1–2 Teelöffel Zitronensaft, dienen als schweißtreibendes Mittel bei starker Erkältung. Die Beeren eignen sich zur Traubenkur (wie Weintrauben) und werden im Herbst in kleinen Portionen tagsüber gegessen. Zu Brei eingekocht, sind sie besonders im Winter bei sitzender Lebensweise zu empfehlen. Ein Löffel Mus, in einem Glas Wasser gelöst, gibt einen ausgezeichneten Kühl- und Labetrunk. Er ist auch ein gutes Mittel zur Reinigung des Magens und zur Ausscheidung des Urins. Gedörrte Beeren wirken stopfend bei heftigem Durchfall (8–10 Stück kauen). Unter der äußeren grauen Rinde befindet sich beim Holunder noch eine schöne grüne innere Rinde. Der aus dieser Rinde bereitete Tee verbessert (1 Teelöffel für 1 Tasse im Aufguß) die Magensäfte und wirkt vorzüglich bei chronischem Magenkatarrh (täglich 1 Tasse). Dieser Tee dient auch als leichtes Brechmittel, muß jedoch dann in größeren Portionen genommen werden. Der Wurzeltee ist bei Wassersucht und starker Fettleibigkeit von unschätzbarem Wert.

Honig- oder Steinklee (Melilotus officinalis L.)

ANDERE BEZEICHNUNG: Melilotenkraut (Ackerhonigklee, Motten-, Goldklee).
STANDORT: Überall auf Schutt, Äckern, an Wegen usw.
AUSSEHEN: Ziemlich hohes Kraut, dreizählige Blätter.
BLÜTE: Kleine gelbe, mit braunen Adern gezeichnete, wohlriechende Blüten; bilden eine lockere Traube.
BLÜTEZEIT: Juli–September. Sammelzeit: Ab Juli.
VERWENDUNG: Blätter, besonders Blüten (eigentümlicher Geruch, bitterer, würziger Geschmack). Im Schatten trocknen.

ANWENDUNG: Der Tee (1/2 Teelöffel für 1 Tasse im Aufguß, 2–3mal täglich; mehr führt zu Erbrechen) wirkt, mit etwas Honig vermischt, schleimlösend bei Erkältung, er fördert auch den Harnabgang (täglich 1 kleine Tasse). Bei eiternden Wunden, entzündeten Organen, verhärteten Geschwülsten und rheumatischen Gelenkanschwellungen dient er als Auflage. Gegen Mastdarmvorfall sind diese Auflagen ein vortreffliches Mittel. Mit Essig vermischt lindert er Kopfschmerz. Ebenso leisten Ohrendämpfe mit dem Absud gute Dienste bei Ohrenschmerzen und -krankheiten.

Hühnerdarm (Stellaria media)

ANDERE BEZEICHNUNG: Gemeine Sternmiere, Vogelmiere, Ehrenkraut.
STANDORT: In Gärten und auf Äckern.
AUSSEHEN: Kleines, saftiges Kraut, behaarter Stengel; länglich-runde, gegenüberstehende, zugespitzte Blättchen.
BLÜTE: Klein, weiß.
BLÜTEZEIT: Sommermonate. Sammelzeit: Sommermonate.
VERWENDUNG: Blätter.

ANWENDUNG: Der aus den Blättern bereitete Tee wirkt schleimlösend und ist wegen dieser Eigenschaften besonders Lungenkranken zu empfehlen. Werden die Blätter in 3 Teilen Wasser und 1 Teil Wein gekocht, so ist die Wirkung durchgreifend und kräftig ausleitend. Bei Blutbrechen und Bluthusten, bei Hämorrhoiden sowie Nieren- und Blasenverschleimung leistet er vortreffliche Dienste (2 kleine Tassen tagsüber, schluckweise). Der aus den frischen, zerquetschten Blättern gepreßte Saft, mit Honig auf leichtem Feuer eingekocht und gut umgerührt (wie beim Einkochen von Früchten), ist bei allen angeführten Übeln wirkungsvoll (täglich 6–8 Teelöffel). Bei offenen Wunden, Ausschlägen und alten, eitrigen Geschwüren wirkt der aus Hühnerdarm gekochte Absud reinigend und heilend. Die Wunden werden täglich 2mal mit diesem Absud ausgewaschen und nach dem Auswaschen mit in den Absud getauchten Leinenlappen verbunden. Die Auflagen werden alle 3 Stunden erneuert. Sollte anfangs ein stärkerer

Ausfluß bei den Geschwüren eintreten, so ist dies als ein durchaus günstiges Zeichen anzusehen; sobald der Ausfluß nachläßt, beginnt auch die Heilung. Pfarrer Kneipp hat mit einem Absud von einer Mischung aus Hühnerdarm, Zinnkraut, Spitzwegerich und Wermut den besten Erfolg bei Hautkrankheiten erzielt.

Huflattich (Tussilago farfara L.)

ANDERE BEZEICHNUNG: Roßhub, Fohlenfuß.

STANDORT: Auf Wiesen, an Bächen und in Gräben.

AUSSEHEN: 20–30 cm hoher, weißbehaarter Stengel; Blätter herzförmig, eckig, gezähnt, auf der Unterseite weißbehaart. Blätter erscheinen im Sommer nach dem Blühen.

BLÜTE: Goldgelb, denen des Löwenzahns ähnlich, aber kleiner.

BLÜTEZEIT: März, April. Sammelzeit: Blüte: März. Blätter: Mai, Juni und Juli.

VERWENDUNG: Blüte und Blätter.

ANWENDUNG: Der Tee (2 Teelöffel für 1 Tasse im Aufguß), zur Hälfte mit Blättern oder Blüten der Wollblume und Malve und einem kleinen Zusatz von Anis, Süßholz oder Honig vermischt, dient zur Reinigung der Atmungsorgane (Luftröhre und Lunge). Ebenso ist er bei Engbrüstigkeit, Seitenstechen, selbst bei beginnender Schwindsucht heilsam. Die Wirkung wird unterstützt, wenn frische Blätter

(auf ein Tuch geheftet) auf die Brust gelegt werden. Diese ziehen die Hitze und das Fieber aus der Brust. Getrocknete, gedörrte, zu Pulver gestoßene Blätter leisten bei allen oben angeführten inneren Leiden gute Dienste (täglich 2–3mal 1 Messerspitze). Huflattichtee dient zu Auflagen bei Geschwülsten. Huflattich mit Tausendguldenkraut und Spitzwegerich (zu gleichen Teilen gemischt) gibt einen Tee, der bei Drüsenanschwellung eine sehr heilsame Wirkung hat. Auf offene Füße mit blauen oder schwarzen Flecken und starker Entzündung legt man frische Blätter. Sie entfernen die Hitze und den Schmerz und sind ein ausgezeichnetes Heilmittel. Auch bei entzündlichen Geschwüren, Rotlauf und Gesichtsrose dienen frische Huflattichblätter als Heilmittel.

Johannisbeere, rote (Ribes rubrum L.)

STANDORT: In Gärten, zuweilen wild in Wäldern.

AUSSEHEN: Aufrechter Strauch, gezähnte Blätter.

BLÜTE: Gelblichgrün, eine Traube bildend.

BLÜTEZEIT: April–Mai. Sammelzeit: Juli.

VERWENDUNG: Blätter und Beeren (säuerlicher Geschmack).

ANWENDUNG: Rote Johannisbeeren enthalten sehr viel Vitamin C, Apfel- und Zitronensäure und werden roh oder mit Zucker eingekocht (Gelee und Marmelade) gegessen. Sie wirken erfrischend und kühlend, vor allem auch für Fiebernde. Der ungesüßte Saft ist als Getränk für Zuckerkranke zu empfehlen. Die Beeren regen den Appetit an und fördern die Darmtätigkeit. Der aus den Beeren gepreßte Saft wird zur Gewinnung eines wohlschmeckenden Weines benutzt. Johannisbeeren dienen auch zur Verbesserung des Essigs; in Branntwein angesetzt, geben sie eine vorzügliche Tinktur. Mit Honig und Wasser vermischt, ergeben Johannisbeeren ein kühlendes Getränk.

Johannisbeere, schwarze (Ribes nigrum L.)

STANDORT: In Gärten gezogen, zuweilen in feuchten, schattigen Wäldern wild.
AUSSEHEN: Sträucher mit wechselständigen Blättern und schwarzen Beeren. Pflanze und Beeren haben einen eigentümlichen Geruch, der sich aber beim Trocknen der Blätter verliert.
BLÜTE: Gelblichgrün, eine Traube bildend.
BLÜTEZEIT: April–Mai. Sammelzeit: Juli.

ANWENDUNG: Der aus den Blättern gewonnene Tee (1 Teelöffel im Schatten getrocknete Blätter für 1 Tasse mit heißem Wasser abbrühen, 5 Minuten ziehen) wirkt kühlend, blutreinigend und harntreibend. Er wird nicht nur gern als Ersatzmittel für chinesischen Frühstücks- oder Abendtee benützt,

sondern auch wegen seiner guten Wirkung gegen Gliederschmerzen und Gicht angewendet. Ferner hilft der Tee bei Wassersucht. Ein Tee, der aus der Rinde bereitet und auf getrocknete Holunderblüten geschüttet worden ist, wirkt noch kräftiger bei den erwähnten Leiden. Auf Branntwein angesetzt, geben die getrockneten Beeren eine vorzügliche Tinktur, die sehr günstig auf den Gesamtorganismus einwirkt. Zur Familie des Johannisbeerstrauches gehört auch der Stachelbeerstrauch. Aus den schmackhaften Früchten dieses Strauches kann auch Wein gepreßt und Tinktur bereitet werden (wenig davon genießen, sehr berauschend).

Johanniskraut (Hypericum perforatum L.)

STANDORT: Sonnige, trockene Wiesen, Kahlschläge.
AUSSEHEN: 1/2 m hoher, aufrechter, runder Stengel; gegenständige, eiförmige, stumpfe, glatte, mit zahlreichen durchsichtigen Punkten besetzte, am Rand schwarz punktierte Blätter.
BLÜTE: Gelb, Doldentrauben.
BLÜTEZEIT: Juli–August. Sammelzeit: Während der Blüte.
VERWENDUNG: Blüten und Blätter.

ANWENDUNG: Eine Tinktur, die man zum Einreiben bei Anschwellungen, Hexenschuß, Gicht, Verrenkungen und Brandwunden gebraucht, stellt man aus frischen Blüten und frischem

Olivenöl her. Eine Handvoll Blüten und ³/₄ l Olivenöl setzt man 6–8 Wochen der Sonne oder der Ofenwärme zum Destillieren aus. Innerlich angewendet, hilft diese Tinktur bei Leibschmerzen, Blutstörungen und Krämpfen (6–8 Tropfen auf Zucker). Ein aus Blättern und Blüten bereiteter Tee (1 Teelöffel getrocknetes Kraut für 1 Tasse im Aufguß, 5 Minuten ziehen lassen, auf nüchternen Magen trinken) ist ein gutes Heilmittel bei Kopf-, Brust- und Lungenverschleimung sowie gegen Magendrücken, Blasenkatarrh und dicken Urin (täglich 2 Tassen, schluckweise). Johanniskrauttee hat eine starke Wirkung bei Blasenschwäche (Bettnässen: 1–2 Tassen tagsüber, abends trockene Kost).

Kalmus (Acorus calamus L.)

ANDERE BEZEICHNUNG: Deutscher Zitwer.

STANDORT: In Sümpfen, an Teichen und Flußufern.

AUSSEHEN: 1–1¹/₂ m langer, dreieckiger Schaft; sehr lange, schwertförmige Blätter.

BLÜTE: Klein, grünlichgelb, fingerlange Kolben bildend.

BLÜTEZEIT: Juni–Juli. Sammelzeit: Frühjahr oder Herbst.

VERWENDUNG: Wurzel (aromatischer Geruch und Geschmack).

ANWENDUNG: Die Kalmuswurzel ist ein sehr kräftiges, gewürzhaftes Heilmittel, welches der Stärkung des Magens und der Nerven dient. Zur Erwärmung benutzt man bei Erkältung den aus der Wurzel bereiteten Tee (1 Teelöffel feingeschnittene Wurzel kalt ansetzen [8 Stunden] bzw. den Aufguß 5 Minuten ziehen lassen). Er ist auch ein ausgezeichnetes magenstärkendes, Gase abtreibendes und den Appetit anregendes Mittel. Gegen Gicht, Seitenstechen und Wechselfieber wird der Tee ebenfalls verabreicht; ebenso gegen Herzklopfen, Harnverhaltung und Menstruationsstörungen. Wie allgemein bekannt, wirkt er auf die Schleimhäute besonders gut, zum Beispiel bei starkem Husten (5–8 g Wurzel auf ¹/₄ l Wasser). Die Wurzel, mit Zinnkraut und Wermut vermischt, gibt einen Tee, der selbst bei fortgeschrittener Wassersucht noch Linderung und oft sogar Heilung bringt. Das aus der getrockneten Wurzel bereitete Pulver kann bei den angeführten Leiden den Speisen zugesetzt werden (täglich 5–6 g). Eine Abkochung der Wurzel wird ferner zu aromatischen Bädern, bei Lähmungen und Schwächezuständen benutzt. Die zerstoßene Wurzel dient zur Bereitung von Zahnpulver. Gegen Zahnschmerz wird die Wurzel (kauen) angewendet. Gezuckerte Kalmusscheiben werden gern als Leckerbissen gegessen. Die zerkleinerte Wurzel, in Spiritus oder Branntwein angesetzt, liefert eine kräftige Tinktur, die ein gutes Mundwasser ergibt (1 Teelöffel auf 1 Glas Wasser). Es zieht locker gewordenes Zahnfleisch zusammen. Die Tinktur ist bei Übelkeit, Sodbrennen und sonstigen Magenbeschwerden ein sicher wirkendes Mittel (15–20 Tropfen auf Zucker). Aus der Wurzel bereitetes Öl schärft das Gedächtnis und vertreibt Depressionen (täglich 2mal 10–20 Tropfen). Kalmuswurzelöl ist ein gutes Haarwuchsmittel. Kalmus darf in keiner Anwendungsform bei Durchfall verwendet werden!

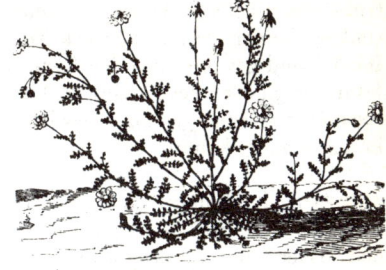

KAMILLE *(Matricaria chamomilla L.)*

Kamille *(Matricaria chamomilla L.)*

ANDERE BEZEICHNUNG: Echte Kamille.
STANDORT: Auf Äckern, an Wegrändern, in Gärten angebaut.
AUSSEHEN: Gefurchter, 15–30 cm hoher, unbehaarter Stengel, der sich in viele größere und kleinere Äste verteilt. Blätter doppeltgefiedert mit zarten, ganz dünnen Spitzen, Geruch gewürzhaft, Geschmack bitter.
BLÜTE: Körbchenblüte, Strahlenblüten weiß, Scheibenblüten gelb, Blütenstiele und Fruchtboden hohl.
BLÜTEZEIT: Mai–August. Sammelzeit: Juni–Juli, bei sonnigem Wetter und nicht von gedüngten Böden.
VERWENDUNG: Blüten.

ANWENDUNG: Kamillentee (im Aufguß) wirkt schmerz- und krampfstillend bei Kolik, heftigen Leibschmerzen, rheumatischen Erkältungen und starken Menstruationsschmerzen. Kamillentee hat ferner schweißerzeugende und blähungstreibende Wirkung und ist bei Blutandrang zum Kopf sehr zu empfehlen. Der Tee wird auch für Klistiere verwendet. Gegen Hämorrhoiden, Nieren- und

Blasenschmerzen leistet er ebenfalls gute Dienste (täglich 2 kleine Tassen, recht warm). Äußerlich wird die Kamille als zerteilendes und erweichendes Mittel gegen alle Geschwülste, brandigen Geschwüre und rheumatischen Anschwellungen in Form von Kamillensäckchen, Umschlägen und Bädern (1/2–1 kg auf 1 Bad) angewendet. Bei Krankheiten des Mundes, namentlich bei Zahnkrankheiten, wird Kamillentee zu Spülungen benutzt.

Kampfer *(Cinnamomum camphora)*

STANDORT: Asien, und zwar Japan, China und die nahe gelegenen Inseln, bei uns in botanischen Gärten.
AUSSEHEN: 8–9 m hoher Baum, Rinde braun, Äste sehr ausgebreitet. Blätter oval zugespitzt, ganzrandig.
BLÜTE: Kurze Rispe, gelblichweiß.
BLÜTEZEIT: Die in Europa gezogenen Exemplare blühen im Frühjahr–Sommer.
VERWENDUNG: Alle Teile des Baumes liefern uns den Kampfer, ein weißes,

fettes, durchsichtiges Harz, das einen starken Geruch und Geschmack hat. Im Ausland gewinnt man den Kampfer durch Kochen des Holzes. In Europa wird er dann gereinigt, bevor er in den Handel kommt.

ANWENDUNG: Kampfer kann innerlich und äußerlich angewendet werden, da er eines der kräftigsten und wirksamsten Heilmittel ist. Als Heilmittel kommt Kampfer in Spiritus oder Öl zur Anwendung. Kampferspiritus bereitet man auf folgende Weise zu: Auf ein walnußgroßes Stückchen Kampfer wird 1/2 l Spiritus gegossen und zum Lösen der Wärme ausgesetzt. Diese Lösung dient zum Einreiben bei Rheumatismus, Nerven- und Zahnschmerzen, Verrenkungen und Quetschungen. Sie wirkt erweichend und schmerzstillend. Zerquetscht man ein walnußgroßes Stückchen Kampfer und schüttet 1/2 l Oliven-, Baum- oder Mandelöl darüber, so erhält man Kampferöl. Es hat dieselbe Wirkung wie Kampferspiritus; Kampferöl wird auch bei Bruchleiden zum Einreiben verwendet. Bei Krankheiten des Herzens und des Darmes wirken einige Tropfen Kampferöl auf Zucker krampfstillend.

Kerbelkraut (Anthriscus cerefolium L. Hoffm.)

ANDERE BEZEICHNUNG: Gartenkerbel, Klettenkerbel.
STANDORT: Bei uns in Gärten angebaut.

AUSSEHEN: 30–40 cm hoher, mit Blättchen besetzter Stengel; Blätter fein behaart, hellgrün, gezackt.
BLÜTE: Schmutzigweiß, doldenartig.
BLÜTEZEIT: Mai–Juli. Sammelzeit: Sommermonate. Da der Kerbel sehr leicht mit ähnlich aussehenden Pflanzen zu verwechseln ist, kauft man ihn besser in der Kräuterhandlung.

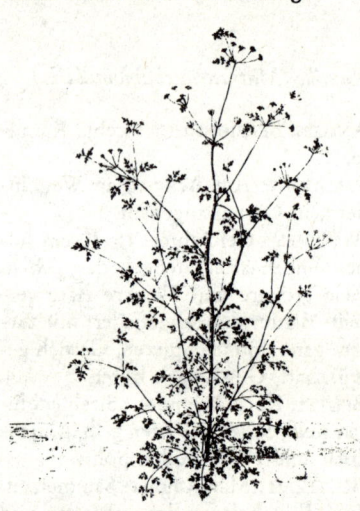

KERBELKRAUT *(Anthriscus cerefolium L. Hoffm.)*

VERWENDUNG: Kraut (würziger Geruch und Geschmack) im Schatten trocknen, in dunklen Gläsern aufbewahren, niemals kochen oder sieden.

ANWENDUNG: Das Kerbelkraut wird wegen seines würzigen Geruches und Geschmacks speziell in der Küche zur Bereitung wohlschmeckender Suppen verwendet. Kerbelkraut regt bei stillenden Frauen die Milchproduktion an. Der aus dem frischen Kraut gepreßte Saft ist blutreinigend (täglich 1–2 Eßlöffel). Vermischt man diesen mit Löffelkraut und Bitterkleesaft, so erhält man ein sehr gutes Mittel gegen Skorbut und Darmverstopfung (täglich 2–3 Eßlöffel). Bei Verhärtung der Brüste wenden stillende Frauen frisches, zerquetschtes Kerbelkraut als Heilmittel an (Auflage).

Klette (Arctium officinalis)

STANDORT: An Wegen, auf Schutthaufen, Wiesen, an ammoniakreichen Stellen (Misthaufen etc.).
AUSSEHEN: Astiger, krautartiger Stengel; große, herzförmige Blätter.
BLÜTE: Purpurrote Blütenkörbchen.
BLÜTEZEIT: Juli–September. Sammelzeit: Wurzeln: April–Anfang Mai, Oktober–November.
VERWENDUNG: Blätter, Wurzel, Samen.

ANWENDUNG: Der aus den frischen Blättern gewonnene Tee wirkt kühlend und hemmt Blähungen. Er fördert die Verdauung, beseitigt Entzündungen des Magens und gilt als ein vorzügliches Mittel gegen Magengeschwüre (täglich morgens und abends 1 kleine Tasse). Der Tee ist auch ein sehr gutes Gurgelwasser, da er Mundfäule und sonstigen Ausschlag des Mundes rasch heilt. Der aus den Blättern gekochte Absud wirkt heilsam auf Flechten, Grind, Geschwüre, Ausschläge und eitrige Wunden (Auflagen). Der aus der Wurzel bereitete Tee

(1 gehäuften Teelöffel zerkleinerte Wurzeln mit 1 Tasse kaltem Wasser ansetzen, 7–8 Stunden ziehen lassen, einmal kurz aufkochen) ist harn- und schweißtreibend, er reinigt auch das Blut. Bei Gicht, Podagra und hartnäckigem Rheumatismus ist er ein vorzügliches Heilmittel. Der Tee fördert auch den Haarwuchs, wenn die Haarwurzel noch nicht abgestorben ist. Zu diesem Zweck wasche man den Haarboden kräftig mit dem Tee und reibe ihn außerdem dreimal wöchentlich mit Klettenwurzelöl ein. Herstellung: 1 Handvoll getrocknete Wurzeln werden in kleine Stücke geschnitten und mit etwas Spiritus übergossen. Nach 6–8 Tagen gießt man $1/2$–$3/4$ l Öl auf diese Lösung und setzt sie unter täglichem Schütteln 3–4 Wochen lang der Wärme aus. Damit der Spiritus entweichen kann, wenn das Öl aufgegossen ist, wird die Flasche nicht verkorkt, sondern · mit durchlöchertem Papier zugebunden. Gegen Haarausfall bereitet man den Absud aus Wasser und Essig (gleiche Teile, täglich zweimal einreiben). Der aus dem Samen bereitete Tee ist noch heilkräftiger. Die Blätter und jungen Sprossen werden auch in Suppen gekocht.

Knöterich, großer
(Polygonum persicaria)

ANDERE BEZEICHNUNG: Großer Wegtritt, Flohkraut.
STANDORT: Überall an Bächen und feuchten Orten.

AUSSEHEN: Runde, glatte, am Boden liegende Stengel; langgestielte, nadelförmige Blätter mit rötlichen Gelenken.
BLÜTE: Grünlichweiß oder rötlichweiß.
BLÜTEZEIT: Juli–September. Sammelzeit: Sommer.
VERWENDUNG: Blätter.

ANWENDUNG: Der aus den frischen Blättern gepreßte Saft ist für alte Wunden ein reinigendes und schnell heilendes Mittel, wenn das Blut des Körpers noch nicht von den Giftstoffen der Wunden zu sehr verunreinigt ist. Auf jeden Fall ist es ratsam, gleichzeitig Blutreinigungstee zu trinken. Auf offene Füße lege man frisch zerquetschtes Kraut, es wirkt sofort schmerzstillend und heilend. Der aus getrockneten Blättern bereitete Tee wirkt sehr heilsam bei Magenentzündung und Magenblutung. Bei Magengeschwüren ist er ein ausgezeichnetes Mittel (jede halbe Stunde ein Eßlöffel), ebenso ein vorzügliches Gurgelwasser bei Halsentzündung und entzündetem Kehlkopf.

Königskerze (Verbascum thapsus L.)

ANDERE BEZEICHNUNG: Marienkerze, Wollkraut, Donnerkerze.
STANDORT: An steinigen, unbebauten Orten, auf sonnigen Hügeln.
AUSSEHEN: Aufrechter, filziger Stengel. Am Stengel breite, eiförmige, filzige Blätter.

BLÜTE: Goldgelb, zuweilen auch blaßgelb oder weiß.
BLÜTEZEIT: Juli–September. Sammelzeit: Während der Blüte.
VERWENDUNG: Blätter und Blüten (trocknen, vor Licht und Feuchtigkeit geschützt aufbewahren).

ANWENDUNG: Frische Blätter, in Milch gekocht (60 g auf 1 l), dienen als erweichende Auflage bei Geschwüren, Hämorrhoiden und Flechten; zerquetschte Blätter lege man zur Entfernung von wildem Fleisch auf Geschwüre. Eine gute Augentinktur erhält man, wenn süßes Mandelöl oder Provenceröl auf frische Blätter geschüttet wird (täglich 2mal je 3 Tropfen). Auch zum Einreiben schmerzender Körperteile wird die Tinktur mit gutem Erfolg angewendet (z. B. bei Rheumatismus, Gicht usw.). Getrocknete Blüten geben einen Tee, der dem chinesischen an Geschmack gleichkommt. Sehr wirksam ist Königskerzentee bei Erkrankungen der Atmungsorgane, bei Blutspucken, bei leichtem Fieber. Er hat eine leicht schweißtreibende Wirkung. Wird er mit Huflattich, Eibisch oder schwarzer Malve zur Hälfte gemischt, so ist seine Wirkung noch kräftiger (täglich 1–2 Tassen). Soll er gegen Husten angewendet werden, so wirkt er noch kräftiger und reinigender, wenn er einen Zusatz von Honig enthält (stündlich 1 Eßlöffel). Bei Halskrankheiten kann der Tee als Gurgelwasser verwendet werden (halbstündlich). Bei Krankheiten der Nase wende man mit Honig vermischten Tee zum Ausspülen an; er entfernt alle Unreinheiten daraus (täglich 3mal). Zu Pulver gestoßene Blüten sind ein gutes Mittel für Wunden, die schlecht heilen (dick bestreuen). Die verschiedenen anderen Arten der Wollblume, die Waldkönigskerze und Schuttkönigskerze, großblumige Königskerze – alle mit gelber Blüte –, haben ähnliche Heilkraft.

Kreuzblume, bittere (Polygala amara)

STANDORT: Auf grasigen Hügeln, Wiesen, in Wäldern.
AUSSEHEN: 10–15 cm hoher Stengel; nadelförmige Blätter. Wurzelblätter glatt, lederartig, ganzrandig.
BLÜTE: Ährenförmig, hellblau oder weiß.
BLÜTEZEIT: Mai–Juni. Sammelzeit: Mai.
VERWENDUNG: Wurzel.

ANWENDUNG: Die Wurzel gehört zu den besten Heilmitteln bei Brust- und Lungenkrankheiten, weil der aus ihr bereitete Tee die Schleimhäute reinigt. Der Tee wirkt auch sehr heilsam bei Durchfall mit Schleimabgang und bei Verdauungsschwäche; ebenso dient er zur Stärkung des Magens. Auf die Nerven übt er eine stärkende und belebende Wirkung aus (täglich 1–2 kleine Tassen).

Kreuzdorn (Rhamnus cathartica)

ANDERE BEZEICHNUNG: Wegdorn, Kreuzbeere.
STANDORT: An feuchten Orten, in Wäldern und Gebüschen.
AUSSEHEN: Strauch oder kleiner Baum, die Zweige sind rundlich und enden in starken, spitzen Dornen. Die Blätter sind wechselständig, gelbgrün, gestielt. Frucht: erbsengroß, glänzende schwarze Beeren.
BLÜTE: Gelblichgrün.
BLÜTEZEIT: Mai–Juni. Sammelzeit: September–Oktober.
VERWENDUNG: Beeren.

ANWENDUNG: Der aus den Beeren gepreßte und gegorene Saft hat eine kräftig abführende Wirkung, er ist auch urintreibend (Erwachsene 1 Eßlöffel, Kinder 1 Teelöffel). Er wird auch mit gutem Erfolg bei chronischen Hautausschlägen, innerlich in gleicher Weise wie oben angegeben, angewendet. Gegen Gliederschmerzen ist er ebenfalls zu empfehlen.

Lärche (Larix europaea)

STANDORT: Europa.
AUSSEHEN: Hoher, schöner Baum, gerader Stamm, dünne Äste; Blätter bilden Nadeln, stehen in Büscheln und fallen im Herbst ab (die Lärche bildet den Übergang von den Nadelhölzern zu den Laubbäumen).
BLÜTE: Staub- und Stempelblüten, rote Kätzchen.

BLÜTEZEIT: April–Mai. Sammelzeit: Mai–August.

VERWENDUNG: Nadeln, Rinde und Harz (harziger Geruch).

ANWENDUNG: ³/4 bis 1¹/4 kg Nadeln, die 20 Minuten in Wasser (10–12 l) gekocht worden sind, geben einen Absud, den man Bädern für Nervenkranke und schwächliche Personen zur Stärkung zusetzt. Frisch zerquetschte Nadeln werden zu Auflagen benutzt; sie leisten bei entzündeten Wunden sehr gute Dienste. Harntreibend wirkt ein aus der Rinde bereiteter Tee (täglich 1 Tasse). Aus der gedörrten Rinde bereitet man Pulver, das Geschwüre beseitigt und auch auf Wunden gestreut wird. Durch Anbohren des Baumes gewinnt man ein sehr wohlriechendes Harz. Aus diesem wird Terpentinöl bereitet, das man zur Herstellung von Salben und Pflastern benutzt, da es eine lösende, erweichende und stärkende Wirkung hat. Werden 2–4 Eßlöffel Honig in ¹/4 bis ¹/2 l Wasser aufgekocht und setzt man dieser Lösung 1–4 g Lärchenharz zu, so erhält man ein gutes Mittel gegen Stein- und Blasenleiden; die Lösung ist auch bei Entzündungen des Halses besonders zu empfehlen (jede zweite Stunde 1 Eßlöffel). Bei Nervenschmerzen benützt man Lärchenterpentin zum Einreiben.

Lavendel (*Lavandula officinalis* L.)

STANDORT: In Gärten gezogen.

AUSSEHEN: 30–40 cm hoher, ästiger, vierkantiger Stengel; Blätter stiellos, nadelförmig, am Rand umgerollt, unten heller als oben.

BLÜTE: Blaue Blüten umgeben quirlförmig den Stengel und bilden eine unterbrochene Blütenähre.

BLÜTEZEIT: Juli–August. Sammelzeit: Blüten: Unmittelbar vor dem Aufblühen; Juli–August. Blätter: Juli–August. Trocknen.

VERWENDUNG: Blüte und Blätter (angenehmer Geruch).

ANWENDUNG: Bei Gicht und Rheumatismus werden zur Stärkung der erkrankten Glieder Bäder empfohlen, denen ein Absud von Lavendel zugesetzt ist. Bei Migräne, nervöser Erregung, Blutandrang zum Kopf, Schwindel, Blähungen und Magenbeschwerden übt das sogenannte Lavendelöl eine kräftige Wirkung aus. Es

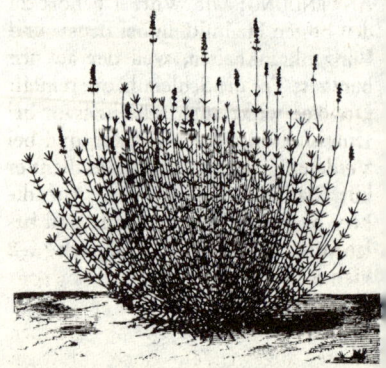

LAVENDEL (*Lavandula officinalis* L.)

bewirkt auch guten Appetit und fördert die Verdauung (täglich 5–8 Tropfen, auf Zucker). Herstellung: 1 Handvoll Blüten auf Provenceröl in der Sonne destillieren lassen. Lavendel wird wegen seines intensiven Geruches als Zusatz zu Räucherpulvern genommen. Lavendelblüten, zwischen die Wäsche gestreut oder auch nur im Wäscheschrank aufbewahrt, geben der Wäsche einen frischen, angenehmen Geruch.

Lein, Flachs (Linum usitatissimum L.)

STANDORT: Im südlichen Europa wild, bei uns angebaut.
AUSSEHEN: 30–60 cm hoher, aufrechter, runder Stengel. Nadelförmige Blätter.
BLÜTE: Himmelblau.
BLÜTEZEIT: Juni–August. Sammelzeit: Samen: August–September.
VERWENDUNG: Samen.

ANWENDUNG: Der Samen wird äußerlich zu den bekannten Leinsamenauflagen benutzt. Bei Geschwülsten wirkt er kühlend und heilend. Mit großem Erfolg verwendet man Leinsamenaufschläge bei verhärteten, entzündeten und eitrigen Brüsten (1 Teelöffel Samen in heißem Wasser zu dikkem Brei verrührt und fingerdick auf einen Leinenlappen aufgetragen). Pfarrer Kneipp gab dem Bockshornklee (Foenum graecum) in diesen Fällen den Vorzug, da dieser, in derselben Weise angewendet, noch kräftiger wirkt. Leinsamentee ist ein erweichendes und linderndes Mittel bei Brustkrankheiten (starkem Husten und Heiserkeit) und bei Krankheiten der Harnwege (1 Teelöffel Leinsamen in $1/4$ l Wasser gekocht, täglich 1–2 kleine Tassen). Schleimiger Leinsamentee, mit Kamillentee vermischt, wird bei Verstopfung für Klistiere verwendet. Durch Pressen wird aus dem Samen das Speiseleinöl gewonnen, das in vielen Gegenden zu Kartoffeln gegessen wird. Als kühlendes Mittel dient Leinöl bei Hämorrhoiden, stockendem Auswurf und Seitenstechen, auch Lungenkranken bringt es Linderung (täglich mehrmals 1 Eßlöffel). Wird dem Leinöl noch etwas Anisöl zugesetzt, so wirkt es besonders gut bei starker Verstopfung. Süße Mandelmilch und Leinöl, zu gleichen Teilen gemischt, geben ein gutes Heilmittel für Brandwunden. Ein weiteres Mittel für Brandwunden ist eine Mischung von Leinöl und Kalkwasser (die Mischung wird auf die Brandwunden aufgetragen). Gekochtes Leinöl (Firnis) findet besonders im Gewerbebetrieb Verwendung. Aus den Rückständen des ausgepreßten Samens werden die sogenannten Leinkuchen bereitet (gutes Viehfutter). Aus den Bastfäden des Stengels wird Leinen erzeugt.

Liebstöckel (Levisticum officinale Koch.)

ANDERE BEZEICHNUNG: Badekraut.
STANDORT: Gebirge von Mitteleuropa (wild), in Gärten gezogen.

AUSSEHEN: Krautartig, bis 2 m hoch; gestreifter, hohler Stengel; kahle, glänzende, einfach oder doppelt gefiederte, verkehrt ovale, wenig gezähnte Blätter.

BLÜTE: Schmutziggelbe Dolde.

BLÜTEZEIT: Juni–August. Sammelzeit: Frühjahr oder Spätherbst, trocknen und in dunklen Gläsern aufbewahren.

VERWENDUNG: Wurzel.

ANWENDUNG: Der aus der gekochten Wurzel bereitete Absud wirkt heilsam bei Wassersucht und daraus folgenden Herzleiden; ebenso fördert er die Monatsblutung. Ferner hilft er bei Verschleimung der Verdauungs- und Atmungsorgane und ist harntreibend. Als Zusatz zu Bädern stärkt er die Unterleibsorgane und reinigt die Haut. Der Tee beseitigt Gelbsucht und reinigt die Nieren; wenn er mit Anis und Fenchel gekocht wird, wirkt er auch gegen Würmer (täglich 2 Tassen). Gaseabtreibend wirkt der Samen, wenn er mit Anis, Fenchel, Zimt und Zucker zu Pulver zerstoßen wird (täglich 3–4mal 1 Teelöffel in Wein). Liebstöckel darf nie bei fiebrigen Zuständen eingenommen werden!

Linde (Tilia grandifolia)

ANDERE BEZEICHNUNG: Sommerlinde, großblättrige.

STANDORT: Überall in Europa.

AUSSEHEN: Stattlicher, 25–30 m hoher Baum. Herzförmige, auf der Unterseite wollige Blätter.

BLÜTE: Gelblichweiße Doldentrauben mit flügelartigem Deckblatt.

BLÜTEZEIT: Juni–Juli. Sammelzeit: Während der Blüte.

VERWENDUNG: Blüten, Saft und Früchte (würziger Geruch).

ANWENDUNG: Die Blüten, die ohne die flügelartigen, geschmacklosen Deckblätter zur Teebereitung verwendet werden, sind schon lange als

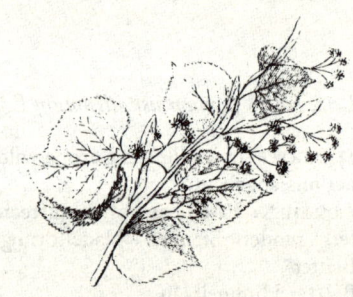

LINDE (Tilia grandifolia)

ein schweißerzeugendes und gleichzeitig beruhigendes Mittel bekannt (1–2 Tassen, recht warm). Der Tee (1 Teelöffel für 1 Tasse im Aufguß) ist wohlschmeckend und magenstärkend; er wirkt krampfstillend. Setzt man diesem Tee noch Honig zu, so löst er Verschleimungen der Lunge und der Luftröhre (täglich 1 Tasse, besonders alten Leuten anzuraten). Der aus der Linde im Frühjahr durch Anbohren gewonnene, süßliche Saft hat, wie Birkensaft, eine blutreinigende Wirkung (täglich 2–3 Eßlöffel). Die Früchte der Linde liefern ein Öl, das ähnlich dem Mandelöl wirkt. Ein sehr gutes Zahnpulver erhält man aus einer Mischung von 1 Teil Salbeipulver und 2 Teilen Lindenkohle (Holzkohle der Linde). Die kleinblättrige Winterlinde (Tilia parvifolia) blüht 14 Tage später und hat ähnliche Heilkraft. Lindenblütentee darf nicht dauernd getrunken werden, da er sonst zu Herzschädigungen führt.

Honig vermischt, gibt ein gutes Gurgelwasser gegen Halsgeschwüre, Geschwüre des Mundes und des Zahnfleisches. Der Tee besitzt auch schweiß- und urintreibende Kraft. Mit Milch oder mit Wein und Zucker vermischt, wirkt er besonders blutreinigend. Aus den jungen, frischen Blättern bereitet man Salat.

Löffelkraut (Cochlearia officinalis)

ANDERE BEZEICHNUNG: Scharbocksheil, Skorbutkraut.
STANDORT: An den Meeresküsten von Nordeuropa; in Gärten angebaut.
AUSSEHEN: Ein ästiges, starkes, saftiges Kraut. Langgestielte, fast herzförmige Wurzelblätter, eiförmige, gezähnte Stengelblätter.
BLÜTE: Weiß, straußartig.
BLÜTEZEIT: Mai–Juni. Sammelzeit: Während der Blüte.
VERWENDUNG: Blätter und Blüte.

ANWENDUNG: Den Seefahrern diente das Löffelkraut früher gegen Skorbut. Der aus den Blättern und Blüten gepreßte Saft wird gegen Brustverschleimung, Wassersucht und Rheumatismus gebraucht (täglich 2–3 Eßlöffel). Die aus den Blättern und Blüten gewonnene Tinktur wird bei den oben angeführten Leiden ebenfalls als ein gutes Mittel angewendet (1 Handvoll Kraut auf 1 l Branntwein). Der aus den Blättern und Blüten bereitete Tee, mit Salbei oder Zinnkraut und

Löwenzahn (Taraxacum officinale Weber)

ANDERE BEZEICHNUNG: Ketten-, Kuhblume.
STANDORT: Überall auf Wiesen, Grasplätzen, Rainen, Hügeln und in Gärten.
AUSSEHEN: 15–20 cm hoher, glatter, hohler, zerbrechlicher Schaft, der einen milchartigen Saft enthält. Längliche oder linealförmige, mehr oder minder tief gespaltene Blätter.
BLÜTE: Gelb, Körbchenblüte.
BLÜTEZEIT: April/Mai, vereinzelt im Herbst. Sammelzeit: Frühjahr.
VERWENDUNG: Blätter (bitterer Geschmack).

ANWENDUNG: Die jungen, recht saftigen Blätter geben im Frühjahr einen angenehm schmeckenden Salat, der insbesondere Blutarmen zu empfehlen ist. Die Blätter geben auch als Gemüse, wie Spinat bereitet, wegen ihrer auflösenden Bestandteile ein blutreinigendes, sehr gesundes, schmackhaftes und billiges Nahrungsmittel; man kann auch Kräutersuppe daraus bereiten. Der aus den Blättern und Wurzeln gepreßte, milchartige Saft eignet sich für eine Blutreinigungskur und ist vorzugsweise bei Leberkrankheiten, Blasenleiden und Gallenleiden zu empfehlen (3–4 Wochen, täglich 2–3 Eßlöffel). Der aus dem Stengel gedrückte Milchsaft ist ein stärkendes Mittel für die Augen (täglich 1–2mal 2–3 Tropfen). Aus den getrockneten Blättern kann man Tee bereiten (1 Teelöffel Blätter für 1 Tasse). Täglich 1 Tasse dieses Tees, schluckweise getrunken, wirkt auflösend und reinigend in der Brust und ist gut gegen Lungen- und Magenverschleimung sowie gegen Hämorrhoiden und Leberleiden. Der Tee reinigt die Nieren und scheidet Giftstoffe durch den Urin aus. Morgens und abends $\frac{1}{2}$ Tasse. Der Tee ist ein gutes Mittel zur Verbesserung des Blutes, daher auch Bleichsüchtigen dringend zu empfehlen.

Lungenkraut (Pulmonaria officinalis)

STANDORT: In schattigen Laubwäldern und an feuchte Orten.
AUSSEHEN: 30–35 cm hoher Stengel, aufrecht, herzförmig, behaart; langgestielte, rauhe Wurzelblätter; eiförmige, den Stengel halb umfassende Stengelblätter.
BLÜTE: Trichterförmig, anfangs rot, später dunkelblau.

BLÜTEZEIT: März–Mai. Sammelzeit: Mai–Juni.
VERWENDUNG: Blühendes Kraut.

ANWENDUNG: Die jungen Blätter werden als Salat gegessen. Aus den getrockneten Blättern bereitet man einen Tee, der eine gut lösende, milde Wirkung hat und daher bei Halsentzündungen, Katarrhen der Luftwege, Husten mit schleimigem Auswurf, Bluthusten sowie auch bei Entzündungen der Brust sehr zu empfehlen ist (täglich 2 Tassen). Der aus den Blättern gepreßte Saft ist ebenfalls ein gutes Heilmittel bei allen oben angeführten Leiden (täglich 2–3 Eßlöffel).

Majoran, echter (Majorana hortensis)

ANDERE BEZEICHNUNG: Meiran, Wurstkraut.
STANDORT: In Südeuropa wild, bei uns in Gärten angebaut.
AUSSEHEN: Niedriges Kraut, ästige rotbraune Stengel, Blätter elliptisch, abgestumpft, auf beiden Seiten graufilzig.
BLÜTE: Klein, rötlichweiß.
BLÜTEZEIT: Juli–August. Sammelzeit: Sommermonate.
VERWENDUNG: Blühendes Kraut.

ANWENDUNG: Da die Pflanze ätherisches Öl enthält, wird der Absud zu nervenstärkenden Bädern benutzt, vorzugsweise bei Gebärmutterschmerzen (schwangeren Frauen sehr anzuraten). Tee von Majoran (1 Tee-löffel für 1 Tasse im Aufguß, 1–2 Tassen nach Bedarf) wirkt gegen Krämpfe, Blähungen, bei Kolik der Kinder. Ferner dient er der Belebung der Hauttätigkeit und ist auch ein sehr gutes Mittel gegen Gelbsucht. Bei Erkrankungen der Atmungsorgane ist er, mit Honigzusatz, ein lösendes und den Auswurf förderndes Mittel. Äußerlich wird Absud von Majoran zu Auflagen bei verhärteten Brüsten und Geschwülsten verwendet. Saft von Majoran (der zerdrückte Majoran wird durch ein feines Tuch geseiht), Krauseminze und Salbei, in reinem Schweinefett gekocht, gibt eine gute Nervensalbe. Majoranöl wird zum Einreiben bei Gicht und Rheumatismus verwendet, bei verhärteten Drüsen oder Brüsten wirkt es erweichend. Bei Gebärmutterschwäche nehme man 3mal 2–4 Tropfen auf Zucker. Majoran, in Wein gekocht, wirkt bei beginnender Wassersucht und bei Harnbeschwerden schweißtreibend und wasserablassend; er lindert auch Leibschmerzen. Mundspülungen mit dieser Abkochung beseitigen Zahnweh. Majoran, mit Spitzwegerich in Rotwein gekocht, stillt Durchfall. Achtung: Bei Überdosierung treten Kopfschmerzen und Benommenheit auf. Majoran ist auch ein gutes Nervenberuhigungsmittel bei Nervosität, Schlaflosigkeit und Herzklopfen. Der frischgepreßte Saft wirkt gegen Migräne (man saugt den Saft durch die Nase auf und spuckt ihn durch den Mund wieder aus). Viel Verwendung findet Majoran in der Küche und in der Wursterzeugung.

Malve (Malva alcea, Malva sylvestris)

ANDERE BEZEICHNUNG: Käsepappel, Stockmalve, Stockrose, Winterrose, Pappelrose, Gartenpappel.
STANDORT: In Gärten.
AUSSEHEN: $1/2$–$1 1/2$ m hoher, aufrechter Stengel; rundliche, fünf- bis siebenlappige, rauhhaarige Blätter; Blütenstiele ebenfalls rauhhaarig.
BLÜTE: Schwarz, rot in allen Schattierungen und gelb.
BLÜTEZEIT: Juli–September. Sammelzeit: Während der Blüte.
VERWENDUNG: Blüten und Blätter.

ANWENDUNG: Der Blätter- und Blütentee wird gegen Halsgeschwülste, Husten und Heiserkeit angewendet, da er den Schleim löst und Giftstoffe aus dem Körper entfernt. Noch kräftiger wirkt er, wenn er mit Wollkrautblüten und Honig vermischt wird (täglich 2 kleine Tassen schluckweise). Auf entzündete Verdauungswege, Magenreizungen oder -geschwüre übt die Malve eine heilende Wirkung aus. Bei Ohrenleiden leisten Dämpfe von Blütentee sehr gute Dienste. Der Tee wird wegen seiner zusammenziehenden Wirkung auch als Gurgelwasser benutzt.

Melisse (Melissa officinalis L.)

ANDERE BEZEICHNUNG: Zitronenmelisse, Gartenmelisse.
STANDORT: In südlichen Ländern, in Mitteleuropa in Gärten gezogen.

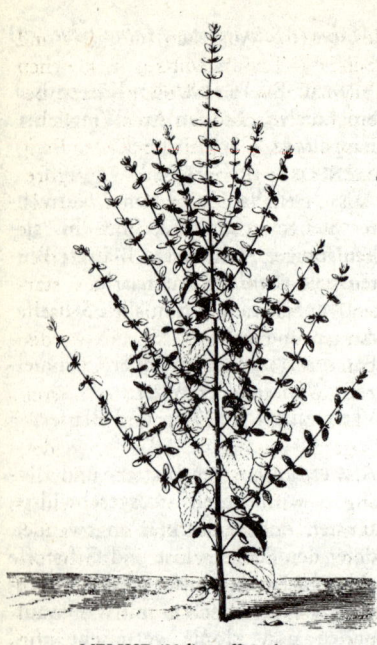

MELISSE *(Melissa officinalis L.)*

AUSSEHEN: 50–60 cm hoher Stengel; Blätter eiförmig, am Rand gekerbt.
BLÜTE: Weiß bis weißlichgelb, bilden Halbquirle.
BLÜTEZEIT: Juli–September. Sammelzeit: Kurz vor und während der Blüte.
VERWENDUNG: Blätter. Im Schatten trocknen, nicht in Blechdosen aufbewahren.

ANWENDUNG: Die ganze Pflanze hat einen starken, angenehmen, zitronenartigen Geruch. Deshalb wird sie häufig für stärkende Bäder und Waschungen benutzt. Auch Riechkissen werden aus ihr verfertigt. Ebenso kann man damit spirituose Flüssigkeiten, die zum Einreiben dienen, wohlriechend machen. Melissentee erheitert das Gemüt, belebt die Kräfte und wirkt beruhigend. Bei Nervenzucken, Melancholie, Hypochondrie und Hysterie ist er ein unentbehrliches Beruhigungsmittel. Bei nervösen Magenbeschwerden und Erbrechen, bei Menstruationsstörungen, nervösen Herzfehlern und Herzleiden bringt die Melisse Erleichterung. Die Ursachen der Erkrankung müssen aber auf jeden Fall durch eine eingehende ärztliche Untersuchung geklärt werden. Bei Ohnmachtsanfällen wirkt er belebend, er hilft bei Abgespanntheit und Überarbeitung, beseitigt nervöses Erbrechen, sogenanntes Würgen, von dem oft schwangere Frauen geplagt sind. Bei Erkältungen erwärmt er den Magen und übt auch bei Bleichsüchtigen starke Heilkraft aus (täglich 5 g auf ¼ l Wasser). Die Blätter, in Weißwein 5 Minuten gekocht, haben eine noch weit größere Wirkung. Dieser Wein ist geradezu als ein „Allheilmittel" zu betrachten. Melisse, Krauseminze, Ysop und Salbei, zu gleichen Teilen gemischt, geben einen sehr guten Frühstücks- oder Abendtee (Milch, Zucker und Honig können nach Belieben zugesetzt werden). Frische zerquetschte Blätter legt man auf Wunden, sie wirken reinigend, kühlend und schmerzstillend, auch bei Bienen- und Wespenstichen. Ferner sind sie ein sicher wirkendes Mittel gegen Kopfschmerzen. Bei allen oben genannten Leiden kann man statt des Tees auch Melissengeist nehmen (täglich 3–4mal 1 Teelöffel oder 20–30 Tropfen auf Zucker, Kinder die Hälfte).

Minze, Pfeffer- (Mentha piperita L.)
Minze, Krause- (Mentha crispata)

STANDORT: An feuchten Stellen, an Gräben, bei uns meist in Gärten gezogen.

AUSSEHEN: ½–1 m hoher, ästiger, haariger Stengel; Blätter länglich zugespitzt, am Rand gesägt, oben dunkelgrün und glänzend, unten hellgrün.

BLÜTE: Längliche Ähren, purpurrot.

BLÜTEZEIT: Juni–August. Sammelzeit: Während der Blüte, im Sonnenschein der Mittagsstunde.

VERWENDUNG: Blätter (starker aromatischer Geruch und Geschmack).

ANWENDUNG: Die Blätter der Pfefferminze sowie der schwächer wirkenden Krauseminze werden wegen ihres eigentümlichen, angenehmen aromatischen Geruches zu Bädern und Umschlägen benutzt. Als Teeaufguß (1–1½ Teelöffel für 1 Tasse) wirken sie wohltuend bei krampfhaften Zuständen, Verdauungsstörungen und Erbrechen. Der Tee wirkt gegen Blähungen und dient zur Beruhigung der Nerven. Pfarrer Kneipp gab der Wasserminze (Mentha aquatica), die an Flußufern, Bächen, Teichen, Gräben und nassen Orten zu finden ist, wegen ihres noch kräftigeren und würzigeren Geruchs den Vorzug. Rekonvaleszenten und solche, die an Herzklopfen sowie häufigem Erbrechen und Übelkeit leiden, sollen zur Linderung und Beruhigung aus Wasserminze bereiteten Tee trinken. Im übrigen ist dieser Tee bei allen Leiden zu gebrauchen. Er beseitigt alle Unreinheiten der Haut und gibt dem Gesicht ein gesundes, frisches Aussehen (morgens und abends 1 Tasse). Minze, in gleichen Teilen Wasser und Wein gekocht, beseitigt übelriechenden Atem (täglich 1 Tasse). Minze, in gleichen Teilen Essig und Wasser gekocht, stillt Bluterbrechen (1–2mal stündlich 1–2 Eßlöffel). In Milch gekocht, vertreibt sie krampfhafte Unterleibsschmerzen sehr schnell (warm trinken). Bei starken Kopfschmerzen binde man frische Minze auf die Stirn, sie lindert den Schmerz und beruhigt die Kopfnerven. Aus getrockneten Blättern bereitetes Minzenöl wird zum Einreiben bei Rheumatismus und Gicht verwendet, es wirkt schmerzlindernd. Herstellung: Auf eine Handvoll Blätter schüttet man 1 l Olivenöl und setzt es 6–8 Wochen der Wärme aus. Flaschenverschluß: durchlöchertes Papier. Nach dem Destillieren schüttet man das Öl in eine andere Flasche. Die häufig vorkommende 1 m hohe Roßminze (Mentha sylvestris) hat keinen bedeutenden Wert; darum beim Sammeln nicht mit der Wasserminze verwechseln! Pfefferminze soll nicht zu lange (über 10 Tage nacheinander) eingenommen werden, sonst kommt es zu Herzbeschwerden.

Mistel (Viscum album)

ANDERE BEZEICHNUNG: Gemeine weiße Mistel.

STANDORT: In den europäischen Ländern in den Kronen der Laub-, Wald-

und Obstbäume (Schmarotzerpflanze).
AUSSEHEN: Ein kahler immergrüner Strauch; ganze Pflanzen gelblich oder olivgrün und lederartig. Die Stengel zerteilen sich in zahlreiche gegliederte Äste, die am Ende stets nur ein paar gegenständige, dicke, lederartige, etwas sichelförmige Blätter haben.
BLÜTE: Gelblichgrün.
BLÜTEZEIT: März–April. Sammelzeit: Spätherbst oder Winter.
VERWENDUNG: Junge Zweige, Blätter, nicht die Beeren.

ANWENDUNG: Der Misteltee wird gegen Epilepsie und Krämpfe sowie gegen Kreislaufstörungen verordnet (tagsüber 2 kleine Tassen). Misteltee (6 Teelöffel Mistelblätter auf 3 Tassen kaltes Wasser ansetzen, 6–8 Stunden ziehen lassen, ergibt 3 Tassen) stillt Lungenblutungen und übermäßige Menstruation fast sofort (zuerst 1 Tasse, später stündlich 1 Eßlöffel). In Milch gekochte Blätter wirken bei Kindern wurmabtreibend (warm). Die auf Eichenbäumen wachsenden Misteln sind ein vorzügliches Mittel gegen Fallsucht und chronische Krämpfe.

Moos, isländisches (Cetraria islandica)

ANDERE BEZEICHNUNG: Isländische Flechte.
STANDORT: In Europa besonders in Nadelwäldern.
AUSSEHEN: Grünlichbraun, am Rand blutrot, unten weißlich mit schmalen, vierspaltigen, ringförmigen Thalluslappen.
SAMMELZEIT: Frühjahr und Herbst.
VERWENDUNG: Ganze Pflanze.

ANWENDUNG: Die Pflanze muß vor ihrer Verwendung sorgfältig gereinigt, 6–8 Stunden eingeweicht und dann erst gekocht werden. Der Geschmack des Tees wird wesentlich verbessert, wenn dem Moos beim Kochen etwas Anis und Süßholzwurzel beigefügt wird. Die Flechte hat keinen Geruch, enthält viel Stärkemehl und schmeckt bitter. Wird das Moos zu Tee gekocht, so erhält man eine dicke, schleimige Masse, die besonders gut verdaulich für einen geschwächten und empfindlichen Magen ist. Wird dem Tee noch etwas Honig zugesetzt, so ist er ein ausgezeichnetes Heilmittel für entzündete Brustorgane (z. B. gegen Schwindsucht, Heiserkeit und krampfartigem Husten). Bei Durchfall, Darmbeschwerden und Darmgeschwüren wird er mit bestem Erfolg benutzt, ebenso als Kräftigungsmittel nach überstandenen Krankheiten. Mutter und Kind dient er zur Stärkung, wenn er während der Schwangerschaft getrunken wird (in allen Fällen täglich 1–2 Tassen schluckweise).

Nelkenwurz (Geum urbanum)

ANDERE BEZEICHNUNG: Heil aller Welt, Märzwurzel, Hasenauge.
STANDORT: Feuchte Wälder, an Zäunen und Hecken.

AUSSEHEN: Krautartig; ästiger Stengel, Blätter unten leierförmig, gefiedert, oben dreizählig mit 2 Nelkenblättern.
BLÜTE: Gelb.
BLÜTEZEIT: Juni–September. Sammelzeit: Frühjahr.
VERWENDUNG: Wurzel.

ANWENDUNG: Das aus der Wurzel bereitete Pulver verwendet man bei Durchfall, Ruhr, Verdauungsschwäche, Leberleiden, Wechselfieber, Schleim- und Blutfluß und Rachitis (1 Teelöffel auf 1 Tasse Wasser, 5 Minuten aufkochen, 3mal täglich, Kinder die Hälfte). Eine aus der Wurzel bereitete Tinktur hat bei den oben angeführten Krankheiten dieselbe Wirkung (täglich 3–4 Teelöffel). Dieser Tee dient auch als Stärkungsmittel bei sehr schwächenden Krankheiten. Das Pulver, in Wein genommen, dient zur Stärkung des Magens und des Herzens und erfrischt den ganzen Körper. Der Absud von gekochten Wurzeln wirkt reinigend und heilend und wird zunächst für Waschungen, dann für Auflagen bei Blutungen und Wunden verwendet.

Odermennig (Agrimonia eupatoria L.)

ANDERE BEZEICHNUNG: Ackermennig, Bruchwurz, Beerkraut.
STANDORT: Überall an Häusern, Zäunen und Wegen, Waldrändern.
AUSSEHEN: Krautartig, aufrechter Stengel; gefiederte Blätter; die einzelnen Blättchen oval, Rand gezähnt.

BLÜTE: Gelb.
BLÜTEZEIT: Juni–August. Sammelzeit: Mai, Juni.
VERWENDUNG: Blätter.

ANWENDUNG: Der aus den Blättern bereitete Tee (2 Teelöffel für 2 Tassen im Aufguß, schluckweise ungesüßt trinken) wird bei hartnäckigem Rheumatismus getrunken und zu Auflagen auf die kranken Körperteile benutzt. Er ist eines der besten Mittel gegen Leber- und Milzleiden, bei Verstopfungen sowie Kehlkopf- und Brustentzündung; er wird auch zur Förderung der Harnausscheidung mit bestem Erfolg angewendet (täglich 3mal 1 kleine Tasse, Honigzusatz).

Osterluzei (Aristolochia clematitis L.)

ANDERE BEZEICHNUNG: Löffelkraut, Fieberwurzel.
STANDORT: Auf sonnigen Hängen, in Weingärten.
AUSSEHEN: Lange, dünne Wurzel, 1 m hoher Stengel, krautig. Rundlich-eiförmige Blätter.
BLÜTE: Schwefelgelb (schlechter Geruch).
BLÜTEZEIT: Mai, Juni. Sammelzeit: Wurzel: März, September/Oktober.
VERWENDUNG: Wurzel.

ANWENDUNG: Äußerlich angewendet, bringt die Wurzel auch größere Wunden zu rascher Heilung. Vorsicht bei innerlicher Anwendung! Es kann zu schweren Vergiftungserscheinungen kommen! Die verdünnte homöopathische Tinktur dient zur Wundreinigung, zu Umschlägen bei Eiterungen, Unterschenkelgeschwüren, Ekzemen, Nagelbettgeschwüren, bei Eiterungen.

Pappel (Populus nigra)

STANDORT: Überall an Wegen, Flüssen, Bächen, in Dörfern und Wäldern angepflanzt.
AUSSEHEN: Hoher Baum, abstehende Äste, dreieckige, zugespitzte, gesägte Blätter.
BLÜTE: Kätzchen.
BLÜTEZEIT: März. Sammelzeit: Februar–März.
VERWENDUNG: Knospen.

ANWENDUNG: Die aus den Knospen bereitete Salbe verwendet man bei entzündeten und verbrannten Stellen der Haut, bei Geschwülsten, Hämorrhoiden und Gicht. 1 Teil gut zerquetschte Knospen und 3 Teile Wasser 3 Stunden kochen lassen, dann 2 Teile Schweinefett zusetzen und die Mischung so lange bei schwacher Hitze erwärmen, bis alles Wasser verdunstet ist. Dann durch grobe Leinwand durchseihen. (Die Salbe darf nicht zu alt werden, da das Fett sonst ranzig wird.) Tinktur aus Knospen ist sehr gut bei Quetschungen und zum Einreiben bei Verrenkungen und Verstauchungen. Innerlich, auf Zucker oder in Wasser genommen (täglich 3mal 10–15 Tropfen), hilft sie bei Blasenkrankheiten und Brustbeschwerden

(100 g zerstoßene Knospen, ¹/₂ l Spiritus, 90%, unter öfterem Schütteln 8 Tage lang der Wärme aussetzen, dann filtrieren). Gute Dienste leistet bei nervösen Magenleiden, Sodbrennen, Brechneigung und Bleichsucht zerstoßene Pappelholzkohle (2–4 Teelöffel vor oder nach dem Essen in Wasser oder Oblaten). Pappelpomade ist bei Kopfschuppen, aufgeschundener Kopfhaut und trockenen Flechten bestens zu empfehlen (je 1 Teil Rindermark und Wachs mit obiger Pappelknospensalbe und etwas Kokosöl nochmals langsam sieden lassen).

Petersilie (Petroselinum sativum hortense Hoffm.)

STANDORT: Südeuropa, bei uns in Gärten angebaut.
AUSSEHEN: Kantiger Stengel; hellgrüne, glänzende, dreifach gefiederte Blätter.
BLÜTE: Dolde, grünlichgelb.
BLÜTEZEIT: Juni–Juli. Sammelzeit: Wurzel: April, Oktober/November; Blätter: Blütezeit.
VERWENDUNG: Wurzel, Blätter.

ANWENDUNG: Die aromatisch riechende Pflanze ist eine der besten und gebräuchlichsten Gewürzpflanzen und wird in der Küche auf verschiedene Weise benutzt. Petersilie ist aber auch ein vorzügliches und längst erprobtes Heilmittel. Ein aus der Wurzel bereiteter Tee wird gegen Wassersucht und Blasenleiden mit bestem Erfolg angewendet, da er eine stark harntreibende Wirkung besitzt (täglich 1–2 kleine Tassen, schluckweise trinken). Es dürfen aber keine entzündlichen Prozesse der Niere vorhanden sein. Petersilie ist keine harmlose Heilpflanze und darf nicht ohne Befragung eines Arztes als Heilmittel verwendet werden. Frisch zerquetschte Petersilie wirkt schmerzstillend und heilend bei Ohren- und Zahnschmerzen, selbst wenn das Gesicht schon stark angeschwollen ist (in die Ohren stecken). Da Petersilie eine zerteilende Wirkung hat, werden Auflagen mit zerquetschter Petersilie mit großem Erfolg bei krankhaften, hartnäckigen Verhärtungen der Brüste und anderer Drüsen angewendet. Zerquetschte Petersilie ist auch ein gutes Mittel gegen Insektenstiche.

Preiselbeere (Vaccinium vitis idaea L.)

ANDERE BEZEICHNUNG: Rote Heidelbeere, Steinbeere, wilder Buchs, Kronsbeere.

STANDORT: Wälder und Heide, vorzugsweise auf trockenem Boden, besonders im Gebirge.

AUSSEHEN: Niedriges immergrünes Sträuchlein; kantiger Stengel, Blätter verkehrt oval, lederartig, dunkelgrün, glänzend, unten punktiert, am Rand zurückgerollt, wenig gekerbt. Beeren leuchtendrot.

BLÜTE: Weiß oder rötlich.

BLÜTEZEIT: Mai–Juli. Sammelzeit: Beeren: Juli, August, September; Blätter: nach der Fruchtreife.

VERWENDUNG: Blätter und Beeren.

ANWENDUNG: Der aus den Blättern bereitete Tee (1 gehäufter Teelöffel für 1 Tasse im Aufguß, ungesüßt) wird bei Grieß, Stein-, Blasenleiden und Bettnässen verwendet (schluckweise trinken). Die ganze Pflanze, mit Honig oder Kandis etwas aufgekocht, ist schleimlösend und wirkt vorzüglich bei Erkrankungen der Atmungsorgane. Bei Grippe ist dieser Tee dringend zu empfehlen, da er auch schweißtreibend ist. Eine sehr gute Wirkung hat er auch bei Rheumatismus, muß aber, wenn das Leiden chronisch ist, längere Zeit getrunken werden. Für Fieberkranke bereitet man ein erfrischendes Getränk aus in Wasser zerquetschten Beeren (durchseihen). Wegen ihrer kühlenden Eigenschaften macht man bei Brustentzündung Auflagen von zerquetschten Beeren. Einen vorzüglichen Frühstücks- und Abendtee bereitet man aus Blüten der Preiselbeere, er ist durststillend und erfrischend. Wie die schwarze Heidelbeere, so kann auch die rote Preiselbeere zur Bereitung von Wein dienen.

Quendel (Thymus serpyllum L.)

ANDERE BEZEICHNUNG: Wilder Thymian, Feldkümmel, Feldthymian.

STANDORT: Trockene Felder, Hügel, Waldränder.

AUSSEHEN: Niederliegender Stengel, kleine, kurzgestielte, drüsig punktierte Blätter (zitronenartiger Geruch, würziger, bitterer Geschmack).

BLÜTE: Purpurrot, bildet einen Quirl.

BLÜTEZEIT: Juni–September. Sammelzeit: Juni–September.
VERWENDUNG: Blühendes Kraut. Im Schatten trocknen, luftig hängend aufbewahren.

ANWENDUNG: Der Tee (1 Teelöffel für 1 Tasse im Aufguß) ist ein wirksames Mittel bei Verdauungsstörungen, Blähungen, Koliken und krampfhaften Schmerzen, besonders bei der Menstruation (täglich 2 kleine Tassen). 1 Tasse dieses Tees, mit Honig vermischt, hilft bei Schnupfen, Katarrh und Keuchhusten (stündlich 1 Eßlöffel, warm). Quendel, mit Süßholz, Anis und Wein gekocht, reinigt die Brust und stillt Halsbeschwerden. Da Quendel ein zerteilendes und stärkendes Mittel ist, wird er auf mancherlei Weise (Kräuterkissen, Auflagen, Waschungen, Bäder) bei Verrenkungen, Rheumatismus, Geschwülsten und Nervenschwäche gebraucht. Zu Einreibungen dienen Quendelöl und Quendelspiritus.

Rainfarn, gemeiner (Chrysanthemum vulgare)

STANDORT: An Wegen, Straßen und Rainen.
AUSSEHEN: Stengel $1/2$–1 m hoch; doppelt gefiederte Blätter.
BLÜTE: Doldentrauben, goldgelb, knopfförmige Blätter und Blüten haben einen balsamartigen, angenehmen Geruch.

BLÜTEZEIT: Juli–September. Sammelzeit: Sommer.
VERWENDUNG: Blätter, Blüten und Samen (aromatischer, bitterer Geruch und Geschmack).

ANWENDUNG: Tee aus den Blättern oder Blüten des Rainfarns wirkt wie Wermut; er erwärmt, belebt und stärkt den Magen. Er ist auch ein gutes Mittel gegen Spul- und Magenwürmer (Erwachsene stündlich 1 Eßlöffel). Werden Blätter und Blüten in Wein gekocht, so erhält man ein sehr gutes Mittel gegen Magenkrampf und Schwindelanfälle. Gegen die erwähnten Übel wendet man auch Rainfarnwein an (75 g auf $3/4$ l Weißwein, jede zweite Stunde 1 Eßlöffel). Rainfarnöl wendet man bei krampfhaften Unterleibsbeschwerden an (4–8 Tropfen auf Zucker), sonst dient es nur zum Einreiben.

Raute, Wein- (Ruta graveolens)

ANDERE BEZEICHNUNG: Gemeine Garten- oder Weinraute.
STANDORT: In Südeuropa wild, bei uns in Gärten und Weinbergen angebaut.
AUSSEHEN: Strauchartige Pflanze, 40–50 cm hoher, runder, ästiger Stengel, mehrfach gefiederte Blätter.
BLÜTE: Grünlichgelb, Trugdolde.
BLÜTEZEIT: Juni–Juli. Sammelzeit: Sommermonate.
VERWENDUNG: Blätter (würziger Geruch, bitterer Geschmack).

ANWENDUNG: Die Raute übt, wie und wo sie auch verwendet werden mag, eine stärkende, kräftigende Wirkung auf das Blut aus. Rautentee wirkt vortrefflich bei Blutandrang zum Kopf, Schwindelanfällen, Atemnot, Herzklopfen und allen krampfhaften Erscheinungen im Unterleib, die durch Schwäche des ganzen Körpers oder einzelner Organe hervorgerufen werden. Außerdem ist dieser Tee ein sicher wirkendes Mittel bei unterdrückter Menstruation (täglich 2 kleine Tassen, je 1 g, warm). Bei Krampfanfällen usw. ist dieser Tee, abwechselnd mit Baldrian- und Melissentee, sehr zu empfehlen (täglich 2 kleine Tassen, je 1 g, schluckweise). Aus gedörrten Rautenblättern kann man eine Tinktur bereiten, die bei der oben genannten Krankheit dieselbe Wirkung wie Rautentee hat (täglich 2mal 5–8 Tropfen auf Zucker oder in Wasser). Herstellung: Eine Handvoll Rautentee in ³/₄ l Spiritus ansetzen. Rautenöl wird auf dieselbe Weise gewonnen und benutzt (2–5 Tropfen auf Zucker, statt Spiritus ¹/₄ l feines Olivenöl). Der Tee wird ferner zu Mund- und Gurgelwasser gebraucht und ist ein vorzügliches Mittel zur Stärkung der Augen (täglich 3–4mal die Augen waschen). Werden Rautenblätter in Wein oder in gleichen Teilen Wasser und Essig gekocht, so erhält man ein gutes Mittel, das bei Erkältungen angewendet werden kann (1–2 kleine Tassen, je 1 g, warm).

Rettich (Raphanus sativus L.)

STANDORT: Überall in Gärten gezogen.
AUSSEHEN: Aufrechter, hoher Stengel, Blätter je nach Sorte verschieden.
BLÜTE: Weiß oder hellviolett mit dunklen Adern.
BLÜTEZEIT: Juni–August. Sammelzeit: Juni–September.
VERWENDUNG: Wurzel (scharfer Geruch und Geschmack).

ANWENDUNG: Die Wurzel ist rübenartig, besitzt einen eigentümlich scharfen Geschmack und wird nicht nur in der Küche benutzt, sondern ist auch als sehr gutes Heilmittel bekannt. Die Wurzel wird roh als Salat und auch gekocht gegessen. Wird der Rettich als Zugabe zu anderen Speisen gereicht, so muß er in dünne Scheiben geschnitten oder gerieben werden (mäßig genießen). Als Heilmittel verwendet, wirkt der Rettich urintreibend (Wassersucht) und blähungstreibend, gegen Gallenerkrankungen, Gallengrieß und Gallensteine (auch bei Leber-, Nieren- und Blasengrieß anzuwenden). Rettichsaft löst den Schleim und wird daher bei Verschleimung mit bestem Erfolg angewendet. Um Rettichsaft zu erhalten, füllt man einen starken, ausgebohrten Rettich mit Honig oder gestoßenem Kandiszucker. Nach 3–4 Stunden ist der Rettichsaft fertig (Erwachsene stündlich 2–3, Kinder 1 Teelöffel). Man kann auch Rettichsaft herstellen, indem man den Rettich in dünne Scheiben schneidet und mit Kandiszucker oder Honig überschüttet (zugedeckt 3–4 Stunden ziehen lassen). Setzt man dem Wasser, in dem Rettichscheiben ausgekocht worden sind, Honig zu und läßt das Ganze nochmals aufkochen, so erhält man ein vorzügliches Mittel gegen Luftröhren-, Hals- und Brustverschleimung (stündlich 1 Eßlöffel).

Rhabarber (Rheum officinale Baill.)

STANDORT: Die hohen Gebirge des mittleren Asiens, bei uns in Gärten angebaut; der bei uns gezogene ist nicht so kräftig wie der ausländische.
AUSSEHEN: 1–3 m hohe Pflanze; große, lappige, am Rand gezähnte Blätter.
BLÜTE: Weiß oder grünlichweiß, traubenartige Rispe.
BLÜTEZEIT: Juni, Juli. Sammelzeit: Herbst.
VERWENDUNG: Wurzel oder Stengel (aromatischer, bitterer Geschmack).

ANWENDUNG: Die Wurzel ist je nach der eingenommenen Menge stuhlfördernd oder stopfend bei Darmträgheit oder Magen-Darm-Katarrh. 1 Teelöffel der gepulverten oder klein zerteilten Wurzel auf 1 Tasse Wasser pro Tag wirkt als mildes Abführmittel (1 Teelöffel auf 4 Tassen Wasser pro Tag wirkt stopfend). Durch seine milde Wirkung ist Rhabarber besonders für kleine Kinder und schwächliche Personen zu empfehlen. Als dauerndes Abführmittel darf Rhabarber nicht genommen werden, da die Heilwirkung nachläßt oder Nebenwirkungen

auftreten können. Rhabarbersirup ist in Apotheken erhältlich. Ein aus einer Mischung von Rhabarber und Fenchel hergestellter Tee wirkt gegen Magenleiden noch kräftiger als purer Rhabarbertee. Bei Magenkrampf ist eine aus Rhabarber- und Enzianwurzeln bereitete Tinktur zu empfehlen (täglich 3mal 15–30 Tropfen in Wasser). Herstellung: 50 g Rhabarber und 150 g Enzianwurzel werden in ³/₄ l Branntwein angesetzt. Ein gesundes, schmackhaftes Kompott bereitet man aus den Stengeln der jungen Blätter des Rhabarbers.

Ringelblume (Calendula officinalis L.)

ANDERE BEZEICHNUNG: Totenblume.
STANDORT: In Gärten, auf Friedhöfen.
AUSSEHEN: Ästiger, aufrechter, kantiger, filzig behaarter Stengel. Längliche Blätter, die den Stengel umfassen und wechselseitig stehen, die unteren Blätter sind eiförmig oder nadelartig, fein gezähnt oder auch ganzrandig behaart.
BLÜTE: Dunkelgelbe Blütenköpfe (hellgelb, orangerot).
BLÜTEZEIT: Juni–Ende Oktober. Sammelzeit: zur Blütezeit; bei Schönwetter sammeln.
VERWENDUNG: Blätter und Blüten (unangenehmer Geruch). In zugigen Räumen trocknen.

ANWENDUNG: Die aus der frischen, eigentümlich unangenehm riechenden

Pflanze bereitete Salbe wird besonders bei Geschwüren gebraucht (Bereitung siehe unter Pappel). Blätter und Blüten geben eine vorzügliche Salbe, die sogar bei brandigen Wunden recht gute Dienste leistet. Zur Reinigung und Heilung von Wunden benutzt man auch den aus den Blättern und

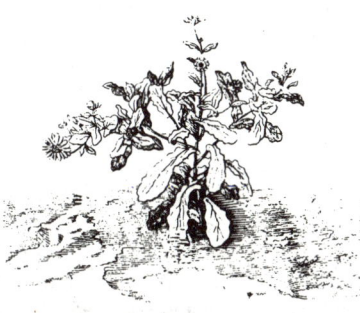

RINGELBLUME *(Calendula officinalis L.)*

Blüten gepreßten Saft. Der aus den Blättern bereitete Tee (1–2 Teelöffel getrocknete oder frische Blüten mit 1 Tasse heißem Wasser abbrühen, 5–10 Minuten ziehen lassen) wirkt blutreinigend. Er wird bei Magengeschwüren, Magenkrämpfen, Dickdarmentzündung und Durchfall verwendet, wobei aber immer ein Arzt zu Rate gezogen werden muß. Als Heilmittel gegen äußere Wunden mache man Auflagen mit diesem Tee (jede zweite Stunde). Gleichzeitig trinke man Tee in der oben angegebenen Weise. Blüten und Blätter in einer Mischung von Wasser und Wein gekocht, lindern Brennen in der Blase und Blutharn. (Täglich 2 Tassen, schluckweise, warm.)

Rosmarin *(Rosmarinus officinalis L.)*

ANDERE BEZEICHNUNG: Meertau.
STANDORT: In trockenen, steinigen Gegenden der Mittelmeerländer. Bei uns wird er in Gärten und Blumentöpfen gezogen.
AUSSEHEN: Immergrüner, 1 m hoher Strauch; Blätter oben gegenständig, dunkelgrün, unten filzig, an der Seite eingerollt.
BLÜTE: Blaßblau, rachenförmig.
BLÜTEZEIT: März–Mai. Sammelzeit: Zur Blütezeit.
VERWENDUNG: Blätter und Blüten (im Schatten trocknen).

ANWENDUNG: Rosmarin wird zu erregenden und belebenden Bädern verwendet. Da er einen würzigen, kampferartigen Geruch hat, macht man daraus häufig Kräuterkissen. Der aus Rosmarin bereitete Tee (1 Teelöffel feingeschnittenes Kraut für 1 Tasse im Aufguß) ist ein vorzügliches Mittel bei Verdauungsbeschwerden und Appetitlosigkeit. In größeren Portionen genommen, bewirkt er aber dünnflüssigen Stuhlgang. Ein sehr wertvolles Mittel ist Rosmarintee bei Blutandrang zum Kopf, Schwindel und Nervenschmerz. Rosmarin, in 1 l gutem Weißwein 4 Tage ziehen gelassen, durch ein reines Tuch geseiht, dient zur Blutreinigung und Harnförderung (1–2 Schnapsgläser). Waschungen mit dieser Lösung erhalten die Haut schön und gesund und fördern den Haarwuchs. Den nach einem Kneipprezept hergestellten Rosmarinwein, der zur Herz- und Kreislaufnormalisierung dient, erhält man in guten Fachgeschäften. Er wirkt auch stark urinausscheidend (morgens und abends 1 Likörglas). Gegen weißen Fluß ist er ein vortreffliches Mittel (täglich mehrmals 1 kleines Likörglas). Rosmarintropfen erhält man, wenn man auf zerschnittene Zweige der Pflanze guten Spiritus, Branntwein oder Provenceröl gießt. Sie sind haltbar und bei allen vorkommenden Unpäßlichkeiten von großem Nutzen, da sie bald Besserung oder Linderung bringen (5–10 Tropfen verreiben und dann die Hand vor die offenen Augen halten). Rosmarinspiritus dient auch zum Waschen und Einreiben geschwollener Füße; er ist durchblutungsfördernd, da er auf die Haut einen starken Reiz ausübt.

Salbei (Salvia officinalis L.)

ANDERE BEZEICHNUNG: Garten-Salbei.
STANDORT: Wächst wild an felsigen, halbschattigen Stellen, wird häufig in Gärten gezogen, wind- und frostgeschützt.
AUSSEHEN: 30–60 cm hoher Strauch; Blätter gekerbt, runzelig, filzig, grünlichweiß.
BLÜTE: Rachenförmig, violett.
BLÜTEZEIT: Juni–Juli. Sammelzeit: Vor der Blüte.
VERWENDUNG: Blätter und junge Triebe. Im Schatten trocknen, öfters wenden.

ANWENDUNG: Salbei dient nicht allein zum Würzen der Speisen, sondern ist auch ein sehr gutes Heilmittel bei inneren Krankheiten. Wegen seines aromatischen, würzigen Geruches wird er auch als Zusatz zu stärkenden Bädern für Lungenkranke benutzt. Wer sich mit frischen Blättern die Zähne reibt, erhält sie nicht nur rein, sondern stärkt dadurch auch das Zahnfleisch. Das aus den Blättern bereitete Pulver wird daher auch häufig als Zusatz zu Zahnpulver benutzt. Der aus den Blättern hergestellte Tee (1 Teelöffel für 1 Tasse im Aufguß) beseitigt Nachtschweiß. Ferner ist er ein Heilmittel bei Durchfall, Hals- und Magenverschleimung und Blähungen. Waschungen mit Salbeitee verhindern das schmerzhafte Aufliegen. Der Tee dient auch als Mund- und Gurgelwasser bei Katarrh und Eiterungen in der Mundhöhle. 45 g Salbei, in ½ l Milch gekocht – Honigzusatz –, ist ein gutes Mittel bei Heiserkeit (recht warm). Wird er in gleichen Teilen Wasser und Wein gekocht, so reinigt er Leber und Nieren, hilft bei Grippe und starken Erkältungen (täglich 1–2 Tassen, warm). Salbeiabsud benutzt man zu Waschungen und Auflagen bei alten, eitrigen Wunden (sobald sie trocken sind, müssen die Auflagen erneuert werden). Diese Auflagen und Waschungen reinigen die Wunden und bringen schnelle Heilung. Zur Verbesserung der Verdauung verwende man das aus gedörrten Salbeiblättern gewonnene Pulver (täglich 2–3 Messerspitzen, den Speisen zugesetzt). Zum Schluß sei noch auf Salbei-Kräuterwein aufmerksam gemacht (1 Handvoll frische Blätter auf 1 l Wein). Er wirkt vorzüglich auf den ganzen Organismus. Von wildem Salbei nehme man die doppelte Menge (40–50 g auf ½ l).

Sanikel (Sanicula europaea)

ANDERE BEZEICHNUNG: Heildolde.
STANDORT: In zugfreien Wäldern.
AUSSEHEN: Krautartige Pflanze; kleiner, runder, glatter Stengel; fünflappige, sägeartig gezähnte Blätter.
BLÜTE: Kleine, ungestielte, rötlichweiße Blume (kleine Dolde).
BLÜTEZEIT: Mai–Juni. Sammelzeit: Vor der Blüte.
VERWENDUNG: Blätter und Blüten.

ANWENDUNG: Sanikel ist eines der besten Heilmittel bei frischen Wunden und Quetschungen, überhaupt bei offenen Wunden (zerquetschte frische Blätter für Auflagen. Sie reinigen die Wunden, ziehen die eitrigen Stoffe aus und heilen schnell). Der aus den getrockneten Blättern gekochte Absud hat bei den oben angeführten Übeln dieselbe Wirkung. Tee aus Sanikelblättern reinigt Lunge, Magen und Gedärme. Er stillt ferner Blutbrechen und heilt innere Geschwüre (stündlich 1 Eßlöffel). Bei Entzündungen helfen kalte Auflagen mit diesem Tee auf die erkrankten Körperteile. Bei Verletzungen des Gaumens und des Rachens gurgle man fleißig damit. Zur Beschleunigung der Heilung trinke man täglich 1–2 Tassen Tee. Das aus gedörrten Blättern und Blumen hergestellte Pulver verbessert die Magensäfte (täglich 2–3 Messerspitzen).

Sandelholz, rotes (Santalum album)

STANDORT: Indien. Bei uns in Apotheken käuflich.
AUSSEHEN: Großer Baum mit erdfarbener Rinde, unpaarig gefiederte, rundliche, an der Spitze eingebogene, kahle Blätter.
BLÜTE: Gelbe, einfache oder ästige Traube.
BLÜTEZEIT: September. Sammelzeit: –
VERWENDUNG: Holz (angenehmer Geruch).

ANWENDUNG: Das kleingeschnittene Holz, das zu Pulver gestoßen wird, ist in allen Apotheken zu haben und wird zur Bereitung von Zahnpulver benutzt und auch vielen Salben beigemischt. Ein gutes Mundwasser erhält man aus einer Handvoll kleingeschnittenem Sandelholz und ¾ l Spiritus. Die Mischung muß längere Zeit zum Destillieren der Wärme ausgesetzt werden (1 Teelöffel auf 1 Glas Wasser).

Sauerampfer (Rumex acetosa)

STANDORT: Im Frühjahr auf Wiesen, in Gärten gezogen.
AUSSEHEN: 30–35 cm hoher Stengel; längliche, pfeilförmige Blätter.
BLÜTE: Rötlich.
BLÜTEZEIT: Juni. Sammelzeit: Frühjahr.
VERWENDUNG: Die ganze Pflanze (säuerlicher Geschmack).

ANWENDUNG: Die frischen Blätter werden wegen ihrer blutreinigenden

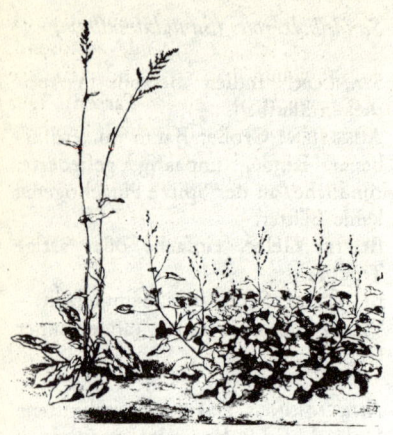

SAUERAMPFER *(Rumex acetosa)*

Wirkung als Salat und als Gemüse gegessen und auch in Frühlingssuppen
verwendet. In gleichen Teilen Wasser
und Wein gekocht, entfernen die Blätter Unterleibsschmerzen und fördern
die Urinausscheidung. Gegen die
Gelbsucht und gegen Leberleiden wie
auch zur Förderung der Menstruation
nehme man den aus frischen Blättern
gepreßten Saft (täglich 1–2 Teelöffel in
1 Glas Wein oder Zuckerwasser). Zur
Stärkung der Augen kann man diesen
Saft benützen, indem man täglich
2–3mal 1 Tropfen in die Augen träu-
felt. In Essigwasser getauchte Blätter
lege man zur Stillung der Schmerzen
auf entzündete Körperteile. Der aus
getrocknetem Ampfer bereitete Tee
wirkt blutreinigend und blutverbes-
sernd. Um die Hitze aus entzündeten
Wunden zu ziehen, macht man Auflagen mit diesem Tee. Bei Brust- und
Magenleiden ist Ampfer nicht anzuraten.

Schafgarbe (Achillea millefolium L.)

STANDORT: An Ackerrändern, sonnigen Berghängen und Wiesen; genüg-
same Pflanze.
AUSSEHEN: Stengel; gestielte, abwechselnd stehende, doppeltgefiederte,
haarige Blätter.
BLÜTE: Weiße oder rötlichweiße Dolde.
BLÜTEZEIT: Juni–Oktober. Sammelzeit: Juni–August.
VERWENDUNG: Blüte und Kraut (bitterer Geschmack). Im Schatten trocknen.

ANWENDUNG: Der aus den getrockneten Blüten gewonnene Tee (1–2 Teelöffel des Tees überbrühen, 5 Minuten
ziehen lassen) wirkt blutreinigend,
stärkt den Magen und fördert die
Menstruation (täglich 1 Tasse
schluckweise). Gegen Schleimfluß
und blutende Hämorrhoiden wirkt er
ausgezeichnet. Bei chronischen Leberleiden (zum Beispiel Leberentzün-
dung) trinke man ihn mit Johanniskraut und Dornschlehe vermischt
(täglich 1–2 Tassen). Gegen Schlaflosigkeit trinke man abends 1 Tasse Tee
(10 g). Bleibt die Menstruation infolge
von heftigem Schrecken oder Erkältung aus, so trinke man einen starken
Aufguß dieses Tees (15 g). Bei Magenkrampf und Rheumatismus bringt
er sichere Hilfe, bei Erkältungskrankheiten wirkt er erwärmend. Schafgarbentee, mit etwas Wermut oder Johanniskraut vermischt, gibt einen Tee,
der bei Brustfellentzündung eine vorzügliche Wirkung hat. Der Aufguß
aus Blättern der Schafgarbe ist ein gu-

tes Wasch- und Schönheitsmittel, das die Haut verbessert und Pickel aus dem Gesicht entfernt (längere Zeit anzuwenden). Der aus den frischen Blättern und Blüten gepreßte Saft dient zur Frühlingskur (täglich 1–2 Eßlöffel). Das zerquetschte Kraut wird bei Wechselfieber auf die Brust gelegt, es dient auch bei Geschwülsten zu Auflagen. Schafgarbenbäder werden bei Schuppenflechten und Krätze angewendet.

Schlüsselblume, duftende (Primula ve ris)

ANDERE BEZEICHNUNG: Primel, Himmelschlüssel.
STANDORT: Auf Wiesen, an Waldrändern.
AUSSEHEN: Kraut mit gegenständigen Blättern, die gewöhnlich am Grund des Stengels eine Rosette bilden; wurzelständige, länglichrunde, runzelige, am Rand gekerbte Blätter.
BLÜTE: Blaßgelb, einfache Dolde.
BLÜTEZEIT: April–Mai. Sammelzeit: Blätter, Wurzeln, Blüten: März–Mai, je nach Blütezeit.
VERWENDUNG: Wurzel, Blätter und Blüten. Trocknen. Vorsicht vor den Pilzen auf der Unterseite, nicht verwenden!

ANWENDUNG: Die jungen Blätter kann man als Salat und Gemüse verwenden. Der aus den Blättern bereitete Tee wirkt schweißtreibend. Bei Krankheiten der Glieder, besonders

chronischen Gelenkrheumatismus, wirkt er schmerzstillend, auflösend, ausscheidend und heilend (längere Zeit täglich 1–2 kleine Tassen). Der aus getrockneten Blättern bereitete Tee stärkt die Nerven und ist ein gutes Mittel gegen Schwindel und Migräne. Die gedörrte Wurzel wird zu Pulver gestoßen und als Niesmittel verwendet.

Silberdistel (Carlina acaulis)

ANDERE BEZEICHNUNG: Wetterdistel, Mariendistel, Eberwurz.
STANDORT: Trockene Gebirgswiesen; in Gärten angepflanzt.
AUSSEHEN: Kurzer Stengel, stachelige, fiederspaltige Blätter; lange, im Kreise stehende Wurzelblätter.
BLÜTE: Groß, gelblichweiß.
BLÜTEZEIT: Sommer. Sammelzeit: Wurzel: März–April, Oktober.
VERWENDUNG: Wurzel (säuerlich, zusammenziehender Geschmack).

ANWENDUNG: Der aus der Wurzel bereitete Tee (1 Teelöffel kleingeschnittene Wurzel für eine Tasse leichten Absud) reinigt die Gedärme, ebenso die Nieren durch reichliche Urinausscheidung; er stärkt Magen und Nerven (täglich 1–2 kleine Tassen). Auch an Wassersucht und Würmern Leidenden ist der Tee als ein sehr wirksames Mittel zu empfehlen. Die Wurzel, zu Pulver gestoßen, hat sich bei an vorstehend angeführten Leiden als gutes Heilmittel erwiesen (täglich 2mal 1 Messerspitze). Setzt man 2–3 Wurzeln mit ½ l gutem Branntwein an und läßt sie 8–10 Tage ziehen, so gibt dies eine Tinktur, welche ebenfalls eine gute Wirkung bei den oben genannten Leiden hat (täglich 2mal 12–15 Tropfen in einem Eßlöffel Wasser). Eine Abkochung der Wurzel in 2 Teilen Wasser und 1 Teil Essig oder in gleichen Teilen Wein heilt Ausschläge und Wunden (Auflegen).

Stiefmütterchen
a) *viola tricolor L. subsp. arvensis Gaud.* = Ackerstiefmütterchen
b) *viola tricolor L. subsp. vulgaris*

ANDERE BEZEICHNUNG: Ackerveilchen, Dreifaltigkeitskraut.
STANDORT: a) Äcker, Gärten
            b) auf höhergelegenen Wiesen
AUSSEHEN: Dreikantiger, ästiger Stengel; Blätter länglich, am Rand gekerbt.
BLÜTE: Dreifarbig, violett und blaßblau, innen gelblich oder weißlich, lange Blütenstiele.
BLÜTEZEIT: April–September. Sammelzeit: Mai–Ende August.
VERWENDUNG: Blätter und Blüten. Trocknen!

ANWENDUNG: Der aus den Blättern und Blüten bereitete Tee (1 Teelöffel für 1 Tasse im Aufguß) wirkt leicht harntreibend, schweißtreibend und blutreinigend. Er regt die Hauttätigkeit an und trägt zur Reinigung der Nieren bei (täglich 1–2 kleine Tassen).

Gegen chronische Hautausschläge mache man Auflagen mit diesem Tee (stündlich erneuern).

Taubnessel, weiße (Lamium album)

ANDERE BEZEICHNUNG: Bienensaug.
STANDORT: In Gärten, Gebüschen und an Waldrändern.
AUSSEHEN: 10–30 cm hohe Pflanze; aufrechter, vierkantiger Stengel; gestielte, herzförmige, gegenständige, runzelige, weichbehaarte, am Rand stumpfgezähnte Blätter.
BLÜTE: Weiße Blümchen, stehen in Quirlen um den Stengel.
BLÜTEZEIT: April–Oktober. Sammelzeit: Anfang April–Ende September.
VERWENDUNG: Blühendes Kraut.

ANWENDUNG: Der aus den Blüten gewonnene Absud wird zu Ohrendämpfen benutzt. Eine Mischung von Taubnesseln und Brennesseln gibt einen Tee, der mit Zuckerzusatz bei Erkrankungen der Atmungsorgane gute Dienste leistet. Taubnesseltee wird auch bei Ruhr angewendet (täglich 1–2 kleine Tassen). Aus den jungen Blättern der Taubnessel kann man ein schmackhaftes, gesundes Gemüse bereiten.

Tausendguldenkraut (Centaurium umbellatum)

ANDERE BEZEICHNUNG: Fieberkraut.
STANDORT: Auf Wiesen, sonnigen Waldwegen und in Gebüschen.

AUSSEHEN: 20–30 cm hoher, vierkantiger Stengel und länglich-runde, gegenständige Blätter.
BLÜTE: Büschelige Doldentraube, rosarot; Blüte öffnet sich nur bei mindestens 20 Grad Celsius.
BLÜTEZEIT: Juli–September. Sammelzeit: Juli–August.
VERWENDUNG: Blühendes Kraut (bitterer Geschmack). Im Schatten gebündelt trocknen.

ANWENDUNG: Der Tausendguldenkraut-Tee ($1/2$ Teelöffel kalt ansetzen, 8 Stunden ziehen lassen, dann trinkwarm erhitzen, nur vor den Mahlzeiten, nicht unmittelbar danach trinken) entfernt Sodbrennen und Magenschmerzen. Er senkt das Fieber und ist ein gut lösendes Mittel bei Verstopfung (täglich 1 Tasse, schluckweise). Auf dieselbe Weise angewendet, hilft der Tee auch bei Kopfweh und Appetitlosigkeit. Den Frauen dient der Tee zur Regelung der Menstruation. Ebenso bringt er Hilfe bei Durchblutungsstörungen und Blutarmut (2–4wöchige Kur, täglich 1 Tasse). Gallenkoliken werden durch den Tee oft beseitigt. Gegen unreine Haut, kleine Geschwüre mit Eiterbildung und sonstigen Ausschlag trinke man Tausendguldenkraut-Tee mit Salbei vermischt (3mal täglich 1 Tasse). 45 g in $3/4$ l Weißwein gekocht, ist muskelstärkend und beseitigt Fieber.

Thymian (Thymus vulgaris L.)

ANDERE BEZEICHNUNG: Quendel.
STANDORT: An trockenen, sonnigen Orten, auf grasigen Hügeln, Triften, Heiden und an Wegrändern, guter Boden.
AUSSEHEN: Strauchartige Pflanze; aufrechte Äste, vierkantige Stengel, kurzstielige, zugespitzte, am Rand umgerollte Blätter.
BLÜTE: Kleine blaue Blümchen, stehen in Quirlen um den Stengel.
BLÜTEZEIT: Mai–Juni. Sammelzeit: Juni–Juli.
VERWENDUNG: Kraut. Im Schatten in Büscheln trocknen.

ANWENDUNG: Der frische Thymian wird wegen seines starken aromatischen Geruchs zu Kräuterkissen und nervenstärkenden Bädern benutzt. Der Tee (1 Teelöffel für 1 Tasse mit kochendem Wasser überbrühen, 3–5 Minuten ziehen lassen) wirkt blutbildend und ist daher bei Blutarmut bestens zu empfehlen (4–6 Wochen täglich 1 kleine Tasse). Bei krampfartigen Schmerzen, die bei der monatlichen Menstruation auftreten, bringt er Linderung, er treibt die Gase ab und wird auch mit gutem Erfolg gegen Lungenverschleimung verwendet. In Weißwein gekocht, wirkt er besonders kräftig und bringt bei Asthma Erleichterung, wenn er morgens nüchtern getrunken wird. Einen gesunden, aromatisch schmeckenden Frühstücksoder Abendtee erhält man aus einer Mischung von je 2 Teilen Waldmeister, Erdbeerblättern, Brombeerblättern und 1 Teil Thymian. Thymian, in

Spiritus oder Provenceröl angesetzt, gibt ein gutes Mittel zum Einreiben bei Rheumatismus, Lähmung, Gliederzittern und allgemeiner Nervenschwäche. Thymian dient auch als Gewürz in der Küche.

Tormentillwurz (Potentilla erecta)

STANDORT: Auf Triften, Heiden, Wiesen, vorzugsweise auf feuchtem Boden.

AUSSEHEN: Mehrere 20–30 cm hohe, aufrechte, oben ästige, sehr dünn behaarte Stengel; ungestielte, am Rand gezähnte, glatte Blätter; häufig stehen 5–7 Blätter zusammen.

BLÜTE: Gelb, langgestielt.

BLÜTEZEIT: Juni–Herbst. Sammelzeit: März, November.

VERWENDUNG: Wurzel (stark zusammenziehend), trocknen.

ANWENDUNG: Der aus der Wurzel bereitete Tee (1 Teelöffel mit 1 Tasse Wasser kurz aufkochen, 1–2 Minuten ziehen lassen) wirkt zusammenziehend, stillt das Blut und trägt zur schnellen Vernarbung der Wunden bei, wenn in der ersten Stunde alle 20 Minuten, später jede Stunde 1 Eßlöffel voll genommen wird. Starken Durchfall mit Blutabgang, Ruhr und Blutbrechen bringt er bald zum Stillstand, ebenso dient er zur Ausscheidung von Giftstoffen. Zur Linderung der Schmerzen bei Gichtleiden, zur Vertreibung der Gelbsucht und des Fiebers und zur Reinigung der Leber und der Lunge koche man Tormentill in gleichen Teilen Wasser und Wein (jede zweite Stunde 1 Eßlöffel). Die zu Pulver gestoßene Wurzel findet Verwendung bei Fieber und Wechselfieber. Auch das Pulver kann – ähnlich wie der Tee – zur Förderung der Ausscheidung verwendet werden (täglich 3–4 Messerspitzen in Wein oder Zukkerwasser). Bei Bißwunden benutze man es als Streupulver, ebenso als Zahnpulver. Bei allen offenen Wunden, Geschwüren, Hautausschlägen, entzündeten Augenlidern, Wundsein der Kinder, Insektenstichen usw. kann eine Salbe aus Tormentillpulver und reinem Schweinefett angewendet werden. Waschungen mit der bekannten Tormentillseife, die auch ein Mittel gegen Sommersprossen ist, sind bei oben genannten Leiden sehr zu empfehlen. Eine aus der Wurzel bereitete Tinktur (1 Handvoll zerquetschte Wurzeln auf 1 l Spiritus oder Branntwein) hilft bei allen oben angeführten Leiden (nach Bedarf 10–20 Tropfen auf Zucker). Die Säfte des Körpers werden wesentlich verbessert, wenn man zuweilen abends vor dem Schlafengehen 10–20 Tropfen dieser Tinktur einnimmt. Auflagen bei Wunden wendet man mit aus der Wurzel gekochtem Absud an (täglich 3–4mal erneuern). Der Absud von in Wasser und Essig gekochten Wurzeln erweicht harte Geschwülste. Gichtleidenden dienen solche Auflagen als Radikalmittel, da sie sofort die erwünschte Linderung und Heilung bringen.

Veilchen (Viola odorata L.)

STANDORT: In schattigen Wäldern, an Zäunen und Hecken, auf Wiesen.
AUSSEHEN: Treibt kriechende Wurzelranken; Stengel fehlt; die Blätter sind wurzelständig, langgestielt, am Rand gekerbt, fast glatt.
BLÜTE: Violett.
BLÜTEZEIT: März–April. Sammelzeit: Blüten, Blätter: März–April; Wurzel: Oktober–Mitte November.
VERWENDUNG: Blüten, Blätter, Wurzel. Im Schatten trocknen.

ANWENDUNG: Aus den Blüten wird Veilchensirup bereitet (1 Handvoll Blüten in Zucker oder Honig mit heißem Wasser einkochen). Mit Honig vermischt, wirkt der Tee schleimlösend und wirkt lindernd bei Lungenkrankheiten (alle 2 Stunden ein Schluck). In Milch gekochte Veilchenblätter wendet man bei Lungenspitzenkatarrh mit großem Erfolg an. An Keuchhusten erkrankten Kindern gebe man stündlich 1–2 Eßlöffel dieses Tees. Der Tee eignet sich auch für eine 2–3wöchige Kur bei nervösen Herzleiden und Atemnot. Mit Wasserminze vermischt, wirkt der Tee lindernd bei Kopfschmerzen. Außerdem ist er auch zu Auflagen bei geschwollenem Hals zu verwenden; sind gleichzeitig innere Entzündungen vorhanden, so ist er ein gutes Gurgelmittel. Bei Gicht verwendet man zur Stillung der Schmerzen und zur Heilung zerquetschte, in Essig gekochte Wurzeln und Blätter für Auflagen (100 g, 1 l Essig). Zerquetschte Blätter lindern bei Migräne den Kopfschmerz, wenn sie auf die Stirn gebunden werden. Ebenso dienen sie zur Kühlung und Vertreibung hitziger Geschwülste.

Wacholder (Juniperus communis L.)

ANDERE BEZEICHNUNG: Kranewittbeere, Krammetsbaum.
STANDORT: Auf Heiden und in lichten Nadelwaldungen, an unfruchtbaren und steinigen Orten.
AUSSEHEN: Strauch oder Baum. Eckige, sehr spitze, waagrecht am Stengel stehende, nadelförmige Blätter (stets 3 zusammen).
BLÜTE: Männliche und weibliche Blüten, erstere bilden gelbe Ähren, letztere grünliche, runde Kätzchen.
BLÜTEZEIT: April–Mai. Sammelzeit: Beeren im Herbst des 2. Jahres, Sprossen im Frühjahr.
VERWENDUNG: Beeren und junge Sprossen. Trocknen.

ANWENDUNG: Pflanzen und Frucht haben einen starken, gewürzhaften, harzigen Geruch und sind schweißtreibend, nervenstärkend und blut- und magenreinigend. Der Genuß von Wacholderbeeren oder ein Aufguß davon (1 Tasse, 12–18 Beeren) ist bei allen Leber- und Nierenkrankheiten sowie bei Grieß- oder Steinleiden zu empfehlen. Die Beeren vermindern die übermäßige Urinausscheidung, scheiden aber um so kräftiger Harnstoffe und feste Harnbestandteile aus

413

(täglich 2–3mal 10–15 Beeren). Kneipp empfiehlt für alle oben angeführten Leiden seine oft erprobte Wacholderbeerkur. Bei dieser Kur beginnt man mit 4 Beeren und steigert die Zahl um täglich 1 Beere auf 15 Beeren. Dann verringert man die Dosis täglich um 1 Beere auf 4 Beeren (Beeren kauen) bei größerer Zahl in 2 Portionen). Die Beeren stärken den Magen und treiben die Gase ab. Wacholder ist auch bei Wassersucht bestens zu empfehlen. Der Tee von jungen Sprossen dient zur Blutreinigung (täglich 1 Tasse). Eine aus Wacholderbeeren bereitete Tinktur erhält man auf folgende Weise: 1 Handvoll zerquetschte Beeren werden in ³/₄ l Spiritus, Wein oder Branntwein angesetzt. Diese Tinktur kann für eine 1–2wöchige Kur zur Blutreinigung angewendet werden (täglich 15–20 Tropfen auf Zucker oder in Wasser). Bei gelähmten Gliedern und Gichtschmerzen dient sie zum Einreiben. (Nicht in zu großen Mengen anwenden!) Eine sehr günstige Wirkung auf den Magen und auf das Allgemeinbefinden hat frisch ausgepreßter Wacholderbeerensaft. Dieser ist bei sitzender Lebensweise besonders zu empfehlen (morgens und abends 1 Eßlöffel). Auflagen von gekochten Beeren zerteilen Geschwülste und dienen zur Heilung von Hautausschlägen. Die jungen Zweige, Nadeln und Beeren kann man zum Räuchern der Krankenzimmer verwenden, da sie frische Luft herstellen (besonders bei ansteckenden Krankheiten). Ebenso kann man sich gegen ansteckende Krankheiten schützen, wenn man Wacholderbeeren kaut

(täglich 2mal 8–10 Beeren). Beim Einpökeln von Fleisch und beim Einmachen von Sauerkraut benutze man ebenfalls Wacholderbeeren, da sie diesen Nahrungsmitteln einen angenehmen Geschmack geben. Eingekochte Wacholderbeeren liefern ein wohlschmeckendes Mus, das man als Gewürz verwenden kann.

Waldmeister (Asperulla odorata L.)

STANDORT: Vorzugsweise in schattigen Buchenwäldern.

AUSSEHEN: Kleine, hübsche Pflanze mit 16–30 cm hohem, vierkantigem Stengel. Um die Stengel stehen nadelförmige, steifhaarige Blätter.

BLÜTE: Kleine, weiße, wohlriechende Blüte (Doldentraube).

BLÜTEZEIT: Mai–Juni. Sammelzeit: Blütezeit.

VERWENDUNG: Blühendes Kraut (würziger, angenehmer Geruch).

ANWENDUNG: Frischer Waldmeister wird zu Bowlen verwendet. Er gibt ein sehr gutes, würziges Aroma und wirkt blutreinigend. Die frischen Blätter lindern den Kopfschmerz, wenn man sie auf die Stirn bindet, sie wirken entzündungshemmend bei Geschwülsten und Beulen. Waldmeistertee (2 Teelöffel für 1 Tasse im kalten Ansatz 8 Stunden ziehen lassen, erwärmen) bringt Linderung bei Wassersucht, Unterleibsschmerzen, Leberstauungen und Harngrießleiden (warm). Getrocknete Blätter, mit Ehrenpreis, Sanikel, Erdbeerblättern, Gundermann und Melisse gemischt (gleiche Teile), geben einen wohlschmeckenden Frühstücks- oder Abendtee.

Walnuß (Juglans regia L.)

STANDORT: Ganz Europa (wird angepflanzt).

AUSSEHEN: Schöner, stattlicher Baum; häufig zu Alleen angepflanzt, gefiederte, ovale, gesägte Blätter; kugelige, grüne, später schwarze Früchte.

BLÜTE: Längliche Kätzchen.

BLÜTEZEIT: Mai. Sammelzeit: Blätter: Juni; Frucht: September.

VERWENDUNG: Blätter und Frucht (balsamartiger Geruch; beißender, herber Geschmack). Blätter sofort an der Sonne trocknen!

ANWENDUNG: Der Absud aus Blättern wird seines stark aromatischen Geruches wegen für Bäder und Auflagen (Wickel) benützt. Diese Bäder wirken desinfizierend und sind daher sehr heilsam bei Hautausschlag, besonders bei Drüsengeschwulsten der Kinder und bei Augenentzündungen. Der aus den Blättern bereitete Tee eignet sich für eine Blutreinigungskur und ist, mit einem Zusatz von Honig, bei Bleichsucht bestens zu empfehlen. Er fördert die Verdauung und dient zur Verbesserung des Blutbildes. Ein aus Blättern und grünen Schalen der Früchte gekochter Absud (15 Minuten

kochen) wird mit bestem Erfolg für Auflagen bei offenen Geschwüren und eiternden Wunden benützt. Läßt man die grünen Schalen dick einkochen und nach dem Durchseihen nochmals mit Zucker oder Honig auf dem Feuer so lange stehen, bis die Mischung Fäden zieht, so erhält man einen Extrakt, den man, in Wasser aufgelöst, als Tee bei Halsgeschwüren, bei Wurmleiden und allen oben angeführten Leiden verwenden kann (1 Teelöffel auf 1 Tasse, täglich 3–4mal). Zur Frischhaltung des Extraktes gieße man ein Gläschen guten Branntwein darauf. Dieser Extrakt, ohne Zucker oder

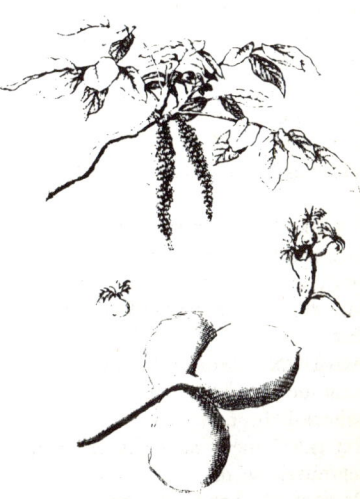

WALNUSS (Juglans regia L.)

Honigzusatz, mit reinem Schweinefett vermischt, dient zur Einreibung bei Geschwüren. Unreife Früchte, die man noch mit der Nadel durchstechen kann, geben, auf Branntwein angesetzt, eine Tinktur, die bei allen Verdauungsstörungen vorzügliche Dienste leistet (nach Bedarf 1–2 kleine Likörgläser). Reife Walnüsse und auch Haselnüsse sind ihres großen Eiweißgehaltes, des Fettes und der Nährsalze wegen ein sehr gutes Nahrungsmittel und werden besonders von Anhängern der Pflanzenkost als Ersatz für Fleisch gegessen. Sie müssen gut gekaut werden, und wer dieses, schlechter Zähne wegen, nicht kann, genieße sie gemahlen oder gerieben auf Butterbrot gestreut. Kandierte Nüsse sind sehr wohlschmeckend und dienen auch zur Verzierung von Torten und anderem Backwerk.

Wegerich (Plantago)

ANDERE BEZEICHNUNG: Großer (major), mittlerer (media), Spitz- (lanceolata).
STANDORT: An Wegen und auf Wiesen.
AUSSEHEN: Mehrere Schäfte, wurzelständige, gestielte, nervige, etwas gezähnte Blätter.
BLÜTE: Lange oder kurze Ähren, schmutzig-weiß.
BLÜTEZEIT: April–Oktober. Sammelzeit: Blätter: Anfang Mai–Ende August.
VERWENDUNG: Blätter und Samen. Trocknen.

ANWENDUNG: Von allen drei Arten ist der Spitzwegerich die gesuchteste und wirksamste. Die frischen Blätter werden mit sehr gutem Erfolg auf schwer heilende Wunden gelegt und sind ein gefragtes Heilmittel gegen Bienen- und Wespenstiche. Der schleimige, klebrige, aus den frischen Blättern gepreßte Saft wird auf frische Schnittwunden geträufelt. Er stillt das Blut und heilt; er liefert also einen guten Notverband. Spitzwegerichsaft bewahrt Wunden vor Entzündungen, deshalb ist er auch bei allen Fußleiden ein wirksames Mittel. Innerlich angewendet, ist dieser Saft ein Mittel zur Reinigung des Blutes und der Säfte des Körpers (täglich 2–3 Eßlöffel). Tee und Auflagen von Spitzwegerichblättern wendet man gegen nässende Flechten an. Noch kräftiger wirkt Spitzwegerichtee, wenn er mit Salbei und Tausendguldenkraut vermischt wird. 2 Teile Wegerichblätter mit 1 Teil Brennesselspitzen werden durch eine Fruchtpresse getrieben; der ausgepreßte Saft wird durch ein Leinentuch gedrückt. Hierauf wird der Saft aufgekocht und das Unreine, das sich an der Oberfläche absetzt, abgeschäumt. Nachdem man dem Saft nach Geschmack Honig zugesetzt hat, läßt man ihn kochen, bis er Faden zieht. Erkaltet, wird er in Flaschen gefüllt. (Luftdicht verschließen, beim Gebrauch zur Hälfte mit warmem Wasser vermischen.) Dieser Saft ist ein vorzügliches Mittel bei Luftröhrenkatarrh, Lungen- und Darmverschleimung (täglich 2–3 Eßlöffel). Aus getrockneten Blättern bereiteter Tee, mit einem Zusatz von Honig, wirkt vorzüglich bei allen Verschleimungen und bei Blasenschwäche.

Wegtritt (Polygonum aviculare L.)

ANDERE BEZEICHNUNG: Vogelknöterich.
STANDORT: An Landstraßen, Wegen und auf Äckern.
AUSSEHEN: Niederliegender, krautartiger Stengel; nadelförmige Blätter.
BLÜTE: Klein, weiß, grünlich oder rötlich.
BLÜTEZEIT: Juli–September. Sammelzeit: August/September.
VERWENDUNG: Blühendes Kraut. Im Schatten trocknen.

ANWENDUNG: Gegen Magenblutungen und Magengeschwüre trinkt man den aus dem Kraut hergestellten Tee (2 Teelöffel mit 1 Tasse kochendem Wasser überbrühen, 5 Minuten ziehen lassen; 2–3 Tassen täglich). Wird dieser Tee längere Zeit konsumiert, so hilft er bei Blutstauungen und Verhärtung des Magens. Auch bei Verschleimung der Lunge, bei Grieß- und Steinleiden ist er zu empfehlen. 30–40 g, in $2/3$ l Weißwein gekocht, sind ein gutes Mittel gegen weißen Fluß (täglich öfter 1 kleines Likörglas, kalt).

Wegwarte (Cichorium intybus L.)

ANDERE BEZEICHNUNG: Gemeine Zichorie, Sonnenwirbel, wilde Endivie.
STANDORT: An unbebauten Stellen, Wegen und Ackerrändern.

AUSSEHEN: Der Kornblume ähnlich. $1/2$–$1 1/2$ m hoher, ästiger, behaarter Stengel, der einen bitteren Milchsaft enthält. Die dunkelgrünen, gefiederten, am Rand scharfgezähnten Wurzelblätter umgeben den Stengel. Am Grund rosettenartig. Die Stengelblätter sind am Rand buchtig gezähnt.
BLÜTE: Blütenkörbchen, hellblau, von einer gemeinschaftlichen, drüsenhaarigen Hülle eingeschlossen.
BLÜTEZEIT: Juli–September. Sammelzeit: Wurzeln: März–Ende Mai; Blätter/Blüten: Juli/August.
VERWENDUNG: Wurzeln, Blätter und Blüten. Trocknen.

ANWENDUNG: Der Tee (1 Teelöffel kalt ansetzen, einmal aufwallen lassen, 2–3mal täglich 1 Tasse). Bei inneren Entzündungen des Körpers lege man gebrühtes, in ein Tuch gelegtes Kraut auf die kranken Stellen und erneuere diese Auflagen täglich 2–3mal. Ebenso wie das Kraut besitzt die Wurzel stärkende, auflösende Eigenschaften. Als Salat verwendet, ist sie besonders den an Leberverstopfung Leidenden und zur Blutreinigung zu empfehlen; auch Kindern wird die gezuckerte Wurzel gegen Würmer gereicht. Gelb- und Bleichsüchtigen dient die Wurzel als Heil- bzw. Stärkungsmittel. Der aus der Wurzel gepreßte, frische Saft eignet sich (1 Eßlöffel in 1 Tasse Milch, mehrmals täglich) für eine Blutreinigungskur (4–6 Wochen). Gegen Blutspeien wird nur der Saft genommen. Wird die Wurzel mit gleichen Teilen Löwenzahn und etwas Fenchel in Wasser gekocht, so wirkt sie noch kräftiger und nachhaltiger. Kraut und

Wurzel, in Spiritus angesetzt, geben ein gutes Mittel zum Einreiben gelähmter Glieder.

Wermut (Artemisia absinthium L.)

STANDORT: An trockenen, warmen, unbebauten Orten.
AUSSEHEN: 1–1¼ m hohe Pflanze. Der runde, gefurchte Stengel teilt sich in mehrere Äste. Die ganze Pflanze ist mit weißgrauen Härchen bedeckt. Blätter oben doppelt, unten dreifach

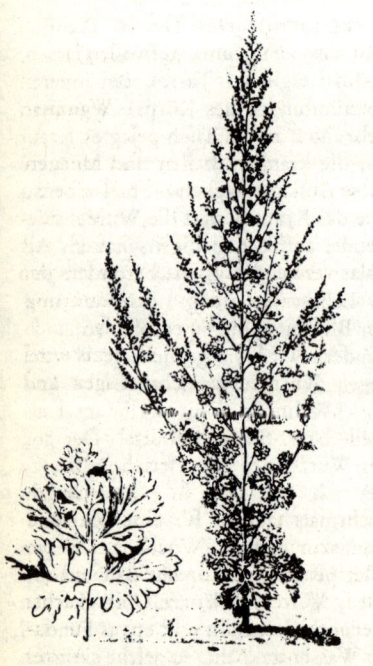

WERMUT *(Artemisia absinthium)*

gefiedert. Die einzelnen Fiederteile sind lanzettenförmig.
BLÜTE: Hängende, gelbe, kugelrunde Köpfchen.
BLÜTEZEIT: Juli–August. Sammelzeit: Juli–September.
VERWENDUNG: Blätter und Blüten (aromatischer, bitterer Geschmack).

ANWENDUNG: Wermuttee wirkt besonders bei allen Krankheiten der Verdauungsorgane und gegen Wurmsucht, gegen Magenblähungen und üblen Mundgeruch, dient der Verbesserung der Magensäfte und wirkt appetitanregend. Auch bei Grippe ist seine gute Wirkung nicht zu unterschätzen. Zur Reinigung und Stärkung der Augen wird er als Augenwasser benutzt (täglich 2–3mal waschen). Wermutpulver, das aus gedörrten Blättern und Blüten bereitet wird, ist bei Leber- und Magenleiden zu empfehlen (täglich bei den Mahlzeiten 1 Messerspitze den Speisen zusetzen). Es verbessert, kräftigt und vermehrt die Säfte des Körpers und macht das Blut gesund. Eine gute Tinktur zur Stärkung des Magens erhält man, wenn man Wermutblüten in Weingeist ansetzt (nach Bedarf 8–10 Tropfen 1–3mal, bis 2 Teelöffel). Wer häufig von Magenbeschwerden und Übelkeit geplagt wird, soll ein kleines Fläschchen dieser Tinktur stets bei sich tragen (besonders auf Reisen). Das beste magenstärkende Mittel stellt man her, indem man dieser Tinktur noch zu gleichen Teilen Arnika, Tausendguldenkraut und Kamille zusetzt. Mißbrauch von Wermut in jeder Form führt aber zu schweren Schädigungen.

Wiesenschaumkraut (Cardamine pratensis)

STANDORT: Wiesen und feuchte Auen.
AUSSEHEN: Krautartige Pflanze, 30–35 cm hoher, glatter Stengel, unpaarig gefiederte Blätter, Wurzelblättchen rundlich, Stengelblätter spitz.
BLÜTE: Rötlichweiß (lila).
BLÜTEZEIT: April–Juni. Sammelzeit: Frühjahr.
VERWENDUNG: Blätter und Blüte.

ANWENDUNG: Ein aus den Blättern und Blüten bereiteter Tee wirkt beruhigend bei Krämpfen und Hysterie, schmerzstillend bei Gicht und Rheumatismus. Zu diesem Zweck wird er nicht nur getrunken, sondern es werden auch Auflagen mit Tee auf die schmerzenden Stellen gemacht. Die jungen Blätter geben einen vortrefflichen Salat und reinigen und verbessern das Blut durch den Bitterstoff, den sie enthalten.

Wolfstrapp (Leonurus cardiaca L.)

ANDERE BEZEICHNUNG: Herzgespann, Herzgold, Löwenschwanz.
STANDORT: Am Rand von Wegen, an Zäunen und Hecken, auf Brachland.
AUSSEHEN: Vierkantiger, hohler, gerillter Stengel. Blätter an Stielen, herzförmiger Kelch, fleischrot bis rosa, zottig behaart.
BLÜTEZEIT: Juni–September.
VERWENDUNG: Blühendes Kraut. Im Schatten trocknen.

ANWENDUNG: Wolfstrapp dient als gutes Mittel bei nervösen Herzleiden, nervös bedingter Herzschwäche, Herzklopfen, gegen Blähungen und Magenkrämpfe. Ebenso wirkt er heilsam bei Verschleimung der Atmungsorgane. Er ist ähnlich wie Baldrian krampfstillend und nervenberuhigend. Der Tee wird folgendermaßen zubereitet: 1 Teelöffel kleingeschnittenes Kraut mit 1 Tasse kochendem Wasser aufgießen, täglich 2 Tassen ungesüßt schluckweise trinken.

Wurmfarn (Dryopteris filix-mas L.)

ANDERE BEZEICHNUNG: Wanzenkraut, Wanzenwurz.
STANDORT: Wächst in großen Mengen in feuchten Wäldern und Gebüschen.
AUSSEHEN: 8–16 cm langer Wurzelstock; 25–60 cm hohe Wedel; gewöhnlich doppeltgefiedert; die runden Fruchthäufchen sitzen punktförmig auf der Unterseite des Wedels.
SAMMELZEIT: Herbst (die Wurzel wird bis an den nicht mehr markigen Teil abgeschnitten).
VERWENDUNG: Wurzel.

ANWENDUNG: Das aus dem unangenehm riechenden Wurzelstock und aus dem Samen bereitete Pulver ist ein gutes Mittel gegen Bandwurm und gegen Eingeweidewürmer. Diese Kur ist aber nicht ungefährlich und sollte daher nur unter Anleitung eines Arztes durchgeführt werden. Das aus der

Wurzel hergestellte Pulver dient als Heilmittel bei alten, eitrigen Wunden. (Die Wunden werden zunächst ausgewaschen, dann mit dem Pulver dick bestreut.) Ein gutes Mittel gegen solche Wunden liefert auch die in einer Mischung von Wasser und Wein gekochte Wurzel. Die Wunden werden mit dem Absud ausgewaschen, gleichzeitig werden Auflagen damit gemacht. Preßt man die Wurzel aus, erhält man einen Saft gegen Verbrennungen.

genverschleimung, Asthma, Nervenschwäche und chronischem Rheumatismus und bringt, mit Honig vermischt, bei Gelb- und Wassersucht sichere Hilfe. In Wein mit einem Eßlöffel Honig gekocht, leistet er bei Verschleimung, welche mit Blutspucken verbunden ist, sehr gute Dienste. Ferner fördert der Tee mit Zusatz von Kandiszucker bei Husten und Asthma den Auswurf. Die frische Wurzel, zu Tee gekocht, wirkt abführend, während die getrocknete als Brechmittel Verwendung findet.

Ziestkraut (Betonica officinalis L.)

ANDERE BEZEICHNUNG: Zehrkraut, Betonie, Betonike.
STANDORT: In ganz Europa auf feuchten Magerwiesen, trockenen Waldwiesen, sonnigen Hängen.
AUSSEHEN: 30–60 cm hohe Pflanze mit länglich-eiförmigen, am Rand gekerbten Blättern.
BLÜTE: Rötlichblau, 10 cm lange Rispe, welche der Taubnessel sehr ähnlich ist.
BLÜTEZEIT: Juni–August. Sammelzeit: Blätter: Juni; blühendes Kraut: Juli–August.
VERWENDUNG: Blätter.

ANWENDUNG: Der Betonientee (1 Teelöffel für 1 Tasse im Aufguß, 2–3mal täglich schluckweise trinken) soll in keinem Haushalt fehlen. Er wirkt bei Fallsucht, Sodbrennen, Lun-

Zinnkraut (Equisetum arvense L.)

ANDERE BEZEICHNUNG: Scheuerkraut, Ackerschachtelhalm, Schaftheu.
STANDORT: Auf sandigen Wiesen, Äckern und Bahndämmen.
AUSSEHEN: Blütenlose Pflanze, Frühjahrswedel, dann braune Fruchtstengel, an der Spitze zapfenartiger Fruchtstand mit Sporen. Im Sommer Sommerwedel: gerippt, grün, kleine Äste, gegen die Spitze zu dünner werdend.
SAMMELZEIT: Sommer.
VERWENDUNG: Sommerwedel.

ANWENDUNG: Bei Grieß- und Steinleiden wird Zinnkrauttee, zur Hälfte mit zerquetschten Wacholderbeeren vermischt, empfohlen, da er die Beschwerden beim Wasserlassen beseitigt (täglich 1 Tasse, warm). Er ist auch ein gutes Mittel zur Reinigung des Magens (zeitweise 1 Tasse, kalt). Zinnkrauttee, mit Johanniskrauttee vermischt, wirkt gegen Bettnässen (täglich 1–2 kleine Tassen schluckweise, abends trockene Kost). Zinnkraut ist ein hervorragendes Lungenmittel gegen chronische Bronchitis, Lungenblutungen usw. Statt 1 Teelöffel 3 Teelöffel zur Zubereitung nehmen. Als Gurgelwasser dient Zinnkrauttee bei Wucherungen (Polypen) im Gaumen und im Hals. Bei zu starker Menstruation wird er in Verbindung mit Mistel- oder Hirtentäscheltee, dem 1 Teelöffel rotes Sandelholzpulver beigegeben ist, ebenfalls mit gutem Erfolg angewendet (in einem Zeitraum von 1 Stunde 2 Tassen, warm, später stündlich 1 Eßlöffel). Zur Linderung der furchtbaren Schmerzen bei Grieß-, Stein- und Blasenleiden ist ein Dampfsitzbad mit Zinnkrauttee ein unschätzbares Mittel. Er wird ferner zum Auswaschen eitriger Wunden benutzt. Der Tee zur Waschung und Auflage bei Bartflechten und fressender Flechte. Nach dem Auswaschen lege man einen mehrmals zusammengelegten, in Tee getauchten Leinenlappen auf die Wunde und umwickle sie mit einem trockenen, wollenen Tuch (nach dem Trocknen erneuern). Bei Mastdarmfisteln wirken Klistiere von Zinnkraut, Eichenrinde oder Bockshornklee reinigend und heilend. Der Tee ist gleichzeitig innerlich anzuwenden (täglich 1–2 Tassen). Bei Ausschlag im Gesicht verwendet man Zinnkrauttee zum Waschen. Nach dem Waschen muß das Gesicht mit Vaseline eingerieben werden, damit die Haut geschmeidig bleibt. Zubereitung des Zinnkrauttees: 1 Teelöffel für 1 Tasse Tee, kalt ansetzen, 1 Minute aufkochen, 1 Minute ziehen lassen, ungesüßt schluckweise trinken.

Zwiebel (Allium cepa L.)

STANDORT: In vielerlei Arten auf der ganzen Erde gezogen.

AUSSEHEN: Einfache, ziemlich große Zwiebel; runde, röhrige Blätter; aufrechter, hoher Blütenschaft.

BLÜTE: Weiß, große, kugelrunde Dolde.

BLÜTEZEIT: Juni–August. Sammelzeit: August–Oktober.

VERWENDUNG: Zwiebel.

ANWENDUNG: Bei mäßigem Genuß fördert die Zwiebel die Verdauung und hat eine harntreibende Wirkung. Als Heilmittel wird sie auf verschiedene Weise verwendet. Gegen Leibschmerzen, Unterleibsschmerzen und Magendrücken ißt man in Milch gekochte Zwiebel und trinkt die Milch (warm). Für Kinder benützt man die Zwiebel als wurmabtreibendes Mittel (in Wasser und Milch gekocht, morgens und abends 3 Eßlöffel). Bei Harnverhaltung lege man frisch geschnittene, in einem Leinensäckchen erwärmte Zwiebeln auf. Um bei der Wassersucht das Wasser abzutreiben, benutze man eine Mischung aus Zwiebel und Rosmarin, die in gleichen Teilen Wasser und Wein gekocht werden muß (vorzügliches Mittel). Bei offenen, eitrigen Wunden und bei Geschwüren sind Waschungen und Auflagen mit Zwiebelabsud angezeigt. Auf gequetschte Körperteile streiche man zur Schmerzlinderung den aus Zwiebeln gepreßten Saft, auch verhärtete Geschwülste erweichen. Gegen Blähungen, Verstopfung und schlechte Verdauung ist Zwiebelsaft, mit Branntwein vermischt, ein sehr wirksames Mittel (täglich 2–3mal 10–15 Tropfen). Zwiebelsaft, mit Honig oder weißem Kandiszucker gekocht, ist ein vorzügliches Mittel bei Halsentzündung und Husten (Zwiebelbonbons). Zerschnittene Zwiebel hält man Ohnmächtigen und von Krämpfen Befallenen unter die Nase. Rohe Zwiebelscheiben binde man nachts auf Hühneraugen, damit sie weich werden. Auflagen mit Zwiebelbrei fördern bei Blutgeschwüren die Eiterung.

Zum Sammeln von Heilpflanzen ist eine genaue Kenntnis der einzelnen Pflanzen notwendig. Kaufen Sie sie lieber in der Apotheke. Heilpflanzen dürfen nur für ein Jahr gesammelt werden. Sammeln und verwenden Sie keine Giftpflanzen selbst, auch nicht solche Pflanzen, die leicht mit giftigen verwechselt werden können, denn das kann gefährlich werden.
Wir haben bereits bei der Behandlung der Krankheiten darauf hingewiesen, daß bei schweren Erkrankungen der Arzt unbedingt zu Rate zu ziehen ist: Besprechen Sie mit ihm die Anwendung der verschiedenen Heilpflanzen.

V.

Naturkosmetik

Der moderne Mensch – sowohl Frau als Mann – strebt ein gutes und gepflegtes Aussehen an. Es hat sich längst herumgesprochen: Kosmetik erhält jung, schön und gesund. In früheren Zeiten waren Schönheit und Attraktivität eine Schicksalsfrage. Heute sind sie die Ergebnisse kluger Fürsorge des Menschen. Wer auf sein Äußeres Wert legt, tritt mit mehr Selbstsicherheit auf und hat damit mehr Erfolg im Privatleben und im Beruf. Mediziner und Kosmetikfachleute bestätigen es: Das Verständnis und das Interesse von Frauen und Männern der kosmetischen Pflege gegenüber sind in den letzten 20 Jahren um 70 bis 80 Prozent angestiegen. Das ist auch höchst notwendig. Unsere Lebenserwartung hat sich um 20 bis 30 Jahre erhöht. Wir müssen daher schon in jungen Jahren besonders bedacht mit der Körper- und Schönheitspflege beginnen und diese bis ins hohe Alter fortsetzen, damit Attraktivität und Gesundheit so lange wie möglich erhalten bleiben.

Die internationale kosmetische und chemische Industrie überschwemmt den Markt mit verschiedensten Präparaten. Millionen von Verbrauchern wenden unzählige verschiedene Cremes, Lotionen und Schminken an. Wir wissen vielfach gar nicht, welche Präparate wir unserer Haut und unserem Körper zumuten. Viele dieser Kosmetika sind keine harmlosen Mittel. Manche Frau kann davon ein Lied singen, wenn sich ihre Haut mit heftigen Reaktionen gegen ein bestimmtes Kosmetikum gewehrt hat.

Daher soll in diesem Werk einmal besonders deutlich in Erinnerung gerufen werden: Die Natur hat eine Fülle von wunderbaren und wirksamen Anwendungen für uns bereit. Licht, Luft, Sonne und Wasser stehen uns zu billigsten Preisen zur Verfügung. Und auch die Ausgaben für Obst, Gemüse und Kräuter stehen in keinem Verhältnis zu manch teurem Kosmetikpräparat.

Die Naturkosmetik steht unserem Körper am nächsten. Sie wird von unserer Haut und unseren Organen dankbar aufgenommen. Ein uralter

Leitsatz besagt: „Laßt das Natürliche so natürlich wie möglich!" Genauso wie unsere Beine in erster Linie zum Gehen und Laufen und nicht zur Betätigung des Gaspedals im Auto gedacht sind, wie unsere Lungen zum tiefen Einatmen frischer, sauerstoffreicher Luft und nicht zum Konsum von verbrauchter Büro- und Werksluft geschaffen wurden, so spricht der Körper verständlicherweise ganz besonders auf natürliche Pflegemittel und Kosmetikmaßnahmen an.

Darum darf im Großen Lexikon der Naturheilkunde die Naturkosmetik nicht fehlen. Sie ist ein wichtiger Bestandteil in unserem Leben, erhält uns jung, schön und gesund.

Naturkosmetik
für die Haare

Das Haar ist ein wertvoller Schmuck des Menschen, aber natürlich nur dann, wenn es gepflegt, glänzend und gesund ist. Die Vorbedingungen für das vorteilhafte Aussehen des Haares sind eine vollwertige Ernährung, regelmäßiges Waschen und tägliches Bürsten. Wie oft jeder von uns die Haare waschen soll, ergibt sich aus dessen Beschaffenheit und den Lebensverhältnissen. Wer sehr fettes Haar hat und viel Schmutzarbeit verrichtet, soll es öfter waschen als Menschen mit trockenem Haar, die in sauberer Luft arbeiten und leben. Als allgemeine Regel gilt: Waschen Sie Ihr Haar einmal in der Woche.

Die berühmten 50 Bürstenstriche am Tag sind für jedes Haar unentbehrlich! Pflegen Sie Ihren Kopfschmuck mit einer nicht zu harten und sehr sauberen Bürste. Wenn Sie richtig bürsten, so ist dies die einfachste und gesündeste Art, das Haar gesund und glänzend zu erhalten. Das geschieht auf folgende Weise: Führen Sie die Bürste gegen den Haarstrich, also von hinten nach vorne, von rechts nach links und umgekehrt. Pressen Sie die Haare niemals mit der Bürste an die Kopfhaut an. Das Haar wird durch die Bürstenstriche locker und duftig. Es läßt sich nachher viel besser frisieren.

Schützen Sie Ihr Haar vor zu starker Sonnenbestrahlung, damit es nicht ausdörrt. Fönen Sie es außerdem niemals zu heiß, dadurch trocknet es ebenfalls aus und die Kopfhaut wird gereizt.

Es ist die Gewohnheit vieler Frauen, mit Lockenwicklern zu Bett zu gehen. Sie wissen oft nicht, wie schädlich dies für das Haar ist. Die Haarspitzen werden nämlich zu stark umgeknickt und brechen.

Die Haarwäsche

Da die Haare auch Kieselsäure, Eisen, Kupfer, Arsen, Mangan und Schwefel enthalten, so haben sich Pflanzen, die solche Stoffe aufweisen, bei der Haarpflege als ideale Hilfsmittel erwiesen. Wer sein Haar mit natürlichen Mitteln waschen will, der wählt, wenn er naturblondes Haar hat, Kamillentee und Zwiebelhaarwasser, wenn er dunkle Haare hat, Birken- oder Brennesselhaarwasser. Der Kamillentee wird wie üblich zubereitet. Zwiebelhaarwasser entsteht, wenn zwei große rohe Zwiebeln in vier Teile geschnitten und in vier Liter Wasser ausgekocht werden. Brennesselhaarwasser stellt man aus Absud von frisch gepflückten Brennesseln her. Birkenhaarwasser kaufen Sie am besten fertig in der Drogerie. Allerdings können Sie Birkenrinde auch selbst auskochen. In den genannten Wässern wird das Haar zweimal hintereinander unter Verwendung von ganz wenig mildem Shampoo gewaschen. Verwenden Sie ein Shampoo, das möglichst viel Naturprodukte enthält. Auf jeden Fall spülen Sie mit viel Essigwasser nach.

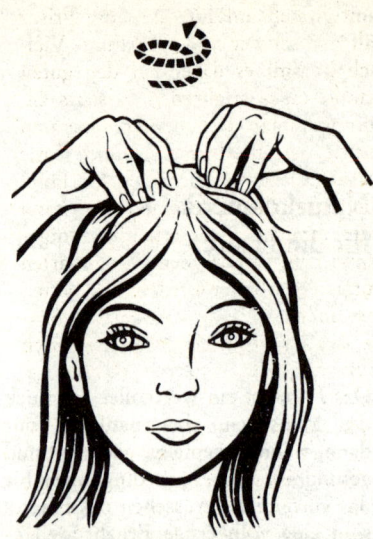

HAAR- UND KOPFMASSAGE

Haar- und Kopfmassage

Für schönes Haar ist die gesunde Durchblutung der Kopfhaut von besonderer Wichtigkeit. Daher müssen während der Kopfwäsche, aber auch täglich vor oder nach dem Bürsten Kopfhaut und Haare kräftig massiert werden. Dadurch wird der Haarwuchs angeregt. Und so wird massiert: Stellen Sie sich vor den Spiegel, heben Sie beide Arme in die Höhe und spreizen Sie die Finger. Dann setzen Sie die Fingerspitzen von oben herab auf die Kopfhaut, so daß die Daumen beider Hände auf den Hinterkopf zu liegen kommen. Jetzt beginnen Sie rhythmisch, die Fingerspitzen in kleinen Kreisen unter festem Druck zu bewegen. Anschließend lassen Sie Haarsträhnen zwischen Daumen, Zeige- und Mittelfinger gleiten und reiben die Haare dabei kräftig.

Zu dünnes, feines Haar

Vor allem Frauen leiden unter zu dünnem, feinem Haar. Es hat zwar den Vorteil, daß es bei richtiger Pflege besonders seidig schimmert und sich samtigweich anfühlt, aber die Frisur hält nur schwer und sehr kurz. Vielfach kommt es daher auf den guten Schnitt eines erfahrenen Friseurs an. Dünnes Haar darf niemals lang und gerade herunterhängen. Eine flotte Kurzhaarfrisur ist günstiger. Mit Hilfe von natürlichen Pflegemethoden kann jeder dünnem Haar erheblich entgegenwirken. Es darf niemals mit harten Bürsten bearbeitet werden. Am besten verwenden Sie eine weiche Babybürste, mit der Sie immer gegen den Strich arbeiten. Mit einer Bierspülung geben Sie Ihrem Haar überraschende Festigkeit. Nehmen Sie eine halbe Flasche Bier für eine Spülung. Ganz besonders ist bei dünnem Haar auf die Nahrung zu achten. Junge Möhren, ungeschälte Äpfel, frischer Spinat, Zwiebeln, Knoblauch, Leber, Nieren, viel Milch, täglich Joghurt, Biojoghurt, Käse und Rohkost führen Ihrem Haar über das Blut all jene Nährstoffe zu, die es braucht, um kräftiger zu werden.

Öle kräftig durch und reiben Sie damit vor dem Schlafengehen Ihr Haar fest ein. Binden sie nachher ein Tuch darüber, damit das Bettzeug nicht fett wird. Am nächsten Morgen muß der Kopf gewaschen werden, am besten mit Kamillentee und einer alkalifreien Seife oder mit einer Abkochung von Seifenrinde. Spülen Sie mit Borax nach (1 Teelöffel Borax auf eine Schüssel Wasser). Führen Sie diese Ölkur an drei Tagen hintereinander durch, setzen Sie vier Wochen lang aus und wiederholen Sie dann die Prozedur.

DIE FÜNF-ÖL-KUR: Mischen Sie 50 Gramm Mandelöl, 30 Gramm Walnußöl, 30 Gramm Sonnenblumenöl, 30 Gramm Rizinusöl und 5 Gramm Rosenöl kräftig zusammen und lassen Sie die Tinktur zwei Tage im Kühlen stehen. Dann massieren Sie sie ins Haar ein und schlafen damit eine Nacht. Am nächsten Morgen wieder gründlich waschen, am besten mit intensiver Kopfhautmassage. Führen Sie die Kur jeden Monat an zwei Tagen hintereinander durch.

Gekräuseltes und sprödes Haar

Gegen gekräuseltes und sprödes Haar gibt es zwei sehr wirksame Rezepte. Es handelt sich um Mischungen bestimmter Öle, die nach einer genau festgelegten Methode eingerieben werden müssen.

DIE VIER-ÖL-MISCHUNG: Nehmen Sie 50 Gramm Olivenöl, 50 Gramm Mandelöl, 50 Gramm Rizinusöl und 5 Gramm Rosenöl. Mischen Sie diese

Haarausfall

Haarausfall ist bei Mann und Frau überaus bedauerlich. Krankheiten wie Grippe, Typhus, Syphilis und Störungen der Schilddrüsen- und Keimdrüsentätigkeit können dazu führen. Störungen in der Kopfhautausscheidung, zu trockene oder zu fettige Kopfhaut können vorzeitigen Haarausfall begünstigen. Bei hartnäckigem Haarausfall sollte ein Arzt befragt werden.

Allgemein sollte ein Patient mit Haarausfall täglich kalte Kopfwaschungen vornehmen und anschließend frottieren. Jeden zweiten Tag mit Brennesselabkochung waschen: Eine Handvoll Brennessel in 1 Liter Essig und Wasser, halb und halb, fünf Minuten kochen. Nach dem Waschen einige Tropfen Klettenwurzelöl in den Haarboden reiben. Regelmäßige Kopfmassage, Stuhlgangregelung, Essigwasserganzwaschungen, täglich wechselnde Halbbäder, Armgüsse, Wassertreten. Trinken Sie Zinnkrauttee.

EINREIBUNGEN GEGEN HAARAUSFALL: 30 Gramm getrocknete Brennesselwurzel, 20 Gramm Frauenhaarblätter, 20 Gramm Lavendelblüten mit 200 Gramm Wassser und 200 Gramm 70prozentigem Alkohol stehenlassen und filtrieren. Jeden Morgen und Abend in die Kopfhaut einreiben.

MASSAGEEXTRAKT GEGEN HAARAUSFALL: 5 Gramm Klettenextrakt, 15 Gramm Brennesselextrakt und 2 Gramm Lavendelessenz mit 100 Gramm Rosenwasser und 100 Gramm 90prozentigem Alkohol mischen. Jeden Morgen in die Kopfhaut fest einmassieren. Hilft sehr oft auch in hartnäckigen und schweren Fällen.

ABKOCHUNG GEGEN AUSFALL VON TROCKENEM HAAR: 50 Gramm Birkensprossen, 50 Gramm Klettenwurzeln, 50 Gramm Brennesselwurzeln, 50 Gramm Brennesselblätter und 30 Gramm Rosmarinblätter werden gemischt. Sechs Eßlöffel davon kochen Sie nun eine Viertelstunde in einem Liter Wasser. Damit waschen Sie Ihr Haar und massieren dabei kräftig. Die Prozedur ist zweimal die Woche zu wiederholen. An den anderen Tagen massieren Sie die Kopfhaut ohne Haarwäsche mit Hilfe eines Wattebausches, der in der Tinktur getränkt wird.

HAARLOTION GEGEN AUSFALL VON TROCKENEM HAAR: 30 Gramm Kresse, 15 Gramm Pilocarpin aus der Apotheke und 25 Gramm Brennesselblätter sowie 20 Gramm reines Glycerin und 5 Gramm Lavendelblütenessenz werden gemischt und mit einem halben Liter 60prozentigem Alkohol verrührt. Diese Lotion wird morgens und abends zum Massieren der Kopfhaut verwendet.

Schuppen

Gegen Schuppen werden so viele Präparate angeboten, daß mancher nicht mehr weiß, wie er dieses häßliche Leiden nun wirklich bekämpfen soll. Versuchen Sie doch die natürlichsten Methoden.

ABKOCHUNG GEGEN SCHUPPEN: 50 Gramm Lupinesamen, 30 Gramm Frauenhaarblätter und 30 Gramm Weidenrinde werden zehn Minuten lang in einem Liter Wasser abgekocht. Waschen Sie damit zwei Wochen lang die Haare jeden Abend. Verwenden

Sie die Flüssigkeit auch zum Massieren der Kopfhaut.

MASSAGEÖL GEGEN SCHUPPEN: Aus frischen Brennesselpflanzen werden 100 Gramm Saft gepreßt und mit 200 Gramm Wasser etwa zehn Minuten gekocht. Dazu kommen dann 50 Gramm Seifenkrautwurzeln, die wiederum zehn Minuten kochen müssen und dann abgeseiht werden. Jetzt schütten Sie 200 Gramm Rizinusöl dazu. Verrühren Sie alles gut. Dieses Massageöl wird jeden Abend auf die Kopfhaut aufgetragen, und zwar jeweils von Montag bis Freitag. Samstag und Sonntag aussetzen und die Haare mit Schwefelseife waschen.

HAARWASSER GEGEN SCHUPPEN: 50 Gramm Holz und Blätter vom Buchsbaum, 30 Gramm Klettenwurzeln und 50 Gramm Seifenkrautwurzeln werden in einem Liter Wasser zehn Minuten lang abgekocht. Mit dieser Flüssigkeit reiben Sie jeden Abend gründlich Haar und Kopfhaut ein.

Haare aufhellen

Sie brauchen keine scharfen chemischen Bleichmittel, um die Farbe ihrer Haare aufzuhellen. Die Natur hilft Ihnen dabei genausogut.

EINREIBUNG ZUM HAARAUFHELLEN: Waschen Sie Ihr Haar mit einem milden Shampoo, und reiben Sie es danach gründlich mit reinem Zitronensaft ein. Lassen Sie den Saft eine halbe Stunde einwirken und spülen Sie mit lauwarmem, klarem Wasser nach.

KOPFWÄSCHE ZUM HAARAUFHELLEN: 150 Gramm gewöhnliche Kamillenblüten und 100 Gramm römische Kamillenblüten werden eine Viertelstunde lang in zwei Liter Wasser gekocht. Lassen Sie den Topf nach dem Kochen gut verschlossen und warten Sie, bis sich die Flüssigkeit abkühlt. Nun seihen Sie durch. Schütten Sie 200 Gramm Grappa, Gin, Wodka und ein Eigelb hinzu und vermischen Sie alles gut. Waschen Sie vorerst Ihr Haar mit einem neutralen milden Shampoo und dann noch einmal mit der von Ihnen gefertigten Flüssigkeit. Oder tauchen Sie Ihr Haar eine halbe Stunde lang in die Tinktur. Gießen Sie dabei immer wieder einen Becher voll über den Kopf. Nehmen Sie diese Kur zweimal in der Woche vor, so lange, bis das Haar die gewünschte Helligkeit erreicht hat.

Haare dunkel tönen

LOTION ZUR DUNKELTÖNUNG DER HAARE: 50 Gramm Walnußblätter, 50 Gramm Zypressenblätter und 50 Gramm Zypressenfrüchte werden eine Viertelstunde in einem Liter Wasser gekocht und eine halbe Stunde in zugedecktem Gefäß zum Abkühlen abgestellt. Dann seihen Sie durch. Waschen Sie Ihre Haare mit einem milden Shampoo. Dann spülen Sie mit der gefertigten Flüssigkeit gründlich nach. Wiederholen Sie den Vorgang täglich, bis das Haar dunkel genug ist.

HAARWÄSCHE ZUR DUNKELTÖNUNG: 100 Gramm frische Efeublätter und 50

Gramm Walnußblätter müssen eine Viertelstunde lang in einem Liter Wasser kochen. In dieser Flüssigkeit waschen Sie Ihr Haar nach vorheriger kurzer Reinigung mit alkalifreier Seife.

Graue Haare

Bei Mann und Frau hört ab einem gewissen Alter die Produktion von Farbstoff für das Haar auf. Nahezu

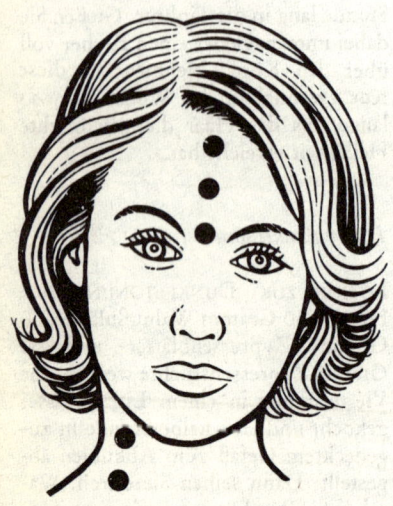

AKUPRESSUR GEGEN GRAUE HAARE

jeder Mensch empfindet dies als betrüblich, nur wenige zeigen sich gern mit grauen oder weißen Haaren. Tönen und Färben muß regelmäßig wiederholt werden und ist für den Fachmann sowie für die kritischen Augen der Mitmenschen erkennbar. Chinesischen Mädchen wird schon in der Schule eingeprägt, daß sie zumindest ein- bis zweimal in der Woche Akupressur gegen graue Haare durchführen sollen, damit die Farbstoffproduktion im Körper beizeiten angeregt und damit einem vorzeitigen Abklingen entgegengewirkt wird. Entlang der Halsschlagader führt hinten der Magenmeridian senkrecht nach unten. Drücken Sie zugleich Zeige- und Mittelfinger auf diesen Meridian, setzen Sie dann ein wenig ab und klopfen Sie die Linie leicht mit denselben Fingern ab. Sehr wichtig ist, daß gleich darauf mit dem Mittelfinger die Stirn von der Nasenwurzel nach oben hin in kleinen Kreisen massiert wird. Frauen über 30 sollten diese Prozedur täglich ein- bis zweimal durchführen. Dies forciert das Wachstum des Haares und verhindert Ergrauen oder zögert es zumindest bis ins hohe Alter hinaus.

Natürliches Haarfärben

Viele Frauen haben eine instinktive Abneigung gegen das Haarfärben mit den heute gebräuchlichen chemischen Mitteln. Die Präparate stellen sehr oft für das Haar eine Belastung und Bedrohung dar. Dabei gibt es wirkungsvolle Naturmethoden, pflanzliche Tinkturen, die bereits in der Antike bekannt waren und mit denen Sie Ihr Haar gefahrlos färben können. Allerdings erreichen Sie nicht so viele Nuancen wie mit chemischen Mitteln.

Dafür haben Sie die Gewähr, daß Sie damit der Kopfhaut und den Haaren in keiner Weise schaden.

BRAUNES HAAR: 20 Gramm pulverisierte Henna-Blätter und 40 Gramm pulverisierte Indigo-Blätter werden mit genügend Wasser zu einem weichen Brei verrührt. Waschen Sie Ihr Haar mit einem milden Shampoo. Reiben Sie Stirn, Schläfen, Ohren, Hals und Nacken am Haaransatz mit Vaseline ein. Tragen Sie die Tinktur mit einer Bürste auf und lassen Sie sie ein bis zwei Stunden einwirken. Das kommt darauf an, ob Ihr Haar hellbraun oder dunkelbraun werden soll. Nachher werden die Haare gewaschen, allerdings ohne Seife und Shampoo. Die Prozedur ist alle acht bis vierzehn Tage zu wiederholen.

SCHWARZES HAAR: 300 Gramm 70prozentiger Alkohol und 30 Gramm pulverisierte grüne Walnußschalen werden 14 Tage lang in einem Porzellangefäß angesetzt. Rühren Sie täglich um. Das Gefäß muß zwischendurch gut verschlossen sein. Dann seihen Sie durch und fügen ein Gramm Steinalaun hinzu. Damit wird das Haar nach einer Shampoowäsche mit einer Bürste behandelt. Lassen Sie wiederum ein bis zwei Stunden einwirken, je nachdem, ob Sie Dunkelbraun oder Schwarz erreichen wollen. Anschließend ohne Seife und ohne Shampoo nachwaschen. Alle 8 bis 14 Tage wiederholen.

KASTANIENROT: 40 Gramm pulverisierte Henna-Blätter, 20 Gramm pulverisierte Indigo-Blätter und 10 Gramm pulverisierte grüne Walnußschalen werden mit Wasser zu einem Brei verrührt. Tragen Sie diesen Brei nach dem Waschen auf die Haare auf und lassen Sie ihn etwa eineinhalb Stunden einwirken. Dann spülen Sie mit Wasser nach. Einmal in der Woche muß die Prozedur wiederholt werden, um dem Haar ein farbenfrohes, kräftiges Aussehen zu verleihen und um den Nachwuchs einzufärben.

Lästige Körperhaare

In erster Linie klagen Frauen über lästige Körperhaare im Gesicht, an Beinen, Armen, Händen, am Rücken und am Oberkörper. Greifen Sie niemals zum Rasierapparat des Mannes. Die Haut wird dadurch wund, das Wachstum der Haare gefördert. Die internationale Kosmetik bietet eine Reihe von Enthaarungscremes an. In den Kosmetikinstituten werden verschiedene Kuren durchgeführt. Doch bewährt sich immer wieder folgende Naturmethode, die allerdings bei Gesichts- und Schamhaaren nicht angewendet werden sollte.

20 Gramm reines Olivenöl und 20 Gramm Leinöl werden gemischt. Gleichzeitig werden im Wasserbad 300 Gramm echtes Bienenwachs geschmolzen. Nun reiben Sie mit dem Öl die betreffenden Hautstellen mit den lästigen Haaren ein – am besten mit einem Wattebausch – und pinseln dann das geschmolzene Wachs dar-

über. Das Wachs darf verständlicherweise nicht zu heiß aufgetragen werden, weil Sie sonst Verbrennungen erleiden. Tragen Sie das Wachs etwa zwei bis vier Millimeter dick auf. Lassen Sie es auf der Haut erkalten und legen Sie ein Tuch darüber, das Sie vorher mit Essigwasser getränkt haben. Sobald die Wachsschicht ganz hart geworden ist, läßt sie sich abreißen. Die lästigen Haare gehen dabei mit. Natürlich ist der Vorgang schmerzhaft, aber mit einem ruckartigen Entfernen leichter zu ertragen.

Naturkosmetik fürs Gesicht

Cremes, Lotionen und Make-up wirken heutzutage in großen Mengen auf das Gesicht der Frau ein. Aber auch der Mann findet im internationalen Kosmetikangebot eine Reihe von chemischen Präparaten für die Gesichtspflege vor und nach dem Rasieren. Da wir alle inzwischen wissen, wie belastend und schädigend Schönheitspflege auf chemischer Basis manchmal sein kann, sollten wir uns gerade in bezug auf das Gesicht der Naturkosmetik zuwenden. Denn eines ist dem modernen Menschen von heute klar: Mit der regelmäßigen schonenden Reinigung des Teints allein ist es leider nicht getan. Daher hat sich gerade die Pflanzenheilkunde seit frühester Zeit mit der Gesichtspflege auseinandergesetzt. Auf diesem Gebiet gibt es daher auch einiges anzubieten.

Gesichtscreme gegen Hauterschlaffung

100 Gramm Stearin werden in einem Topf bei kleiner Hitze geschmolzen und anschließend mit 40 Gramm Triäthanolamin aus der Apotheke vermengt. Die Mischung muß 10 Minuten weiterkochen. Dann mischen Sie 300 Gramm reines Glyzerin und 400 Gramm Rosenwasser dazu. Wenn alle Bestandteile gut verrührt sind, vom Feuer nehmen und so lange weiterrühren, bis eine weiche Creme entsteht. Setzen Sie pro Teelöffel Creme einen Eßlöffel Zitronensaft dazu. Sie können auch Zitronensaft und Tomatensaft zu gleichen Teilen verwenden.

Nährcreme gegen Falten

15 Gramm weißes Bienenwachs, 15 Gramm Lanolin, 100 Gramm Mandelöl und 50 Gramm Lebertran – aber nur geruchlos und raffiniert – müssen bei kleiner Hitze langsam schmelzen und vermischt werden. Dann kommen dazu 10 Gramm Gurkensaft und 2 Gramm Rosenöl. Die Mischung wird vom Feuer genommen und so lange umgerührt, bis die Masse erkaltet und zu einer leicht streichbaren

Creme geworden ist. Diese Creme bekämpft bestehende Falten und beugt der Faltenbildung im Gesicht vor. Tragen Sie das Naturpräparat abends vor dem Schlafengehen auf und massieren Sie es in die Haut ein. Entfernen Sie die Creme am Morgen mit einer Reinigungslotion.

Verjüngungscreme

Speziell bei reiferen Frauen ist es wichtig, daß eine spezielle Creme mithilft, die Haut zu straffen und zu verjüngen. Das Gesicht braucht Elastizität. Dafür können Sie ein besonderes und natürliches Rezept verwenden.

10 Gramm pulverisierte Bittermandeln, 20 Gramm Brennesselsaft und ein Eßlöffel der selbstgefertigten Gesichtscreme gegen Hauterschlaffung werden in einem Gefäß so lange abgetrieben und gemischt, bis daraus eine glatte und streichfähige Creme geworden ist.

Gesichtscreme gegen rauhe Haut und Rötungen

100 Gramm Olivenöl, 150 Gramm Mandelöl, 50 Gramm Rizinusöl, 20 Gramm Johanniskraut, 20 Gramm Schafgarbe, 20 Gramm Spitzwegerichblätter, 20 Gramm Arnikablüten und 10 Gramm zerstoßene Gurkensamen werden in einen Topf gefüllt.

Dieser kommt in ein Wasserbad, die Masse muß nun eine Stunde kochen. Jetzt fügen Sie 5 Gramm Kampfer hinzu und stellen das Gemisch fünf Tage lang an einen dunklen und kühlen Ort. Seihen Sie die Flüssigkeit durch ein Tuch und drücken Sie dabei die Pflanzen gut aus. Schütten Sie so lange Mandelöl nach, bis die Flüssigkeit wieder 300 Gramm ausmacht. In einem zweiten Topf lassen Sie 30 Gramm gutes Bienenwachs schmelzen und gießen es zu der anderen Mischung dazu. Rühren Sie dabei unentwegt, und zwar über einer Feuerstelle. Rühren Sie nachher an einem kühlen Ort weiter, bis sich eine Creme gebildet hat. Zum Abschluß kommen noch 5 Gramm Lavendelessenz dazu.

Reinigungslotion

Jedes Make-up, jeder Gesichtsschmutz sollte nicht mit Wasser, sondern mit einer guten, naturbezogenen Lotion entfernt werden. 100 Gramm Rosenwasser, 20 Gramm süßes Mandelpulver, 10 Gramm Hafermehl, 20 Gramm reines Glyzerin und 1 Gramm Bergamotte-Essenz werden mit einem elektrischen Mixer zu einer Emulsion vermengt.

Pflegelotion

100 Gramm Rosmarinblätter und 50 Gramm Rosenblütenblätter werden in einen halben Liter kochendes Wasser

gegeben. Die Flüssigkeit muß abkühlen und wird filtriert. Dann fügen Sie 50 Gramm frischen Gurkensaft und 50 Gramm frischen Zitronensaft dazu, mischen alles durch und verwenden die Tinktur kalt. Damit sie sich länger hält, sollten Sie sie im Kühlschrank aufbewahren.

Erfrischungslotion

Die Erfrischungslotion macht die Haut straffer, zieht erweiterte Poren zusammen und wirkt überaus erfrischend. Ideal als Abschluß eines Gesichtsdampfbades: 80 Gramm Zitronensaft, 30 Gramm Karottensaft und 30 Gramm Gurkensaft – am besten alles frisch – werden gut gemixt und sofort angewendet.

Gesichtsmaske gegen große Poren

30 Gramm Maisstärke, 30 Gramm Talkumpuder, 20 Gramm Magnesiumkarbonat und 20 Gramm Bockshornkleesamen-Pulver werden gut gemischt. Zwei Eßlöffel davon vermischen Sie zum sofortigen Gebrauch mit 30 Gramm Zitronensaft, 30 Gramm Tomatensaft und 30 Gramm Gurkensaft. Verrühren Sie die Zutaten zu einem Brei, tragen Sie ihn aufs Gesicht auf und lassen Sie die Maske 10 bis 15 Minuten einwirken. Nach dem Eintrocknen mit feuchter Watte entfernen. Anschließend eine Lotion verwenden.

Gesichtsmaske gegen Pickel

50 Gramm Bierhefe und 1 Becher Joghurt werden gut durchgemischt und mit der pulverisierten Knolle einer Schwertlilie vermengt, bis ein weicher Brei entsteht. Dieser wird aufs Gesicht aufgetragen und erst nach dem Erhärten mit warmem Wasser wieder abgenommen.

Gesichtsmaske gegen Falten

40 Gramm geriebenes Fruchtfleisch eines Apfels, ein Becher Joghurt und Weizenstärke werden so lange vermischt, bis eine weiche Paste entsteht. Sie wird auf die Gesichtshaut aufgetragen und erst nach dem Erhärten mit warmem Wasser wieder abgenommen.

Gesichtsmaske gegen Augenfalten

Rund um die Augen bilden sich schon bei jungen Frauen mitunter die sogenannten „Krähenfüße". Sie sollten so früh wie möglich mit natürlichen Mitteln bekämpft werden: 50 Gramm Kaffeesatz und der Schnee von mehreren Eiern müssen so lange gemischt werden, bis eine weiche Paste entsteht. Sie wird aufgetragen und 20 Minuten trocken auf der Haut belassen. Dann erst abnehmen und die Haut mit einer Fettcreme nachmassieren.

Nährende Gesichtsmaske

Frauen über 35 Jahre sollten diese Maske einmal in der Woche anwenden, um die Gesichtshaut jung und elastisch zu erhalten: Ein ganzes Ei wird mit einem Schneebesen geschlagen und mit 20 Gramm Gurkensaft, einem halben Becher Joghurt und Weizenstärke nach Bedarf vermischt, bis ein weicher Brei entsteht. Der Brei wird auf das Gesicht aufgetragen und muß auf der Haut langsam trocknen. Dann erst wird er mit lauwarmem Wasser abgewaschen. Pflegen Sie mit Lotion und Creme nach!

Straffende Gesichtsmaske

Zum Straffen von alternder Haut und zur Belebung von Haut, die durch Aufenthalt in überheizten und sauerstoffarmen Räumen angegriffen wurde, empfiehlt sich folgende Maske: 30 Gramm Eibischwurzeln, 30 Gramm Bockshornkleesamen und 10 Gramm Thymian werden fünf Minuten lang in einer Tasse Wasser gekocht, eine Viertelstunde abgestellt und dann durchgeseiht. Dann fügen Sie eine Mischung aus 20 Gramm Hafermehl, 30 Gramm Mais- oder Weizenstärke und 30 Gramm Talkumpuder dazu. Verrühren Sie die Zutaten zu einer weichen Paste und tragen Sie diese auf die Gesichtshaut auf.

Teekompressen fürs Gesicht

Wer gerade keine Zeit für eine Maske hat und dennoch etwas für seinen Teint tun möchte, der sollte die äußerst wirksamen Teekompressen anwenden. Teekompressen wirken erfrischend, belebend und hautverschönernd. Der Tee wird in einem großen Gefäß gekocht, wenige Minuten abgestellt und muß nun ziehen. Danach tauchen Sie Leinen oder Wattebauschen in die sehr warme Flüssigkeit und legen diese so lange auf die Gesichtshaut auf, bis Sie sie als nicht mehr angenehm empfinden. Dann wird die Kompresse entfernt. Waschen Sie das Gesicht mit lauem Wasser nach und pflegen Sie mit einer guten Creme. Sie müssen zwischen weichmachenden und hauterhärtenden Teekompressen unterscheiden:

Milde Teesorten verhelfen zu den weichmachenden Teekompressen. Dazu zählen Kamillentee, Melissentee, Pfefferminztee, Käsepappeltee, Bockshornkleetee, Schafgarbentee und Huflattichtee. Kamillentee bleicht, beruhigt und heilt Entzündungen des Teints. Melissen- und Pfefferminztee wirken belebend bei Ermüdungserscheinungen. Käsepappeltee und Bockshornkleetee ziehen Eiter. Schafgarbentee reinigt die Poren, und Huflattichtee erweicht tiefgehende Mitesser.

Für die hauterhärtenden Teekompressen verwenden wir Lindenblütentee, Salbeitee und russischen Tee. Salbeitee gerbt die Haut und ist ein Abhärtungsmittel gegen allzu empfindlichen Teint. Russischer Tee wirkt lindernd. Lindenblütentee sollte vor allem nach durchgeführter Akneentfernung und nach Maskenbehandlung angewandt werden.

Nährpackungen für die Gesichtshaut

Packungen werden auf die gereinigte und massierte Haut mit einem Pinsel aufgetragen und nach 20 Minuten wieder abgewaschen. Die Packung gibt der Haut neue Kraft, Elastizität und fehlende Substanzen.

DIE MEHLPACKUNG wird entweder aus Gerstenmehl, Reismehl, Weizenmehl, Hafermehl oder Sojamehl angerührt. Mengen Sie nur wenig Flüssigkeit – nämlich Wasser – dazu, damit keine Bröckchen entstehen. Weizenkeimmehl wird am häufigsten verwendet, weil es durch seinen starken Gehalt an Vitamin B die Haut gezielt ernährt. Allerdings ist dieses Mehl bei überempfindlicher Haut nicht zu empfehlen.

DIE MANDELKLEIEPACKUNG wirkt anregend auf die Durchblutung und ist ebenfalls reich an Vitamin B. Zu beachten ist, daß sich die Körnchen nachher schlecht vom Gesicht abwaschen lassen.

DIE HEFEPACKUNG wird wegen ihres reichen Vitamin-B- und Schwefelgehaltes nicht von jeder Haut vertragen. Die Trockenhefe soll möglichst in warmer Milch oder in warmem Tee aufgetragen werden.

DIE TROCKENMILCHPACKUNG wirkt leicht fettend, macht die Haut blaß und nützt vor allem dem jugendlichen Teint.

DIE EIDOTTERPACKUNG enthält Schwefel, Vitamin A, Lecithin und Cholesterin. Nicht jede Haut verträgt sie. Der frische Eidotter wird mit Öl angerührt. Sie können aber auch Eipulver kaufen und mit Öl vermengen.

DIE MAYONNAISEPACKUNG wird folgendermaßen aufgetragen: Auf die Haut wird eine Schicht Öl gepinselt. Dann streichen Sie darüber eine Schicht Eigelb, massieren mit feuchter Hand und waschen die ganze Masse nach 15 bis 20 Minuten ab.

DIE HONIGPACKUNG darf nur aus echtem Bienenhonig bestehen. Sie wirkt aufbauend, durchblutend und verschönernd, darf aber nur in kleinen Mengen verwendet werden, sonst läßt sie sich nachher schlecht abwaschen. Es kommt dann mitunter zu Hautreizungen.

DIE ÖLPACKUNGEN werden aus tierischen und pflanzlichen Ölen hergestellt. Mineralische Öle dringen nämlich nicht in die Haut ein. Sehr beliebt sind Schildkrötenöl und Haifischöl. Auch Lebertran wäre sehr geeignet, wird aber wegen seines üblen Geruchs nur selten angewendet. Olivenöl, Mandelöl, Erdnußöl und Maiskeimöl wirken fettend und ernährend. Ölpackungen eignen sich vor allem für ältere und trockene Haut. Das Öl wird ohne Beigabe mit Hilfe eines Wattebausches auf den Teint gebracht.

DIE BUTTERPACKUNG führt der Haut Vitamin A zu und wird von fast allen Hauttypen bestens aufgenommen.

DIE QUARKPACKUNG ist sehr beliebt. Sie ernährt, beruhigt und bleicht. Am besten vertragen Sie sie, wenn Sie den Quark mit Milch oder Fruchtsaft anrühren. Trotzdem ist es gerade bei der Quarkpackung notwendig, daß Sie sich flach hinlegen, sonst bröckelt Ihnen der Quark vom Gesicht.

DIE LEINSAMENPACKUNG entsteht durch Aufkochen von Leinsamen in Wasser. Die schleimige Masse wird mit großem Erfolg auf empfindliche Haut aufgetragen.

Heilpackungen für die Gesichtshaut

Wer seinen Teint nicht allein verschönern und verjüngen, sondern auf Grund von Entzündungen und anderen Reizungen beruhigen möchte, der sollte eine Heilpackung verwenden.

DIE HEILERDEPACKUNG zieht Eiter und wird mit Erfolg gegen Akne angewendet. Die mit Wasser aufgekochte und angerührte Heilerde muß heiß auf den Teint aufgetragen werden.

DIE SCHLAMMPACKUNG trocknet allzu fette Haut aus und wirkt gegen Akne. Der Schlamm wird in Pulverform in der Apotheke oder Drogerie gekauft und mit Wasser angerührt. Er muß bei fetter Haut warm aufgetragen werden.

MOORPACKUNGEN enthalten Steroide, die ähnlich den weiblichen Hormonen wirken. Sie heilen Akne und bringen alter Haut Elastizität. Reife Frauen tragen Moor mit Creme, junge Frauen mit Tee angerührt auf. Das Moor wird als streichfähige Masse in der Apotheke oder Drogerie gekauft.

DIE SAUERSTOFFPACKUNG belebt und bleicht die Haut. Sie besteht aus Persalz mit Talk, alles in der Drogerie zu kaufen. Die Packung muß direkt vor Gebrauch angerührt werden, sonst ist kein aktiver Sauerstoff mehr enthalten. Als Flüssigkeit verwenden Sie Borwasser, Kamillentee, etwas Zitronensaft und ganz wenig Essig. Nach der Sauerstoffpackung ist die Bestrahlung durch Sonne oder Höhensonne verboten!

DIE IRISWURZELPACKUNG wird bei zu großen Poren und bei sehr unreiner Haut angewandt. Pulver der Iriswurzel wird mit Wasser kalt oder warm angerührt.

Dampfbad fürs Gesicht

Das Gesichtsdampfbad sorgt für gute Durchblutung, hilft den Teint reinigen und öffnet die verschmutzten Poren. Bereiten Sie auf einer Feuerstelle in einem großen Topf einen sprudelnd-kochenden Kamillen-Kräuterabsud. Die Kamille wird etwa eine halbe Stunde gekocht. Dann stellen Sie den Topf auf einen Stuhl, setzen sich davor und lassen den Dampf direkt auf das Gesicht einwirken. Niemals eine Decke über Kopf und Topf stülpen. Dadurch

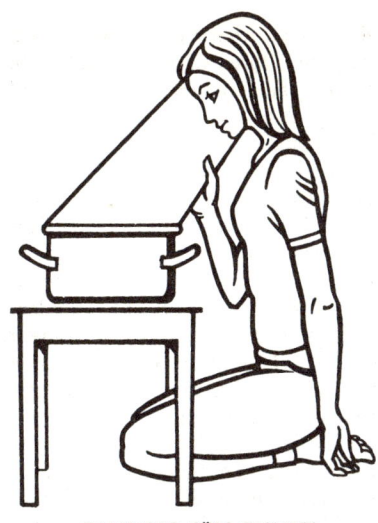

DAMPFBAD FÜRS GESICHT

baut rascher Schlacken und andere Ermüdungsstoffe – Milchsäure und Kohlensäure – aus den Gesichtsmuskeln ab. In der Folge wird die Erneuerung der Haut beschleunigt. Und so wird es gemacht: Massieren Sie abends vor dem Schlafengehen. Reinigen Sie vorher die Hände gründlich und säubern Sie auch das Gesicht. Es gibt verschiedene Arten der Gesichtsmassage.

DIE STREICHMASSAGE: Beide Hände werden in der Mitte der Stirn angesetzt und in einem leichten Aufwärtsbogen zu den Schläfen nach außen geführt. Dann gleiten die Finger vom Kinn an den Wangen bis zum Ohr empor. Die Nase wird von den Fingern entlang der Nasenwurzel bestri-

werden Schädeldecke und Gehirn zu sehr erhitzt, und das Haar leidet außerdem. Fertigen Sie sich aus Papier eine Art Trichter, dessen breites Ende genau die Öffnung des Topfes ausfüllen muß und dessen kleineres Ende die Umrisse Ihres Gesichtes erfaßt. Dadurch wird der Dampf in einer Art „Kanal" direkt vom Topf auf den Teint geleitet.

Gesichtsmassagen

Die Massage des Teints sichert Frau und Mann gesunde Gesichtsfarbe, gute Durchblutung und die Festigung schlaffer Hautstellen. Die Haut wird von innen her intensiver ernährt und

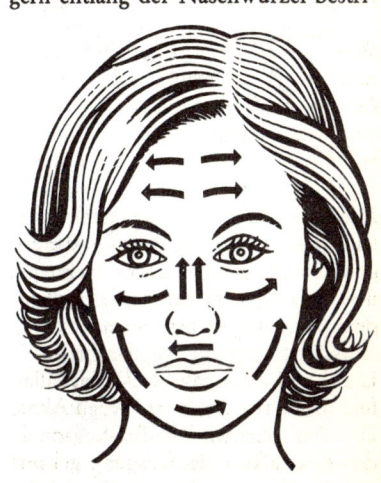

STREICHMASSAGE

chen. Die Finger der rechten Hand massieren entlang der Oberlippe nach rechts, die der linken Hand entlang der Unterlippe nach links.

DIE KREISMASSAGE: Die Finger beider Hände kreisen vom Mundwinkel aus langsam entlang der Nasenwurzel zur Stirn, massieren dort in einem hohen Aufwärtsbogen die Stirn nach außen,

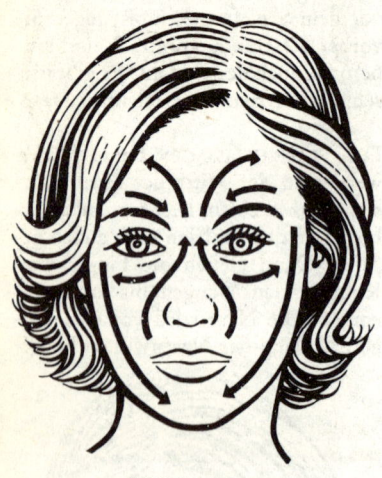

KREISMASSAGE

gleiten entlang der Augenaußenseite an den Ohren vorbei über die Wangen zum Kinn und ruhen dort. Dann werden die Finger an den Schläfen angesetzt, massieren in einem leichten Aufwärtsbogen zur Augenmitte, gleiten über die Nasenwurzel nach unten und massieren die untere Augenpartie in einem leichten Abwärtsbogen bis zu den Schläfen. Es werden für diese Massage also zwei große Kreise im Gesicht ausgeführt.

DIE KLOPFMASSAGE: Die Stirn wird senkrecht und waagrecht, die Wangen schräg von der Nase zum Ohr nach

oben, das Kinn von der Spitze in Richtung der Ohren beidseitig nach oben mit den Fingerkuppen abgeklopft.

DIE KNETMASSAGE: Kneten Sie die Wangen, wenn diese unschön nach unten hängen, das Kinn, wenn es eine Rinne bildet oder wenn es sich zum Doppelkinn entwickelt.

SPEZIALMASSAGE: Wer unter starken Querfalten auf der Stirn leidet, läßt beide Hände ohne Daumen von den Augenbrauen bis zum Haaransatz abrollen oder klopft mit den Fingerspitzen in derselben Richtung. Wer eine ausgeprägte Zornfalte hat, streicht möglichst oft mit den Daumen beider Hände gleichzeitig von der Nasenwurzel aufwärts. Lachfalten können Sie sanft, mit dem zweiten und dritten Finger einer Hand am Kinn beginnend, bis zum Nasenansatz ausstreichen und dann mit der ganzen Hand außer dem Daumen unter dem Jochbein zur Schläfe ziehen. Gegen Krähenfüße hilft die Daumenmassage über dem Jochbein in Richtung Schläfe.

Akupressur gegen alternde Gesichtshaut

Drücken Sie mit dem Zeigefinger auf die Schilddrüse. Dadurch wird Thyroxin, ein wirksames Hormon, freigesetzt. Es gelangt in den Blutkreislauf und läßt die Haut sanft, geschmeidig und anziehend transparent werden. Die Gesichtshaut erschlafft nicht

442

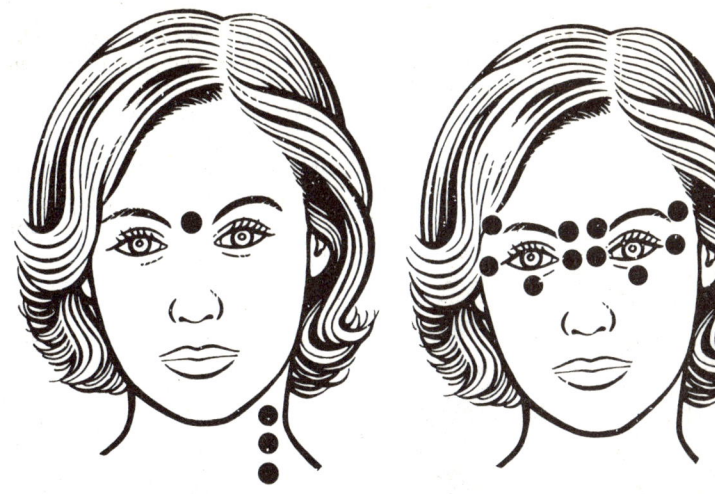

AKUPRESSUR GEGEN ALTERNDE
GESICHTSHAUT

AKUPRESSUR GEGEN GLANZLOSE AUGEN

mehr, die Lippen werden fest und bekommen ein gesundes natürliches Rot. Zusätzlich massieren Sie mit der Daumenkuppe die Halsschlagader, dann die Nasenwurzel. Eine Frau über 30 sollte diese Akupressurübung jeden Morgen und jeden Abend regelmäßig durchführen.

Akupressur gegen glanzlose Augen

Es gibt Tage im Leben eines Menschen, an denen die Augen matt und glanzlos sind. Sie wirken trübe und freudlos. Damit sieht das ganze Gesicht älter und müder aus. In China helfen sich Frauen und Bühnenkünstler dagegen mit Akupressur. Setzen

Sie sich locker vor den Spiegel, schließen Sie für ein paar Sekunden die Augen und öffnen Sie sie dann wieder, um sofort mit der Pressur zu beginnen. Drücken Sie die Zeigefinger beider Hände jeweils an das innere Ende der Augenbrauen und lassen Sie sieben Sekunden verstreichen. Dann setzen Sie dieselben Finger am inneren Augenwinkel an und vibrieren leicht. Schließlich drücken Sie mit dem Mittelfinger am äußeren Rand der Augenbrauen und danach im äußeren Augenwinkel. Zuletzt massieren Sie mit einem leichten Kreis den Tränendrüsenknochen in der Mitte unterhalb des Auges. Bei regelmäßiger Anwendung dieses Akupressurgriffes werden die Augen strahlend und geben dem Gesicht einen jüngeren, vitaleren Ausdruck.

Akupressur gegen Falten

So bekämpfen Männer und Frauen ab dem 30. Lebensjahr mit Hilfe von Akupressur die Faltenbildung im Gesicht: Drücken Sie den Zeigefinger sanft, aber bestimmt gegen das innere

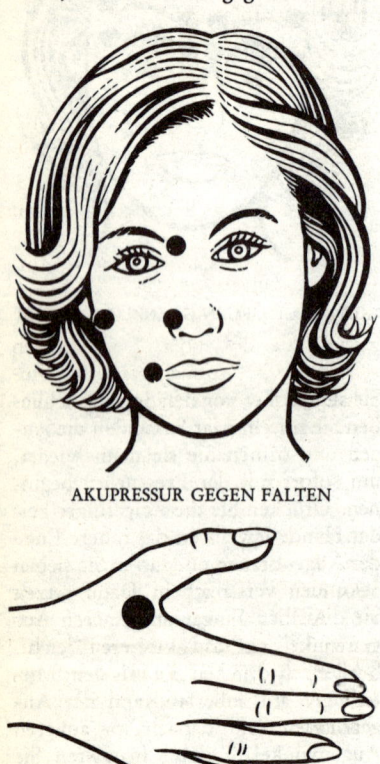

AKUPRESSUR GEGEN FALTEN

Ende der Augenbraue. Dann pressen Sie die Kuppe des Mittelfingers gegen den Nasenflügel. Schließlich legen Sie den Daumen an den Mundwinkel und

beklopfen die äußere Ecke des Kieferknochens gemeinsam mit Zeige- und Mittelfinger. Selbstverständlich muß diese Akupressurmethode gleichzeitig auf beiden Gesichtshälften durchgeführt werden. Danach drücken Sie mit dem Daumen der einen Hand das Hautgewebe der Außenhand zwischen Daumen und Zeigefinger.

Lästige Haare im Gesicht

Gegen lästige und häßliche Haare im Gesicht gibt es ein besonders schonendes Naturrezept. Kochen Sie 50 Gramm Weizenkleie und 20 Gramm Klettenblätter 20 Minuten lang in einem Liter Wasser. Lassen Sie die Flüssigkeit abkühlen und filtrieren Sie. Waschen Sie nun Ihr Gesicht einige Wochen lang nicht mit Wasser und Seife, sondern reinigen Sie es so lange mit der bereiteten Lösung, bis die lästigen Haare ausfallen. Die Abkochung ist lauwarm zu verwenden. Vorsicht: Nicht auf Augen und Wimpern auftragen!

Natürliche Augenkosmetik

Wenn Sie einen besonders attraktiven Blick aus schönen Augen präsentieren wollen, dann pflegen Sie sich folgendermaßen: 30 Gramm blühende Ysop-Pflanzenspitzen werden mit einer Tasse kochendem Wasser ver-

mengt, durchgeseiht und zum Kalt-
werden abgestellt. Verwöhnen Sie mit
täglich zwei bis drei Tropfen Ihre Augen.

Färben von Augenbrauen und Wimpern

Sehr oft sind Augenbrauen und Wimpern heller als das Kopfhaar, was nicht
sonderlich hübsch aussieht. Färben Sie
mit natürlichen Mitteln: Verrühren Sie
in einer Schale mit einem Schneebesen
einen Eßlöffel Rizinusöl und einen
Eßlöffel von folgender Abkochung:
100 Gramm Wasser mit 20 Gramm
Walnußblättern, fünf Minuten kochen. Erst in kaltem Zustand mit dem
Rizinusöl vermischen. Die gemixte
Flüssigkeit wird mit einer Wimpern-
bürste vor dem Zubettgehen auf
Wimpern und Augenbrauen aufgetragen. Diese Kur – jeden zweiten Tag
angewendet – färbt Augenbrauen und
Wimpern nicht nur dunkler, sondern
fördert auch das Wachstum der Haare.

Zu dünne und zu kurze Augenbrauen

Folgendes Naturrezept fördert das
Wachstum und die Kräftigung von
Augenbrauen und Wimpern: Ein Eßlöffel Rizinusöl und ein Eßlöffel einer
Brennesselblätter-Abkochung werden
gemischt. Zu diesem Zweck werden
30 Gramm Brennesselblätter in 100

Gramm Wasser gekocht und dann
nach 20 Minuten Ziehen durchgesiebt
und gut ausgedrückt. Lassen Sie die
Flüssigkeit über Nacht stehen und
reinigen Sie am Morgen Augenbrauen
und Wimpern. Verwenden Sie dazu
am besten einen in Rosenwasser getränkten Wattebausch.

Augenringe

Mitunter weisen erschöpfte Frauen
oder Frauen in den kritischen Tagen
häßliche Augenringe auf. Um die Augen herum zeigt sich ein dunkler Hof.
Meist sind Streß, Schlafmangel,
schlechte Luft, zuwenig Bewegung,
zuviel Alkohol oder Depressionen
schuld daran. Gönnen Sie Ihren Augen Umschläge und Bäder mit folgen-
dem Elixier: 20 Gramm Blutwurz-
wurzeln, 10 Gramm Baumwollsamen,
10 Gramm Süßholzwurzeln und 20
Gramm Thymian von einer blühenden
Pflanze werden mit einer Tasse heißem Wasser gemixt und müssen ziehen. Kaufen Sie sich in der Apotheke
eine Augenbadewanne aus Glas und
lassen Sie die Flüssigkeit auf Ihre Augen einwirken. Umschläge müssen
kalt, Augenbäder warm angewendet
werden!

Rote Nase

Gegen gerötete Nasen wirkt folgendes
Naturkräuterrezept: 20 Gramm Walnußblätter und 20 Gramm Thymian-

blätter werden in eine Tasse kochendes Wasser gegeben. Nach dem Durchsieben fügen Sie einen halben Teelöffel Maisstärke und eine Messerspitze Natron dazu. Alles gut durchmischen. Die warme Flüssigkeit wird zum Waschen der Nase verwendet. Atmen Sie dabei ruhig ein wenig davon ein.

Fette, glänzende Nase

Die Sorge vieler Frauen beim Auftragen von Make-up ist eine fette, glänzende Nase. Dagegen gibt es folgendes Naturmittel: 50 Gramm Klettenblätter und 50 Gramm Zypressenfrüchte sowie 20 Gramm Steinalaun werden 10 Minuten lang in einer Tasse Wasser gekocht. Legen Sie diese Flüssigkeit in Form einer Kompresse mit einem Tuch oder Wattebausch auf die Nase auf, und zwar dreimal täglich.

Sommersprossen

Alljährlich im Frühling und Sommer, wenn das Gesicht der Sonne ausgesetzt ist, sprießen bei vielen Frauen und Männern die vielfach gelästerten Sommersprossen, die besonders bei hellem Teint auftreten. Wenden Sie dagegen folgendes Naturmittel an: Kochen Sie einen halben Liter Milch, ziehen Sie sie vom Herd und geben Sie 100 Gramm Meerrettich hinein. Seihen Sie die erkaltete Mischung durch. Damit machen Sie sich jeden Abend

Teintumschläge. Trocknen Sie die Flüssigkeit aber nicht von der Haut ab, sondern waschen Sie sich erst am nächsten Morgen.

Eine ganz einfache Methode: Schneiden Sie eine Zitrone auseinander und drücken Sie die Schnittfläche gegen die Haut mit den Sommersprossen, bis der Saft austritt. Auch diesmal dürfen Sie den Saft nicht abtrocknen. Wenden Sie diese Prozedur dreimal täglich an.

Natürliche Zahnpflege

Anhänger der Naturheilkunde ziehen es auch bei der alltäglichen kosmetischen Körperpflege vor, sich der Kräuter und Pflanzen zu bedienen. Sogar für die Zahnpflege gibt es ein besonders empfehlenswertes Rezept, in dem weder Kreide noch scharfe, schädigende Chemikalien enthalten sind. Die Zähne bleiben gesund, werden schön glänzend und sind gegen Karies geschützt. 30 Gramm getrocknete Salbeiblätter, 30 Gramm Irisknolle, 5 Gramm Gewürznelken, 100 Gramm verkohltes Weißbrot werden in einem Gefäß zerstoßen und gemischt. Dann kommen 50 Gramm Natron und 30 Gramm Natriumperborat aus der Apotheke dazu. Noch einmal gut durchmischen. Sie erhalten so ein gesundes Zahnpulver.

Wer lieber selbst eine weiche Zahnpaste aus Naturprodukten herstellen will, der zerkleinert und mischt 30 Gramm Salbeiblätter, 30 Gramm Rosmarinblätter, 40 Gramm Sepiaknochen aus der Tierhandlung, 40

Gramm verkohltes Weißbrot, 5 Gramm Gewürznelken, 30 Gramm Natriumperborat und Glyzerin nach Bedarf.

Warzen

Sehr wirkungsvoll wenden Sie folgende Prozedur gegen Warzen im Gesicht an: Streichen Sie direkt auf die Warze den frischen Saft der Ringelblume. Am nächsten Tag tun Sie das gleiche mit dem Saft einer frischen Feige. Am dritten Tag zerstoßen Sie die Rinde eines jungen Nußbaumastes zu Brei. Diesen legen Sie auf die Warze auf und binden ein Stückchen Stoff darüber. Lassen Sie die Tinktur einige Stunden einwirken.

Naturkosmetik für den Hals

Im Rahmen der Schönheitspflege ist der Hals leider sehr oft ein Stiefkind. Die Menschen vergessen, sich speziell mit diesem Stück Körper zu befassen. Dabei erkennt man nirgends so sehr das Alter wie am Hals. Daher: Reinigen Sie den Hals auch immer dann, wenn Sie das Gesicht mit Lotion behandeln. Befreien Sie ihn von lästigen Haaren, wenn solche darauf wachsen. Gönnen Sie dem Hals auch dieselben Massagen, Packungen, Masken und Kompressen, die Sie Ihrem Gesicht zukommen lassen.

Richtige Halsmassage

Und so massieren Sie selbst regelmäßig die Haut des Halses: Setzen Sie sich vor einen großen Spiegel und führen Sie jede Bewegung mit den Händen symmetrisch aus. Legen Sie die rechte Hand an die rechte Kante des Unterkiefers, und die linke Hand an die linke Kante des Unterkiefers.

Schließen Sie die Daumen direkt unter dem Kinn zusammen und gleiten mit beiden eng aneinander zum untersten mittleren Ende des Halses. Dort verweilen Sie während des ersten Teiles der Massage. Nun ziehen Sie sanft, aber bestimmt die beiden Handflächen mit zusammengehaltenen Fingern von den Kieferrändern in einer V-förmigen Bewegung den Hals entlang nach unten. Diese Bewegungen wiederholen Sie etwa zehn- bis zwanzigmal. Anschließend wenden Sie die Daumen nach außen: den rechten nach rechts, den linken nach links und lassen die Handballen in Richtung Brust abrollen. Am Schlüsselbeinansatz lassen Sie die Hände flächig werden und drehen sie zur Seite, um den Brustansatz damit zu streichen.

Wer wenig Zeit hat und den Hals nur kurz massieren möchte, tut es folgendermaßen: Gleiten Sie mit dem dritten und vierten Finger jeder Hand sanft den Hals abwärts und streichen Sie dazwischen abwechselnd mit dem zweiten, dritten, vierten und fünften Finger seitlich nach oben hinter das

Ohr. Nach jeder Massage muß der Hals eingecremt werden.

Faltenbildung am Hals

Falten am Hals zählen zur größten Sorge vieler Frauen. Daher sollte man schon in jungen Jahren dagegen vorbeugen. Schlafen Sie möglichst flach und verwenden Sie nicht zwei, drei Kopfkissen. Denn damit bilden Sie die günstigste Voraussetzung für ein Doppelkinn und für Ringfalten am Hals.

Sehr bewährt zur Bekämpfung von vorhandenen Falten hat sich die Methode der Akupressur. Drücken Sie den Zeigefinger der rechten Hand in die Knochenmulde, in der die beiden Schlüsselbeine zusammenlaufen. Dann pressen Sie die Daumenkuppen links und rechts davon direkt auf den Schlüsselbeinknochen. Anschließend drücken Sie die beiden Mittelfinger gegen den Hinterkopf, und zwar je

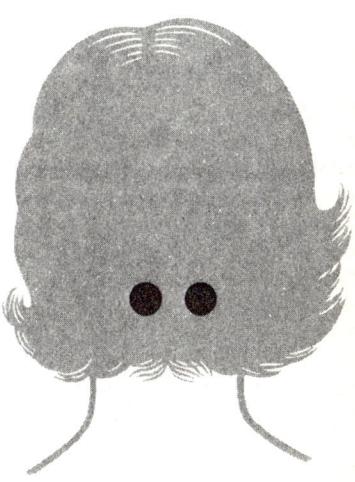

AKUPRESSUR GEGEN FALTEN AM HALS

drei Fingerbreit links und rechts von der Mittellinie entfernt. Klopfen Sie gegen die Nackenmuskeln. Zusätzlich sollten Sie mit den Fingerkuppen beider Hände seitlich gegen den Hals klopfen und vom Kinn weg zum Brustansatz streichen.

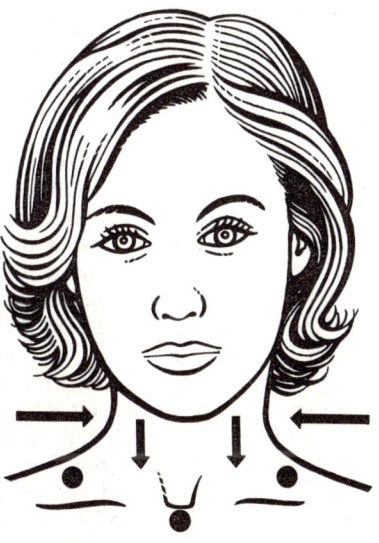

AKUPRESSUR GEGEN FALTEN AM HALS

449

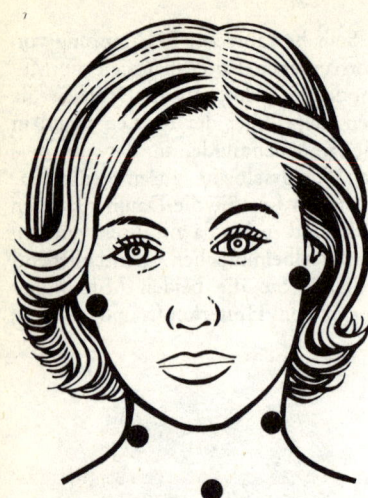

AKUPRESSUR GEGEN ALTERSFLECKEN
AM HALS

Altersflecken am Hals

Frauen über 45 Jahre leiden häufig an häßlichen Flecken am Hals. Die herkömmliche Kosmetik kann dagegen kaum Hilfe anbieten. Die Chinesen haben herausgefunden, daß die Ursache dieser Flecken eine schlechte Durchblutung des Halsgewebes ist. Akupressur kann diese schlechte Durchblutung wieder ins Lot bringen. Die dafür entscheidenden Druckpunkte liegen auf den Halsschlagadern, in der Mitte des Halses und an den Kiefergelenken. Pressen Sie nicht zu fest, sondern vibrieren Sie lieber gegen das Gewebe. Dreimal am Tag sollte diese Akupressur durchgeführt werden, um Erfolg zu erzielen.

Naturkosmetik
für die weibliche Brust

Es gibt auf dem Gebiet der Schönheitspflege kein umstritteneres und heikleres Thema als die Behandlung der weiblichen Brust. Laut internationaler Ärztestatistik aus dem Jahre 1973 haben 90 Prozent aller Frauen Sorgen mit der Büste. Daher ist der kosmetischen Pflege dieses Körperteils besondere Aufmerksamkeit zuzuwenden. Durch medizinische und kosmetische Unkenntnis kann an der weiblichen Brust allzuleicht mehr Schaden als Nutzen angerichtet werden. Hauptziel der Schönheitspflege ist, die Brust straff und kräftig zu erhalten, zu große Brüste zu festigen und zu kleine etwas zu vergrößern. Chemische Präparate sind da mit größter Vorsicht zu betrachten. Es liegt auf der Hand, daß eine Frau mit Hilfe der Natur viel mehr erreichen und auf keinen Fall Schaden anrichten kann.

Wasserbehandlung der Brust

Die weibliche Brust sollte mindestens einmal am Tag mit kaltem Wasser in Berührung kommen. Wenn Sie in Ihrem Badezimmer oder in Ihrer Duschnische eine Handbrause besitzen, so können Sie damit Wassergymnastik betreiben. Duschen Sie Ihre Brüste jeden Morgen mit dem Duschstrahl kreisförmig je fünf Minuten lang. Beginnen Sie mit dem Kreisen von den Achselhöhlen weg nach unten bis zur Mitte des Brustkorbes und schließen Sie den Kreis nach oben hin.

Wenn Sie nicht über ein Badezimmer oder über eine Duschnische verfügen, so nehmen Sie einfach einen Waschlappen zur Hand, tauchen Sie ihn regelmäßig in eiskaltes Wasser und massieren Sie dann damit die Brüste in der oben erwähnten Weise. Und hier eine ganz spezielle Behandlung: Fügen Sie einem Liter Wasser einen Eßlöffel Natron bei oder pressen Sie in zwei Liter Wasser den Saft einer ganzen Zitrone. Auch zwei Eßlöffel Meersalz in zwei Liter Wasser bewähren sich sehr

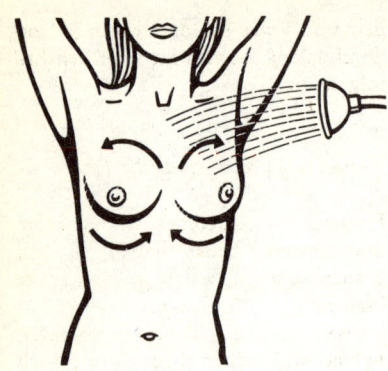

WASSERBEHANDLUNG FÜR DIE BRUST

als unterstützende Maßnahme bei der Massage. All diese Mittel fördern die Durchblutung der Haut, ziehen die Poren zusammen und sorgen für eine Straffung der Brust.

Kompressen für die Brust

Frauen, die unter stark erschlaffter Brust leiden, müssen unbedingt Kompressen auflegen, die sehr oft erstaunliche Erfolge bringen. Es handelt sich dabei um Wechselkompressen. Bedecken Sie die Brüste abwechselnd mit einem in heißem Wasser und einem in kaltem Wasser getränkten Tuch. Jedes Tuch soll jeweils fünf Minuten auf die Haut einwirken. Beginnen Sie immer mit einer heißen Kompresse. Dem Wasser können Sie ein wenig Essig oder Meersalz beifügen.

Gymnastik für die Brust

Zur Festigung und Vergrößerung der weiblichen Brust empfehlen sich folgende Übungen:

Strecken Sie die Arme im Stehen waagrecht in Schulterhöhe zur Seite aus und schlagen Sie sie energisch zurück. Heben Sie Ihre Arme in Brusthöhe, winkeln Sie sie an und drücken Sie in kurzen Stößen die Ellenbogen nach hinten. Versuchen Sie dabei, die Ellenbogen hinter dem Rücken in Berührung zu bringen. Nun heben Sie die Arme über den Kopf und beginnen, den Oberkörper bei gestreckten Beinen nach hinten zu beugen.

Beschreiben Sie mit den seitlich ausgestreckten Armen zuerst kleine, dann größere Kreise. Legen Sie Ihre Hände vor der Brust gegeneinander, daß sich die Fingerspitzen berühren. Halten Sie dabei die Ellenbogen waagrecht. Jetzt pressen Sie die Fingerspitzen so fest wie möglich gegeneinander. Probieren Sie es fünf- bis zehnmal, dann lockern und von neuem beginnen.

Massage für die Brust

Die sogenannte trockene Brustmassage erfreut sich großer Beliebtheit und wird sowohl von Ärzten und Kosmetikfachleuten als auch von Naturheilexperten anerkannt. Wir unterscheiden dabei die Massage mit dem großen Strich und die Massage mit dem kleinen Strich.

Der große Strich ist jene Massage, die mit den Fingerspitzen durchgeführt wird. Ziehen Sie Ihre Finger von den Rippenbögen seitlich der Brust herauf bis zur Achselfalte.

Der kleine Strich ist eine Massage, die mit den ganzen Händen durchgeführt wird. Sie beginnt am oberen Ende des Brustbeines. Die Hände gleiten abwärts, bilden eine Zange, streichen dann mit leichtem Druck bis in die Gegend der Brustwarze, kippen um und streichen gegen die Achselfalte aus. Dabei soll die Büstenspitze durch die Falte der hohlen Hand gleiten.

Lotion zur Festigung der Brust

Zur Festigung und Straffung der Brust sollten Frauen beim Massieren eine spezielle Naturlotion auftragen, die erstaunliche Erfolge erzielt: 50 Gramm Eichenrinde, 50 Gramm Ästchenrinde vom Feigenbaum, 50 Gramm zerkleinerte Zypressenfrüchte, 50 Gramm Walnußblätter werden in Wasser aufgekocht. Nach dem Durchseihen wird die Flüssigkeit in zwei Teile geteilt. Eine Hälfte wird in den Kühlschrank gestellt, die andere wird auf 45 Grad erhitzt. Nun richten Sie beide Flüssigkeiten in getrennten Schüsseln her und beschaffen zwei Schwämme oder Lappen. Behandeln Sie die Brust sechs Minuten lang mit einer Wechselmassage, bei der jeweils eine Minute die heiße und eine Minute die kalte Lotion aufgetragen wird. Wenn Sie diese Prozedur zweimal täglich und zwei bis drei Monate lang durchhalten, werden Sie über den Erfolg staunen.

Lotion zur Vergrößerung der Brust

Frauen, die unbedingt eine größere und festere Brust haben wollen, brauen sich am besten folgendes alte Hausrezept: 50 Gramm Bockshornkleesamenpulver, 30 Gramm Kakaopulver und echter Bienenhonig nach Bedarf werden zu einem geschmeidigen Brei angerührt. Dreimal am Tag massieren Sie nun davon einen Teelöffel in den Busen ein. Allerdings müssen Sie diese Kur mindestens ein halbes Jahr durchhalten.

Akupressur zur Vergrößerung der Brust

Aber auch die Akupressur bedient sich seit etwa 5000 Jahren einer praktischen und einfachen Methode, um kleine Brüste straffer und größer werden zu lassen. Schon wenn die Brust einen festeren Sitz hat und straffer ist, wirkt sie üppiger, fraulicher und voluminöser. Legen Sie jeden Morgen vor dem Spiegel die Handflächen auf die Brustoberseite und beginnen Sie mit kreisenden Bewegungen. Die Massage muß immer vom Brustbein aus über die Unterseite des Busens nach außen geführt werden. Nur dann hilft sie auch wirklich. Lassen Sie die kreisenden Bewegungen der Fingerspitzen ein wenig auf der Haut kribbeln. Das strafft das Gewebe. Natür-

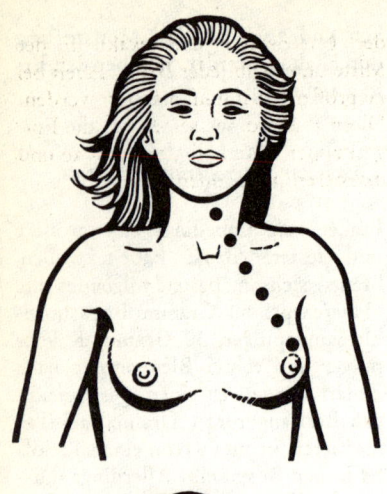

ziehen Sie ein ganz klein wenig daran. Dann heben Sie die rechte Hand und drücken mit dem Zeigefinger neben der Halsschlagader – zwischen Kehlkopf und Halsschlagader – vom Kinn bis zum Brustansatz nach unten. Nach kurzer Pause wiederholen Sie den Vorgang. Schließlich drücken Sie den Mittelfinger in die Vertiefung an der Schädelbasis über dem Nacken. Bitten Sie eventuell eine Hilfsperson, Sie kräftig zwischen die Schulterblätter zu drücken. Diese Prozedur sollten Sie konsequent jeden Morgen, eventuell auch am Abend durchführen.

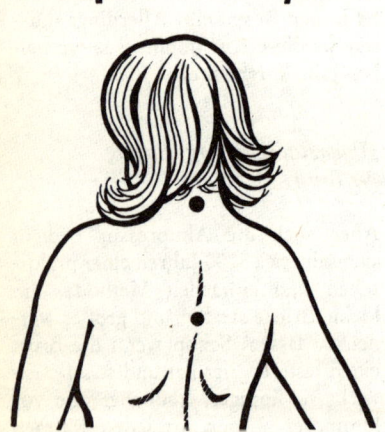

AKUPRESSUR ZUR VERGRÖSSERUNG DER BRUST

lich müssen Sie vorsichtig und zart massieren. Der Hauptdruck der Massage muß an der Oberseite der Brust angewendet werden. Nehmen Sie zwischendurch die Brustwarzen zwischen Daumen und Zeigefinger und

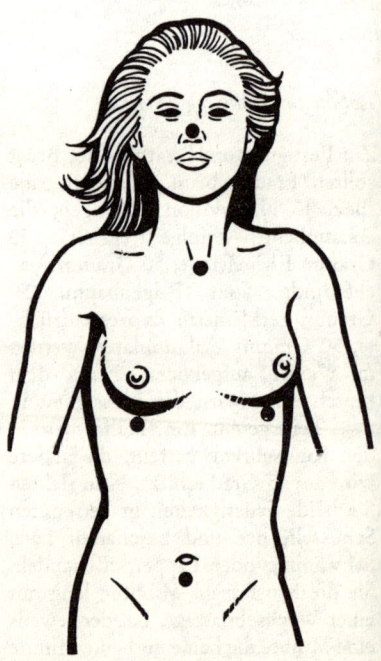

AKUPRESSUR ZUR VERKLEINERUNG DER BRUST

Akupressur zur Verkleinerung der Brust

Die Hauptpunkte der Akupressur zur Verkleinerung zu üppiger Brüste liegen zwei Finger breit unter dem Nabel, zwischen den Schlüsselbeinen, auf der Nasenspitze und exakt in der Mitte unterhalb jeder Brust. Auch bei zu großer Brust muß massiert werden. Diesmal allerdings setzen Sie die Fingerkuppen unterhalb der Brust an und massieren nach innen.

Naturkosmetik für die Haut

Bei der naturkosmetischen Behandlung der Körperhaut stehen drei Aufgaben im Vordergrund: Reinigen, Pflegen und Anregen. Vor allem der schweizerische Kräuterpfarrer Künzle wies darauf hin, daß dabei unbedingt zu berücksichtigen ist, daß jeder Mensch seinen eigenen Hauttyp hat. Die biologische Kosmetik versucht nicht, diesen Hauttyp zu ändern, sondern ihn in seiner ursprünglichen Beschaffenheit zu verschönern.

Das Reinigen der Haut erfolgt mit einer milden hautverträglichen Seife. Durch diese Seife wird das Hautfett emulgiert, zu Schaum verwandelt. Dieser nimmt den Schmutz auf und wird durch Nachspülen von Wasser entfernt. Zu viel Waschen ist allerdings auch nicht gut, weil dadurch die Haut des natürlichen Fettschutzes beraubt wird. Daher verwenden viele Menschen vorzugsweise überfettete Seifen, oder sie führen der Haut nach dem Waschen wieder Fett zu.

Die Pflege der Haut muß sich ganz dem vorliegenden Hauttyp anpassen. Bei trockener Haut nehmen Sie fetthaltige Cremes und Salben, bei fettreicher Haut dagegen fettarme oder fettfreie Zubereitungen. Gleichzeitig müssen der Haut Nährstoffe zugeführt werden. Von großer Bedeutung ist dabei das Weizenkeimöl.

Auch das Anregen der Haut muß ganz individuell erfolgen. Gerade auf diesem Gebiet spielen die Heilkräuter eine bedeutende Rolle. Ein gutes Hauttonikum muß allgemein anregend wirken und ätherische Öle enthalten: Kampferöl, Rosmarinöl, Pfefferminzöl oder Salbeiöl. Auch Birkenblätter haben einen hohen Gehalt an ätherischen Ölen. Ein einfaches und hochwirksames Hauttonikum kann sich jeder selbst herstellen: Gleiche Teile Kampfer-, Rosmarin- und Wacholderspiritus werden zusammengemischt.

Natürliche Hautkosmetik von innen

Die Haut ist zu einem großen Teil Ausdruck der allgemeinen Körperverfassung. Nur ein gesunder Körper kann über schöne Haut verfügen. Wichtig ist dabei die Stoffwechsellage des Körpers. Sorgen Sie schon allein Ihrer Haut zuliebe für eine regelmäßige Stuhlentleerung. Bekämpfen Sie Fettansätze durch Reduzierung der Nahrung. Meiden Sie den übermäßigen Genuß von Alkohol, Nikotin und scharfen, aber auch allzu süßen Speisen.

Hautkosmetik gegen Akne

Ein besonderer Kummer vieler junger Menschen beiderlei Geschlechtes ist die Akne, eine Erkrankung der Haut, die sich besonders im Gesicht, am Rücken und an der Brust bemerkbar macht. Schränken Sie stark gewürzte Speisen, Süßigkeiten, Mehlspeisen, Nüsse und Schweinefleisch ein. Auch mit dem Kochsalz sollten Sie sparen. Zu empfehlen sind Vollkornbrot, Obst, Gemüse und Buttermilch. Bei leichteren Formen genügt es, eine heiße Waschung mit Schwefel- oder Teerseife vorzunehmen, abschließend ein Naturtonikum. In schweren Fällen sollten Sie sich einmal in der Woche ein heißes Kamillenbad oder ein Kamillendampfbad gönnen, und zwar fünf bis zehn Minuten lang. Noch stärker anregend wirkt ein Dampfbad oder Wannenbad mit Kräutern wie Rosmarin, Salbei, Lavendel und Birkenblättern.

Naturkosmetik für normale Haut

Und so sieht der Tagesplan für die Pflege der gesamten Körperhaut aus: Morgens reinigen mit Gurkenmilch, anschließend ein Kräutertonikum und eine halbfette Tagescreme. Abends reinigen mit Gurkenmilch, nachreinigen mit Wasser und Kräutertonikum, kleine Massage mit einer Nährcreme. Die Creme 10 Minuten einwirken lassen, dann mit einem Gesichtstuch abwischen. Einmal in der Woche ein Wannenbad mit Kamille.

Naturkosmetik für trockene Haut

Das ist der Tagesplan für trockene Haut: Morgens reinigen mit Weizenkeimmilch oder Olivenöl, anregen mit einem Kräutertonikum, abklopfen und eine Nährcreme oder eine Feuchtigkeitscreme auftragen. Abends reinigen mit Weizenkeimmilch oder Olivenöl, nachreinigen mit Wasser und Kräutertonikum, Massage mit einem leichten Öl, Nährcreme zehn Minuten einwirken lassen, mit einem Tüchlein abwischen.

Naturkosmetik für fette, großporige Haut

Morgens reinigen mit Gurkenmilch, eine Tagescreme auftragen. Abends reinigen mit einer Creme, warme

Kompressen mit Zinnkrauttee oder Efeublättertee, Massage mit halbfetter Nährcreme, 20 Minuten einwirken lassen, wegwischen. Einmal in der Woche ein Mandelkleiebad.

Naturkosmetik für gemischte Haut

Morgens reinigen mit Weizenkeimmilch, aktivieren mit Hamamelis-Lotion, eine halbfette Tagescreme auftragen. Abends reinigen mit Weizenkeimmilch, nachreinigen mit Wasser und einem Kräutertonikum, Massage mit einer Nährcreme, zehn Minuten einwirken lassen, abwischen. Einmal in der Woche ein Mandelkleiebad.

Naturkosmetik für empfindliche und allergische Haut

Morgens den Körper mit warmem Wasser waschen, dem etwas Johanniskrautextrakt beigemengt wurde. Mit kaltem Wasser nachwaschen, eine halbfette Kräutercreme auftragen. Abends den Körper mit Kleie waschen, eine Nährcreme mit Weizenkeimöl auftragen, nicht massieren und nach einer halben Stunde mit einem Tuch abwischen. Einmal in der Woche ein Wannenbad mit Buttermilchpulver oder mit Beigabe von Lindenblütentee.

Die wichtigsten Kräuter für die Hautpflege

Zum Reinigen der Haut eignen sich am besten Extrakte oder Abkochungen aus Birkenblättern, Efeublättern, Linde, Liebstöckel, Brennesseln, Sauerampfer, Schafgarbe, Erdbeerblättern, Löwenzahn, Gänseblümchen, Schlüsselblumenblättern, Wegwarte, Storchenschnabel und Heublumen.

Zum Nähren der Haut sind ideal Cremes mit Bestandteilen von Johanniskraut, Lilien, Mandeln, Oliven, Anis, Nelken, Sonnenblumen, Leinsamen und Sesam.

Zum Anregen der Haut eignet sich besonders Kamille, Fichte, Lavendel, Rose, Rosmarin, Orangenblüte, Pfefferminze, Melisse, Arnika, Ringelblume, Ginster und Liebstöckel.

Natürliche Hautpflege durch Kräuterbäder

Der Badezusatz von Kräutern ist ein wesentlicher Bestandteil der Hautkosmetik. Fichtennadelextrakt beruhigt und erfrischt die Haut. Rosmarinöl regt die Hautregeneration an. Kamillenblüten wirken entzündungshemmend. Baldrian beruhigt nervöse Haut. Lavendelblüten beruhigen die Hautnerven. Und so wird ein Kräuterbad bereitet: Von den selbstverfertigten Kräuterabkochungen benötigen Sie für eine volle Wanne vier bis fünf Liter. Von Ölen und Extrakten gießen

Sie ein Sechzehntel- bis ein Achtelliter in die volle Wanne. Vor dem Baden kräftig umrühren.

Hautstraffende Wannenbäder

Zur Verjüngung und Straffung der gesamten Körperhaut empfiehlt sich einmal wöchentlich ein spezielles Naturbad: 100 Gramm Walnußblätter, 100 Gramm Roßkastanienblätter, 100 Gramm Fichtensprossen und 50 Gramm schwarzes Senfmehl werden 20 Minuten lang in drei Liter Wasser gekocht. Nach dem Abkühlen filtern. Schütten Sie diese Abkochung in die Wanne und baden Sie 15 Minuten bei einer Wassertemperatur von 37 Grad.

Eine andere Möglichkeit: 50 Gramm Lavendelblüten, 50 Gramm blühende Thymianpflanze, 100 Gramm Tannensprossen und 100 Gramm Walnußblätter werden gut zerkleinert und in ein Leinensäckchen gefüllt. Legen Sie das volle Säckchen in die Badewanne und lassen Sie ganz heißes Wasser ein. Wenn das Wasser auf 37 Grad abgekühlt ist, steigen Sie in die Wanne und baden 20 Minuten. Reiben Sie den Körper mit dem Säckchen kräftig ab.

Verjüngendes Wannenbad für samtige Haut

50 Gramm Hamamelis, 50 Gramm Roßkastanie, 100 Gramm Walnußblätter und 100 Gramm Fichtenspros-

sen als Extrakte werden mit einem halben Liter 60prozentigen Alkohol vermischt. Ein Achtelliterglas davon wird in die Badewanne geschüttet und vermischt. Baden Sie bei 37 Grad eine Viertelstunde. Ältere Personen sollten nach 10 Minuten die Wanne verlassen.

Hautrötungen durch Kälte

Mit einer Spezialmischung können Sie in der kalten Jahreszeit unschönen Hautrötungen beikommen: 50 Gramm Reissamen werden zehn Minuten in einem Liter Wasser gekocht. Nach dem Durchseihen 50 Gramm Zitronensaft dazumischen. Tragen Sie die Flüssigkeit auf die roten Hautstellen auf und lassen Sie sie eintrocknen.

Altersrötungen der Haut

Mit zunehmendem Alter bilden sich bei Männern und Frauen an bestimmten Hautstellen Rötungen, am meisten an der Nase, an den Wangen und am Kinn. Schuld daran sind ständige Erweiterungen der Haargefäße. Dagegen gibt es ein wirkungsvolles Naturrezept: 40 Gramm Zypressenfrüchte-Extrakt, 40 Gramm Hamamelis-Extrakt und 40 Gramm Roßkastanien-Extrakt werden mit 250 Gramm Wodka oder gutem Weinbrand vermengt. Trinken Sie morgens davon zwei Eßlöffel mit etwas Wasser. Anschließend betupfen Sie mehrmals am Tag die geröteten Hautstellen. Verwenden Sie dazu am besten einen Wattebausch, den Sie zuvor in Rosenwasser getränkt haben.

Rissige Haut

Gegen rissige Haut muß jeder unverzüglich vorgehen, damit nicht noch mehr Schäden entstehen. Stellen Sie sofort die Hautpflege mit Wasser und Seife ein. Pflegen Sie bis zur Heilung nur mehr mit folgender Mischung: 50 Gramm Mandelöl, 30 Gramm Brennnesselsaft und 20 Gramm Lattichsaft. Schütteln Sie die Mixtur gut durch, und reiben Sie damit die Haut ein.

Starke Schweißabsonderung

Allzu starke Schweißabsonderung wirkt mitunter auf das Auftreten von Menschen in Beruf und Privatleben störend. Daher werden heutzutage viele Sprays und andere chemische Mittel angepriesen, die den Schweiß eindämmen. Allerdings mahnen Mediziner, daß die totale Schweißbremsung durch die modernen Mittel gefährlich und hautschädlich sein kann.

Daher sind natürliche Methoden zum Eindämmen von zuviel Schweißabsonderung viel besser: 40 Gramm Eichenrinde, 30 Gramm Walnußblätter und 20 Gramm Thymian werden 10 Minuten lang in einem Liter Wasser gekocht. Mit dieser Flüssigkeit waschen Sie zweimal täglich die allzu stark schwitzenden Körperstellen, in erster Linie die Achselhöhlen.

Sonnenschutz für die Haut

In der heißen Jahreszeit ist es Aufgabe der Kosmetik, die Haut vor zu starker Sonneneinstrahlung zu schützen. Anhänger der Naturheilkunde werden den angebotenen Sonnenschutzpräparaten unbedingt natürliche Rezepte vorziehen. Hier ein bewährtes und gesundes Sonnenöl: Füllen Sie einen Topf mit einem halben Liter Füllgewicht mit 100 Gramm 70prozentigem Alkohol. Geben Sie 50 Gramm grüne Walnußfruchtschalen dazu. Lassen Sie dieses Gemisch fünf Tage stehen und rühren Sie täglich um. Jetzt kommen 50 Gramm Leinöl, 50 Gramm Olivenöl und 50 Gramm Sonnenblumenöl dazu. Jetzt muß die Mischung zehn Tage stehen und wird wieder jeden Tag umgerührt. Dann durch ein Tuch seihen. Reiben Sie sich vor jedem Sonnenbad damit ein.

Naturkosmetik
für die Hände

Gepflegte Hände sind bei Mann und Frau das Merkmal für Ordnung und Sauberkeit, eine Art Visitenkarte. Sie werden täglich von der Mitwelt gesehen und bewertet. Haus-, Garten- und harte Berufsarbeit sind kein Hindernis für gepflegte Hände. Sie werden mit einer milden Seife und Wasser gereinigt und gut abgetrocknet. Die Fingernägel sind mit einer nicht zu harten Nagelbürste zu pflegen. Bei allzu vielem Waschen muß die Haut der Hände öfters eingecremt werden.

Gymnastik für die Hände

Die Hände werden gelenkiger und geschmeidiger, wenn Sie täglich Handgymnastik durchführen. Stützen Sie die Ellenbogen auf, und lassen Sie die Hände in der Luft kreisen. Vollführen Sie Bewegungen, als würden Sie Klavier spielen. Bewegen Sie die Finger immer schneller. Tun Sie so, als würden Sie etwas ergreifen wollen. Wenn Sie zu wulstige, dicke Finger haben, dann verschmälern Sie diese, indem Sie von der Fingerwurzel bis zur Spitze jeden Finger einzeln durchkneten. Anschließend massieren Sie den Handrücken in kleinen Kreisen.

Rauhe Hände

Niemand will heutzutage rauhe Hände haben. Die Natur wartet mit einem wunderbaren Spezialrezept dagegen auf: 20 Gramm Mandelöl, 30 Gramm reines Glyzerin, 50 Gramm Zitronensaft und 20 Gramm Kölnischwasser werden in eine Flasche gefüllt und gut durchgeschüttelt. Massieren Sie mit kleinen Mengen davon täglich mehrmals Ihre Hände.

Rote Hände

Manche Menschen bekommen durch harte manuelle Arbeit häßliche rote

Hände. Bekämpfen Sie das Übel mit Naturkosmetik: Kochen Sie eine große Kartoffel, zerdrücken Sie diese und mischen Sie etwas Milch und Benzoe-Essenz aus der Apotheke zu. Bestreichen Sie damit abends vor dem Schlafengehen Ihre Hände. Ziehen Sie aber Wollhandschuhe darüber, damit der Brei richtig einwirken kann und nicht abfällt. Waschen Sie ihn erst am nächsten Morgen wieder ab.

Ein anderes Rezept: Kochen Sie 100 Gramm Meersalz in einem Liter Wasser. In diese Lösung legen Sie die Hände 20 Minuten lang. Sie soll möglichst heiß sein. Außerdem fügen Sie Ihrem Waschwasser am Morgen täglich ein paar Tropfen roher Milch bei.

Faltige und welke Hände

Mitunter haben noch recht junge Menschen welke und faltige Hände. Daher ist es wichtig, dem Übel möglichst frühzeitig mit natürlichen Mitteln entgegenzuwirken: 50 Gramm Weizenkleie und 20 Gramm Bockshornkleesamen werden fünf Minuten lang in einem Liter Wasser gekocht, abgekühlt und abgeseiht. In dieser Abkochung waschen Sie die Hände. Meiden Sie normales Wasser zum Reinigen und Seife. Mischen Sie sich selbst Ihre Verjüngungsseife: 50 Gramm Hafermehl, 30 Gramm Mandelmehl und 50 Gramm Roßkastanienmehl werden mit Olivenöl vermengt. Der weiche Brei wird anstelle von Seife beim Reinigen der Hände verwendet.

Die Pflege der Fingernägel

Die Fingernägel dürfen weder zu lang noch zu kurz sein und sollen niemals geschnitten, sondern gefeilt werden; und zwar so, daß der Nagelrand die Fingerkuppen kaum überragt und damit Schutz gewährt, ohne zu stören. Die seitlichen Ränder der Fingernägel müssen so gefeilt werden, daß der Nagel eine längliche Form erhält. Der Nagelrand gehört täglich mehrmals gereinigt, am besten nach dem Händewaschen. Ideal eignet sich dazu ein Holzstäbchen. Das Nagelbett sollte öfter eingefettet werden, am besten mit Öl.

Brüchige Fingernägel

Brüchige Fingernägel sind eine Zivilisationskrankheit durch einseitige und mangelhafte Ernährung des Körpers oder durch zuviel Hantieren mit Chemikalien. Wenden Sie ein naturkosmetisches Rezept an: 50 Gramm Mandelöl, 20 Gramm Rizinusöl und 0,5 Gramm Borsäure werden vermengt. Tränken Sie darin einen Wattebausch und legen Sie ihn der Reihe nach um jeden Fingernagel, so daß die Flüssigkeit gut einwirken kann. Wenn Sie Zeit haben, legen Sie die Fingerspitzen etwa eine halbe Stunde in die Flüssigkeit. Die Prozedur sollten Sie etwa einen Monat lang täglich durchhalten. Ein altes Hausmittel ist das Bestreichen des brüchigen Fingernagels mit Zitronensaft.

Glanzlose Fingernägel

Abgearbeitete Hände weisen sehr oft glanzlose Fingernägel auf. Das muß nicht sein. Merken Sie sich folgende Pflegemethode: 50 Gramm Zitronensaft, 10 Gramm Glyzerin und ein Gramm Benzoetinktur aus der Apotheke werden in einem Tiegel verrührt. Bestreichen Sie jeden Tag einmal die Fingernägel und reiben Sie die Paste kräftig ein. Sie sollte eine Viertelstunde einwirken, ehe sie wieder weggewischt wird.

Naturkosmetik
für Beine und Füße

Die Füße des Menschen haben während des Tages die größte Last zu tragen. Sie werden aber sehr oft am meisten vernachlässigt. Selbst Frauen, die Gesicht und Hände sorgsam pflegen, tun mitunter zu wenig für ihre Füße. Die Folgen sind Schwielen, Hühneraugen, Druckstellen und Rauhheit. Wir kommen beinahe alle mit gesunden Füßen zur Welt. Viele Erwachsene aber leiden unter kranken und deformierten Füßen. Entweder sind dies die Folgen zu großer Belastung, mangelnder Pflege oder falschen Schuhwerks. Zu enge Schuhe oder zu hohe Absätze haben in dieser Hinsicht schon viel Unheil angerichtet. Wer den ganzen Tag auf den Beinen ist, braucht bequeme und feste Schuhe. Aber auch ausgetretene Sandalen und Pantoffeln den ganzen Tag über sind dem gesunden Fuß nicht förderlich.

Gymnastik für die Füße

Betreiben Sie regelmäßig Fußgymnastik. Laufen Sie abwechselnd barfuß auf den Zehen, dann wieder auf den Fersen daheim im Zimmer oder auf einer Wiese. Setzen Sie sich auf einen Sessel, halten Sie mit den Händen die Beine und lassen Sie die Füße in den Knöchelgelenken kreisen. Dann heben und senken Sie die Füße mehrere Minuten lang. Diese Übungen erhalten den Fuß elastisch.

Pfarrer Kneipp riet jeder Frau, die mit Fußproblemen zu ihm kam, tägliches Wassertreten in der Badewanne. Auch die moderne Medizin hat erkannt, daß derartige Wasserbehandlungen den Fuß ungemein stärken.

Fußbad als kosmetische Pflege

Für jeden Menschen sollte eigentlich das tägliche Fußbad am Abend selbstverständlich sein, nicht nur wegen der

Bekämpfung der Transpiration. Spezialzusätze von Kamille und Fichtennadelextrakt lindern Fußschmerz und erfrischen übermüdete Füße. Nach dem Waschen kneten Sie die Füße richtig durch und cremen sie ein.

hen und die Zehenballen in kleinen Kreisen mit den Fingerspitzen. Unter- und Oberschenkel müssen in einem Vorgang massiert werden. Vollführen Sie die Behandlung mit beiden Händen in Abwärtsstrichen und üben Sie auf die Haut einen starken Druck aus.

Gymnastik gegen dicke Waden

Der Wunschtraum vieler Frauen sind schlanke Beine. Tatsächlich können Sie etwaigen Fettansatz durch gezielte Gymnastik abbauen helfen. Dies läßt sich vor allem bei dicken Waden bewerkstelligen.

Hüpfen Sie auf den Zehenspitzen umher und schleudern Sie dabei jeweils ein Bein nach vorn. Dann legen Sie sich auf den Boden und heben ganz langsam die Füße in die Höhe, um sie dann wieder ebenso langsam zu senken. Legen Sie sich auf den Fußboden und strampeln Sie kräftig mit den Beinen in der Luft, zuerst langsam, dann immer schneller. Diese Übung verschönt auch die Form des Knies. Obendrein absolvieren Sie täglich am Morgen bis zu 20 Kniebeugen, wobei Sie auf den Zehenspitzen stehen.

Massage der Beine und Füße

Die Massage stärkt gerade bei den Beinen und Füßen das Körpergewebe in beachtlicher Weise. Massieren Sie daher einmal am Tag die einzelnen Ze-

Massage gegen zu dicke Knöchel

Wenn sich am Knöchel zu viel Fett ansetzt, dann kneten Sie die Knöchel allabendlich zwischen Daumen und Zeigefinger tüchtig durch, und zwar von der Ferse bis zur Wade. Anschließend massieren Sie die oberen Knöchel mit einer feuchten und kalten Salzwasserkompresse, über die Sie ein elastisches Tuch binden. Nicht zu fest binden, sonst kommt es zu gefährlichen Blutstauungen! Sooft Sie Zeit haben, sollten Sie jeweils ein Bein heben und die Füße am Knöchel ausschütteln.

Wickel gegen geschwollene Füße

Wer abends nach getaner Arbeit geschwollene Füße hat, sollte sich eines althergebrachten und sehr wirkungsvollen Naturrezeptes bedienen: 50 Gramm Holunderblüten und 50 Gramm Lindenblüten werden zehn Minuten lang in einem Liter Wasser gekocht, filtriert und dann kalt gestellt. Tränken Sie zwei Tücher mit dieser Flüssigkeit und wickeln Sie damit die Füße ein. Legen Sie sich flach hin und lassen Sie die Wickel etwa eine halbe Stunde einwirken. Nachher massieren Sie.

*Kräuterbehandlung gegen
schmerzende müde Füße*

Speziell Frauen und Männer, die im Beruf viel stehen müssen, klagen zeitweise über Fußschmerzen. Das sind Ermüdungserscheinungen. Dagegen gibt es eine eigene Kräuterbehandlung:

Legen Sie frische Farnkrautblätter in die Schuhe und gehen Sie einen ganzen Tag darauf. Am nächsten Tag zerstampfen Sie eine geschälte Gurke zu einem Brei und füllen ihn in Socken. Diese ziehen Sie vor dem Schlafengehen an und lassen die Mixtur eine ganze Nacht lang einwirken. Und am dritten Tag gönnen Sie sich folgendes Fußbad: 100 Gramm Walnußblätter, 50 Gramm Efeublätter, 50 Gramm Lorbeerblätter und 50 Gramm Thymian werden eine Viertelstunde lang

in drei Liter Wasser gekocht. Dann fügen Sie zwei Eßlöffel Kochsalz und einen Eßlöffel Natron hinzu und nehmen ein 15-Minuten-Fußbad.

*Kräuterbehandlung
gegen Schweißfüße*

Seit jeher bemüht sich die Kosmetik, Schweißfüße zu bekämpfen. Hier eine natürliche Methode, die den chemischen Präparaten vorzuziehen ist: 80 Gramm Eichenrinde, 30 Gramm Piniensprossen, 30 Gramm Weidenrinde, 40 Gramm Walnußblätter, 20 Gramm Eukalyptusblätter und 50 Gramm Thymian werden 15 Minuten lang in drei Liter Wasser gekocht. In dieser Flüssigkeit baden Sie die Füße morgens und abends. Nach drei Tagen schalten Sie eine Pause ein, kochen ein Kilo Spinat und legen diesen grünen Brei auf die Füße auf. Die Masse sollte eine halbe Stunde einwirken. Dann erst wird sie mit lauwarmem Wasser abgewaschen.

Naturkosmetik
für Körper und Seele

Erfrischungsbäder in der Wanne

Wannenbäder bringen dem Menschen vor allem nach einem strapaziösen Tag Erfrischung und wirken auf den gesamten Organismus verjüngend. Allerdings soll das Bad nicht länger als 15 Minuten dauern und nicht zu kühl sein. Hier ein bewährtes, uraltes Hausrezept für ein Erfrischungs- und Verjüngungsbad: 50 Gramm Kamille, 75 Gramm Lavendel, 75 Gramm Holunderblüten, 150 Gramm frische Fichtensprossen und 150 Gramm Kalmuswurzeln werden 30 Minuten lang in drei Liter Wasser gekocht und durchgeseiht und dem Badewasser beigemengt. Dazu kommen dann noch zwei Eigelb von rohen Eiern, der Saft einer Zitrone, ein Eßlöffel Honig und ein Liter rohe Milch. In dieser Mischung baden Sie nun ausnahmsweise 15 bis 30 Minuten. Die Temperatur des Wassers darf in diesem Fall 38 Grad nicht übersteigen.

Sehr beliebt als Erfrischungsbäder sind Badezusätze von Fichtennadelextrakt, Lavendel und Zitrone. Oder Sie kaufen in der Drogerie oder Apotheke Meerespflanzenextrakte oder Milchextrakte in Pulverform. Speziell das Milchbad tut dem ganzen Organismus gut.

Natürliche Ernährung als Kosmetik

Viele kosmetische Mängel sind auf eine schlechte Ernährung zurückzuführen. Daher ist auf die Körperpflege von innen her großer Wert zu legen. Meiden Sie Alkohol, Nikotin und starke Gewürze sowie Räumlichkeiten mit schlechter, verbrauchter Luft. Essen Sie viel Obst und Gemüse. Verfallen Sie aber nicht in den typisch modernen Fehler, alles in Form von Säften zu sich zu nehmen. Der Körper braucht die Früchte als Ganzes. Trinken Sie viel Milch, vor allem die fettarme Buttermilch. Essen Sie zu jeder Mahlzeit frische Salate. Nehmen Sie vor jeder Mahlzeit einen Eßlöffel voll Weizenkeime, Leinsamen oder Bierhefe zu sich. Und meiden Sie beim täglichen Essen Teigwaren, zu viele Eier, Schmalz und Speck, Sahne, zuviel Weißbrot, zuviel Essig, zuviel Zucker, zuviel Süßigkeiten. Ziehen Sie die pflanzlichen Fette den tierischen vor.

Der Schlaf als Naturkosmetik

Der Schlaf darf als eigenes natürliches Kosmetikum für sich bezeichnet werden. Er schenkt dem Menschen glanzvolle Augen, eine glatte, gesunde Haut und ein entspanntes Äußeres. Jeder Mensch braucht mindestens acht Stunden Schlaf. Besser mehr als weniger. Während Sie im Bett liegen, bildet der Körper neue Zellen, stößt die abgenutzten Zellteile ab und kräftigt die Organe. Wer schlecht einschläft, sollte vor dem Zubettgehen vor dem offenen Fenster leichte Gymnastikübungen machen oder ein lauwarmes Wannenbad nehmen.

Training für gute Körperhaltung

Schönheit, Gepflegtheit und Attraktivität offenbaren sich in einer guten Körperhaltung. Sie kann trainiert werden: Tragen Sie gesundes Schuhwerk, das nicht schmerzt. Halten Sie Ihren Kopf immer in gerader Linie zum Körper. Die Schultern müssen locker sein, der Brustkasten vorgestreckt. Ziehen Sie den Bauch ein. Verlagern Sie Ihr Körpergewicht

gleichmäßig auf beide Beine. Schreiten Sie elastisch einher. Sie können den eleganten Gang üben. Legen Sie auf dem Fußboden eine Schnur auf; legen Sie ein Telefonbuch auf den Kopf, und versuchen Sie nun, genau auf der Schnur zu gehen. Gehen Sie viel schwimmen. Und hier eine Gymnastikübung für gute Körperhaltung: Legen Sie sich ganz flach auf den Rücken. Das ganze Rückgrat soll auf dem Fußboden aufliegen. Jetzt ziehen Sie Ihre Knie leicht an, lassen jedoch die Fußsohlen auf der Erde. Gleichzeitig heben Sie den Kopf sowie beide Schultern in die Höhe, so daß Sie die Knie sehen können. Das wird Ihnen jedoch kaum gelingen, wenn Sie nicht nachhelfen und die Hände hinter dem Kopf verschränken. Am wirkungsvollsten ist es, wenn Sie in dieser Stellung wenige Augenblicke ausharren und sich dabei entspannen.

Kosmetik für die Stimme

Eine häßlich klingende Stimme, unüberlegte Wortwahl und eine häßliche Verformung des Mundes beim Sprechen können den Eindruck eines Menschen sehr beeinträchtigen. Nehmen Sie in Ihr natürliches Kosmetikprogramm auch die Pflege der Stimme und Sprache auf: Verziehen Sie beim Reden nicht den Mund. Beißen Sie sich dabei nicht auf die Lippen, was vielfach aus Nervosität geschieht. Sprechen Sie nicht zu schnell, zu leise und zu laut. Vermeiden Sie schrille

Töne. Bemühen Sie sich, samtig und angenehm zu sprechen. Reißen Sie beim Lachen niemals zu weit den Mund auf. Wer zu Hause ein Tonband hat, sollte hin und wieder Sprechübungen machen, um sich kontrollieren zu können. Üben Sie die Vokale A, E, I, O und U. Sehen Sie vor einem Spiegel nach, ob der Mund dabei hübsch geformt bleibt. Dann sprechen Sie schwierige Sätze aus wie: „Fischers Fritz fischt frische Fische" oder „Die Katze tritt die Treppe krumm" oder „Der Spatz saß im nassen Gras" oder gar „Specht, Spatz, Storch und Sperber sprangen spornstreichs schrillen Schreies den steilen Steg hinunter". Achten Sie darauf, daß das S niemals zu einem häßlichen Zischlaut wird. Gewöhnen Sie sich beim Sprechen gesundes und regelmäßiges Atmen an. Bewegen Sie die Lippen deutlich und pressen Sie Ihre Worte nicht nur schlampig und undeutlich hervor.

Entspannungskosmetik

Wer sich müde und überarbeitet fühlt, büßt an Schönheit und attraktivem Aussehen ein. Daher zählt die Entspannung ebenfalls zu den natürlichen kosmetischen Maßnahmen. Ruhen Sie sich, wenn sich die Gelegenheit bietet, zwischendurch einmal auch tagsüber aus. Ein Mittagsschlaf ist wirkungsvoller als das teuerste Kosmetikpräparat. Erfreuen Sie sich an kleinen Dingen des Lebens, das entspannt: Kaufen Sie ein Buch und lesen Sie darin, träumen Sie einfach vor sich hin oder bummeln Sie durch die Stadt. Gehen Sie in den Park oder suchen Sie eine Sauna auf. Verdrängen Sie für einige Zeit Ihre Sorgen. Freunden Sie sich mit dem autogenen Training an und probieren Sie folgende einfache Entspannungsübung: Dunkeln Sie den Raum ab und legen Sie sich flach mit leicht auseinandergezogenen Armen und Beinen auf die Erde. Schließen Sie die Augen und sprechen Sie ganz leise mit sich selbst: „Meine Hände und Arme werden leicht, ganz leicht. Ich bin sehr müde. Jetzt werden meine Beine und Füße ganz leicht. Ich beginne zu schweben!" Sprechen und denken Sie diese Sätze so lange, bis Sie sich wirklich in einem traumartigen Schwebezustand fühlen. Dies ist die beste körperliche, geistige und seelische Entspannung für Sie.

Register
Krankheiten und
Symptome

Register
Heilmethoden und Kräuter

Klaus Oberbeil

DAS
PLUS-30
PROGRAMM

Schön, fit und gesund
durch die richtigen Lebensmittel
und Nährstoffe

Der bekannte Medizinjournalist Klaus Oberbeil
legt als Ergebnis umfangreicher Recherchen sein
PLUS-30-PROGRAMM vor. Dieser völlig neue Wegweiser
zur richtigen Ernährung beruht auf der medizinischen
Forschung der letzten Jahre, die zu so verfeinerten
Analysemethoden geführt hat, daß man heute präzise
weiß, welche Nährstoffmengen unser Körper benötigt
und durch welche Lebensmittel wir ihn ausreichend damit
versorgen können.

320 Seiten
ISBN 3-927624-52-7

STEDTFELD